实用偏方验方大全

主　编　杨晓光　　赵春媛

编　委　亚琨博　　王铁刚　　冯贵生　　于永明

林　路　　张春生　　窦风芹　　李致远

武大军　　刘星兴　　程鸿业　　银满月

赵荣庆　　龙　腾　　白天亮　　于　滨

江水源　　刘树根　　高　辉　　方　波

时培育　　白　岩　　朱天宇　　杨　森

陈　葵　　杨　扬　　徐秋新　　丁　杰

林　双

主　审　李　芳

中国中医药出版社
·北京·

图书在版编目（CIP）数据

实用偏方验方大全 / 杨晓光，赵春媛主编 . —北京：
中国中医药出版社，2020.1（2022.7重印）
ISBN 978 - 7 - 5132 - 5734 - 3

Ⅰ . ①实… Ⅱ . ①杨…②赵… Ⅲ . ①土方 – 汇编②
验方 – 汇编 Ⅳ . ① R289.5

中国版本图书馆 CIP 数据核字（2019）第 201466 号

中国中医药出版社出版

北京经济技术开发区科创十三街 31 号院二区 8 号楼
邮政编码 100176
传真 010-64405721
三河市同力彩印有限公司印刷
各地新华书店经销

开本 787×1092 1/16 印张 26.5 字数 468 千字
2020 年 1 月第 1 版 2022 年 7 月第 2 次印刷
书号 ISBN 978 - 7 - 5132 - 5734 - 3

定价 98.00 元
网址 www.cptcm.com

服 务 热 线 010–64405510
购 书 热 线 010–89535836
维 权 打 假 010–64405753

微信服务号 zgzyycbs
微商城网址 https://kdt.im/LIdUGr
官 方 微 博 http://e.weibo.com/cptcm
天猫旗舰店网址 https://zgzyycbs.tmall.com

如有印装质量问题请与本社出版部联系（010-64405510）
版权专有 侵权必究

前　言

自从有了人类，也就有了疾病。因此，从一定意义上说，人类的成长发展史，就是人类与疾病抗争的历史。在漫长的时空进程中，我们的祖先在反复实践中摸索、积累、总结了大量防病治病、强身健体的中草药方剂，为人类的健康做出了巨大的贡献，成为中华民族乃至全人类的一份瑰宝，至今仍具有不可小视的实用价值，因而深受广大群众的青睐。

特别是随着工业化进程的加快，导致环境的污染与破坏，人与大自然冲突的加剧，导致生态平衡失调，从而引起各种疾病，人们对健康状况的重视度也越来越高。然而，求医问药的成本却居高不下，导致越来越多的人青睐使用方便、价格低廉、疗效确切的偏方验方。缘此，我们精心选择了包括民间、古代宫廷和少数民族的6000余剂良方，汇成此书，献给需要医治，但却被看病难、药价贵所困扰的平民大众。

全书包含内科疾病、外科疾病、男科疾病、妇科疾病、儿科疾病、五官科疾病、皮肤科疾病、骨科疾病、肿瘤、性传播疾病、美容美体、少数民族妙方等章节，几乎囊括了迄今已知的所有疾病相关验方，实为百姓居家简便易得的健康保障。

须注意的是，本书采录资料浩繁，书中尽可能保留原书原方，若与当今中药药典有所出入之处，应遵照药典内容，况且，由于人们身体状况不同，病情不同，因此，所用药物与剂量因人而异。本书所载方剂仅供临证参考，请各位一定要在医生的指导下合理选择，辨证施治，以期最大限度地祛除病患，切不可盲目照搬硬套。

编　者

2019 年 9 月

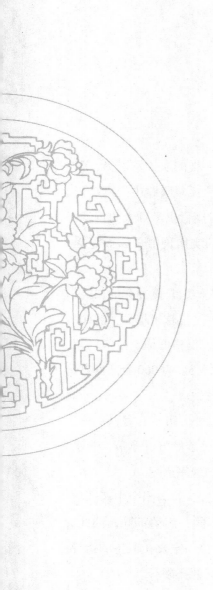

目 录

外科疾病

男科疾病

妇科疾病

儿科疾病

五官科疾病

皮肤科疾病

骨科疾病

肿瘤

性传播疾病

美容美体

其他

少数民族妙方

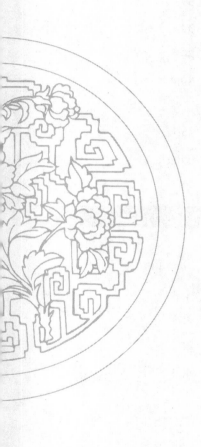

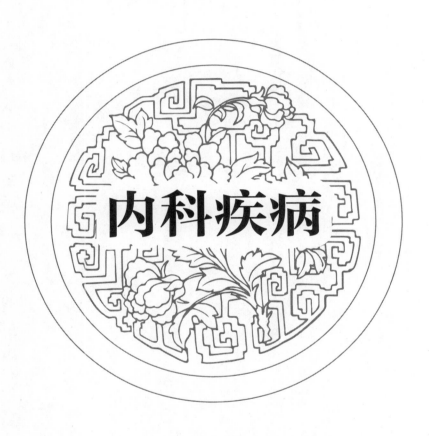

内科疾病

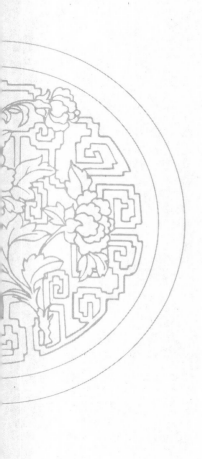

一、感冒

1. 预防感冒

☆太子参 10 克，红枣 10 枚，水煎，加糖适量，隔日 1 剂，连服 10~20 剂可预防感冒。

☆大青叶、板蓝根、贯众各 30 克，水煎代茶饮。

☆藿香、佩兰各 30 克，苏叶 15 克，加水 500 毫升煎至 300 毫升，为 10 人 1 日量，每次服 10 毫升，每日 3 次，连服 3 日。

☆黄芪 300 克，炒白术 150 克，防风 50 克，红参 100 克，淫羊藿 100 克，甘草 50 克，研为粗末，每次用 30 克，水煎服；也可将全部药物水煎，取汁与蜂蜜 1000 克浓缩成膏状，每次 2 匙，开水冲服。

☆金银花 60 克，甘草 15 克，开水冲泡半小时后代茶饮，1 日数次，每次喝两口即可。

2. 一般感冒

☆白术、防风、百合各 30 克，水煎服，每日 1 剂，1 剂半碗，早上服用，红糖水做药引，连服 2~3 次。

☆荆芥穗 10 克，羌活 10 克，白芷

10 克，板蓝根 35 克，前胡 15 克，杏仁 10 克，黄芩 15 克，生石膏 35 克，淡豆豉 30 克，用温水浸泡 15 分钟，微火水煎约 20 分钟，水煎 2 次，每次煎取药液 150~200 毫升，每日 1 剂，每日服 2~4 次。

☆荆芥、独活、桂枝、生姜、薄荷各 25 克，共煎取汁，加热水浴身。

☆葡萄酒 25 毫升，入锅煮，蒸发酒精后打入 1 个鸡蛋，加 1 匙白糖搅拌，服用时加开水冲淡饮用，然后盖被休息。

☆带根白菜 120 克，佐以生姜、葱白各 10 克。将白菜连根茎洗净，切碎，与生姜、葱白一同加水煮，然后去渣留汤服用。每日饮 2 次，连饮 2~3 日。

☆生藤 9 克，龙爪叶、白虎草各 3 克，水煎服，每日 1 剂，分 3 次服。

☆板蓝根、金银花各 20 克，牛蒡子、连翘各 15 克，淡豆豉、杏仁、荆芥、桔梗、前胡各 10 克，薄荷、紫苏叶各 8 克，甘草 6 克，水煎，分 2~3 次口服，每日 1~2 剂。

☆防风、黄芪各 30 克，白术 6 克，人参 15 克，白酒 500 毫升浸泡。15 天后启用，每日早晚空腹服 10 毫升。

☆板蓝根 30 克，水煎代茶饮。也可用板蓝根冲剂冲服，每次 1 包，日服 2 次，连服 3 日。

☆黄豆 50 克，芫荽（香菜）25 克，水煎服。

☆柴胡 12 克，鸭跖草 25 克，金银花 15 克，板蓝根 20 克，桔梗、桂枝各 10 克，生甘草 6 克，用水浸泡 60 分钟（以水淹没药面为度），文火煮沸 3 次合并药液，分 2 次口服，每日 1 剂。

☆柴胡、香薷、金银花、连翘、厚朴、炒白扁豆各 10 克，黄芩、焦栀子各 5 克，淡竹叶、藿香各 10 克，用温水浸泡 30 分钟后，水煎，水开后 10 分钟即可，分 3~4 次温服，每日 1 剂。

☆大青叶 30 克，龙葵 15 克，鱼腥草 15 克，射干 15 克，加水 600 毫升，煎至 200 毫升，加白糖或蜂蜜，分 2 次服，每日 2 剂。

☆金银花、芦根各 30 克，淡竹叶 15 克，薄荷、白糖各 10 克，水煎服。

☆桑叶 10 克，苦杏仁 10 克，乌龙茶 5 克，黄芩 10 克，枇杷叶 10 克，水煎服，每日 1 剂。

☆蒲公英 30 克，刺黄连根 30 克，蝉蜕 6 克，水煎服。

☆半个青萝卜、两棵白菜根切片，加上两把绿豆煮水喝，可放两块冰糖。

☆葛根 15 克，金银花 10 克，生姜 5 克，加水煮 20 分钟，去渣取汁，加入大米 50 克，煮粥，服时加少许白糖。

☆西河柳、桑叶各 9 克，生姜 3 片，水煎服。

☆金银花、连翘、野菊花、蒲公英、板蓝根各 9 克，芦根 15 克，桔梗、淡竹叶各 6 克，每日 1 剂，煎服两次。煎药时用旺火，煮沸后 10 分钟，滤出头汁，温服；隔 8 小时再煮取二汁，温服，3 天为 1 个疗程。

☆大青叶 15 克，紫草 10 克，用温水浸泡半小时后，用文火煎，煮沸 3~5 分钟即可。忌煎时间过长，每日 1 剂，分两次服，3~5 天为 1 个疗程。

☆野菊花 15 克，桑叶、淡竹叶各 10 克，水煎后分早、晚两次服，每日 1 剂，3 天为 1 个疗程。

☆淡竹叶、连翘各 10 克，薄荷 3 克，水煎后分早、晚 2 次服，每日 1 剂，5 天为 1 个疗程。

☆大青叶 30 克，水煎后分早、中、晚 3 次服，每日 1 剂，连服 3~5 天。

☆紫苏叶、红糖各 30 克，生姜 15 克，水煎服，以出微汗为度。

☆葱白、生姜、淡豆豉、食盐各适量，共捣成泥样，敷于脐中，外盖纱布，胶布固定，每日换药 1 次。

☆紫苏叶 15 克，荆芥穗 6 克，红糖少许，将前两味药共入砂锅，加水煎沸 5~6 分钟，入糖令溶。每日 1 剂，代茶饮。

☆鲜姜皮 10 克，酸梨 1 个（削下皮和核），苹果 1 个（削下皮及核），桑白皮 10 克，茯苓皮 10 克。先下茯苓皮、桑白皮煮 15 分钟，再下鲜姜皮、苹果皮和核、酸梨皮及核，煮约 10 分钟即可。留渣饮汤，每晚服 1 次，盖被至微出汗则感冒可止。

☆紫苏叶 12 克，鲜姜 10 克，水煎去渣，加红糖 30 克，趁热顿服，盖被捂汗。

☆生姜、大蒜各 15 克，洗净切片，放锅内加水煎茶，调入红糖少许，睡前温服。

☆生姜 5 克，洗净切片，红糖适量，一同用滚开水冲泡，当茶饮服，每天 2~3 次。

☆生姜、茶叶、桃仁各 9 克，葱白（带须）3 个，水煎去渣，加红糖 15 克，温服。

☆生姜 15 克，葱白 3 根，分别洗净，放锅内加水煮沸，加红糖 20 克，趁热饮服。

☆生姜、葱白各 10 克，大白菜 150 克，食材洗净切碎，一同加水煎煮成汤服食，每天两次。

☆葱白 20 根，洗净后切成小段。大米 50 克，淘洗后放入锅内，加水煮沸后放入葱段，煮成粥。加入香醋 5 毫升，稍搅拌即可服用。

3. 流行性感冒

☆鲜葱白 30 克，生姜 15 克，桑叶 10 克，绿豆衣 15 克（无绿豆衣以芦根代之），先以清水浸泡 20 分钟，文火煎 15 分钟，分 2~3 次温服，服后微微汗出，不宜大汗，儿童按年龄减少用量。

☆马鞭草 30 克，青蒿 15 克，羌活 15 克，水煎服，每日 1 剂。

☆槟榔、黄芩各 15 克，水煎服。

☆将 250 克生萝卜用冷水洗净，切成薄片，加入适量米醋浸泡 2 个小时以上，每日服浸泡液 3 次，每次 20 毫升。

☆葛根 12 克，紫苏子、苦杏仁、白芍、川芎各 3 克，干姜、甘草各 2 克，加水煎煮 2 次，将药汁混匀，每日分 3 次饮服。

☆龙眼叶 30 克，洗净切碎，水煎服，每日 2~3 次。

☆金银花 18 克，贯众 15 克，大青叶 12 克，连翘 12 克，牛蒡子 18 克，荆芥 10 克，淡豆豉 10 克，桔梗 10 克，苦杏仁 10 克，薄荷 6 克，紫苏叶 6 克，前胡 6 克，甘草 6 克，水煎，分 3 次服用。

☆连翘 20 克，金银花 10 克，防风 6 克，柴胡 10 克，葛根 6 克，荆芥穗 9 克，半夏 9 克，黄芩 12 克，木通 6 克（本书涉及"木通"均不含"关木通"，下同），甘草 6 克，水煎服，每日 1 次。

☆生姜片 30 克，青大蒜头片 20 克，红糖 50 克，水 700 毫升，放进小锅内煎煮约半小时，剩下 500 毫升，睡前一次服下，连服 3~6 次。

☆青蒿 6 克（后下），银柴胡 12 克，桔梗 12 克，黄芩 12 克，连翘 12 克，金银花 12 克，板蓝根 12 克，水煎服，每日 1 剂。

☆羌活、蒲公英、板蓝根各 15~30 克，水煎，分 2~3 次服完，每日 1 剂。

二、发热

1. 高热

☆生栀子粉（过 60 目筛）10 克，与新鲜鸡蛋清调成糊状，做成药饼（约 3 个重叠五分硬币大小）摊于布上，敷于足心涌泉穴，外以绷带包扎，每日 1 次（敷 8 小时左右），连用 3 天。如发热兼有抽搐者，加敷双侧内关穴。

☆将西红柿汁和西瓜汁各半杯混合饮用，每小时饮 1 次。

☆生梨汁 20 毫升，生藕汁 20 毫升，混合饮用，每日 2 次。

☆金银花 10 克，板蓝根 10 克，连翘 3 克，桑叶 5 克，青蒿 10 克，地骨皮 9 克，知母 9 克，麦冬 9 克，柴胡 10 克，水煎服，每日 1 剂。

☆**阴虚劳热** 青蒿 10 克，地骨皮 10 克，水煎服。

☆**虚劳潮热** 地骨皮（枸杞根皮）30 克，酌加冰糖，水煎服。

☆**定时发热** 党参 10 克，谷芽、麦芽各 10 克，柴胡、黄芩、白术、黄芪、姜半夏各 9 克，甘草 6 克，生姜 3 片，水煎服，每日 1 剂。

☆**急性高热** 麻黄、桂枝、苦杏仁、炙甘草各 10 克，水煎，1 次顿服。服药后盖被发汗。

2. 长期低热

☆柴胡、百合各 30 克，黄芩、知母各 15 克，半夏、人参各 10 克，生姜 3 片，大枣 6 枚。自汗乏力甚者加黄芪；失眠多梦者加炒枣仁、远志；头痛者加川芎、菊花；腹胀纳呆、舌苔较厚者加砂仁、厚朴。每日 1 剂，水煎服。

☆柴胡、前胡各 9 克，白芍、川贝母各 12 克，山楂、神曲、麦芽各 10 克，茯苓 12 克，甘草 6 克。水煎服，每日 1 剂。

☆柴胡 15 克，党参 30 克，法半夏 10 克，黄芩 10 克，甘草 10 克，生姜 10 克，大枣 30 克，陈皮 10 克，水煎服。

☆茵陈 30 克，藿香 12 克，白豆蔻 10 克，连翘 10 克，滑石 30 克，佩兰 10 克，射干 10 克，黄芩 10 克，石菖蒲 10 克，水煎服。

☆地骨皮 15 克，糯稻根 30 克，玄参 20 克，生地黄 12 克，秦艽 12 克，知母 12 克，水煎服。

☆熟地黄 20 克，当归 12 克，白芍 10 克，党参 20 克，黄芪 20 克，五味子 12 克，川芎 10 克，葛根 15 克，水煎服。

三、咳嗽

1. 一般咳嗽

☆莴笋叶适量，甜面酱适量。将洗干净的莴笋叶蘸酱吃。

☆鸭蛋2个，陈醋30毫升，先将鸭蛋打碎并搅匀，放入加水的锅中煮2分钟，然后将醋（陈年米醋较佳）放入锅中同煮，蛋熟后，分2次温服，连服数日。

☆先将1个萝卜洗净、切片，放入碗内，再倒入30克蜂蜜、8粒白胡椒和少许麻黄一起蒸半小时，趁热服下。

☆鸭梨1个，挖去心，加入川贝母2克，放碗内隔水蒸1个小时，吃梨饮汤。

☆鸭梨1个捣汁，熬成膏，加入适量姜汁、蜂蜜服用，每次1匙。

☆鸭梨1个，蜂蜜60克。将梨挖个洞，去梨核，入蜂蜜，放碗内，上笼蒸熟，于睡前食用。

☆鸭梨1个，洗净连皮切碎，加冰糖适量炖服。

☆鱼腥草30克，鸡蛋1个。将鱼腥草浓煎取汁，用滚沸的药汁冲鸡蛋，1次服下，每日1次。

☆百部60克，甜杏仁120克，共研末，炼蜜为丸，每次温开水送服6~8克，每日3次。

☆取牛奶和鲜姜，把姜捣碎取汁，待牛奶烧开后加入姜汁略烧片刻就起锅，放凉后即可饮用。

☆嫩豆腐500克，陈皮、桔梗各5克，一起放锅内加水浓煎，待熟后食豆腐。

☆鲜仙人掌（去刺）100克，白糖30克，把仙人掌用水煎，加入白糖，每日1剂，分2次服。

☆白萝卜1个，苦杏仁10克，冰糖适量，水煎服。

☆嫩桑叶100克，冰糖适量，放入专用锅，加适量清水煎透，饮汤。

☆柿饼两个，川贝母9克。柿饼挖去核，纳入川贝母蒸服，此为1次量，每日服两次。

2. 久咳不止

☆白果、花生仁、黑枣各30克，水煎，加适量冰糖调服。

☆去衣花生仁、大枣、蜂蜜各300克，水煎，1日内分2次服食。

☆扁柏叶适量，红枣7枚，百合120克，冰糖12克，煎浓汤代茶，时时饮用。忌食荤腥煎炒。另用百合、冰糖各适量，早晚水煎服，不可间断。

☆白芥子6克，紫苏子9克，莱菔子9克，水煎后调入适量蜂蜜，早晨空腹服，连服10天为1个疗程。

☆凤凰衣（鸡蛋壳内面的膜）14枚（炒），麻黄15克（焙），两者共研为末，开水冲服，每日 2 次，每次 3 克左右。

☆萝卜汁、荸荠汁各等量，每次 1 杯，炖温服用，每日 1~2 次。

☆苦杏仁、枇杷叶各 15 克，桑椹、桑寄生各 12 克，水煎，分早晚两次饭后温服。

☆甜杏仁 250 克，核桃仁 250 克，蜂蜜 500 克，白糖适量。将甜杏仁洗净放入锅内，加水适量，用武火浇沸，后用文火煎煮 1 个小时，加入白糖和切碎的核挑仁，充分搅拌发黏，加入蜂蜜搅匀，再烧沸即成。每日食 2 次，每次 3 克。

☆黄芪 60 克，五味子 9 克，煎汤 300 毫升，再兑入熟蜂蜜 30 毫升，和匀，分 3 次服，宜连服 10 余剂。

☆金钱草 25 克，白糖 50 克，加水 600 毫升，煎取药液 200 毫升，1 天内喝完，慢慢含饮，连服 3~5 剂。喝完后宜漱口。

☆百合 20 克，清水浸泡 24 小时，次日连同清水倒入砂锅内，待百合烂时，加入去皮切成块的雪花梨 2 个，冰糖 30 克，再煮 30 分钟即可，分 2~3 次服用，每日 1 剂。

☆艾叶 30~50 克，放入约 1500 毫升的沸水中煎煮约 15 分钟，捞去艾叶，将煎出的药液倒入小脚盆内，泡脚。每晚 1 次，以临睡前为佳，每次浸泡 15~20 分钟。

☆明矾 50 克，研成粉，用醋调成糊状，每晚睡前取黄豆大小的一团敷于足心

涌泉穴，两足都敷，用布包好，次日清晨揭去。

3. 久咳无痰

☆石斛、麦冬各 15 克，沙参 24 克，百合、生地黄各 18 克，川贝母 9 克，冰糖 30 克，水煎，分 3 次服，每日 1 剂。

☆芝麻 120 克，冰糖 30 克，调匀捣烂，开水冲服，每次 15~20 克，每日 2 次。

☆桑叶 10 克，沙参 12 克，雪梨皮 12 克，苦杏仁 9 克，瓜蒌仁 15 克，玄参 12 克，马勃 8 克，麦冬 10 克，玉竹 15 克，牡丹皮 8 克，知母 10 克，水煎，分 2 次服，每日 1 剂。

☆蜂蜜 15 克，化入温开水中，与川贝母粉 3 克一同冲饮，早晚各 1 次。

☆半茶缸水煮沸，放食用油（花生油最佳）1~2 勺，再放几勺白糖，然后将 1 个鸡蛋打散加入茶缸中，烧沸为止。起床后、入睡前趁热饮服，连服 2~3 日。

☆新鲜草莓 500 克，冰糖 300 克，隔水炖之，每日服 3 次，每次服 1 汤匙，连续服 5~7 日。如果患病较重，可再多服 2~3 日。

☆鲜鸡蛋 1 个，磕在碗内（不要搅拌），加入适量白糖和 1 匙食用油（不需拌匀），然后放入锅中隔水蒸熟。每晚临睡前趁热 1 次吃完，一般咳嗽连服 2 次，咳嗽重者需服 5~6 次。

☆生芝麻 15 克，冰糖 10 克，芝麻捣

烂，与冰糖共用开水冲饮。

☆款冬花 10 克，枇杷叶 12 克（蜜炒），水煎服，每日 1 剂。

4. 秋燥咳嗽

☆猪肺 1 个，择净，切成小块。先煮猪肺至沸，去掉浮沫，加入苦杏仁、白萝卜适量，炖熟，食肺饮汤。

☆川贝母 5 克（研细），冰糖 20 克，同放碗中，加水 150 毫升，隔水炖煮半小时即可。早晚各服 1 次。

☆灵芝 9 克，银耳 6 克，冰糖 15 克。银耳用温水泡发，放锅中，加入择净的灵芝，小火炖 2~3 小时，至银耳汤稠，捞出灵芝，调入冰糖汁即可服用。每日服 3 次。

☆鲜百合 50 克（干品 30 克），苦杏仁（去皮，打碎）10 克，粳米 50 克，同煮为稀粥，调白糖适量温食。每日 1 次。

☆百合、天冬、麦冬各 250 克，加水，文火煎煮两个小时，过滤取汁，浓缩为膏。每 100 克清膏加炼蜜 50 克和匀。每日早晚各用白开水调服 15 克。

☆连皮雪梨 1 个，切成两半，除去瓤和籽，入冰糖和川贝末少量，蒸熟食之，每日服 1 次，连食 5 天。

☆松子仁 30 克，捣成泥状，糯米 50 克，加水 400 毫升，与松子仁泥调拌，用文火煮成米粥，服前可调入 2~3 匙蜂蜜，早起空腹及晚间睡前分 2 次温服。连服 30 天以上。

☆白萝卜 50 克，饴糖 15 克，柿霜 15 克，川贝母 6 克。白萝卜绞汁，盛碗中，加入饴糖，蒸化，调入柿霜、川贝粉，一并服之，每日两次。

☆净川贝母 10 克（打碎），粳米 30 克，白糖 10 克，共煮成稀粥，食之。每日服 1 次，连续食用 4 天。

☆雪梨 1 个，百合 15 克，冰糖 25 克，水煮，待百合熟透时即可食用。

☆橘饼 20 克，白糖 10 克，入锅煮熟食之，每日服 1 次，连食 5 天。

☆柿霜 3~9 克，捣碎后水煎，慢慢含咽，每日服用多次。

5. 其他咳嗽

☆**热咳**　用鲜鱼腥草 50 克，开水浸泡 1 小时，加入白糖适量当茶饮。

☆**风热咳嗽**　鸡蛋 1 个，在碗内打散，金银花 15 克，加水 200 毫升，煮沸 5 分钟，取其汁冲鸡蛋，趁热 1 次服完。

☆**阴虚咳嗽**　糯米 30 克，苦杏仁 10 克，阿胶 15 克，马兜铃 10 克，用水先煎苦杏仁、马兜铃，去渣后取汁，同糯米煮粥，阿胶烊化为汁，兑入粥中，加冰糖服用。

☆**虚劳咳嗽**　雪花梨 2 个，大枣 100 克，鲜姜 30 克，鲜藕 150 克，共捣烂取汁，加热熬成膏，加入冰糖 40 克待溶化后，再加适量蜂蜜搅匀，早晚随意服用。

☆**气虚咳嗽** 发病时可服用核桃人参汤：核桃肉 20 克（不去皮），人参 6 克，生姜 3 片，加水适量同煎，取汁 200 毫升，去姜片，加冰糖少许。每日 1 次，睡前温服。痰多或痰中带血时勿服。

☆**痰湿咳嗽** ①服用苏子茯苓苡米粥：紫苏子 15 克，薏苡仁 60 克，茯苓粉 15 克，煮粥每晚服食。紫苏子用净纱布包入，食时弃之；②制半夏、陈皮、茯苓、桔梗、紫菀、百部、甘草各 10 克，水煎，分 3 次服。

☆**肺热咳嗽** 无花果 30 克，冰糖 15 克，共煮，每日 1 次，连服 3~5 天。也可用苦杏仁 10 克（去皮尖）打碎，鸭梨 1 个，洗净、去核、切块，两者加水共煮，至鸭梨熟时加入适量冰糖即可，频频饮服。

☆**肺燥咳嗽** 香蕉 2 个，去皮切小段，加冰糖 20 克，蒸熟食用。每日 1~2 次，连服数日。

☆**温燥咳嗽** 桑叶 10 克，沙参 12 克，雪梨皮 12 克，苦杏仁 9 克，瓜蒌仁 15 克，玄参 12 克，马勃 8 克，麦冬 10 克，玉竹 15 克，牡丹皮 8 克，知母 10 克，水煎服。每日 1 剂，分 2 次服。

☆**痰多咳嗽** ①丝瓜干叶烤焦、研细，白糖拌服，每次 2~4 克，每日 3 次，温水送下；②霜后白萝卜适量，捣碎挤汁，加少许冰糖，炖后温服，每日服两次，每次 60 毫升；③白胡椒 5 粒，白萝卜 1 个，生姜 3 片，陈皮 1 片，煎熟饮汤；

④麻黄 6 克，杏仁、黄芩、桑白皮、款冬花各 12 克，制半夏、瓜蒌皮各 10 克，鱼腥草、冬瓜仁各 30 克，甘草 6 克，煎水，分 3 次服。

6. 咯血与吐血

☆白及 10 克，制川军（大黄）6 克，肉桂 4 克，煅代赭石 30 克。前三味药共研极细粉，均分两包；另将煅代赭石研细，亦分成两包。将代赭石煎汤，于上、下午各送服上药粉 1 包。

☆棕榈之叶柄茎部的棕毛，采集后煅成炭入药，用陈棕为佳。用量：每次吞服 1~2 克，每日 3~10 克。

☆白茅根 45 克，墨旱莲 30 克，猪瘦肉 150 克，加水 3 碗，煎至 1 碗半，分 3 次服，以愈为度。

☆粳米 100 克，酥油、蜂蜜各 30 克。粳米煮粥后加入酥油、蜂蜜二药，文火再煮片刻。每日早晚各服用 1 次。

☆白菜花 60 克，银耳 15 克，冰糖 20 克，水煎服，每日 2~3 次。

☆小蓟，又名刺儿菜，于夏季采收，去净泥土，晒干、切断后生用入药；或鲜用，将鲜草捣烂敷患处或煎汁内服。

☆大黄、黄芩各 10 克，黄连 5 克，水煎，顿服或早晚服用，每日 1 剂。

☆大蒜泥 10 克，硫黄 6 克，肉桂 3 克，冰片 3 克，以上 4 味药为 1 份，混合备用。取所备药物 1 份，分别敷于两足涌泉穴，胶布固定。

☆生地黄、当归各 30 克，川芎、玄参各 15 克，黄芪、三七各 9 克，水煎服用。

☆玉米须 50 克，小蓟 30 克，炖精肉食用。

☆白萝卜汁、藕汁各 50 毫升，调匀服下，每日 2 次。

四、头痛

1. 一般头痛

☆新鲜的猪苦胆 2 个，每个装绿豆 25 克，烙干（用瓦片在火上焙干）研成细末，早晚温开水冲服，每次 10 克。3 日为 1 个疗程。

☆天麻 15 克，白芷 30 克，延胡索 30 克，菊花 30 克。加减：伴恶寒者菊花减至 10 克；发热、咽痛、口苦者白芷减为 10 克。每日 1 剂，水煎，分 2 次服完，一般服 3~10 剂。

☆防风 10 克，川芎 6 克，白芷 6 克，薄荷 3 克，桑叶 6 克，甘菊 4.5 克，天麻 3 克。以上 7 味药加适量水，煎汤，去渣，温洗头部。

☆地肤子 30 克，生姜 50 克，共煎汤，热服后盖被出汗。

☆薄荷 30 克，粳米 100 克。将薄荷煎汤候冷，用粳米煮粥，待粥将成时，加入冰糖适量及薄荷汤，再煮一二沸即可。

☆姜汁和麻油等量混合，再加入少许蜂蜜，擦拭头痛的部位。

☆把几个鲜樱桃捣烂，放在额头上敷 20 分钟。

☆白芷 6 克，防风 4.5 克，葛根 4.5 克，天麻 3 克，金银花 6 克，生石膏 10 克，川椒 3 克，乳香（研细）3 克。以上 8 味药加适量水，煎汤，去渣，温洗头部。

☆薄荷 6 克，防风 4.5 克，白芷 6 克，粉葛 4.5 克，炒蔓荆子 6 克，川芎 6 克，桑叶 3 克。以上 7 味药加适量水，煎汤，去渣，温洗头部。本方适用于头痛偏于前额部。

☆麻黄、栀子各 20 克，研末，以冷饭团和药敷于太阳穴。

2. 慢性头痛

☆何首乌 20 克，枸杞子 25 克，菊花 10 克，加水适量，文火煎半小时即可。去渣留汁，每日服 2~3 次，10 天为 1 个疗程。

☆杨梅 25 克，薄荷 5 克，绿茶 10 克，以文火煎汤，代茶饮，每日 3 次，连服半个月。

☆凉开水 1 杯，加柠檬汁少许，苏打半匙，口服。

☆远志 150 克，分成 10 份，每天煎 1 份，每份需加大枣 7 个，像煎中药一样早晚煎服，晚上服药时把 7 个大枣吃掉。

☆全蝎、蜈蚣各 15 克，共研细末，均匀混合，每次服 1.5 克，每日两次，黄酒冲服，连服 10 天。

3. 顽固性头痛

☆羊脑 1 个，川芎 6 克，白芷 10 克。将羊脑用热火烫之，使脑质变硬，挑净其中的筋血，放入砂锅内，加入 500 毫升水，放川芎和白芷，盖上盖煎煮，1 小时后除去药渣，吃脑喝汤。每天用 1 剂。

☆川芎 10 克，全蝎 3 克，秦艽 20 克，白芷、丹参、木瓜、白芍各 15 克，大枣 10 克，甘草 5 克，水煎服，每日 1 剂，6 剂为 1 个疗程，可连服 2~3 个疗程。

☆党参、赤芍、白芍、红花、炙甘草各 10 克，云茯苓、泽泻各 20 克，猪苓、白术各 15 克，桂枝 12 克，丹参 15 克。随症加减，每日 1 剂，水煎服。1 周为 1 个疗程。

☆山羊脑 1 个，川芎、藁本、蔓荆子各 10 克，水煎至羊脑熟，调白糖适量食之，每日 1 剂，连服 10 余剂。

4. 高血压头痛

☆生地黄、蒺藜、钩藤（后下）各 12 克，冬桑叶、杭菊、白芍、姜黄各 9 克，生石决明（先煎）30 克，夏枯草 15 克，丹参 6 克，水煎，分 3 次服，每日 1 剂。

5. 血虚头痛

☆枸杞根 30 克，金樱根 20 克，刀豆根 20 克，大枣 8 克，将药物煎后，调入蜂蜜冲服，每日 3 次。

☆菊花 60 克，荆芥穗 60 克，石菖蒲 30 克，香附 12 克，麻黄 60 克，将药物焙干，做成药物枕头。

☆当归 18 克，川芎 9 克，细辛 3 克，水煎服。

☆玉竹 20 克，白菊花 12 克，鹿衔草 12 克，川芎 10 克，将药物煎服，每日数次。

6. 血瘀头痛

☆白芷 14 克，白芍 12 克，白果肉 6 克，白头翁 12 克，将药物煎服，每日 3 次。

☆当归尾 15 克，川芎 12 克，赤芍 12 克，全蝎 3 克，水煎，分 2 次服。

☆藁本、荜茇、川芎、制苍术、广木香各 9 克，三七 6 克，丹参、煨五灵脂各 12 克，首乌藤、浮小麦各 30 克，炙甘草 3 克，每日 1 剂，水煎服。

☆乌梅肉 30 克，香附子 20 克，川芎 12 克，茶叶 6 克，将药物煎后，调入蜂蜜冲服，每日数次。

☆路路通 20 克，荷叶 12 克，钩藤 20 克，薄荷 12 克（后下），水煎服，每日数次。

☆青蒿子 20 克，苍耳子 20 克，雄黄 12 克，薄荷 12 克，将药物捣烂加热，外敷于太阳穴或痛处。

7. 血管性头痛

☆白附子 4 克,川芎 7 克,葱白 50 克,将上述 3 味药捣烂如泥,贴于两侧太阳穴,隔日 1 次。

☆地龙、全蝎、甘草各等分,捣为细末,早晚各服 3 克。

☆茶叶 50 克,白糯米 40 粒,盐少许。将上药投入锅内,文火炒黄,加适量水煎熬至米烂色黑,趁热把汁水喝下。

☆白菊花、白芷、川芎各 30 克,防风 15 克,鸡蛋 1 个(扎数个小孔)。先将上述四味药煮沸后,再放入鸡蛋煮 3~5 分钟,把药液倒在碗内,食蛋饮汤。每日 1 剂。

8. 偏头痛

☆小白萝卜 1 个,去皮切丝后挤汁,加入少许冰片。病人仰卧,左侧头痛滴右鼻孔,右侧头痛滴左鼻孔,每日 2~3 次。

☆生石膏和荞麦粉各 30 克,共研细末,用少许醋调成糊状,敷于患处,药末干后,再加醋调敷。治风火上炎的偏头痛,一般 2 天为 1 疗程。

☆鲜石菖蒲 15 克,捣烂取汁,以黄酒冲服。或鲜石菖蒲 4 克,去皮,取适量塞入鼻孔内,左侧头痛塞右鼻孔,右侧头痛塞左鼻孔。

☆每次用鲜枸杞叶 7~9 片,锅内加花生油 1 汤匙,与鸡蛋 1 个煎煮,每日早餐时食用,连食 1 个月。

9. 其他头痛

☆**风湿头痛** ①羌活 18 克,独活 15 克,藁本 15 克,防风 15 克,川芎 15 克,蔓荆子 15 克,桂枝 12 克,砂仁 12 克,泽泻 15 克,薏苡仁 30 克,每日 1 剂,水煎服;②羌活、独活、藁本、防风、川芎、蔓荆子各 10 克,甘草 6 克,水煎服。

☆**肝阳头痛** ①苍耳草、夏枯草各 20 克,谷精草 30 克,水煎服;②白芍 18 克,决明子 20 克,加水 600 毫升,煎至 150 毫升,分两次服。

☆**肝火头痛** 其证常伴目赤、口干口苦、尿黄便秘、苔黄、脉弦数等,可用夏枯草 30 克,栀子 15 克,水煎分 2 次服,以愈为度。

☆**风热头痛** 菊花 9 克,生石膏 9 克,川芎 9 克,制成散剂,每服 9 克,清茶调服。

☆**风寒头痛** 带须葱 7 根,生姜 9 克,水煎服,被覆取汗,汗出则愈。呕吐、苔白腻、脉弦滑等,当除痰湿,用白术、泽泻各 15 克,水煎分 2 次服,以愈为度。

10. 三叉神经痛

☆地龙 10 克,鸡血藤 15 克,龙胆草、丹参各 12 克,川芎 6 克。随症加减:血压高者加钩藤、夏枯草、野菊花;剧烈头痛者加珍珠母;反复抽搐者加蜈蚣;便秘者加大黄、火麻仁；阴虚者加女贞子、天麻、知母、石决明；热重者加生石膏、黄连、黄芩。每日 1 剂，水煎两次混合，早晚分服。

☆大黄（后下）、黄连各 10 克，黄芩 15 克，羌活、蔓荆子、石菖蒲各 20 克，地龙、川芎各 25 克，全蝎（研末，分 2 次冲服）、细辛（后下）各 6 克，甘草 8 克，每日 1 剂，水煎服。热不重者，减少大黄用量，或不用大黄；痛久者，加桃仁、红花各 10 克。

☆延胡索 15 克，白芍 30 克，生牡蛎 30 克，丹参 15 克，甘草 15 克，水煎服，每日 1 剂，分 3 次服。

☆黄连、生地黄、当归、牡丹皮各 9 克，升麻 8 克，白芷 12 克，生石膏 20 克，细辛、川椒各 6 克，水煎去渣浓缩至 500 毫升，每日 2 次服用，5 日为 1 个疗程。

☆生地黄、延胡索、生石膏各 30 克，杭白芍 24 克，羌活 6 克，没药 15 克，细辛、升麻各 3 克，水煎（石膏打碎先煎），每日 1 剂，早晚分服。重者每日可服 2 剂，分 4 次服；上部痛甚加川芎；偏下颌痛加知母；伴面肌痉挛加钩藤、蜈蚣；目赤流泪加菊花、黄芩。

☆生草乌、生乌头、白芷各 15 克，用香油浸泡 24 小时后，用文火炸焦去渣，在油中徐徐加入黄丹 100 克成膏，再将此药倒入冷水中浸 24 小时（去火毒）备用；亦可将上药加水拌成煎剂，煎至 60~80 毫

升时备用。一般将膏剂少许加热摊在纱布块上，贴敷患处，重者可先用煎剂湿敷患处，再贴敷药膏。每 5 日换 1 次药。

五、脑部疾病

1. 流行性乙型脑炎

☆野菊花 50 克，水 500 毫升，煎至 70%，过滤去渣，在流脑流行期，用上药滴鼻孔 2~3 滴，每日 2 次。

☆牡蛎 30 克，龟甲、鳖甲、生地黄、白芍各 15 克，麦冬、阿胶、火麻仁、当归、地龙、僵蚕、红花各 10 克，水煎，日服 1 剂，分 3 次服。

☆茯苓 15 克，胆南星、法半夏、陈皮、郁金、天竺黄、石菖蒲、枳实、竹茹、丝瓜络各 10 克，甘草 6 克，水煎，日服 1 剂，分 3 次服。

2. 流行性脑脊髓膜炎

☆石膏、水牛角各 30 克，生地黄、玄参、知母各 15 克，黄连、黄芩、赤芍、牡丹皮、栀子、淡竹叶、紫草各 10 克，甘草 6 克，每日 1 剂，分 3 次服。

☆人参、麦冬、五味子各 10 克，附子 15 克，龙骨、牡蛎各 30 克，每日 1 剂，分 3 次服。或用生脉针、参附注射液，静脉给药。

☆金银花、板蓝根、大青叶各 15 克，连翘、荆芥、桔梗、淡豆豉、贯众、牛蒡子各 10 克，薄荷、蝉蜕各 6 克，石膏、芦根各 30 克，每日 1 剂，分 3 次服。

3. 脑梗死

☆地龙 30 克，葛根 40 克，益母草 40 克，红花 10 克，水煎，早、晚分服，每日 1 剂。

☆鲜荷叶 1 张或干荷叶 15 克，绿茶 50 克，加水 1000 毫升煎煮，代茶饮。也可取清凉、低热量的鲜果蔬，如西瓜、冬瓜、黄瓜、番茄、芹菜、莲藕等制成鲜果蔬汁，代茶饮用。

☆水蛭、山楂、泽泻各 50 克，共研细末，每次服 3 克，每日 2 次。

☆益母草 30 克，水煎服，每日 3 次，10 天为 1 个疗程，一般需连续服用 2~4 个疗程。

4. 脑动脉硬化

☆瘀阻脑络型　症见头部刺痛，痛处固定不移，失眠健忘，肢体麻木，步态不稳，舌质暗红，苔薄，脉弦涩。治宜活血通络。丹参 15 克，蒲黄 10 克，川芎 8 克，钩藤 10 克，全蝎 15 克，黄芪 15 克，山楂 12 克，牛膝 12 克，当归尾 12 克，水煎服。

☆风阳上扰、痰瘀阻络型　症见头晕胀痛，烦躁口苦，失眠健忘，肢体麻木，步履蹒跚，舌质暗红，脉弦细。治宜平肝潜阳，活血通络。天麻 15 克，钩藤 15 克，石决明 15 克，地龙 10 克，白芍 10 克，丹参 10 克，蒲黄 10 克，益母草 10 克，全蝎 5 克，山楂 15 克，水煎服。

☆阴虚血瘀型　症见头晕而痛，失眠健忘，口干目涩，大便干结，舌质暗红，苔少，脉细而弦涩。治宜滋肾，通络活血。生地黄 15 克，枸杞子 12 克，女贞子 12 克，麦冬 12 克，丹参 10 克，蒲黄 10 克，当归 10 克，山楂 15 克，水煎服。

☆阳虚血瘀型　症见头部空痛，时伴眩晕，嗜睡或失眠，健忘，腰痛足软，夜间尿多，舌质淡暗，脉弦缓。治宜温肾，通络活血。鹿角霜 15 克，黄芪 15 克，淫羊藿 12 克，巴戟天 12 克，山楂 12 克，丹参 15 克，蒲黄 15 克，川芎 15 克。若中度脑动脉硬化并血管性痴呆者加石菖蒲、郁金、胆南星；血管性头痛者加入蜂房；亦可随症加减。上药水煎服，每日 1 剂，合煎 1 次，连服 1 个月为 1 疗程。

☆调理　松叶 150 克，淡竹叶 75 克，白糖 150 克，蜂蜜 90 克。先将松叶、淡竹叶切碎晾干，置于容器中，加入白糖和蜂蜜，密封浸泡 30 天。每日服 2 次，每次 20 克。

5. 中风先兆

[基本方]　丹参 25 克，川芎 15 克，桃仁 15 克，红花 12 克，赤芍 15 克。

☆**肝阳上亢型** 患者平素血压偏高，并随情绪的波动起伏较大，常伴有头痛头胀、急躁易怒、少寐多梦，或眩晕耳鸣，或手足麻木，舌红，苔薄，脉弦数。治宜活血祛瘀、平肝潜阳，基本方加珍珠母25克、川牛膝15克、黄芩9克、栀子9克、夏枯草9克。

☆**肝肾阴虚型** 患者头痛眩晕、耳鸣如蝉、腰膝酸软、五心烦热、少寐多梦、舌红、脉弦细数。治宜活血祛瘀、滋补肝肾，基本方加白芍15克、玄参15克、天冬15克、龟甲20克、龙骨20克、牡蛎20克、牛膝18克、枸杞子15克、何首乌15克。

☆**气虚血瘀型** 患者一侧肢体麻木无力、面色无华、气短乏力，或肢体、肌肉震颤，或视物模糊，舌质淡，脉细无力。治宜活血祛瘀、益气通络，基本方加黄芪30克、党参15克、桂枝9克、丝瓜络12克、甘草6克。

☆**痰湿阻滞型** 患者一侧肢体沉重麻木、眩晕、胸闷呕恶、舌体胖、苔白腻、脉弦滑。治宜活血祛瘀、豁痰祛湿，基本方加姜半夏12克、胆南星9克、茯苓12克、白术15克、炒枳壳9克、橘红9克、僵蚕12克。

☆**加减** 临证见阳虚者加肉桂、制附子、杜仲、巴戟天，高血压甚者酌加山楂、石决明、泽泻，瘀血甚者酌加水蛭、三棱，麻木偏于上肢者加桑枝、天麻，麻木偏于下肢者加牛膝、天麻，麻木偏于面

部者加僵蚕、全蝎。以上方剂，每日1剂，水煎服。

6. 中风

☆石膏30克，秦艽15克，生地黄、熟地黄各12克，川芎、当归、白芍、白术各10克，茯苓10克，独活、防风、白芷、羌活各6克，水煎服，适用于脉络阻滞患者。

☆黄芪、黄精、丹参、玄参各15克，鸡血藤20克，海藻12克，每日1剂，水煎服。并可随症加减。

☆地龙25克，葛根30克，红花（后入）15~20克，水煎，分早晚2次空腹温服，每日1剂。

☆石菖蒲、炙远志各6~10克，郁金、天竺黄各10~12克，制半夏、茯苓各10~20克，胆南星、泽泻各10~30克，怀牛膝10~15克，水煎，分2次服，每日1剂，病情危重者每隔6小时服1次。

☆水蛭15克，蜈蚣3条，僵蚕12克，全蝎6克，丹参24克，川芎10克，山药15克，甘草10克，水煎，分2次口服，每日1剂，10剂为1疗程。

☆三七粉5~10克，此为1次用量，温开水冲服，不能口服者予以鼻饲。

☆用生大黄50克加沸水200毫升浸泡20分钟，制成25%生大黄浸渍液。先用25%生大黄浸渍液100毫升，鼻饲或灌肠1~2次，大便排出后，用量改为50

毫升，每隔 12 小时治疗 1 次，直至神志清醒。同时配用汤药调治。

☆黄芪 30~50 克，川芎、赤芍、天麻、黄芩、川牛膝各 10 克，石决明（先煎）20 克，甘草 5 克，水煎，分 2 次服，每日 1 剂。

7. 中风偏瘫

☆将 180 毫升的纯米醋（酸度要求 9 度），倒入广口玻璃瓶中，把洗干净的新鲜鸡蛋 1 个放入浸泡，36 小时后蛋壳变软，用筷子挑破蛋壳，使之调匀，即为醋酸蛋。每日舀取 10~15 毫升兑冷开水 3 倍，加入适量蜂蜜，搅和后空腹服下。

☆虻虫 3 克，水蛭 3 克，地龙 3 克，三七 2 克，穿心莲 3 克，丹参 3 克，共研细末，每日分 3 次，温开水送服。本方用于治疗脑缺血或脑出血中风后遗症。一般轻者连续服用 20 天，症状改善或消失，重者需服用 3~4 个月。

☆桃仁（去皮尖）放白酒中浸 1 周，晒干后捣碎研末，以蜂蜜调和为丸（如黄豆粒大），每日服 2 次，每次 15 丸，以黄酒送服。

☆肉桂 6 克，附子 4 克，羌活 4 克，防风 6 克，羚羊角 2 克，酸枣仁 9 克，天麻 6 克，甘草 3 克，竹沥 15 克，生姜汁 6 克。将肉桂、附子、羌活、防风、酸枣仁、天麻、甘草水煎去渣取汁，再将竹沥、生姜汁加入再煎数分钟后，将羚羊角水磨取汁，混合药汁内服。

☆天麻 10 克，猪脑 1 个（洗净），清水适量，放瓷罐内隔水炖熟服食。每日或隔日 1 次，连用 3~4 次。

☆黄芪 60 克，当归 12 克，桃仁 12 克，赤芍 12 克，红花 10 克，地龙 10 克，水煎服，分 2 次煎服，每日 1 剂。

☆每次用鲜梨子洗净榨汁 100 毫升，加入人乳 100 毫升，放炖盅内隔水炖熟饮用。

☆黄芪 30 克，大枣 10 枚，当归、枸杞子各 10 克，猪瘦肉 100 克（切片），共炖汤，加食盐调味，食肉喝汤。

☆狗肉 200 克，桑根 100 克（如果没有，可用中药桑白皮 50 克代替），共炖汤，吃肉饮汤，10 天为 1 个疗程。

8. 中风后遗症

☆乌梢蛇、白花蛇各 15 克，鸡血藤、黄芪各 30 克，当归、白芍、川芎、红花、桃仁各 12 克，丹参 25 克，桂枝、山楂、甘草各 10 克。将上药水煎 3 次后合并药液，分 2 次温服，每日 1 剂，15 剂为 1 个疗程。

☆水蛭 30 克，丹参 50 克，川芎 40 克，三七 10 克，蜂蜜 200 克。诸药研末，与蜂蜜煎成膏状，冰箱储藏。早、中、晚各服 1 次，每次 1 匙（约 5 克），开水冲服。

☆红花 20 克，菊花 20 克，槐花 15 克。将上药混匀后放入大茶杯中，以沸水冲泡，盖紧杯盖，浸泡 5 分钟，代茶饮用，此为 1 日量。适用于中风后遗症合并血脂增高患者。

☆**中风引起的手足拘挛** 伸筋草、红花、透骨草各6克，加清水4千克，煮沸约15分钟，待药汁凉至50℃时将手足浸入药液中，每日3次，浴泡时，手指、足趾可自由伸屈活动。

☆**中风不语** 黑豆适量，将其洗净加水煮汁，煎稠至饴膏状，用时先含于口中不咽，片刻后再饮下，每日数次。

☆**中风偏瘫便秘** 黑芝麻适量，黄酒少许。将黑芝麻洗净，重复蒸3次，晒干、炒熟、研细，炼蜜或用枣泥为丸，每丸10克，温黄酒送下，每服1丸，1日3次。

9. 其他脑病

☆**脑萎缩** 核桃仁10克，黑芝麻25克，白面及食油各适量。先将白面加油炒熟，再将核桃仁及黑芝麻炒焦，食用时以沸水冲调成糊状。每日1或2次，每次2~3汤匙。

☆**脑震荡** 猪脑1具，天麻15克，枸杞子25克。猪脑洗净，同天麻、枸杞子放入碗中，加少许水蒸熟，吃脑饮汤。

六、血液、血管及内分泌疾病

1. 高血压

☆大枣6枚（小的10~20枚），入锅

炒至有糊香味，北山楂肉6~10克，鬼针草（广西玉林人称虾钳草）4~6克，水煎或开水冲泡当茶饮，每日1剂。

☆生芹菜去根洗净，用消毒纱布绞汁，与等量蜂蜜混合。每次饮40毫升，每日3次。

☆菠菜根60克，山楂15克，加水略煮，每日饮3次。

☆生石决明、罗布麻叶、茜草各30克，白芍、益母草、汉防己各10克，桑寄生、丹参各15克，水煎服。

☆桃仁、苦杏仁各12克，栀子3克，胡椒7粒，糯米14粒，共捣成末，用蛋清调成糊状，分成3次，于睡前贴于单侧涌泉穴，晨起除去。1日1次，两侧交替，6天为1个疗程。

☆黄芪15克，党参18克，白术、当归、白芍各10克，炙甘草6克，龙骨、牡蛎各24克，水煎服。此方可益气养血降逆，适用于高血压患者。

☆槐花、槲寄生各25克，夏枯草、菊花、决明子各20克，川芎、地龙、郁金香各15克，水煎2次，早晚分服，每日1剂。

☆白术、天麻各9克，茯苓、钩藤各15克，泽泻12克，玉米须、荷叶、珍珠母各30克，地龙21克，甘草3克，水煎服，每日1剂。

☆鬼针草30克，加水2000毫升，水煎后代茶饮，1天服完。连续服用8~10天，可长时间保持血压稳定。

☆川牛膝 5 克，钩藤 10 克，黄芩 5 克，当归 10 克，桑寄生 10 克，杜仲 10 克，枳实 5 克，水煎服，每日 1 剂，10 天为 1 个疗程，有效后可连服 4~5 个疗程。

☆将生绿豆充分晒干，磨为细末，装入瓶内密封备用。每日 3 次，每次 15~20 克，饭前用温开水送下，可用白糖调味。两个月为 1 个疗程。

☆海参 50 克，泡发后洗净，加冰糖适量，加水炖烂。早晨空腹食用，每日 1 次。

☆钩藤 20 克，桑叶 15 克，菊花 20 克，夏枯草 30 克，加水 4000 毫升煎煮取液，先熏脚后温洗双足，每日 1 次，1 剂可用 2~3 次，10 天为 1 个疗程。

☆磁石、石决明、党参、黄芪、当归、桑枝、枳壳、乌药、蔓荆子、蒺藜、白芍、炒杜仲、牛膝各 6 克，独活 18 克。上药同放锅中，加清水适量，浸泡 5~10 分钟后，水煎取汁，待温时泡足，每日 1 次，每次 10~30 分钟，1 剂药可用 2~3 次。

☆牛膝、钩藤各 30 克，加清水适量，浸泡 5~10 分钟后，水煎取汁，倒入盆中，待温时足浴，可不断加热水以保持水温，加至盆满为止。每日早起和晚睡前足浴，每次 30~40 分钟，以不适症状减轻或消失为一个疗程。

☆桑枝、茶叶、益母草各 30 克，共水煎，每晚浴泡双足。

☆石决明 25 克，黄芪、当归、牛膝、生牡蛎、白芍、玄参、桑枝、磁石、补骨脂、丹皮、乌药、独活各 6 克，其中，石决明、牡蛎、磁石先煎 30~60 分钟。取其煎液加温水适量，入浴盆足浴，每次 1 小时，每日 1 次，每次 1 剂，连用 7~10 剂。

☆桑枝、桑叶、茺蔚子（益母草种子）各 10~15 克，加水 1000 毫升，浸泡 5~10 分钟后，煎至 600 毫升，倒入盆中，待水温为 40~50℃时，泡脚 30~40 分钟，擦干后就寝，每晚 1 次。

☆桑寄生、怀牛膝、茺蔚子、桑叶、菊花各 10 克，钩藤、明矾各 30 克，桑枝 20 克。上药装入布袋，加水 4000 毫升煎煮取液，先熏脚后温洗双足，每日 1 次，1 剂可用 2~3 次，一周为 1 疗程，连续 4 个疗程，血压稳定后可改为 2~3 日熏泡脚 1 次。

☆菊花 1000 克，牡丹皮、白芷、川芎各 250 克，共装入枕头套中做枕头。若头痛较剧者，另用小布袋装细辛 200 克，装入枕头中，疼痛停止后，将细辛袋拿出。

☆杭菊、冬桑叶各 500 克，辛夷 200 克，薄荷 150 克，粉碎后，加入冰片 30 克混匀，装入布袋中做枕头经常使用（枕头高低以舒适为度），一般使用 3 天后能见效。每剂药用 3~6 个月，过敏体质者不宜使用。

2. 高血压头晕

☆向日葵花盘半个，先煎取向日葵花盘水1碗，此水烧开后再打入2枚鹌鹑蛋，吃蛋饮汤。每日1次，早晨服用。

☆白萝卜汁150毫升，加红糖50克调匀，每日两次，每次服100毫升。糖尿病患者忌服。

3. 其他高血压

☆**高血压伴腰痛** 黄柏12克，知母10克，生龙骨、生牡蛎各15克（二味先煎），猪腰骨150克，水煎服，每日1剂，10天为1个疗程。

☆**高血压伴颈椎病** 紫菜15克，决明子15克，菊花适量，共同水煎，频饮服。

☆**老年性高血压** 黄芪、制首乌、蒺藜、丹参、夏枯草、山楂、杜仲、枸杞子各18克，珍珠母（先煎）、石决明（先煎）各30克，白芍15克，炙甘草9克，三七5克，水煎，分两次服，每日1剂。

4. 高脂血症

☆丹参20克，何首乌、决明子、山楂各15克，枸杞子10克，文火水煎，取汁约1500毫升，储存于保温瓶中，代茶频饮。

☆黄芪30克，防己12克，白术10克，甘草4克，生姜10克，大枣3枚，决明子20克，黄芩10克。每日1剂，分2次服。

☆黄芪、党参、防己、白术各15克，何首乌30克，泽泻60克，山楂、茵陈、水牛角、淫羊藿各30克，大黄10克，水煎，分2次服，每日1剂。

☆水蛭3克（研细末，不入煎剂，分2次冲服），广地龙、当归、赤芍、川芎、泽泻、生山楂、豨莶草各10克，黄芪30克，丹参15克，甘草3克，头煎加水500毫升，煎取150毫升，二煎加水200毫升，煎取50毫升，将两次所得混合，每日1剂，分2次口服。

☆荷叶12克，泽泻、茯苓、决明子、薏苡仁、防己各15克，白术12克，陈皮10克。每日1剂，分3次服。

☆海带、绿豆、红糖各150克。海带与绿豆共煮至豆烂，用红糖调服，每日2次，连续服用。

☆桑寄生18克，制首乌20克，制黄精20克，水煎服，每日1剂。

☆白木耳、黑木耳各10克，泡发洗净，放入小碗，加50毫升水、5克冰糖，置蒸锅中蒸1小时，吃木耳饮汤。

☆**老年人高脂血症** 丹参20克，北山楂15克，陈皮10克，清水煎服，日服两次，每日1剂，连服7天。

☆**高胆固醇血症** 茵陈15克，开水冲泡代茶饮，每日1剂，30天为1个疗程。

☆**高脂蛋白血症** 葛根15克,丹参20克,三七10克,何首乌15克,赤芍10克,浙贝母10克,法半夏10克,苦杏仁10克,山楂10克,泽泻10克,冬瓜仁10克,茵陈10克,水煎代茶饮,每日1剂,1个月为1个疗程。

☆**高黏血症** 益母草注射液12~15毫升加入5%葡萄糖溶液中,静脉点滴,每日1次,15天为1个疗程。

5.低血压

☆党参10克,黄精10克,炙甘草5克。此为1日剂量,水煎后分早、晚两次服用,15天为1个疗程。

☆甘草、肉桂、桂枝各5~15克,五味子5~25克,水煎,早晚2次分服,每日1剂,4~7天为1疗程。血压至正常水平后继续治疗4天。

☆黄芪30克,当归6克,龙眼肉15克,红糖10克,水煎,分两次温服,每日1剂。

☆红参、炙黄芪各30克,麦冬、五味子、当归各20克,茯苓、甘草各15克,研为细末,每天用15克,纱布包好,沸水冲泡,代茶饮用。

☆黄芪15克,党参15克,白术12克,当归10克,天麻10克,阿胶12克(烊化),水煎,分2次温服,每日1剂,一般连服10~15剂。

☆莲子30克,红枣10枚,生姜6片,

将上药煎煮后去渣取汁。每日1剂,早晚2次分服。

☆五味子、甘草各6~12克,茯苓15克,水煎服,或泡茶饮用,每日1剂。

☆肉桂、甘草各3克,太子参9克,开水冲泡,代茶饮。

☆肉桂、桂枝、炙甘草各10克,开水浸泡代茶饮,连服10~20天。

☆党参20克,莲子15克,大枣10枚,糯米50克。将糯米用水洗净,将药放水中浸泡膨胀后捞出,与米同入锅中,加水适量煮烂,每日早晚各服1次,15天为1个疗程。

☆人参6克,麦冬15克,五味子9克,水煎后服用,每日1剂,连服1周。

☆黄芪10克,党参9克,白术10克,炙甘草9克,当归12克,熟地黄9克,陈皮10克,葛根9克,水煎服,分2次服,每日1剂。

☆猪皮200克,黄豆60克,胡萝卜60克炖服。每日早晚各1次。

6.糖尿病

☆鲫鱼500克,绿茶适量。将鲫鱼洗净,去内脏,留下鱼鳞,腹内装满绿茶,放盘中,上蒸锅清蒸熟透即可。每日1次,单食鱼肉。

☆荔枝核30克,捣碎煎汤服用,每日2次。

☆黄连6克,冬瓜皮60克,麦冬30

克，煎汤服用，每日 2 次。

☆将南瓜连皮蒸熟，捣烂，加入少量糯米、桂花，做成糕点，作为早点和午、晚餐食用。

☆用玉米须 50 克，煎汤口服，每日 2 次。

☆猪胰 1 个，薏苡仁 200 克，共置锅内，加水煎煮，连药带汤全部服用。每日 1 剂，20 天为 1 个疗程。

☆猪胰 1 个，鸡蛋 3 个，菠菜 60 克。先把猪胰洗净切片煮熟，再把鸡蛋打入，加菠菜再煮沸，连汤共食，每天 1 次。

☆鲜苦瓜 200 克，去籽，洗净，切丝或切片，置少量油，煸炒并放入调料，作为菜肴食用。

☆芹菜 500 克，洗净后榨取其汁饮用，每日 2 次。

☆冬瓜瓤适量，用冷开水洗净后，生吃或绞汁饮食，每日 2 次。

☆黑豆 30 克，黄精 30 克，蜂蜜 10 克，将黑豆、黄精洗净，去杂质，一起入锅中，加入清水 1500 毫升，浸泡 10 分钟，再用小火慢炖 2 小时，离火后加入蜂蜜搅匀即可。每日 1 剂，当点心食用，每日服 2 次，每次 1 小碗，喝汤吃豆。

☆生黄芪、山楂、丹参、生地黄、玄参各 50 克，萆薢 25 克，苍术、葛根、石菖蒲、淫羊藿各 20 克，乌梅、玉米须各 15 克，水煎服，每日 1 剂，10 天为 1 个疗程。本方主治中老年人 2 型糖尿病。

☆糖尿病性坏疽：滑石粉 70 克，朱砂、淀粉各 5 克，冰片 2 克，共研细末，用香油调成膏敷患处。每日 1 次。

7. 败血症

☆生地黄 15 克，金银花 15 克，紫花地丁 15 克，黄连 4.5 克，野菊花 30 克，甘草 3 克，水牛角 60 克（先煎），随症加减。高热：加生石膏 30 克（先煎），黄芩 9 克。便秘：加制大黄 9 克（后下），玄明粉 12 克（冲服）。痰黄：加鱼腥草 15 克，桑白皮 12 克。尿少：加车前子 12 克（包煎），滑石 18 克。尿血：加生蒲黄 12 克（包煎），白茅根 18 克。便血：加生地榆 12 克。衄血：加牡丹皮 9 克，蚕豆花 12 克。咯血：去大黄，加生侧柏叶 12 克，大黄炭 9 克。目黄：加茵陈 12 克，龙胆草 4.5 克。斑疹明显：加紫草 9 克，丹参 12 克。惊厥抽搐：加钩藤 15 克（后下），广地龙 9 克。症重加羚羊角 0.5~0.9 克（研粉吞服），亦可用山羊角 30 克（先煎）代。神昏谵语：加安宫牛黄丸 1 粒（化服）。

8. 贫血

☆何首乌 240 克，放白米饭上蒸之，晒干后，捣为细末。每日晨用鸡蛋 1 个，打碎倾入碗内，加何首乌末 15 克，调匀，蒸食。

☆黄芪 30 克，党参、云茯苓、杭白芍、山茱萸、枣仁各 15 克，石菖蒲、阿胶（烊化）、白术各9克，当归12克，砂仁、广木香、炙甘草各6克，鸡血藤30克，水煎服。

☆西红柿、苹果各1个，芝麻15克，1次吃完，每日吃1~2次。

☆黄芪30克，煎取汁液后与100克粳米、10克大枣同煮成粥，调入陈皮1克，煮沸即可。

☆制首乌30~60克，入砂锅煎取汁，去渣，与粳米100克、大枣3枚、冰糖适量同煮为粥，1次顿服，连服两周。

☆猪血300克，洗净，切方丁；鲫鱼100克，去鳞、内脏，切段；大米100克；白胡椒少许，共煮粥，不放盐。

☆熟地黄200克，陈皮8克，茯苓10克，茵陈20克，明矾1克，大枣、黑枣各50克，共炼蜜为丸，如龙眼大，每次服1丸，1日服2~3次，温开水送服。

☆鸡蛋1枚，打成蛋花，加入熟制三七粉5克，搅匀，炖熟食用，每日服1次。

☆当归50克，生地黄15克，白芍15克（醋炒），黄芪50克，黄精30克，五味子15克，陈皮10克，山茱萸25克，巴戟天25克，枸杞子25克，水煎服，每日1剂，早晚分服。

☆三七适量，浸泡于清水中，2日后取出，切成薄片，风干、晒干或烘干。将三七片投入鸡油中，以文火煎炸，至微黄色为度，捞出，研细末。取童子鸡1只，去内脏，将熟三七粉15~20克撒入鸡腹内，加入适量清水或黄酒，文火炖烂，饮汤食肉，每日分2~3次食完。

9. 缺铁性贫血

☆绿豆50克，红枣50克，放入锅中，加适量水煮沸，煮至绿豆开花时加入适量红糖调味，温服，每日1次，服半个月。

☆糯米100克，黑豆30克，放入开水中煮，煮到半熟后加入红枣30克，煮熟后加入适量红糖调味，每日1次，当点心食用。

☆炙黄芪30克，当归20克，杭白芍10克，熟地黄30克，潞党参125克，云茯苓10克，炒白术10克，甘草6克，制香附10克，砂仁6克（后下），陈皮10克，怀山药30克，紫河车30克，焙鸡内金6克，生麦芽10克，鸡血藤30克，济阿胶10克（烊冲），煅绿矾0.3克（烊冲），针砂30克（先煎），水煎3次，分3次服，每日1剂。30剂为1个疗程。

☆黄豆、猪肝各100克，先煮黄豆至八成熟，再入猪肝共煮熟，每日分2次食用，连服2周。

☆黑矾、炒黑豆、炒黑芝麻、大枣肉、馒头各120克。将馒头上方开口去心，包入黑矾，火烤使其熔化为度，另将炒黑豆、黑芝麻研粉放入，用大枣肉拌匀诸药，压成饼状，晒干研末，均分80包，日服2次，每次1包。

☆全当归、制首乌、黄芪各 20~30 克，党参、五味子、乌梅、陈皮、茯苓、丹参各 15~20 克，熟地黄、枸杞子各 10~15 克，甘草 10 克。将上药水煎，每日 1 剂，分 2~3 次口服。1 个月为 1 个疗程。

10. 再生障碍性贫血

☆海参（干品）100 克，大枣 20 枚，猪骨 500 克，加水炖服，每日 1 剂，20 天为 1 个疗程。

☆黄鼠狼肉适量。将黄鼠狼剥去皮、内脏及生殖器（肛门及肛门周围的腥胞也去掉），留肝肺，煮熟，取适量随意吃，咸甜均可，或做肉丝酸汤吃，每天 3 次。

☆人参、甘草各 10 克，阿胶（烊化）、鹿角胶（烊化）、五味子、鸡血藤、连翘、何首乌、女贞子、墨旱莲、当归、菟丝子、枸杞子各 15 克，三七粉 5 克（分冲），仙鹤草、黄芪、黄精各 30 克，水煎，分 3 次口服，每日 1 剂。贫血甚者，人参换成西洋参，加紫河车；白细胞低者，加炙穿山甲、补骨脂；血小板过少者，加柿霜；皮下出血甚者，加槐米、生地炭；发热者，加大青叶、金银花；牙龈出血甚者，加花蕊石；尿血者，加白茅根；心悸者，加酸枣仁；纳差者，加鸡内金。

☆黄芪 15~45 克，太子参 15~30 克，白术 10 克，山药 20~30 克，当归 10~12 克，枸杞子 10~15 克，蒲公英 30 克，板蓝根 15~30 克，水煎服，每日 1 剂，儿童酌减。如肝肾阴虚明显或低热者，酌加知母、黄柏、鳖甲、地骨皮、青蒿、天冬、玄参；脾肾阳虚者，酌加补骨脂、巴戟天、淫羊藿、鹿角胶、肉桂；热毒炽盛者，酌加金银花、连翘、黄连、栀子、水牛角；出血明显者，酌加墨旱莲、三七、地榆、海螵蛸；湿热明显者，酌加茵陈、败酱草、龙胆草、栀子、滑石、大黄。

☆麝香 1 克，紫河车粉 10 克，温水送服，每日 1 次，15 天为 1 个疗程。

☆乌鸡白凤丸 2 丸，每日 1 次，连服 20 天为 1 个疗程。

☆黄芪、槐花各 50 克，人参 3 克，熟地黄、枸杞子、菟丝子、鸡血藤、益母草各 30 克，当归 15 克，土茯苓、白花蛇舌草各 25 克，连翘 20 克，水煎 3 次混合，早、中、晚分服，每日 1 剂。

11. 其他贫血

☆**慢性肾病贫血** 将紫河车（干品）研粉，每次 2.5 克，温水冲服，每日 2 次，14 天为 1 个疗程。

☆**巨幼红细胞性贫血** 将冻豆腐用冷水暖软后，注入鸡蛋清，稍停片刻，使蛋清渗入，再作烹制。不拘用量，随意服食。

☆**营养不良性贫血** ①党参、淫羊藿、黄芪、丹参各 30~35 克，南沙参、仙鹤草、焦三仙各 15~20 克，甘草 5~10 克。将上药水煎 3 次后合并药液，分 2~3 次口服，每日 1 剂。20 天为 1 个疗程。②党参 15 克，黄芪 15 克，熟地黄 10 克，黄精 15 克，白术 10 克，当归 10 克，百合 10 克，阿胶 10 克（烊化冲服），大枣 10 枚，水煎服，每日 1 剂。③人参 10 克，当归 10 克，白芍 10 克，熟地黄 10 克，紫河车 10 克，生黄芪 20 克，制首乌 20 克，阿胶 8 克，龟甲 8 克，女贞子 8 克，五味子 8 克，炙甘草 8 克，水煎，每日 1 剂，分早、中、晚 3 次口服，20 天为 1 个疗程，一般服 1~2 个疗程。该方可益气补血，适用于营养不良性贫血患者。

☆**低血色素性贫血** 每日早晚用鸡蛋 1 个加开水冲成蛋花后，加入蜂蜜 30 克服用。如用深色蜜 30 克服用或在深色瓷盅内隔水蒸 8~10 分钟效果更佳。

☆**老年人贫血** 黄芪、党参、土炒白术、炒白芍各 20 克，仙茅、当归、陈皮、菟丝子、代赭石各 10 克，鸡血藤、熟地黄各 15 克，鹿角霜 30 克，熟附片 5 克，大枣 15 克。伴消化道出血，加地榆炭、海螵蛸各 20 克，浙贝母 5 克，去附片、仙茅、鹿角霜；咯血，加仙鹤草 30 克，白及 20 克，茜草 10 克，去附片、仙茅、鹿角霜；慢性支气管炎伴感染，加鱼腥草 20 克，醋制麻黄 5 克，败酱草 15 克，去附片、仙茅。每日 1 剂，水煎 2 次，早晚各服 1 次，30 天为 1 个疗程。

12. 血稠

☆鲜姜 500 克（洗净切成片），冰糖

250 克，白米醋 1 瓶，泡在一起，1 周后饮用。每天早、晚各饮 1 匙，同时吃 8 片姜。

☆水蛭、山楂、泽泻各 50 克，共研细末，每次服 3 克，每日 2 次。

☆大蒜去皮洗净，每日佐餐食用。

☆每日吃 10~15 克黑木耳，有明显的抗血凝作用。

☆香芹根 1 千克，带根芹菜 1 千克，两个柠檬，用绞碎机绞碎，加 1 杯蜂蜜，混合放入冰箱。每天早上空腹服用 2~3 汤勺。

☆鲜何首乌 900 克，烘干，研细末，每次 15 克，温开水送服，每日 2 次，连服 30 天。

13. 白细胞减少

☆银耳 15 克，黄芪 18 克，水煎服，每日 1 剂，每剂煎两次，早晚各服 1 次。

☆陈皮 30 克，麦芽 30 克，党参 250 克，黄芪 250 克，紫河车粉 500 克，共研成粉，入胶囊，每次服 10 粒，每日 4 次。

☆补骨脂适量，研细粉，每次服 3 克，盐开水送服，每日 3 次，4 周为 1 个疗程。

☆党参、炒白术、鸡血藤、补骨脂、川续断、木香、枸杞子各 10 克，生黄芪、生薏苡仁、黄精各 30 克，桂枝 3 克，水煎，分 3 次服，每日 1 剂。

☆白术 10 克，巴戟天 10 克，熟地黄

10 克，干姜 10 克，麻黄 3 克，肉桂 4 克，黄芪 30 克，党参 20 克，鹿角胶 15 克（烊化、冲服），枸杞子 15 克，甘草 5 克，水煎服，每日 1 剂。

14. 红细胞减少

☆黄芪、补骨脂、鸡血藤各 30 克，淫羊藿 18 克，水煎 2 次，分 2 次服。10 天为 1 疗程，连服 2~3 个疗程。

☆黄精 210 克（1 周量），加少量红糖，熬成浓液，冷藏，每日 3 次，每次温服 100 毫升。4 周为 1 个疗程。

15. 血小板减少

☆用蜂蜜泡红皮花生米 1 周，然后每日清晨起床空腹嚼服。

☆龙眼肉 15 克，连衣花生 30 克，鸡蛋 1 枚，同炖汤饮食，每日 1 次。

☆黄芪 30 克，白术 15 克，熟地黄 30 克，当归 15 克，仙茅 15 克，人参 10 克，鹿角胶 8 克，龟甲胶 8 克，牡丹皮 10 克，三七 3 克，水煎服。

☆红枣 10 枚，莲子 10 粒，大米 100 克，白糖少量，加水适量共煮粥，熟后加入少量白糖调匀即可食用，分 2 次服，1 日服完，可经常服用。

☆鲜藕 500 克洗净，将适量连衣花生捣碎，与适量芝麻、冰糖合并纳入藕孔中，文火蒸熟，随意常食。

☆韭菜 80 克（洗净），猪血 50 克，

同用武火炒熟，加盐调味，当菜食。

☆马齿苋洗净，置于米饭上蒸熟，以大蒜、香油佐味，当菜食。

☆黑木耳 12 克，柿饼 4 只，同煎汤，每晚当茶饮。

☆黄酒 50 毫升，调入阿胶 10 克，溶化后饮，每日 1 次。

☆鲜羊肝 40 克，海带 15 克，同烧汤，加入少量淀粉、蒜、醋、酱油佐味，每天早晨服，冬天更宜。

七、胸与肺疾病

1. 胸膜炎

☆大黄 12 克，葶苈子、苦杏仁、滑石、芒硝、猪苓各 10 克，水煎服，早晚各服 1 次。

☆麻黄 6 克，桂枝 9 克，细辛 3 克，葶苈子 9 克，五味子 9 克，甘草 6 克，生姜 3 片，大枣 5 枚，水煎服，每日 1 剂。

☆柴胡、黄连、桑白皮各 15 克，黄芩、桔梗、枳壳、泽泻各 20 克，法半夏、木香各 10 克，葶苈子、瓜蒌、茯苓各 30 克，水煎服，每日 1 剂。

☆当归须 30 克，瓜蒌皮 30 克，茜草根 10 克，炒枳壳 6 克，青皮 6 克，延胡索 10 克，制乳香 6 克，丹参 10 克，桃仁 10 克，降香 6 克，栀子 10 克，夏枯草 15

克、鱼腥草 15 克，炮山甲 6 克，川楝子 6 克，柴胡 6 克，蒲公英 15 克，天花粉 30 克，白芥子 10 克，水煎 3 次，分 3 次服，每日 1 剂。30 剂为 1 个疗程。

2. 渗出性胸膜炎

☆大黄、芒硝各 9 克，甘遂 3 克。将上药水煎，分早、晚 2 次服，每日 1 剂。

☆夏枯草 30 克，葶苈子、银柴胡、黄芩、百合、女贞子、石斛各 15 克，地骨皮 12 克，大枣 6 枚，甘草 10 克。将上药水煎 3 次合并药液，分早、晚两次口服，每日 1 剂，半个月为 1 个疗程。若伴有感染者，加金银花、蒲公英、鱼腥草各 20 克；若咳嗽者，加前胡、莱菔子、陈皮各 10 克；若痰中有血者，加茜草、藕节、仙鹤草各 12 克；若气血两虚者，加黄芪、全当归各 15 克。

☆煨甘遂、大戟、芫花各等分研末，装入胶囊备用。另外，瓜蒌仁 15 克，枳实 10 克，红枣 20 克，水煎送服药末 3 克，配合抗结核药物治疗。

☆胸水退净后，可服下方加以巩固：桂枝 5 克，薤白、白芥子、佛手各 10 克，煨甘遂 6 克，半夏、茯苓、丹参各 10 克，陈醋 15 毫升（冲服），夏枯草 50 克，水煎服，每日 1 剂或隔日 1 剂，连服 30~60 天。

3. 胸腔积液

☆茯苓 20 克，紫苏子、白术、薏苡仁、葶苈子各 10 克，大枣 3 枚。上药水煎服，每日 1 剂，分早晚 2 次服。

☆党参、黄芪各 20 克，葶苈子、瓜蒌各 12 克，茯苓 15 克，黄芩 10 克，焦三仙 12 克，桂枝、陈皮、生甘草各 10 克，大枣 10 枚，水煎服，每日 1 剂。

4. 急性支气管炎

☆桔梗 60 克，紫苏 90 克，南沙参、山豆根各 30 克，共研细末。每次服 3 克，每日 3 次。

☆鱼腥草 15 克，枇杷叶 6 克，薄荷、甘草各 3 克，水煎服，每日 1 剂。

☆将红皮白肉萝卜 1 个洗干净，带皮切碎放碗里，上淋 2~3 汤匙蜂蜜，置一夜，饮服。

☆鲜枇杷叶、鲜淡竹叶、鲜芦根各 120 克，切碎，放入锅中，加水煮 10 分钟，去渣滤汁，趁热放入适量白糖和盐，代茶饮用。

☆金银花 20 克，鱼腥草 30 克，大青叶 15 克，车前草 20 克，连翘 15 克，每日 1 剂，早晚服用。本方可清热解毒，肺热咳嗽、痰多者适用。

☆鲜桑白皮 50 克，金银花 25 克，鲜车前草 25 克，水煎服。

☆柿叶 9 克，川贝母 10 克，大梨 1 个。先将川贝母捣碎，再将梨切成块，上几味共入大碗中，添水与冰糖少许，置锅中隔水炖熟，每天分 2 次，饮汤食梨。

☆猪肺 250 克，切块，罗汉果半个至 1 个，同煲汤，调味服食，每日 2 次。

☆炙麻黄 6~9 克，生石膏 20~30 克，苦杏仁 6~9 克，甘草 6~9 克，黄芩 6~9 克，浙贝母 6~9 克，鱼腥草 20~30 克，细辛 6~9 克，肉桂 6~9 克（后入），紫菀 6~9 克，款冬花 6~9 克，炙枇杷叶 6~9 克。每日 1 剂，先用净水浸湿，水高于药面 3 厘米，1 小时后煎药。石膏先煎半小时，后入群药，肉桂最后放入，5 分钟后即停煎，取药汁 1 碗，温服。隔 6 小时再煎，亦取药汁 1 碗温服。药量可根据患者的年龄、体质酌情加减，有咯血或鼻衄者去肉桂加白茅根；子夜咳剧者，为胸膈、肺络有血瘀凝结，宜加丹参、当归、川芎、桃仁以活血散瘀、通肺络。

5. 慢性支气管炎

☆成熟白皮松塔 120 克，洗净后水煎两次，将两煎药液混匀，浓煎成 400 毫升，每次口服 100 毫升，每日服两次，饭后服用，10 天为 1 个疗程。

☆莱菔子 10 克，核桃肉 30 克，加适量水、冰糖炖服，每日分 2~3 次服用。

☆茜草 18 克（干品 9 克，药店有售），陈皮 18 克，加水 200 毫升，煎至 100 毫升，每日服 2 次，每次 50 毫升。

☆鲜南瓜 500 克，红枣 15~20 枚，红糖适量。鲜南瓜去皮，红枣去核、洗净，将南瓜、红枣、红糖置于锅内，加水适量，置火上煮烂，分早晚食之。

☆生姜 30 克洗净、切丝，桔梗 20 克，与红糖 20 克拌匀，共置于暖瓶中，沏入开水，加盖 1 小时后代茶饮用，饮后以微汗为佳。

☆沙棘 30 克，甘草 15 克，葡萄干 20 克，栀子 10 克，广木香 15 克，冰糖 25 克。以上 6 味分别研碎成细粉，过筛，混匀即得。每日 3~4 次，每次 2~4 克，温开水送服。

☆带骨狗肉 1000 克，桑树皮（去外层粗皮，取内层白皮入药）100 克，加水共炖至狗肉烂熟，饮汤吃狗肉。每周 1 剂，服 10 剂为 1 个疗程。

☆山药 15 克，甘蔗适量，二药取汁混匀，日服 2 次，每次服汁 15 毫升，温服。

☆灵芝 13 克，南沙参、北沙参各 10 克，百合 15 克。将药切成薄片，入砂锅水煎，沸后改用文火煮 30 分钟即可，分早晚两次服完，连服 10 天。

☆鲜慈菇 5~6 只，洗净去皮切丝，放入淡豆浆中，用文火煮 6~7 分钟，每日清晨空腹食之。

☆鲜石韦全草 48 克，水煎，头煎加 300 毫升水，沸后再煎 20 分钟，二煎加水 150 毫升，沸后煎 20 分钟，混合两次煎液，以 8 层纱布过滤取汁，分两次服，连服 3 天为 1 个疗程。第 1 疗程用全草，第 2 疗程去毛、叶柄及主脉，用上法煎服。

☆新鲜鸡蛋（去蛋清留蛋黄）10 个，冰糖 100 克，混合搅匀后加黄酒 500 毫升，放置 10 日后服用。每日 2 次，每次服 25 克。

☆黄芪 300 克，乌骨鸡半只，入砂锅共炖，熟后饮汤食肉，分 3~4 次服完，连服 1 个月。

☆生大蒜 300 克，蜂蜜 500 克。先将生大蒜去皮，入打浆机打成糊状，与蜂蜜一起置于搪瓷小锅内混合后，用文火煎煮约 20 分钟即成膏滋药（注意不能用武火），待冷。6 岁以下儿童，每次服半调羹，12 岁以下儿童每次服 1 调羹，每日 2~3 次，温开水送服。

☆党参、生姜、苍术各 10 克，水煎浓缩至 200 毫升（为 3 日量），加入适量蔗糖分瓶装。每次服 10~20 毫升，每日 3 次，连服 2 个月。

☆百部 10 克，紫菀 10 克，山药 20 克，甘草 5 克，水煎 3 次，合并药液为 100 毫升，分 2 次口服，可加糖或蜜，10 日为 1 个疗程。

☆太子参 15~30 克，黄芪 20~30 克，葶苈子 5~10 克，川贝母 10~12 克，大枣 5~10 枚，生甘草 6 克，水煎，分 2~3 次口服，每日 1 剂，半个月为 1 疗程。

☆苍耳子、苍术、细辛、白芥子各 5 克，丁香、肉桂、半夏各 3 克，炙麻黄 10 克，麝香 1 克，共研细末，以凡士林调匀，敷胶上，用胶布固定，3 日换药 1 次。

☆花椒 3 克，牵牛子、杏仁各 6 克，共研细粉，装瓶备用。用时取药粉 3 克，黄酒适量，调成糊状，置于 7 平方厘米胶布上，贴于膻中穴，5~7 天更换 1 次，3 次为 1 个疗程。

☆制半夏 10 克，白果仁 9 克，苦杏仁 6 克，细辛 6 克，共研细末，用姜汁调为糊状，外敷脐部，纱布包扎。每日换药 1 次。

☆栀子、桃仁各 6 克，白胡椒 7 粒，共研细末，鸡蛋清调敷于足心。

☆大蒜适量，捣成泥状，取豆瓣大的一块，每晚洗脚后敷于双侧涌泉穴，外敷伤湿止痛膏，次晨取掉，连用 3~5 天。

☆白芥子 90 克，白芷 9 克，轻粉 3 克，共研细末，用蜂蜜适量调匀做成饼。然后用白花凤仙花连根带叶熬浓汁，在背部擦洗至热，再将药饼热贴于背部（第三胸椎），冷却后烘热再贴，一饼可贴 2~3 日。

☆白芥子、细辛各 21 克，延胡索、甘遂各 12 克，共研细末备用。药末用生姜汁调成糊状，分 6 等分于油纸上，贴在双侧肺俞、心俞、膈俞穴，用胶布固定 4~6 小时，待药干后揭下。如有灼痛可提前取下，有微痒或温热舒适感可多贴几小时。多在暑伏天贴用，即初伏、中伏、末伏，每 10 天贴 1 次，一般连续贴 3 年。

6. 哮喘

☆炙麻黄 10 克，苦杏仁 10 克，半夏

10 克，紫苏子 10 克，黄芩 10 克，款冬花 10 克，桑白皮 10 克，蝉蜕 6 克，乌梅 12 克，防风 10 克，甘草 3 克，水煎，分早晚两次服，每日 1 剂。

☆鲤鱼 1 条，糯米 200 克。将鲤鱼去鳞，用纸包裹，烤箱烘干，去刺研末，同糯米煮粥，空腹食用。

☆海带根 500 克，生姜 50 克，红糖适量，加水 1000 毫升，熬成 500 毫升。每日 2~3 次，每次服 15~20 毫升，10 日为 1 个疗程。

☆成年蛤蚧 1 只，党参 30 克，糯米 50 克。先将米酒和蜜糖用在蛤蚧上，炙一段时间，把蛤蚧、党参分别研成粉末，再加适量蜂蜜做成两个饼备用。将糯米煮成稀粥，拌入 1 个蛤蚧饼，趁温热服下。早晚各服 1 次。蛤蚧以干爽、全尾、无虫、不张口、无破碎者为好。

☆炙麻黄 6 克，炙甘草 4 克，以水 300 毫升煎取 100 毫升，空腹 1 次服用，每日可取 2 剂。

☆姜汁、梨汁、藕汁、白萝卜汁各 1 茶盅（约 10 毫升），鲜牛乳两茶盅，山楂 1000 克。先将山楂煮烂去核，再将上述五种汁水煮沸，加入山楂肉搅拌均匀，再煮片刻，然后将混合汁倒入瓷质容器内，密封 7 天后即可服用。每天饮用 20 毫升左右，早晚各 1 次。

☆蛋黄 2 个，孜然 12 克。先煮熟鸡蛋，取出蛋黄，再将孜然研成细粉，与蛋黄均匀混合，分两次服完。

☆将 2~3 个核桃仁放在锅内，加适量水，熬 5~7 分钟后，打入鸡蛋 1~2 个，同时加入适量的冰糖，等鸡蛋熟了，喝汤吃鸡蛋和核桃仁，每天早上空腹将这一剂服完。

☆冰糖 500 克，陈醋 500 毫升。将冰糖置于锅内，再将陈醋倒入，加热煮沸，待糖全部溶化，候凉灌入瓶中备用。每日两次，每次服用 10 毫升。

☆把西瓜切开一个盖，挖去其中心部位瓜瓤，留瓜瓤约 3 厘米厚，在瓜内放入麻油 150 克、切片鲜姜 100 克、去核大枣 10 只，然后将瓜口盖好，放入锅中固定。锅内加水至瓜的 1/3 处，炖煮一个半小时即可，稍晾后加入蜂蜜 150 克，吃瓜内食物喝汤汁，可吃少量姜片，但勿吃枣肉。

☆制川乌 9 克，广木香 9 克，当归 6 克，肉桂 3 克，丁香 3 克，吴茱萸 15 克，甘草 15 克，上药研碎，装入广口玻璃瓶中，加白酒 1000 毫升，浸泡 15 天后，即可服用。

☆生姜 50 克切碎，捣烂绞汁，同白芥子 15 克，加烧酒研和如糊，用纱布包裹棉球蘸药糊，擦拭肺俞、大椎、膻中 3 个穴位，每次擦 10 分钟，以局部热痛为度。

☆蜂蜜 500 克浸泡适量五味子，10 天后便可服用。每日 3 次，每次 1 汤匙，温开水冲服。

☆鸡蛋 10 枚，去蛋清留蛋黄，与冰糖 100 克混合搅拌，使其成液体，将其倒入 500 毫升米酒内，放置 10 天即可使用。每晚服 1 次，每次服 30 毫升，亦可根据个人的酒量而增减，服至痊愈为止。

☆白果、麻黄、紫苏子、苦杏仁、葶苈子、桑白皮、黄芩、半夏、款冬花各 10 克，甘草 5 克，生石膏、鱼腥草各 30 克，每日 1 剂，水煎服，小儿剂量酌减，10 天为 1 疗程。

7. 老年人哮喘

☆苦杏仁 10 克，旋覆花 10 克，款冬花 10 克，粳米 50 克，将前 3 味药煎煮半小时，去渣留汁；将粳米煮成粥后，兑入药汁再煮 5 分钟即可，空腹食用。

☆核桃仁 1 千克捣碎后加入 1 千克蜂蜜充分拌匀，然后装入干净的瓷器内备用。每日早晚各 1 次，每次 1~2 汤匙，以温开水送服。

☆重 800~1000 克的南瓜 1 个，切开顶盖去瓤，加入 6 片生姜及少许冰糖，盖好顶盖，上锅蒸熟，分 2 次服用。

☆芝麻 10 克，核桃仁 2 个，生姜 2 片，共嚼食，每晚 1 次。

☆萝卜 1000 克，半夏、茯苓、陈皮、白术各 10 克，同入锅中，加水煎煮半小时，滤出汤汁，另置小火煎煮至较稠时，加入少许白糖，待成膏状停火置冷，每次食 1~2 匙，每日 3 次，沸水冲服。

☆猪肺 1 副（不用心）洗净外表，冬虫夏草 10~15 克，冰糖 200 克。猪肺、虫草入砂锅慢火煨烂，加入冰糖（不能用铜、铁、铝锅），连续 3 日，分早晚服完。

☆牛胎盘半个至一个，洗净，切成小块，柚子皮 15~30 克（干品），加清水适量煲汤，饮汤吃肉（此为 1 次量，每天服用 2 次）。

8. 过敏性哮喘

☆灵芝 10 克，姜半夏 8 克，紫苏叶 10 克，厚朴 5 克，茯苓 15 克，水煎服，每日 1 剂。

☆苦杏仁、牡丹皮各 12 克，地龙、白芥子各 10 克，黄芪 15 克，水煎，每日 1 剂，早晚饭后温服。

☆将香油 50 毫升放入锅内加热至沸，然后将芦荟 30 克切成细片，放入滚开的油中，炒至微黑色，然后将秋季产出的鸭蛋 1 枚打碎，倒入锅中炒熟，一次性吃完。每天 1 次，30 天为 1 个疗程。

☆**痰喘** ①南瓜 1 个（约 750 克），蜂蜜 50 克，冰糖 25 克。先在瓜顶上切开一小口，挖去部分瓤，倒入蜂蜜、冰糖盖好，入锅蒸 90 分钟即可。每日早晚各服 1 次。②红茶 1 克，荔枝肉（干品）25 克或鲜品 50 克，将上述两味加开水 300 毫升，泡 5 分钟，分 3 次服，每日 1 剂。③白芥子 4.5 克，半夏 9 克，轻粉 6 克，共研为细粉，用蜂蜜调敷于天突穴（喉结下正中线约一寸半）、肺俞穴。

9. 肺炎

☆大青叶、四季青、野荞麦根各 30 克，连翘、金银花各 15 克，苦杏仁、桔梗、防风、荆芥各 9 克，水煎，分 4 次口服，每天 1~2 剂。

☆金银花、桑白皮各 10 克，牛蒡子 12 克，鱼腥草 15 克，生甘草 6 克，加水煎服，每日两剂。

☆荆芥穗、麻黄、苦杏仁、甘草各 10 克，生石膏 45 克，金银花 15 克，连翘 15 克，每日 1 剂，水煎服。

☆鲜荷叶 30 克，鲜西瓜翠衣 60 克，淡竹叶、石斛、麦冬、知母各 12 克，金银花、连翘各 18 克，黄芩、芦根各 15 克，炙枇杷叶 24 克，人参 3 克（或红参 9~12 克），甘草 6 克，每日 1 剂，水煎服。

☆紫苏子、瓜蒌、沙参、白芥子各 15 克，玉竹、陈皮、冬瓜仁、半夏、桔梗各 12 克，水煎服，每日 1 剂，病愈停药。

☆麻黄 6 克，苦杏仁 10 克，石膏 40 克，虎杖 15 克，金银花 20 克，大青叶 15 克，柴胡 15 克，黄芩 15 克，鱼腥草 20 克，青蒿 15 克，贯众 15 克，重楼 12 克，地龙 10 克，僵蚕 10 克，野菊花 15 克，甘草 6 克，每日 1 剂，水煎服，小儿酌减。

☆黄精 30 克，冰糖适量。将黄精洗净，用清水泡发，置砂锅内，再放入冰

糖，加水适量，煎煮饮汤，日服 2 次。

☆活鲤鱼 1 条，火腿片、玉兰片、香菇片、葱、姜、料酒、盐、醋、奶汤（即鸡、鸭、肘子和骨头炖的汤）适量，将鲤鱼去鳞剖膛，除去内脏，洗净后切成瓦块状，与葱姜一起投入，炒勺颠翻几次，加料酒、盐等调料，然后加入奶汤，再加适量的火腿片、玉兰片、香菇片等，炖约 3 分钟，盛入砂锅内食用。

☆秋后在离地不高处剪断丝瓜藤，茎断处有汁液流出，用容器接收，直到滴尽为止，每日饮服。

☆板栗 250 克，猪瘦肉 500 克，盐、姜、豆豉各少许。将板栗去皮，猪肉切块，加盐等调料，加水适量红烧，熟烂即可。

☆秋梨 20 个，红枣 1000 克，鲜藕 1500 克，鲜姜 300 克，冰糖、蜂蜜适量。先将梨、枣、藕、姜砸烂取汁，置锅中加热，加入冰糖，溶化后再用蜜收膏，可早、晚随意服用。

☆鱼腥草 60 克，猪肺 1 个，洗净，共煮烂，可加适当佐料，吃肺喝汤。2 天 1 次，坚持服用。病情严重者，可加一些清热解毒的药物。

☆鲜鱼腥草 60 克，大青叶、虎杖根各 30 克，瓜蒌仁 15 克，水煎，分 2 次服，每日 1 剂，热退后，药量应酌减。

☆**大叶性肺炎** 金银花、大青叶、鱼腥草、生石膏（先煎）、茜草根各 30 克，黄芩 15 克，赤芍 10 克，鲜白茅根 100 克，

麻黄、桃仁各5克，苦杏仁、郁金、生大黄、生甘草各8克，板蓝根冲剂两小包（分冲），川贝10克（分冲），水煎后分3次口服，每日1剂。忌食辛辣及油腻食物。

☆**病毒性肺炎** 大青叶、板蓝根、紫草根、重楼、百部各15克，贯众、茵陈各9克，桔梗、甘草各6克，水煎，每4小时服1次，成人每日1剂，小儿减半。

10. 肺气肿

☆冬虫夏草10克，老公鸭1只。先将冬虫夏草洗净，放入铁锅内用香油炒至稍变化，放入切好的公鸭肉块炒一会儿，再加入适量的水炖煮，加适量佐料和食盐调味，待鸭肉炖熟，即可食用。每天早晚各1次，每次半小碗，加热后食肉饮汤。

☆红参、山茱萸、麦冬、枸杞子、核桃肉、怀牛膝、茯苓、法半夏各10克，补骨脂、生黄芪、冬虫夏草各15克，熟地黄12克，紫河车5克，五味子1.5克，水煎服。

☆紫石英15克，肉桂、沉香各3克，麦冬、熟地黄、山茱萸、茯苓、泽泻、牡丹皮、山药各10克，五味子5克，冬虫夏草6克，水煎，早晚2次温服。

☆当归、紫苏子（包煎）、沙参、瓜蒌皮各12克，五味子6克，沉香3克（研为末，分3次冲服），水煎服。痰涎壅盛型加莱菔子、白芥子、半夏、茯苓各12克；阴虚肺燥型加太子参15克，麦冬、

苦杏仁、芝麻（包煎）各12克；肾不纳气型加肉桂6克，核桃肉12克，怀山药、龙骨各30克。

11. 阻塞性肺气肿

☆苦杏仁与冰糖适量（各等量）。将苦杏仁带皮研碎，与冰糖混研，制成杏仁糖，早晚各服3~6克，10天为1个疗程。

☆南瓜1000克，蜂蜜100克，冰糖50克。将南瓜顶部开口，挖去一部分瓤，装入蜂蜜和冰糖，再将开口盖好，蒸至熟烂。早晚食用，连食7天。

☆鸡蛋1个，蟾蜍1只，将鸡蛋放入蟾蜍腹中，外包黄泥封固，在火中烤熟，吃蛋，每日1个。

☆无花果适量，冰糖适量，将无花果捣碎，取汁去渣，每次取约50毫升，加入冰糖，用开水冲服，每日1次，或分2次冲服。

☆百合粉20克，糯米50克，加水共煮粥，食用时加冰糖适量，早晚2次温热服用，20日为1个疗程。

☆核桃仁30克，补骨脂10克，加水约500毫升，煮约半小时，取汁，加适量红糖，早晚温服。

12. 肺心病

☆红参30克，炙黄芪15克，丹参15克，制附子10克，川芎10克，葶苈子10克，防己10克，红花6克。另具兼

证可酌情加味，水煎服，每日1剂或隔日1剂。

☆将冬虫夏草10克置于老公鸭腹内，以线缝好，置大碗内，配酒、姜、葱白、胡椒、盐、味精等调味品，上笼蒸2小时即可服食，宜在肺心病缓解期服食。

☆怀山药500克，白糖125克，豆粉100克，菜油750克，醋30毫升，味精3克。制法与食法：将新鲜的怀山药洗净，上笼蒸熟后取出，去皮切4厘米长的段，再剖成片，用刀拍扁。菜油入锅烧至七成热时，下入山药，炸至发黄时捞出，将锅烧热，放入炸好的山药，加入白糖和水，用文火煮6分钟后改武火，加醋、味精、豆粉，淋上熟油，起锅装盘即成。

☆水蛭、三七各等量，研末，每次服2克，每日2次，可改善肺部缺氧症状。

☆怀山药50克，补骨脂15克，红枣5枚，生姜3片，新鲜紫河车（胎盘）1个。将紫河车洗净，盐擦，入开水烫煮片刻，再用冷水漂洗多次，切成块，入锅加白酒、姜汁炒透，再放入砂锅，加水及上述药物，小火炖烂熟食之。用于反复频繁发作者。

13. 肺脓肿

☆鱼腥草、桑白皮各30克，冬瓜皮、金银花各15克，水煎，分2次服，每日1剂。

☆桔梗15克，生甘草6克，野荞麦根45克，虎杖30克，水煎，分2次服用，每日1剂。

☆鱼腥草30克，桔梗15克，黄连5克，金银花30克，甘草5克，浙贝母、黄芩各10克，冬瓜仁30克，桃仁10克，水煎服，每日1剂。

☆猪胰1具，薏苡仁10~15克。将猪胰切片、煮熟，薏苡仁研末，将猪胰片蘸薏苡仁末服食，1日2次。

☆老鸭1只，白及粉30克。将鸭洗净，去内脏，将白及粉入鸭腹内，蒸熟，食鸭及白及，喝汤，每次适量。

☆薏苡仁90克，百合、葶苈子、大枣、鱼腥草各30克，糯米90克，先将葶苈子、鱼腥草水煎，去渣取液，入薏苡仁、百合、大枣、糯米同煮成粥，分4次，1日内服完，连服1周。

☆鱼腥草50克，连翘18克，薏苡仁50克，桔梗15克，合欢皮12克，远志6克，白菜根24克，南沙参9克，天花粉15克，水煎服，1日2次，共服1剂。

☆薄荷9克，鲜芦根75克，连翘15克，金银花50克，鱼腥草50克，苦杏仁12克。水煎，分2次服，每日1剂。

☆鲜芦根75克，连翘18克，鱼腥草50克，蒲公英18克，败酱草15克，薏苡仁、冬瓜仁各50克，桔梗9克，水煎，分2次服，每日1剂。

☆猪肺1具，青萝卜2个。将猪肺切去气管，与青萝卜同煮，煮熟即成。吃萝卜和猪肺，喝汤，1日吃完，连续服数日。

14. 肺结核

☆白及、白薇各125克，桑白皮62.5克，款冬花、炙枇杷叶、炙甘草各62.5克，用纱布包好。再备1只白公鸭，除毛和内脏，将药包与鸭子放入砂锅内，用文火炖熟，食肉喝汤（早上空腹服），3次吃完。

☆鱼腥草120克，置猪肚内炖汤，以喝汤为主，每日1剂，连用3天后可减轻肺结核咳嗽、盗汗等症。

☆黄花鱼鳔20克，怀山药30克，共加水煎服，每日1次。

☆蚕蛹适量，焙干研细末，每服3~5克，每日2次。

☆雪梨1~2个，黑豆30克。将梨切片状，加水适量，放入黑豆炖至烂熟。每日2次，连用半个月左右。

☆仙鹤草15克，柴胡、黄芩、桃仁、白芍粉、乌梅、百部各9克，野百合、鳖甲各15克，水煎，早晚分服。

☆豆腐、冰糖、鲜泽泻（连根）各适量，加水煎煮，去渣留液，加冰糖服，或将泽泻鲜茎叶与豆腐同煮食，每日1剂，连服1~2个月。

☆南沙参500克，麦冬、北五味子、人中白、百部、白及、胡黄连、生地黄、焦白术、生甘草各240克，共研细末，水泛为丸，如绿豆大。每日2次，每次4.5克，3个月为1个疗程。

☆紫花地丁、夏枯草各500克，金银花、山药、白及、麦冬各300克，川贝母60克，黄连15克，橘红、当归、茯苓、甘草各150克，共研细末；以淡猪油500克，蜂蜜3000克，文火熟炼除去水分，注意掌握火候；然后将药末和入，调匀为丸300粒，封藏待服，勿令霉变。每日早饭前服3粒，3个月为1个疗程。

☆肺痈草24克，地盘茶24克，沙参24克，茯苓9克，浙贝母9克，地榆9克，白芍9克，黄芩6克，甘草3克，水煎服，每日1剂。

☆生黄芪、生牡蛎、浮小麦各30克，生地黄、熟地黄各15克，当归、炒黄柏、炒黄芩、麻黄根各9克，炒胡黄连6克，水煎，分2次服，每日1剂。若盗汗严重者，加白芍12克、牡丹皮9克、五味子6克。

☆活蚯蚓（地龙）20条，冰糖30克，加凉开水一小碗，以武火炖至蚯蚓僵化、冰糖溶化，弃除蚯蚓，取汤汁空腹饮服，每日2次，连服1周。鲜蚯蚓洗净方法：洗去表面泥土，加少许清水和数滴食用植物油，让其吐出腹中泥土，用清水洗净，便能入药。

☆党参、白薇各150克，白术、紫菀、川贝母、麦冬、天冬、茜草、当归、熟地黄各80克，白及200克，砂仁60克，黄连30克，百部、黄芪、山药各100克，蛤蚧1对，蜂蜜2000克。诸药共研细末过筛，炼蜜为丸，每丸约 15 克（或药粉拌白糖 1:2 备用）。每日 3 次，每次 1 丸，空腹服用，1 剂为 1 个疗程。

15. 肺结核咯血

☆生晒参 5 克（另煎冲服），茜草炭 10 克，花蕊石、生地黄炭、蒲黄炭各 15 克，三七粉 3 克（吞服），水煎服，每日 1~2 剂，血止后再辨证调理。

☆将新鲜百合捣烂，加水滤汁，用火煮沸待温凉后慢饮之。如用野百合，味道较苦，但功效更佳。

☆蛤粉炒阿胶适量，研细末，汤水送下，每日 15 克，分两次服用。

☆雪耳（即白木耳）加冰糖、细枣炖食。将柿饼剖开，掺入青黛粉 5 克，临睡前嚼食。

☆棉子仁 15 克，黑豆 25 克，水煎两次，去渣，以蜂蜜或白糖调和，每日 2 次分服，连服 10 剂。

☆大蒜 10 克，硫黄粉 6 克，肉桂、冰片各 3 克，捣匀敷贴双侧涌泉穴，固定。隔日换药 1 次。

☆鲜玫瑰花 15 朵加冰糖适量，水煎服，或用玫瑰花末 5 克，温开水冲服，每日 2 次。

16. 其他肺病

☆**慢阻肺** ①广柑 1 个（去皮、核，压碎），加川贝母粉 6 克、冰糖 20 克，同放入锅内蒸，待水开后再蒸 20 分钟即可，

1 次食用，用于慢阻肺虚证。②鱼腥草、金银花、冬瓜仁、薏苡仁各 40 克，桔梗 20 克，黄连、甘草各 8 克，黄芩、桃仁、浙贝母各 12 克，每日 1 剂，水煎服。高热、痰多、病急者，可每日 2 剂。③川芎 20 克，臭灵丹 30 克，葛根 20 克，韭菜 30 克，紫河车适量，水煎服。④红甘蔗、萝卜各 5 千克，蜂蜜、饴糖、麻油、鸡蛋各适量。将红甘蔗、萝卜洗净榨取汁液，蜂蜜、麻油调匀，熬制成膏备用。每天早晨取鸡蛋 2 枚，去壳打入碗内，加膏 2 匙、饴糖适量拌匀，隔水蒸熟后服食。⑤鲜猪血、黄豆芽各 250 克，共煮食之。每日 1 次，连食 3 日。

☆**肺痈** ①百合 30~60 克，捣研绞汁，加白酒适量，以温开水饮服。②鱼腥草 250 克，略捣绞汁，每日分 3 次服用，连服 3 天即可排脓止血。

八、心病

1. 心慌

☆**心血不足型** 桂圆肉 20 克，炒酸枣仁（捣碎）20 克，红枣 10 枚，小米 100 克，共放砂锅内，加水适量，文火煮粥，晨起空腹服食，每日 1 剂。

☆**心气亏虚型** 人参 5 克，黄芪 15 克，山药 30 克，大米 100 克。人参、黄芪、

山药先加水煎煮，过滤取汁，备用。大米加水煮粥，半熟后加入药汁，米开粥稠即可，代早餐服食。

☆**阴虚火旺型** 玉竹20克，麦冬15克，百合30克，糯米100克，冰糖适量。先加水煎玉竹、麦冬、百合，过滤取汁，糯米加水煮粥，半熟后兑入药汁，米烂汤稠时加入冰糖调味，分早晚温服。

☆**痰饮内停型** 茯苓（研粉）20克，竹沥30克，生姜（切碎）10克，大米100克，共放砂锅内，放水后文火煮粥，代早餐食。

2. 心悸

☆西红柿2个，绿豆20克。将绿豆煮烂，用其汤送服西红柿，1次吃完。每日2~3次，饭前空腹服用可防治心悸。

☆火烧墨斗鱼，平时当副食服用。

☆甘草18克，生姜、桂枝各12克，人参、阿胶各9克，生地黄6克，麦冬12克，麻子仁3克，大枣12克。清酒720毫升，加水280毫升煎至180毫升，1日服用1次，主治神经性心悸。

☆麦冬10克，水煎浓液，代茶服。

☆绿豆30克，生姜6克，西红柿1个。水煎绿豆、生姜，喝汤，吃西红柿，1次吃完，每日2~3次。

☆红枣20枚，葱白适量。将红枣用水洗净，放入水中煎煮20分钟，然后加入葱白，再煎10分钟，每日1剂，分2~3次服用。

☆党参30克，麦冬、丹参各10克，法半夏15克，茯苓、麦芽、白术各20克，陈皮、炙甘草各6克，水煎，分2次服，每日1剂。

☆猪心1个，朱砂10克，将猪心腔内的血液洗净，放入朱砂，加水小火炖汤。

3. 室性早搏

☆丹参15克，党参24克，白术15克，当归15克，黄芪20克，茯神15克，炒酸枣仁24克，远志12克，龙眼20克，鸡内金15克，焦三仙15克，大枣6克，炙甘草20克。每日1剂，水煎服，主治气血两虚型早搏。

☆桂枝10克，黄芪15克，生晒参、苦参各10克，干姜6克，丹参30克，龙骨、牡蛎各30克（先煎），玉竹30克，白芍30克，炙甘草30克，大枣7枚，饴糖两匙（冲服），水煎，分两次服，1天1剂。

☆黄芪15克，放入杯中，再往杯中加入热开水至离杯口1厘米许，随泡随服，反复冲泡，至水淡为止。每日1剂，连服3日为1个疗程。

☆苦参、鹿衔草、炙甘草各10~15克，水煎，分2次服，每日1剂。

☆太子参、丹参、桑寄生、甘松各10~20克，水煎，分2次服，每日1剂。

☆灵芝末1.5~3克，开水送服，每日

2~3 次。

☆生甘草、炙甘草、泽泻各 30 克，水煎，分 2 次服，每日 1 剂。

☆牡蛎、炙黄芪各 24 克，茯苓 15 克，酸枣仁 12 克，丹参、阿胶、瓜蒌各 20 克，薤白、炙甘草各 9 克，蛤蟆干 10 克，桂枝 6 克，水煎，分 2 次服，每日 1 剂，28 天为 1 个疗程。

☆**脉搏间歇** 鸡蛋 10 枚，水中煮熟后，剥取蛋黄，入锅中煎取蛋黄油，每次取蛋黄油 1 毫升，1 日 2 次。

☆**心动过速** ①龙眼核 500 克，去黑皮，煮极烂，加去核大乌枣 500 克，捣烂如泥，做成丸。每晨淡盐水送服 9 克。②莲子磨成粉，与同重量的藕混合煎汤来吃，连吃数周可见效。或连续煎服，以之代茶饮，效果更佳。

☆**心房颤动** ①丹参 20 克，苦参、炙甘草、五味子各 15 克，柏子仁、三七、川芎各 12 克，每日 1 剂，分 2 次服。②党参 90 克，丹参 60 克，苦参、当归各 30 克，松节 100 克，甘草、生姜各 10 克，水煎 3 次，每次煎 20 分钟，合并 3 次药液约 1000 毫升，分早、中、晚 3 次服，此为 1 日剂量，复律后继续服 2 周以巩固疗效。

4. 心律失常

☆优质干莲子 500 克，甘草 10 克。将干莲子、甘草（微炒）共研极细末，过

100 目筛，每次用 10~15 克，沸水冲泡后，温服。

☆乌豆 50 克，桂圆肉 15 克，大枣 50 克，加清水 3 碗煎至 2 碗，早晚分服。

☆党参 30 克，黄精 30 克，缬草 15 克，琥珀粉 1 克，三七末 1 克，研末，每次 18 克，每日 3 次，温开水送服。

☆人参 3~5 克（或党参 15 克），麦冬 10 克，水煎，饮汤食参，每日 2 剂。

☆人参 3~5 克，水煎，饮汤食参，亦可用人参片适量嚼服，每日 1~2 次。

☆人参 3~9 克，麦冬 9~15 克，五味子 6 克，放入水中煎煮，1 天分 2~3 次，趁温凉时服用，每日 1 剂。

☆女贞子 250 克，加水 1500 毫升，文火煎至 900 毫升。每次取 30 毫升，每日 3 次口服，4 周为 1 个疗程。或每日用药 25 克，加水 150 毫升，煎至 90 毫升，分 3 次服。

☆太子参 15~30 克，麦冬 10~15 克，五味子 10~15 克，苦参 15~30 克，丹参 15~30 克，瓜蒌 15~30 克，广郁金 10~15 克，石菖蒲 10~15 克。每日 1 剂，水煎，分 2~3 次服。①心之虚证：心气虚，见心悸气短、自汗者，加党参、人参、黄芪；心血虚，见心悸失眠多梦、舌红苔少者，加生地黄、当归、阿胶；心阳虚者，加薤白、桂枝、附片；心阴虚者，加女贞子、墨旱莲、百合。②心之实证：心血瘀阻有心绞痛、胸闷、舌质紫暗、唇暗者，加桃

仁、红花、赤芍、莱菔子；湿热内蕴、舌苔黄厚腻者，加藿梗、佩兰、黄芩、竹茹。

☆生黄芪 100 克，檀香 20 克，桃仁、桂枝、炙甘草各 10 克，每日 1 剂，水煎服。痰火内盛、心阳偏亢的心动过速者，加茵陈 30 克、黄连 10 克、生龙齿 30 克；大便硬结者，加制大黄 10 克；痰多者，加鲜竹沥 1 支，每日两次吞服。

☆桃仁 10 克，红花 5 克，当归、生地黄各 10 克，川芎 5 克，赤芍、牛膝各 10 克，甘草 3 克，生黄芪 15 克，瓜蒌皮 10 克，桔梗 5 克，淡附片 10 克，每日 1 剂，水煎，分 2 次服。

☆淫羊藿 18 克，黄芪 30 克，桂枝 10 克，丹参 30 克，炙甘草 15 克，檀香 6 克，瓜蒌皮、薤白各 15 克，文火水煎，每日 1 剂，早晚温服，30 天为 1 疗程。胸闷两胁胀痛者，加柴胡 12 克、延胡索 15 克；失眠者，加炒酸枣仁 15 克、百合 30 克；头昏耳鸣者，加枸杞子 15 克、菊花 12 克；双下肢浮肿、少尿者，加车前草 30 克、葫芦壳 30 克；纳食不佳者，加焦三仙 12 克、炒莱菔子 20 克。

☆延胡索 30 克，黄连 30 克，麦冬 40 克，当归 15 克，丹参 30 克，牡丹皮 15 克，黄芪 15 克，半夏 15 克，甘草 15 克，水煎，每日 1~2 剂，每剂分 2 次服。

5. 心力衰竭

☆附子（先煎 3 小时）5 克，党参 24 克（或人参 6 克），桂枝 9 克，川芎 12 克，赤芍 15 克，红花 6 克，葶苈子 12 克，车前子 30 克，炙甘草 9 克。上方每日 1 剂，浓煎成 200 毫升，分 3 次服，7~10 日为 1 个疗程，有效者，休息 1 天后再服 1~2 个疗程。该方能够温阳益气，活血利水，主治充血性心力衰竭。尿少、浮肿明显者加防己 12 克；心悸不寐者加酸枣仁 15 克、琥珀 6 克；气短较重者加黄芪 15 克；痰多者加半夏 12 克、陈皮 9 克；便溏纳呆者加白术 15 克、砂仁 6 克；腹水者加牵牛子 6 克；自汗者加龙骨、牡蛎各 30 克；舌红口干者去桂枝，加麦冬 15 克、五味子 6 克。

☆黄芪 10~15 克，党参 10 克，益母草 10~12 克，泽兰 10 克，制附片 6~10 克，制半夏 10 克，北五加皮 4~10 克，水煎，待温分次服。

☆ 150~200 克的鲫鱼 1 条，洗净去内脏，不刮鱼鳞，然后将 6~9 克绿茶塞进鱼腹，用线捆好，加水 500~600 毫升，慢火熬至 400 毫升时，便可取出鱼腹中的茶渣，饮汤食肉。开始每日服 1~2 次，此后可 5~7 日服 1 次。

☆黄芪 30 克，党参 24 克，益母草 20 克，麦冬 20 克，丹参 30 克，炙甘草 30 克，泽兰 15 克，葶苈子 15 克，五加皮 7 克，万年青根（鲜品）20 克，玉米须 20 克，茯苓皮 30 克，每日 1 剂，水煎，分 3 次服。

☆葶苈子、桑白皮、车前子（包煎）、生黄芪、太子参、丹参各30克，泽泻、麦冬各15克，五味子、当归各10克，每剂浓煎成200毫升。病情较重时，每日可服2剂，分4次服；病情较轻后，改为每日1剂，分2次服。

☆附子6~9克，红参3~6克，桂枝3~9克，白术10~15克，茯苓10~30克，赤芍、葶苈子各9~15克，黄芪15~30克，生姜3片，大枣3枚，每日1剂，水煎服，10剂为1疗程。

☆黄芪、茯苓各50克，丹参、防己、葶苈子、车前子各30克，附子、桂枝各12克，每日1剂，水煎，分2~3次温服。

☆熟附片9克（先煎），党参、黄芪、茯苓、泽泻各15~30克，炒白术、车前子（包煎）各15克，葶苈子30克，每日1剂，水煎服。若咳嗽重者，加紫苏子、紫菀；心悸重者，加磁石、龙骨、牡蛎；发绀重者，加丹参、红花；四肢欠温者，加干姜、肉桂；心衰重者，加人参。

☆人参9克，制附子9克，五味子9克，黄芪30克，丹参30克，麦冬30克，泽泻30克，猪苓30克，北五加皮6克，川芎10克，葶苈子15克，熬成药膏（每毫升含生药1克），50毫升/日，分3次口服，2周1疗程。

6. 心肌梗死

☆山楂、扁豆角各20克，加水煮烂，

入韭菜30克，并以红糖调味服食，每日1次。本方适宜痰热痹阻者。

☆全当归、木通、枳壳、薤白、桃仁、大黄（后下）各10克，莱菔子30克，水煎服，必要时隔0.5~2小时再服，适用于本病兼腹胀者。

☆枳壳、陈皮各12克，乌药、桂枝各10克，炙甘草、法半夏各9克，茯苓、黄芪各20克，丹参30克，全瓜蒌、薤白各15克，加水400毫升，煎至100~150毫升，日服2次。本方适用于心脉瘀阻者。

☆荸荠、海蜇头（洗去盐分）各30~60克，煮汤饮之，每日2~3次。本方适于痰甚者。

7. 心肌炎

☆炙甘草、党参各20克，麦冬、生地黄、阿胶（烊服）各15克，火麻仁、柏子仁、炒酸枣仁各12克，灯心草3克，生姜3克，大枣15枚，水煎服，每日1剂，1个月为1个疗程。

☆金银花9克，连翘壳9克，生甘草3克，桔梗6克，藏青果9克，京玄参9克，大青叶9克，黄菊花9克，粉丹皮9克，大生地9克，杨柳枝80克，水煎，早晚空腹服，每日1剂。本方适用于患病初期。

8. 病毒性心肌炎

☆麦冬15克，百合30克，沙参15

克，生地黄 30 克，牡丹皮 15 克，金银花 30 克，连翘 15 克，茯苓 20 克，炒酸枣仁 20 克，柏子仁 10 克，水煎 2 次调匀，分早晚 2 次温服，每日 1 剂。7 天为 1 个疗程。

☆制半夏 10 克，生姜 24 克，茯苓 12 克，水煎服，每日 1 剂。

☆人参（冲服）、麦冬、熟枣仁、炙甘草、瓜蒌皮各 10 克，首乌藤 20 克，生地黄、丹参各 15 克，桂枝 6 克，每日 1 剂，煎 2 次，分 2 次服完。本方适用于气阴两虚者。

☆黄芪、丹参各 30 克，板蓝根 20 克，檀香、贯众各 10 克，水煎，日服 2 次，为通治方。

☆板蓝根冲剂，口服，每日 1~2 袋，每日服 2 次，适用于邪毒攻心者。

☆柴胡 18 克，黄芩、黄芪、玄参各 12 克，麦冬、五味子、茯苓、赤芍、虎杖各 10 克，党参、丹参各 15 克，每日 1 剂，水煎服。

☆玉竹 20 克，山楂 15 克，白糖 30 克。玉竹、山楂水煎，去渣加白糖代饮料饮用。每日 1~2 次，10 次为 1 疗程。

☆黄芪 20 克，冬青 10 克，五味子 10 克，炒酸枣仁 20 克，柏子仁 10 克，茯苓 30 克，丹参 30 克，每日 1 剂，水煎取汁 300 毫升，分 2 次温服。20 剂为 1 个疗程。

☆金银花 8 克，赤芍 10 克，白芍 10 克，丹皮 12 克，每日 1 剂，水煎服。

☆川桂枝 6~10 克，赤白芍各 10~30 克，阿胶 10 克（烊冲），苦参 10~15 克，丹参 10~15 克，玄参 10~30 克，太子参 30~60 克，柏子仁 10 克，酸枣仁 10~30 克，全瓜蒌 10~30 克，马齿苋 10~30 克，山豆根 10 克，连翘衣 10~30 克，金银花 10~30 克，大青叶 10~30 克，炙甘草 20~40 克，生龙骨、牡蛎各 15~30 克（先煎），红枣 5 枚，生姜 5 片，每日 1 剂，水煎 3 次分 3 次服，30 剂为 1 个疗程，可连服 2~3 个疗程。

☆黄芪 15 克，丹参 15 克，葛根 15 克，太子参 12 克，女贞子 12 克，墨旱莲 12 克，佛手 12 克，川芎 12 克，麦冬 14 克，五味子 6 克，每日 1 剂，水煎服。发作期加紫苏梗、瓜蒌皮、金银花、连翘、黄芩、蒲公英，并配合西药；恢复期加茯苓、白术、山茱萸、当归、枸杞子。

☆川黄连 3 克，潞党参 25 克，麦冬 14 克，丹参 30 克，北沙参 15~30 克，玄参 9~12 克，五味子 3~5 克，郁金 12 克，降香 5~9 克，瓜蒌皮 9 克，薤白 5~9 克，苦参 10 克，每日 1 剂，水煎服。咽痛红者，选加金果榄、射干、板蓝根、金银花、木蝴蝶；低热不退者，加白薇、地骨皮；苔黄腻者，去北沙参、玄参，加竹茹、陈皮；舌红绛少津者，加生地黄、玉竹；舌淡胖者，加生黄芪；脉结代者，加茵陈、山楂。

9. 亚急性细菌性心内膜炎

☆黄芩 20 克，生石膏 30 克，黄连、黄柏各 10 克，水煎服，每日 1 剂，适用于气分实热者。

☆黄芩、连翘各 15 克，紫花地丁 30 克，水煎服，每日 1~2 剂，适用于气分实热者。

☆蒲公英、大青叶各 30 克，水煎服，每日 1 剂，适用于气分实热者。

10. 心绞痛

☆五灵脂、蒲黄各 40 克，共研细末，每次服 2~3 克，温黄酒送服，早晚 2 次。

☆银杏叶、瓜蒌、丹参各 15 克，薤白 12 克，郁金、甘草各 10 克，加水 300 毫升煎汤，每日早晚各服 1 次。

☆延胡索、广郁金、檀香各等量，研为细末、混匀，每次 2~3 克，温开水送服，每日 1~2 次。

☆栀子、桃仁各 12 克，炼蜜 30 克。将二药研末，加蜜调成糊状，把糊状药摊敷在心前区，纱布敷盖，第一周每 3 日换药 1 次，以后每周换药 1 次，6 次为 1 疗程。

☆三棱粉、莪术粉各 1 克，温开水送服，每日 1~2 次。

☆柴胡 10 克、枳壳 12 克、白芍 15 克、川芎 12 克、香附 10 克、甘草 6 克、丹参 20 克、川楝子 10 克、荔枝核 15 克（打）、玫瑰花 1 克，水煎，分次服，每日 1 剂，7 天为 1 个疗程。

☆黄芪 60 克、地瓜 15 克、当归 15 克、川芎 15 克、赤芍 15 克、淫羊藿 15 克、桃仁 9 克、红花 9 克、桂枝 9 克，水煎，分两次服，每日 1 剂。

☆三七粉、沉香粉、血竭粉（按 2 : 1 : 1 比例调匀），温开水送服，每次 2 克，每日 1~2 次。

☆一个乌梅两个大枣，七枚杏仁一处捣，男酒女醋送服。

☆生栀子、桃仁各 10 克，研末后以炼蜜少许调成稀糊状，摊敷于心前区，无菌纱布覆盖，脱敏胶布固定。用药第 1 周，每 2 日换药 1 次，以后每周换 1 次。

☆山楂 1000 克，桃仁 60 克，蜂蜜 250 克。先将山楂、桃仁打碎，共入锅中，水煎 2 次，去渣合汁 2 碗，将汁同蜂蜜共盛瓷盆中，加盖，上锅隔水蒸 1 小时，离火，冷却，装瓶备用。每日 2 次，每次 1 匙，饭后温开水冲服。

☆五灵脂 12 克，生姜 2 片，加少量醋，捣碎后温开水冲服，每日 2 次。

☆白檀香、制乳香、川郁金、醋炒延胡索、制没药各 12 克，冰片 2 克，共研细末，另加降香末 0.1 克，调匀装瓶备用。临用时取少许用二甲基亚砜调成软膏状，置膏药或伤湿止痛膏中心，贴膻中、双侧内关穴，每日换药 1 次。

☆槐花 10 克，山楂 10 克，水煎代茶饮。

☆藏红花（又叫"西红花"）1克，泡水代茶饮，每天1剂。

11. 风湿性心脏病

☆莪术25克，猪心1具。将莪术洗净切片，与猪心加水适量煮熟，放入少许调料调味，食肉饮汤，每日1剂，连服数日。

☆红参5克（单煎），熟附片10克（先煎），葶苈子15克，炙甘草5克，石菖蒲10克，酸枣仁15克，炙远志10克，五味子6克，当归12克，炒白术12克，猪苓、茯苓各20克，水煎服，每日1剂。

☆制半夏9克、枳实9克、云茯苓30克、丹参15克、川芎9克、赤芍9克、沙参15克、麦冬9克、五味子9克，心悸失眠者，加酸枣仁、柏子仁；气虚者加党参、黄芪；阳虚者加附子、桂枝；浮肿者加薏苡仁、木通；喘甚者加蛤蚧。

☆防己15克，玉竹10克，黄芪20克，茯苓35克，水煎服。

☆尖水麻叶根皮50克，大蓟根皮50克，朱砂0.5克，捣烂，加一枚银币齐放入新鲜猪心内（勿用水洗），猪心缝好，隔水蒸2小时，砂锅文火。取出银币，喝汤吃猪心，此药开始每3天服1剂，3天见效后再服4剂，再隔7天服1剂。

☆牵牛花籽14粒，桃仁14粒，杏仁14粒，木鳖子6粒，捣烂，敷涌泉穴，夜睡前敷药，并盖以纱布，次日去药或包好药下地活动，开始连敷3天后隔日敷1次，连敷半个月，男左足，女右足。

☆万年青20~30克，加水500毫升煎煮药液至150毫升，加入适量红糖，每日1剂，分3次服用，7日为1个疗程。

☆玉竹、秦艽、当归各9克，甘草3克，水煎服，每日1剂。

☆当归、秦艽、牡丹皮、五味子各9克，赤芍、地骨皮、龙骨、牡蛎、柏子仁各15克，威灵仙、松节、防己各12克，忍冬藤、生薏苡仁各30克，水煎服。

12. 肺源性心脏病

☆太子参9克，黄芪15克，玉竹9克，附片6克，补骨脂9克，淫羊藿15克，丹参、赤芍各9克，红花6克，虎杖15克，制成糖衣片，每次0.3克，每次6片，每日3次；3个月为1个疗程，连服2个疗程。

☆党参9克，当归24克，丹参、生乳香、百部各15克，琥珀9克，肉苁蓉15克，紫河车9克，鼠妇24克，共研细末，分成90包，每日3次，每次1包，温开水送服，30天为1个疗程。

☆咖啡豆适量。将咖啡炒过，每日用10克，浓煎，饮服。

☆猫眼草茎叶30~60克，鸡蛋2个。把猫眼草洗净切碎，加水500毫升，再加鸡蛋同煮，蛋熟去壳并刺小孔数个，继续放入药锅中煮数沸，去渣。先食鸡蛋，后服药汤，每日1剂。

☆猪胰脏3具，大枣100枚，酒3~5毫升，浸泡数日，去渣，每次服20毫升，每日2~3次。

☆款冬花、杏仁、百部、甘草、麦冬、紫菀、桔梗各10克，地龙12克，黄芩15克，丹参、赤芍各12克，蒲公英15克，知母15克，瓜蒌20克，水煎服，每日2次，每15~20天为1个疗程。

☆梨1个，杏仁9克。将梨切盖挖洞去核，将杏仁捣烂塞入洞内，以原盖封口，水煮，每日1次，晚上服。

13. 冠心病

☆墨旱莲（又名旱莲草）60克，水煎分两次服用，每日1剂，连服30天为1个疗程。

☆山楂30克，益母草10克，绿茶5克，共置杯中，沸水冲沏，每日代茶饮，上下午各1杯。

☆太子参15克，茯神（茯苓），石菖蒲、远志、丹参、麦冬、延胡索、川芎各10克，桂枝8克，炙甘草5克，五味子6克，龙骨15克，水煎服，每日1剂。

☆瓜蒌20克、薤白20克、丹参30克、毛冬青30克、川芎10克、红花8克、赤芍10克、郁金10克、鸡内金15克、木香10克、当归30克、党参30克，水煎服，每日1剂，分早晚服。

☆茯苓、山楂各15克，甘草3克，枳壳、法半夏、陈皮、白术、薤白各10克，瓜蒌皮、党参各12克，砂仁、北黄芪各6克，水煎，分3次空腹服。

☆黄芪30克、麦冬30克、党参12克、丹参30克、天冬20克、黄精20克、枸杞子15克、党参12克、紫苏梗12克、五味子10克、三七粉（冲服）3克，水煎服，每日1剂。

☆柴胡10克，陈皮12克，丹参50克，合欢花5克，先用水浸透，然后用武火煮沸，再用文火煎30分钟，分3次温服，每日1剂。20天为1个疗程。

九、肝病

1. 肝炎

☆山药30克，桂圆肉20克，甲鱼1只（约重500克）。将甲鱼宰杀，洗净去内脏，连甲带肉加适量水，与山药、桂圆肉清炖，至炖熟。食用时，吃肉喝汤。

☆西红柿丁1匙，芹菜末、胡萝卜末、猪油各半匙，拌入沸粳米粥内烫熟，加入盐、味精适量食用。

☆蒲公英干根15克，柴胡、茯苓、栀子各10克，茵陈15克，水煎，分两次服，每日1剂。

☆五味子适量烘干，研为细末，成

人每次服 3 克，每日服 3 次，30 天为 1 个疗程。亦可制成蜜丸，每丸重 6 克，每次服 1 丸，1 日 3 次，白开水送服。此方适用于无黄疸型传染性肝炎。原则上谷丙转氨酶正常后仍宜服药 2~4 剂，以巩固疗效。

☆绿豆 200 克，冰糖 200 克。向砂锅内倒入适量水，将绿豆煮开花，放入冰糖，1 天内食完，可当饭吃。

☆用车前草、夏枯草、菊花各 15 克，水煎，分 2 次服，连服 3 日。

2. 慢性肝炎

☆灵芝 12 克，女贞子 15 克，丹参、鸡内金各 9 克，共剪碎，放入砂锅煎，头、二液合并，分早、晚 2 次服完，连服 1 个月。

☆赤芍、白芍各 9 克，柴胡 6 克，丹参 18 克，郁金 9 克，延胡索 9 克，香附 9 克，炒枳壳 9 克，陈皮 9 克，紫苏梗、桔梗各 6 克，乌药 9 克，茯苓 12 克，神曲 9 克，谷芽、麦芽各 9 克，焦山楂 12 克，甘草 3 克，水煎服。

☆西红柿 250 克，洗净切块，牛肉 200 克，切薄片，少许油、盐、糖，调味佐膳。

☆北沙参、白芍、川续断、菟丝子、女贞子各 15 克，五味子、何首乌、黄精、当归各 12 克，生甘草 9 克，水煎服，每日 1 剂。若腰痛甚，加狗脊、桑寄生各

15 克；盗汗多，加生牡蛎、生龙骨、浮小麦各 15 克，乌梅 9 克；失眠重，加远志、百合各 12 克；梦遗滑精，加芡实、补骨脂、诃子肉各 12 克；肝区痛重，加重楼 9 克，黄连 4.5 克，研末外敷。

☆**慢性活动型肝炎**　决明子 120 克，香附、郁金各 80 克，柴胡 30 克，牡丹皮 80 克，生山楂 120 克，五味子 60 克，共研成粉末，每日服 10 克，每日 2 次。

☆**慢性迁延性肝炎**　①龟甲胶（烊化服）、太子参、熟地黄、山药、山茱萸各 15 克，鹿胶（烊化服）、郁金、甘松（无时以香附替之）、延胡索各 10 克，水煎服，每日 1 剂，15 日为 1 个疗程，可连服 2~3 个疗程。②五味子、陈皮、板蓝根、炙黄芪各 150 克，共研为细末，分成小包，每包 10 克，温开水冲服，早晚各 1 次。

3. 病毒性肝炎

☆板蓝根、茵陈、贯众各 15 克，煎汤饮服，每日服 2 次，每次 200 毫升。

☆丝瓜根 5 条，黄酒 500 毫升。将丝瓜根捣烂，与黄酒同煎至 250 毫升，去渣，候温即成。每日服 3 次，每次服用 200 克。

☆米醋 1 升，猪骨头 500 克，红、白糖各 200 克，共煮（不加水），至沸后 30 分钟过滤，饭后服，每次 30~40 毫升。

☆泽兰、郁金、丹参、桃仁各 15 克，

虎杖、白茅根各 20 克，栀子、贯众各 12 克，生大黄 9 克，每日 1 剂，水煎服。若黄疸重者，加茵陈、金钱草；若纳差者，加草豆蔻、焦三仙；若恶心者，加藿香、竹茹；若腹胀者，加莱菔子、佛手、厚朴；若肝脾肿大者，加三棱、莪术、鳖甲、牡蛎。

☆柴胡 10~15 克，当归 10 克，白芍 12 克，白术 10 克，茯苓 10 克，连翘 15~18 克，蒲公英 15 克，葛根 15 克，升麻 6~10 克，茵陈 30~60 克，板蓝根 12 克，苍术 15 克，川厚朴 15 克，郁金 15 克，丹参 15 克，甘草 6 克，水煎服，每日 1 剂。小儿用量酌减。

4. 传染性肝炎

☆马鞭草 500 克制成煎液 800 毫升，成人每次口服 40~50 毫升，小儿服 20~30 毫升，均日服 3 次。

☆鸭梨 1 个，清洗切片，与柳枝 3 条一同水煎，喝汤食梨，每日 1 次。

5. 黄疸型肝炎

☆皂矾（绿矾）30 克，核桃仁 60 克，大枣 20 枚（炒焦），共研为细末，炼蜜为丸，每丸重 3 克。每日早晚各服 1 丸，温开水送服，服完 1 料为 1 个疗程。

☆大头菜籽适量，晾干，研末，以开水调服，每次服用 15 克。

☆茵陈 60 克，丹参 30 克，红糖适量。将前两味药加水浸泡 40 分钟后，再煎煮（加水总量为 800 毫升）约半小时，出汁约 400 毫升，加入红糖即可。首次服 200 毫升，之后两次各服 100 毫升，间隔 4 小时。

☆陈皮 50 克，红枣 10 枚，水煎，加少量白糖代茶喝。

☆茵陈 60 克，夏枯草 20 克，大枣 10 克。将前两味药加水浸泡，将大枣剥开待药煮沸时放入，煎半小时，滤出 400 毫升左右药汁。首次服 200 毫升，之后两次各服 100 毫升，间隔 4 小时。

☆虎杖 30 克，甘草 15 克，加水浸泡 30 分钟，煎 30 分钟，滤出 300 毫升药汁，放置 15 分钟后即可服用。

☆茵陈、白英、白花蛇舌草各 60 克，板蓝根、茯苓、大青叶各 30 克，丹参、白术、栀子各 9 克，每日 1 剂，水煎服。若周身发黄、迟迟不退者，酌加凉血解毒的牡丹皮、赤芍以佐之；如谷丙转氨酶（GPT）较高，尤应细察患者热毒残留，若与正气虚衰并存，则上方酌加党参、黄芪、怀山药等益气健脾药物。

☆茵陈幼苗每日用量 15~60 克，水煎服。

☆金银花 30 克，茵陈 15 克，甘草 6 克，水煎 2 次，分 2 次服，每日 1~2 剂。

☆糯稻根 45 克，切小段水煎，每日 1 剂，分 2 次服。

☆半枝莲 30 克，栀子根 15 克，茵陈

30 克，白茅根 30 克，水煎服。

☆青蒿 20 克，茵陈 20 克，栀子 15 克，车前草 30 克，水煎服，每日 1 剂。

6. 预防甲肝

☆板蓝根 12 克，茵陈 10 克，甘草 2 克，煎成汤药服用，每天 1 剂，连服 2~3 天。

☆紫花地丁、柳枝各 150 克，各加水 300 毫升，分别煎汤至 150 毫升后混合服用，每次 30 毫升，每日 3 次，连服 3 天。

☆茵陈 30 克，蒲公英 15 克，白茅根 30 克，水煎服，每日 1 剂，连服 5 天。

☆绵茵陈 15 克，板蓝根 15 克，川黄柏 9 克，连翘 15 克，生甘草 6 克，每日 1 剂，连服 3 天。

☆鲜柳叶 60 克（干品减半），加水 500 毫升，浓煎至一半，顿服，或分两次服完。

☆茵陈 1 克，栀子 0.5 克，煎服，每日 1 次，连服 7 天。

7. 甲型肝炎

☆茵陈 30 克，大黄、栀子、白术、柴胡、连翘各 10 克，茯苓、蒲公英、白芍各 15 克，车前子 12 克。恶心欲吐加橘皮、竹茹；热甚加黄芩、牛蒡子；湿甚加六一散、猪苓，每日 1 剂，水煎分 2~3 次服，1 周 1 个疗程，用 4 个疗程。

☆茵陈 30 克，茜草 18 克，板蓝根

15 克，白茅根 60 克。便秘加大黄；呕吐加枳实；腹痛加郁金、延胡索；腹胀加枳壳、川厚朴。每日 1 剂，水煎服，儿童剂量酌减。

☆食醋每日 3 次，每次 20 毫升，不稀释连续口服，15~30 天为 1 个疗程。

8. 乙型肝炎

☆茵陈、鱼腥草、玉竹、谷芽、麦芽、枸杞子、白芍各 15 克，野菊花、郁金、石斛、佛手、牡丹皮、鸡内金各 10 克，水煎服，每日 1 剂，30 天为 1 个疗程。

☆蒲公英、生地黄各 20 克，龙胆草、柴胡、黄芪、知母、车前草、当归、茵陈、垂盆草、黄柏、焦栀子各 10 克，每日 1 剂，水煎服。舌苔厚腻者，去生地黄，加石斛；大便干结者，加生大黄、虎杖；腹胀恶心者，加白豆蔻、陈皮；黄疸明显者，加泽兰、生大黄，并加大茵陈的用量；纳差者，加焦山楂、谷芽、麦芽。

☆生地黄、丹参、蒲公英、垂盆草、白花蛇舌草各 20 克，女贞子、五味子、枸杞子各 15 克，川楝子 10 克，生甘草 5 克，文火水煎，每日 1 剂。久病未愈成肝硬化，症见乏力、肿块、舌质有瘀点者，加鳖甲、龟甲、生牡蛎或吞服鳖甲煎丸；疼痛明显者，加延胡索、赤芍；午后潮热、骨蒸潮热者，加地骨皮、知母、银柴胡；牙龈少量出血者，加茜草根炭、白

茅根、墨旱莲、水牛角片；素体脾胃气虚者，加太子参、生黄芪、谷芽、麦芽。

☆黄芪 20~50 克，党参 20~30 克，白术、升麻、黄柏、蚕沙（包煎）各 10 克，山药、茯苓各 15 克，当归、虎杖各 12 克，女贞子 10~20 克，连翘 10~15 克，每日 1 剂，水煎服 2 次，20 天为 1 个疗程。

9. 丙型肝炎

☆丹参、赤芍、苦参、白花蛇舌草、蒲公英、薏苡仁、败酱草各 30 克，炙鳖甲 10 克，穿山甲、茯苓各 15 克，制大黄 18 克，生甘草 6 克，每日 1 剂，水煎服。3 个月为 1 个疗程，连续用药至症状消失为止。肝脾肿大、质硬者，加桃仁、生牡蛎；血脂高者，加金钱草、山楂、决明子；脾虚泄泻者，加党参、炒白术、白扁豆；齿、鼻衄者，加小蓟、白茅根。

10. 脂肪肝

☆葛花、决明子、金钱草、茵陈各 15 克，丹参 12 克，山楂、陈皮、泽泻各 10 克，柴胡、金银花、甘草各 6 克，煎取药液 300 毫升，每次服 150 毫升，每日 2 次。疗程约 3 个月。

☆乌龙茶 3 克、生山楂 10 克、泽泻 15 克，开水冲服，分次代茶饮用。

☆海带丝、动物脊骨各适量。海带丝洗净，先蒸一下；动物脊骨炖汤，汤开后去浮沫，加入海带丝炖烂，加盐、醋、味

精、胡椒等调味，每天适量食用。

☆茵陈 12 克，柴胡、五味子各 10 克，绿豆 30 克。将茵陈、柴胡、五味子入砂锅，加水 800 毫升，煮沸后小火再煎 20 分钟，去渣取药汁，用药汁与绿豆同煮，煮至绿豆烂熟即成，喝汤吃绿豆，每日 1~2 剂。本方主治中度以上脂肪肝，尤适宜于脂肪肝转氨酶增高者。

☆秦当归 30 克，玉米轴 100 克（鲜品用 300 克）。将当归洗净后切成薄片，玉米轴洗净后切碎，同入砂锅内，加水 1000 毫升，用大火煮沸后改小火煮 30 分钟，去渣取汁液，当饮料饮用，每日 1 剂。本方主治慢性肝炎引起的脂肪肝。

☆海藻、泽泻各 30 克，海带 25 克，柴胡、鳖甲各 10 克，丹参 15 克，将上药入砂锅，加清水淹过药面 2 厘米左右，浸泡 1 个小时后大火煮沸，小火再煎 30 分钟，滤出药液，药渣加水再煎，将 2 次药液合并，调入蜂蜜 30 克，每日分 3 次服用。本方主治肝炎后脂肪肝。

☆大蒜、海带用水发涨后切丝，蒜瓣捣成泥状，加入酱油、醋、味精、芝麻油各适量，调拌均匀，佐餐食用，每日 1~2 次。本方主治脂肪肝合并高血压。

☆黄芪、泽泻、丹参各 20~30 克，泽兰 12~15 克，郁金、白术各 12 克，生山楂 20 克，柴胡 10 克，茯苓 10~15 克，白矾 2 克（分冲），虎杖 15~20 克，薏苡仁、绞股蓝各 30 克。肝功能异常者加垂盆草；

血脂高者加决明子、蒲黄粉；便秘者加大黄；肝区胀痛者加姜黄、三七粉。每日1剂，水煎服。

☆鲜芹菜100克（洗净切成小段），黄豆20克（先用水泡涨），锅内加水适量，将芹菜与黄豆同煮熟，吃豆吃菜喝汤。每日1次，连服3个月。

☆陈皮15克，法半夏15克，茯苓10克，泽泻15克，山楂25克，丹参30克，决明子15克，大黄（先下）6克，白芍15克。气虚甚者加党参、黄芪各10克；阴虚甚者加枸杞子、生地黄各10克；血瘀甚者加桃仁、红花各10克。每日1剂，水煎服，1个月为1个疗程。

☆玉米须、麦芽、丹参、茯苓各30克，生山楂、何首乌、赤芍、当归、白术各15克，牡丹皮、青皮、陈皮、柴胡、黄芩、甘草各10克，每日1剂，水煎服，20剂为1个疗程。

☆枳实、党参、鳖甲（先煎）各10克，云茯苓、川楝子、当归各12克，白术、赤芍各15克，三棱、柴胡、莪术各6克，生山楂30克，每日1剂，水煎服。

☆虎杖30~50克，生何首乌15~20克，泽泻、茯苓、白术各20~30克，荷叶10~15克，甘草5~10克。将上药水煎3次后合并药液，分早、中、晚3次口服，每日1剂，半个月为1个疗程。

☆桑寄生、巴戟天、何首乌各12克，浙贝母、赤芍、白芥子各15克，郁金、

枳壳各9克，丹参、泽泻、决明子各30克，每日1剂，水煎服，30日为1个疗程。脾虚证者，加白术、苍术；食积者，加焦三仙；湿热者，加栀子；谷丙转氨酶升高者，加垂盆草。

11. 肝硬化

☆太子参30克，白术15克，褚实子12克，川草薢10克，云茯苓15克，菟丝子12克，土鳖虫3克（烘干研成细末），甘草6克，丹参18克，鳖甲（醋炙）30克，水3碗，入鳖甲先煎半小时，纳诸药煎至1碗，冲服土鳖虫末，渣再煎服。

☆桃仁、大枣各10克，陈皮5克，山楂15克，大米50克，水煎取汁，加大米煮为稀粥服食，每日2次。

☆鲜紫珠草120克，鸡蛋4枚，加水适量同煮，蛋熟后去壳再煮1个小时即成。食蛋，每次1枚，早晚各1次空腹食用。

☆山药片30克，桂圆肉20克，甲鱼1只（重约500克）。先将甲鱼宰杀，洗净去肠杂，连甲带肉加水适量，与山药、桂圆肉清炖，至烂熟，吃肉喝汤。每日2次。

☆紫珠200克（干品减半），鸡蛋4个，同放瓦锅内加清水煎煮，蛋熟后剥壳，再煮1小时，使蛋色发黑。每次吃鸡蛋1个，日服2次，连服100个为1个疗程。

☆鲜生地黄 50 克（干品 20 克），洗净，加水适量，煎煮 1 小时，去渣，再加粳米适量，煮烂成粥，分餐食用。

☆紫河车、红参须、炙土鳖虫、炮甲片、片姜黄、广郁金、生鸡内金各 60 克。上药共研为极细粉末，水泛为丸。每次服 3 克，1 日 3 次，饭后开水送下。1 个月为 1 个疗程。

12. 肝硬化腹水

☆芒硝 30 克，牛肉 150 克，共加入清水中，用文火炖至肉酥烂，饮汤食肉，每周 1 剂，腹水消失即停药。

☆益母草、苍术、木瓜各 30 克，车前草 50 克，每日 1 剂，水煎分服。

☆西洋参、大腹皮、虎杖、谷芽、茵陈各 30 克，桂枝 5 克，猪苓、白芍各 12 克，炒白术、青皮各 10 克，大枣 3 枚，水煎服，每日 1 剂，5 天为 1 个疗程。

☆白术 30 克，泽泻 20 克，茯苓 15 克，黄芪 15 克，益母草 15 克，车前草 15 克，丹参 15 克，桂枝 10 克，阿胶 20 克（以药液烊化服），水煎服，每日 1 剂，10 天为 1 个疗程。

☆白芍、山药各 100 克，甘草 50 克，水煎服，每日 1 剂。

☆陈葫芦瓢 1 个，放瓦上焙干透，研成粉末。口服时可在药粉内加入 1/3 红糖，每晚用开水调服 1 小汤匙。

☆鸡骨架 60~120 克，鲜肉（猪肉、牛肉或羊肉）80~120 克，红枣 7 枚，加水用大火烧开，后文火煮 3 小时，吃肉喝汤，每日 1 次。

☆甘遂粉、琥珀、沉香各 10 克，枳实 15 克，麝香 0.15 克。上药共研细末，装入胶囊，每次 4 粒，间日 1 次，于空腹时用大枣煎汤送服。

☆白麝香 4.5 克，葱白 3 厘米长。将麝香研极细末，葱白捣为泥状，先将麝香置于肚脐内，再用葱泥敷盖，上敷胶布粘牢固定。可连用两日换 1 次，1 周为 1 个疗程。

☆薏苡仁 30 克，糯米 50 克，蜂蜜适量。按上方煮成稀饭，每日早晚各服 1 次。连服 1 个月为 1 个疗程。

十、胆病

1. 胆囊炎

☆生大黄、玄明粉各 10 克，龙胆草 6~10 克，轻者日服 1 剂，重者日服 2 剂。将上药用开水浸泡 5 分钟，服上清液。部分患者根据病情加服胆胰汤（柴胡 3 克、茵陈 15 克，黄芩、木香、枳实、白芍各 10 克，水煎）。

☆山楂、桃仁、白糖各 500 克，米醋 500 毫升，加水适量煎熟，每天早晚饭前各饮服 2 匙。

☆内服甘露消毒丹（大蜜丸），每次1丸，日服3次，3天为1个疗程。

☆金钱草75克，虎杖根25克，水煎服，如有疼痛加郁金2克，水煎服，每日1剂。

☆柴胡、茯苓各20克，丹参30克，赤芍25克，红花、甘草各10克，枳壳、瓜蒌各15克，白术25克，龙胆草18克，虎杖、茵陈（后下）各35克，姜黄、郁金各12克，水煎，分3次温服，每日1剂，10天为1个疗程。有效时，可连服3个疗程以防止复发。

2. 急性胆囊炎

☆栀子15克，淡豆豉12克，牛蒡子10克，黄芩10克，连翘10克，芦根15克，赤芍10克，水煎服，每日1剂，病重者2剂。

☆黄连、大黄各9克，黄芩、枳壳、木香各12克，水煎，分3次服。

☆生大黄、玄明粉（无水硫酸钠）、柴胡、虎杖、枳实、半夏、黄芩、栀子各9克，茵陈、金钱草各30克，每日1剂，水煎，早晚分服。

☆鲜凤尾草100克。将鲜凤尾草洗净，捣烂绞取汁，开水冲调即成，代茶频饮。

☆大黄10克，牡丹皮、桃仁各10克，玄明粉10克（分2次冲服），冬瓜子18克，每剂煎2次，每8小时服1次；7天为1个疗程，一般服用1~3个疗程。

☆茵陈、金银花各60克，蒲公英、连翘各40克，赤芍30克，柴胡、鸡内金、黄芩、大黄、姜半夏、生甘草各10克，猪胆汁2毫升，每日1剂，水煎服。

☆大黄10~15克，加水煎2~3分钟后，取滤液200~250毫升，每2~3小时服1次，每日服4~6次，直至腹痛减轻；再减量为每日服3~4次。本方为1剂量。

☆活泥鳅2条。将活泥鳅放入净水中养24小时后再冲洗干净。取泥鳅背上肉切成丁，生吞服，温开水送下。每日1剂，连服1周。

☆黄连、干姜、甘草、桂枝各5克，法半夏、党参各10克，大枣3枚，水煎，分2次服，每日1剂。若热甚者，去桂枝加黄芩；若呕吐者，加陈皮；若大便秘结者，加大黄、玄明粉；若有胆结石者，加金钱草；若吐蛔虫者，加乌梅、川楝子；若有黄疸者，加茵陈、黄柏。

☆柴胡、黄芩、枳壳、厚朴、川楝子、延胡索、生大黄、鸡内金、姜半夏各10克，金钱草、虎杖、蒲公英各30克，文火煎服，每日1~2剂。胁下及脘腹部胀痛剧烈者，加广木香、郁金；高热口渴者，重用黄芩25克；黄疸出现者，加茵陈、焦栀子；舌苔白腻而恶心呕吐者，加藿香10克、佩兰10克，重用姜半夏至15~20克、苍术10克；舌苔黄腻而恶心呕吐者，加白豆蔻5克、川黄连5克；脾胃虚寒，舌淡白，腻苔或白润苔者，生大黄减至 5 克，加桂枝 10 克，苍术、白术各 10 克，党参 15 克。

3. 慢性胆囊炎

☆金钱草 30 克，柴胡、白芍、郁金、海螵蛸、浙贝母各 9 克，炙甘草 3 克，水煎，早晚分服，每日 1 剂。

☆瓜蒌 60 克，桂枝 5 克，薤白、枳壳、大腹皮、鸡内金各 15 克，葛根、丹参各 30 克，陈皮 12 克，半夏 10 克，水煎，分 2~3 次服，每日 1 剂，20 天为 1 个疗程。

☆鲜玉米须 200 克，金银花、五味子各 10 克，水煎服，1 日 1 剂。

☆鲜蒲公英 60 克，败酱草 30 克，金钱草 30 克，赤小豆 30 克，薏苡仁 20 克，煎水代茶饮。

☆芒硝 30 克，生大黄 60 克（均研成细粉），大蒜头 1 个和米醋适量。先用大黄、芒硝末各 30 克与蒜共捣成糊状，布包外敷于胆囊区，10 分钟后取下（放置备用），继将剩余的大黄末调醋外敷于胆囊区，时间尽量长些。以上 1 单位剂量，于 1 日内可复敷数次。

☆蒲公英 15 克，茵陈 15 克，白芍 12 克，香附 12 克，龙胆草 6 克，甘草 5 克。若热盛苔黄者加黄连 5 克；若腹胀便秘者加大黄 6 克（后下），玄明粉 4 克；若夹有结石者加金钱草 15 克，海金沙 10 克（包煎），水煎，分 2 次服，每日 1 剂，连服 15 剂为 1 个疗程。

☆北柴胡 12 克，白芍 20 克，枳壳 10 克，木香 10 克，延胡索 12 克，川楝子 15 克，茵陈 30 克，制大黄 10 克，金银花 15 克，金钱草 30 克，生甘草 6 克，每日 1 剂，水煎服。伴恶心呕吐者加姜竹茹、姜半夏、陈皮各 10 克；伴大便干结者，将制大黄改生大黄 6 克（后下）；伴结石者加地龙 15 克，鸡内金 10 克，鱼脑石 10 克。

☆生牡蛎 50 克，柴胡、龙胆各 20 克，金钱草 30 克，茵陈 15 克，乌梅 20 克，水煎服，每日 1 剂，15 天为 1 个疗程。热盛伴有便秘、尿黄等症状，加生大黄 10 克；胆囊壁增厚，呈钝性疼痛，加赤芍、乌药各 12 克。

☆功劳叶 30 克，白芍 15 克，柴胡 15 克，台乌 15 克，甘草 10 克，延胡索 15 克，水煎服，每天 1 剂。

4. 胆部息肉

☆**胆囊息肉** 乌梅去核 30 克，徐长卿、僵蚕、郁金、苍术、白术、木香、川芎、赤芍、茯苓各 10 克，炮穿山甲 5 克，火硝 3 克，共为散，每次开水冲服 6 克，每日 3 次，20 日为 1 个疗程。2 个疗程后再行 B 超复查，息肉消失为愈，否则无效。

☆**胆道息肉** 乌梅 750 克，酒和醋各 375 毫升，共同浸泡 1 周后去核，焙干；

僵蚕 250 克（米拌炒黄为度），炙穿山甲 15 克。以上各药共研细末，炼蜜为丸，每丸 9 克，每次 1 丸，早晚温开水送服。

5. 胆结石

☆软柴胡 15 克，淡黄芩 10 克，黄连翘 10 克，虎杖根 15 克，金钱草 30 克，玄明粉（冲服）10 克，生大黄（后下）10 克，紫丹参 15 克，杜红花 10 克，飞滑石（包煎）20 克，生山楂 15 克。每剂放入足量水连煎 3 次，每次煎 1 大碗，分早、中、晚 3 次空腹服完。

☆生苦瓜 1 条，不用去皮，将苦瓜捣烂如泥，加清水 2 碗，放入锅里熬煮，熬至 1 碗水即可，每隔 2 天服 1 次，1 个月为 1 个疗程，连用数个疗程。

☆五味子 300 克，研成细末，水煎服。每次 6 克，每日 3 次，15 天为 1 个疗程。

☆黄连 3 克，黄芩、枳壳各 10 克，广木香、大黄各 6 克，水煎服。

☆金钱草 10 克，用开水冲泡，代茶饮。

☆核桃仁 15 克，用麻油炒热研碎，饭前服用，每日 3 次。

☆红丝小蚯蚓（最好是芭蕉和竹子下的）每次 15 条，冷开水洗净捞出放入白糖（两汤匙），1 小时后挑出蚯蚓，开水冲服剩下的糖液。一般服 3~5 次即可排下结石。

☆金钱草 30 克，逍遥丸（1 丸，单包）、鸡内金、广木香、香附各 9 克，佛手 3 克，上药头煎加水 400 毫升，煎取 100 毫升，二煎加水 150 毫升，煎取 50 毫升，将两次所得药液混合，每日 1 剂，分 2 次口服。

☆槐树皮 30 克，绿豆 30 克，甘草 3 克，水煎服，每日 1 剂。

☆柴胡 15 克，香附 15 克，枳壳 12 克，厚朴 12 克，半夏 10 克，金钱草 30 克，茵陈 15 克，鸡内金 15 克，白芍 20 克，郁金 12 克，大黄（后下）12 克，水煎服。

十一、消化道疾病

1. 食道炎

☆三七、广郁金、浙贝母各 60 克，川黄连 30 克。上药共研为细粉，以蜂蜜和匀做成丸药，每丸重 5 克。每次用 1 丸，放于舌下含化后慢慢咽下，每日 3~5 次，可治疗食道炎。

☆滑石 30 克，黄连 3 克，枳壳 10 克，代赭石 12 克，甘草 6 克，水煎，早、晚空腹服，每日 1 剂，10 天为 1 疗程，连续用药 1~2 个疗程。

2. 上消化道出血

☆生大黄 30 克，白及 30 克，共研成细末，过 100 目筛，贮瓶备用。每日 2~3 次，每次 3~6 克，凉开水或冰水送服。

☆三七粉 8 克（冲服），白及、煅海螵蛸各 12 克，黑侧柏、党参或吉林参各 15 克，炙甘草 6 克，每日 1 剂，水煎服。

☆白及、地榆各 20 克，生地黄 15 克，生大黄 7 克，刺猬皮、台乌药各 10 克，水煎，2 次分服，每日 1 剂。

☆三七 7~10 克，郁金、熟大黄、牛膝各 10 克，水煎服，每天 1 剂，每剂水煎 2 次，分服。如虚脱者，加人参；呕逆噫气者，加代赭石；胃痛甚而且涨者，加檀香或降香；痛连两胁者，加川楝子、白芍；烦闷者，加炒栀子；胃脘虚冷者，加砂仁；胃阴虚、舌光无苔者，加石斛或白茅根。

☆地榆炭、仙鹤草、煅瓦楞子各 30 克，三七 2 克，甘草 3 克，以上为 1 剂量，先将药物煎好，浓缩为 60 毫升，加防腐剂消毒保存，随用随取。每天服 2 次，每次 60 毫升，大便潜血试验连续 3 天阴性后停药。

☆海螵蛸 3 份，白及 2 份，三七粉 1 份，按比例配制，共研极细末，每次 5~10 克，每天 2~3 次，温水服下。

☆大黄 100 克，车前子 30 克，地榆 20 克，水煎 3 次后合并药液，分 4~6 次服完，每日 1 剂。

☆黄芪 15 克，太子参 12 克，白术 6 克，炙甘草 5 克，当归 6 克，白芍 10 克，阿胶珠 10 克，地榆炭 10 克，侧柏炭 10 克，海螵蛸 12 克，煅龙骨、牡蛎各 15 克。此方以水两碗约 1000 毫升，煎煮滤液 350~400 毫升，每日 1 剂，每煎 2 次，早晚分服。肝郁气滞，暴怒伤肝伤血者，则宜加疏肝和血之郁金 6 克、焦栀子 6 克、当归 6 克、赤芍 10 克、牡丹皮 6 克、牛膝 12 克，去益气生血之品如生黄芪、太子参等；热郁气滞、和降失调、久病伤络者，可清中止血，加炒川黄连 3 克、陈皮 6 克、姜半夏 10 克、炒竹茹 6 克、茯苓 12 克、甘草 4 克；胃阴亏虚，内热耗津伤络者，宜养胃阴，酌加沙参 12 克、麦冬 10 克、川石斛 12 克、玉竹 12 克等，去生黄芪、白术。

☆当归 20 克研细末，温水冲泡，当茶饮。1 日 1 次。

3. 胃痛

☆制半夏 6 克，陈皮 5 克，白茯苓 10 克，炙甘草 3 克，炒川楝子 6 克，炒延胡索 6 克，旋覆花 9 克（纱布包煎），青葱白 3 段（后下），用适量清水将药浸泡半小时后，水煎煮，每次半小时，将 2 次煎出药液混合服用。每日 1 剂，早晚各服 1 次。

☆麦芽糖 30 克，生姜 3 片，桂枝 6 克。生姜、桂枝煎汤化入麦芽糖内，每日 3 次分服，每天 1 剂。

☆等量的土豆和苹果，共约 250 克，

去皮后切成小块拌匀，捣成糊状。每日下午 2~3 时（两顿饭之间）服用，连服数日即可见效。

☆生韭菜 50 克，五灵脂 10 克。韭菜煎汁，送服五灵脂末。

☆枳实、白及各 50 克，加水 1000 毫升，煎煮至 500 毫升时用纱布过滤，装瓶备用。取 10 粒痢特灵，研为细面后放入装有药液的瓶内，摇匀。每顿饭前喝一小口，10 天喝完。

☆将 10 克干苦瓜花研为细末，备用。然后将 100 克粳米煮粥，熟后调入苦瓜花细末，候温服食。每日 1 剂，分两次服用。

☆胡椒 7 粒，全蝎 1 个（去头足及尾尖），共研细末，开水送服。

☆玫瑰花 15 克，黑枣 10 枚，蜂蜜 60 克。先将玫瑰花洗净撕成碎片，黑枣洗净去核，2 味共放碗中，加入蜂蜜拌匀，放锅内隔水用文火蒸 60 分钟即可，分 2 次吃完，每天 1 剂。

☆蒲公英干品 50 克（鲜品 200 克），水煎，早晚分服。或用蒲公英干品研成细末（散剂），每次服 20~30 克，开水送服，1 日 2 次。可连用 10 天为 1 个疗程。

4. 胃脘痛

☆鸡蛋壳炭 2 克，鸡内金 6 克，丁香 2 克，姜汁 2 滴，将药物研细末，调拌蜂蜜冲服，1 日 2 次。

☆胡椒 3 克，葱白 12 克，生姜 6 克，

冰片 2 克，将药物捣烂，调拌麻油、面粉外敷贴肚脐处。

☆桔梗 6 克，香樟皮 12 克，鸡血藤 12 克，生姜 3 片，将药物煎服，1 日 3 次。

☆韭菜籽 12 克，核桃仁 8 克，大枣 6 克，生姜汁 2 克，将药物煎服，1 日 3 次。

☆枣树皮 12 克，老辣椒根 12 克，荞麦叶 12 克，陈皮 6 克，艾叶 20 克，石菖蒲 12 克，老生姜 3 克，葱白 10 克，将药物捣烂，调拌食盐加热后，外熨烫胃脘部。

☆荔枝根、枇杷根各 30 克，水煎服；或鲜荔枝根 30~60 克，洗净切碎，水煎服。

☆鸡内金 10 克，香橼皮 10 克，共研细末，每次服 1~2 克。

☆山药 120 克，乌梅、甘草各 30 克，陈皮、木香各 3 克。将以上诸药为末，每次取 10 克用水送服，每日 2 次。

☆莱菔子 15 克，陈皮 12 克，水煎服，每日 1~2 次。

☆五倍子 1 个，杏仁 7 枚，红枣 7 枚，水煎服，米醋少许为引。

☆生姜 90 克，面粉 30 克，鸡蛋去黄留清 3 个。将生姜捣烂和面粉拌匀，加鸡蛋清炒热，敷胃脘部疼痛处。

5. 胃气痛

☆莱菔子 15 克，水煎，分 2 次服，

服时并送服木香细末 3 克，数剂即见效。

☆佛手片 15 克（鲜品可用 30 克），砂仁 5 克，新鲜猪瘦肉 250 克。先将佛手片与猪瘦肉洗净，同放进沙煲内，用中火煲汤，1 小时后放进砂仁，再煲 5 分钟，停火待温，调味，饮汤食猪肉。

☆青木香（醋炒）50 克，青皮 20 克，放微波炉内烘干，待凉，研细末，每次 3 克，用温开水送服，每日两次。

☆新鲜的狗心 1 个。先把柚子蒂部的盖儿切下，取出柚肉，然后把狗心放入柚子里，再把切下的盖儿合严，放在柴火里煨熟，趁热吃下狗心，一般 1 次可断根。

☆鲜高粱根（又名五爪龙）3 个或 5 个，洗净加水煎汤温服，早晚空腹时各服 1 次。轻者 1 剂即愈，重者 2~3 剂痊愈。

☆玫瑰花 10 朵水蒸服。如是脘腹寒积冷痛呃逆，每服玫瑰花末 3~5 克，用生姜 6 片水蒸服，每日两次。

☆丁香、延胡索、山楂各 20 克，红糖 15 克，黄酒（医用佳、药店有售）200 毫升。前三味药先捣碎入瓷杯中，后加入红糖和黄酒，再把瓷杯放锅内加煮 8 分钟，过滤去渣备用，日服 2 次，每次 15~20 毫升，趁热口服。

☆盐橄榄 30 枚，煅炭，研细末，饭后生姜汤冲服，每次服 5 克，每日 3 次，2~3 天为 1 个疗程。

☆小茴香、枳壳各 12 克，台乌药 10~12 克，川厚朴 8~12 克，佛手 8~10 克，

陈皮、甘草各 8 克，加水煎成 300 毫升，每日分 2 次温服。舌苔黄厚者，加蒲公英 15~18 克，藿香 8 克（后下），白蔻仁 6~8 克（后下），砂仁 6 克（后下）；舌苔白而厚，舌质淡，且频泛清涎者，加桂枝 4~6 克，干姜 3 克。

☆洗净的鲜猪肚 1 个，白术 250 克。将白术塞入猪肚，两端用线扎紧，用水浸没放入砂锅内慢火煮 1 天（煮时注意经常搅动），然后把猪肚内白术取出晒干研末，每次 3 克，每日 3 次，空腹用米汤或温开水送服。

☆猪肚 1 个，黄芪 20 克，陈皮 30 克。将猪肚去筋膜，洗净；黄芪、陈皮用纱布包好放入猪肚中，用麻线扎紧，加文火炖，炖熟后加适量调味品趁热食肚饮汤，两天内吃完。5 个猪肚为 1 个疗程。

☆猪肚 1 个，莲子、山药各 50 克，糯米 100 克。将猪肚去筋膜、洗净切碎，莲子、山药捣碎和糯米同放入锅内，加水用文火煮粥，早、晚食用。隔日 1 剂，10 天为 1 个疗程。

☆红参 12 克，黄芪 30 克，母鸡肉 500 克，共放入瓷碗内，加入适量水，食盐少许，隔水炖 2 小时，分早晚两次饮汤吃鸡肉，每周服 1 剂。

☆佛手 20 克，先加足水量，煎汤后去渣取汁，再与粳米 100 克煮粥，粥成时加红糖适量（也可不加）。每日分 2 次食用。

6. 胃寒痛

☆鲫鱼 250 克，生姜 30 克，橘皮 20 克，胡椒 3 克。鲫鱼去鳞、鳃、内脏，洗净；生姜洗净切片，与橘皮、胡椒同包扎入纱布袋中，填入鱼肚。置锅内，加适量水，小火煨热，加盐少许，空服饮汤食鱼，每日 2 次。

☆肉桂 5 克，研细末，放入小半杯沸水内，泡 1 刻钟，饮汁。

☆花椒 20 克，吴茱萸 15 克，研末混匀。用时取药末若干，与水调成糊状敷在肚脐中，外用纱布覆盖，胶布固定，再用热水袋温熨，每次 15 分钟，不愈再熨，至胃痛消失为止。

☆白胡椒 15 克（略拍碎），新鲜猪肚适量（洗净），生姜 5 片（洗净去皮）；然后把猪肚与白胡椒、生姜一同放进锅内，并加适量清水，用中火煲汤；煲一个半小时，然后加各种调味料，饮汤食猪肚。

☆胡椒 10 粒，大枣 3 枚，甜杏仁 5 个，共研末，用温开水调服，每日 1 次。

☆桂花 60 克，放入 500 毫升白酒中，密封浸泡，经常摇匀，1 周后即可饮用。每次 10 毫升，胃痛发作时，加热温饮。

☆鲜姜 3 大片和 3 段葱白，放入锅中加水煮开后加适量红糖，再煮 5~10 分钟，盛起后趁热饮用。

☆丁香、延胡索、山楂各 20 克，红糖 15 克，黄酒（医用佳，药店有售）200

毫升。用法：前三味药先捣碎入瓷杯中，后加入红糖和黄酒，再把瓷杯放锅内煮 8 分钟，过滤去渣备用，日服 2 次，每次 15~20 毫升，要加温趁热口服。

☆生姜 250 克，捣汁去渣，隔水蒸熟，再加红糖 250 克溶入收膏，4 天服完，早、晚各 1 次。

☆鲜土豆 100 克、生姜 10 克，榨汁后加鲜橘汁 30 毫升，调匀加温，每日服 30 毫升。

☆砂仁（研细末）5 克（中药店有售），粳米 60 克，加水煮米粥后调入砂仁末，再次煮沸即可，分早、晚服食。

☆木香 10 克，用白酒 500 毫升浸泡，半月后服用，每次饮 1 小口。

☆丁香、桂花各 6~8 克，和匀，放入瓷杯中，加入黄酒 50 毫升，隔火炖热，趁温饮用。

7. 慢性胃炎

☆龙胆草 3 克，白花蛇舌草、蒲公英各 10~15 克，乌梅、甘草各 6~10 克，全当归、杭白芍各 10 克，水煎服，每日 1 剂。

☆陈皮 50 克，炒至皮呈现焦黄色、起珠，取出研细末。每次 10 克，白糖水送服，每日 2~3 次，空腹服之。

☆鲜蒲公英 10 克，水煎，饭后服用，每日 3 次。

☆党参 15 克，法半夏 10 克，黄芩

10 克，黄连 10 克，蒲公英 15 克，白芍 10 克，厚朴 12 克，枳壳 9 克，生大黄 6 克，延胡索 9 克，陈皮 9 克，佛手片 10 克，炙甘草 5 克，每日 1 剂，煎成 200 毫升的药液，每日煎服 3 次，持续两个月。

☆糯米粉 100 克，熟羊油 15 克，红糖 30 克，用冷水调匀，煮熟即可食用，可分 2~3 餐食完，以空腹食用疗效较好。

☆新鲜甘蔗汁 20 毫升，与 20 毫升葡萄汁混合服用；或用甘蔗汁 35 毫升，与少许生姜汁混匀服用。每日早晚各 1 次。

☆白芍 10 克，黄芩 20 克，茯苓 9 克，甘草 10 克，党参 12 克，白术 10 克，蒲公英 20 克，水煎服，每日 1 剂，分两次服。

☆青绿嫩核桃 10 个，白酒 500 毫升。将核桃捣烂泡于酒中，15 天后开始服用，每次 50 毫升，每日 3 次。

☆生姜和橘子皮各 12 克，水煎，1 日分 2~3 次服用。

☆将新鲜的甘蔗榨汁后，取 15~20 毫升，再与 20 毫升葡萄酒混合后服用；也可以用甘蔗汁 30 毫升掺少许生姜汁混匀后服用。每天早、晚各服用 1 次。

8. 萎缩性胃炎

☆乌梅 30 克，厚朴 10 克，白芍 20 克，柴胡、枳实各 12 克，甘草 6 克，水煎服，每日 1 剂，10 天为 1 个疗程。

☆党参、白术、青皮、陈皮、半夏、白芷、香附、紫苏叶、厚朴、槟榔、麦冬各 12 克，每日 1 剂，水煎早晚分服，1 个月为 1 个疗程。

☆半夏、乌药、茯苓各 12 克，炙甘草、陈皮各 6 克，百合 30 克，生姜 3 片，水煎；另用沉香末每次 1.5 克，用上述药汁冲服，每日 1 剂，分两次服。20 剂为 1 个疗程。

☆参须 10~20 克，石斛 12~15 克，玉竹、怀山药各 12 克，乌梅 3 枚，大枣 6 枚，共水煎，分 2 次服用。

☆人参 10 克，黄芪 60 克，石斛 15 克，鸡 1 只。将人参、黄芪、石斛加水 1000 毫升，煮开后文火煎 30 分钟左右，约煮至 500 毫升，去渣取汁待用。将鸡放入锅内，加少许料酒、葱、姜，稍煮片刻，将药汁倒入，加适量盐同煮，鸡熟即可食用。

☆黄精 100 克，玉竹 60 克，山楂肉 15 克，鸭 1 只。将黄精、玉竹、山楂装入袋中，鸭洗净、去内脏，与药袋一同放入锅内，加水适量，煮沸后改用文火将鸭焖熟，再除去药袋，加适量料酒、葱、姜、盐、糖等即成。

☆乌梅 15 克，白芍 30 克，炙甘草 6 克，炒黄芩 9 克，水煎 2 次，每次 30 分钟，分 2~3 次服，每日 1 剂，连服 3~6 个月。若食欲不好者，可加山楂 15 克；便溏者，去白芍加广木香 5 克、焦白术 15 克、枳壳 12 克；严重者，可同时服猴菇菌片，每日 3 次，每次 3 片。

9. 胆汁反流性胃炎

☆柴胡 12 克，黄芩、半夏、生姜各 10 克，党参 15 克，大枣 10 枚，甘草 10 克，每日 1 剂，水煎取汁 400 毫升，早晚温服。

☆黄芩、陈皮各 6 克，枳壳、竹茹、党参、白术、茯苓、半夏、谷芽各 10 克，甘草 3 克，水煎服，每日 1 剂。

☆代赭石 30 克，党参、茯苓各 15 克，半夏 10 克，陈皮、木香各 6 克，公丁香 3 克，水煎服，每日 1 剂。15 天为 1 疗程，1 个疗程结束后停药 5 天，继续第 2 个疗程。

10. 胃溃疡

☆瓦楞子 150 克，甘草 150 克。将瓦楞子煅后研细末，甘草焙干后研细末，两药混合均匀。每次服 6 克，每日 3 次，1 周为 1 个疗程。

☆五加皮 9 克，甘草、陈皮各 6 克，水煎，每日分 2 次服。

☆南瓜子 30 克，红糖 30 克，生姜 3 片，水煎服，每日 1 剂。

☆人参 3 克（或党参 15 克），白茯苓 15 克，生姜 5 克，红薯 250 克，粳米 100 克。将人参、生姜切为薄片，茯苓捣碎，浸泡 30 分钟，煎取两次药汁，再将药汁合并，分早晚两次同红薯（切成薄片）、

粳米煮粥服食。

☆鸡 1 只（500 克以上），老姜 250 克。鸡去内脏，洗净，老姜研碎后包以纱布，将姜汁榨出，去姜渣，姜汁放入鸡腹中，密盖好，置于加水的锅中，文火炖约 2.5 小时。将姜汁连同鸡汤喝下。

☆糯米 500 克，炒黄，与海螵蛸 300 克、浙贝母 100 克共研细末，过细罗筛，装瓶备用。于每日饭前（空腹）1 小时用温开水调和 20 克服下，1 日 3 次，晚上 1 次药量加倍（40 克）。1 个月为 1 个疗程。

☆韭菜白 300 克，鲜蜂蜜 250 克，鲜猪油 200 克。将前一味药烤干研粉，后两味拌匀成蜜油。每次服蜜油 9 克加韭菜白 6 克，每日 3 次，连用 1~3 周。

☆鸡蛋壳 9 克，延胡索 3 克，共研细末，每日 2 次，连续服用。

11. 胃出血

☆仙鹤草 50 克，白及 40 克，生地榆 15 克，炙甘草 10 克，水煎服，每日 1 剂，分次口服。

☆仙鹤草、卷柏（炒焦）各 30 克，水煎服。

☆青黛适量，研细末，每日 2 次，每次 3 克，凉开水送服。

☆代赭石（醋煅）30 克，研细末，每次 5 克，凉开水送服。

☆白茅根 60 克，藕节 20 克，水煎后加韭菜汁少量送服。

☆白及 30 克，研细末，每次服 6 克，1 日 3 次，温开水送服。

☆三七 20 克，白及、云南白药各 50 克。上药调匀，置铁锅内炒至酥脆，冷却后研为细末。用时，以凉开水送服，频服，大便隐血转阴后，继续服 1 周以巩固。

☆田七研为细末，炒至深黄色，然后放置冰箱 6 小时或密封瓶装放于水中 12 小时"去火气"，即可服用，每次 3 克冲服。

12. 胃下垂

☆红参 12 克，黄芪 30 克，母鸡肉 500 克，加水适量，食盐少许，共放入瓷碗内，隔水炖 2 小时，早晚 2 次喝汤吃鸡肉，每周服 1 剂，连服 5~6 剂有显著疗效。

☆黄芪 200 克，鸡内金 100 克焙黄，研末、过筛，贮瓶中备用；每次取药粉 3 克，以黄酒送服，每天 3 次，至症状消失。上述药剂量为 1 个疗程。

☆苍术 15 克，加水适量煮沸 20 分钟，取药汁约 300 毫升，小量频饮，1 日 1 剂，不可一饮而尽；也可开水浸泡代茶饮，也是每日 1 剂，3 个月为 1 个疗程。

☆何首乌 120 克，五倍子 60 克，肉桂 30 克，研成粉，过细筛，每次 5 克，用温开水冲服，早、晚各 1 次。20 天为 1 个疗程，治愈为止。

☆白胡椒 15 克，猪肚或羊肚 1 个，将胡椒纳入肚中炖熟，吃肚饮汤，每日

1 剂。

☆当归、枳壳各 15 克，山楂、升麻各 9 克，柴胡、陈皮各 6 克，人参 3 克（另炖），加水浓煎，分 4 次服。每天 1 剂，连服 15 剂，未愈则继续服。

☆党参 30 克，炙甘草 15 克，枳壳 10 克，小茴香 10 克，水煎，分 3 次服。两日 1 剂，连服 10~20 剂。

☆黄芪 60 克，胡椒（捣烂）、红枣（去核）各 10 克，纳入猪肚内，隔水炖 3 小时，每天分次服完，每周 1~2 次。

☆黄芪 50 克，党参 30 克，当归、白芍、枳壳各 15 克，益母草、升麻各 9 克。厌食加鸡内金、麦芽，腹胀加木香、砂仁，痛剧加三七、延胡索，湿热盛加藿香、黄连，虚寒盛加附子、高良姜。水煎，每天 1 剂，分次饮服。3 周为 1 个疗程，直至治愈。

☆黄芪 30 克，鲜仙人球 60 克，猪精肉 50 克（切碎、剁成肉饼），蒸熟后弃渣，每天晚上睡前食肉喝汤。30 天为 1 个疗程，连服 2~3 个疗程。

☆蓖麻子仁 50 克，五倍子 50 克，共捣烂备用。每次 5 克，敷脐，外以胶布固定，每日早、中、晚用热袋热敷 1 次，一般于第 4 天换药，通常敷 6 次即见效。

☆吉林参 15 克，黄芪 60 克，童母鸡 1 只，加盐少许炖烂，分次食肉饮汤。

☆枳实 60 克，加 2 倍量的水，浸泡 24 小时，待发胀变软时取出，剪成细块，

再放回原液中煮 1.5 小时，过滤，滤渣加水再煎，共煎 3 次，去渣取汁，将 3 次滤液摇匀，用文火浓缩成 60% 的煎剂。每日口服 3 次，每次 10~20 毫升，饭前半小时服用。

☆黄芪 60 克，党参 30 克，怀山药、茯苓、白术各 15 克，鸡内金 10 克，大枣 12 枚，每天 1 剂，水煎 3 次，分早、中、晚温服，2 周为 1 个疗程。

13. 胃酸过多

☆大枣 500 克泡发后洗净，鲜姜 500 克洗净切为薄片，白糖 500 克，白胡椒 50 克。将上述 4 味共入坛内再放入高度（45~50 度）白酒 1000 毫升，密封 2 周后方可启用。每天饭后用筷子随便夹几片姜、几枚枣嚼食后，再取 1 小匙药酒饮服。

☆干净芝麻 1 勺，直接嚼食。经常食用，有明显的疗效。

☆海螵蛸 105 克，浙贝母 35 克，共研细末，每次 3~6 克，饭前温开水送服，每日 3 次。

☆海螵蛸 15 克，炒白术 25 克，白豆蔻、佛手、川楝子、藿香梗、紫苏梗、砂仁、白芍、延胡索、黄连、吴茱萸各 10 克，太子参 30 克，茯苓 15 克，水煎服，每日 1 剂，10 天为 1 个疗程。

14. 胃黏膜脱垂

☆白芍 30 克，三七 10 克，鸡内金

10 克，黄连 10 克，甘草 5 克，陈皮 10 克，白及 15 克，共研成细末，分成 6 包，每日 3 次，每次 1 包。每次取鲜山药 75 克，洗净捣成黏糊状，加水 250~300 毫升，煮沸，冷至微温后，冲服药粉。

☆党参、白术、黄芪、桂枝、木香、沙参各 10 克，炙甘草、干姜、吴茱萸、川椒、小茴香、砂仁各 5 克，水煎服，每日 1 剂。

15. 胃石症

☆郁金粉 0.6 克，白矾末 0.48 克，火硝粉 1.05 克，滑石末 1.8 克，甘草粉 0.3 克，上药末和匀，为 1 次量。每日 3~4 次，饭后 1 小时温开水送服，2 个月为 1 个疗程。妇女月经期、妊娠期及患其他合并症者忌用，年老体弱及小儿用量酌减。

☆厚朴、枳壳、生大黄各 10 克，生山楂、生神曲、生麦芽、槟榔各 15 克，水煎服，每日 1 剂，5 天为 1 个疗程。

☆黄芪 30 克，茯苓 20 克，炒白术、焦神曲、焦麦芽、焦山楂、厚朴各 15 克，广木香、鸡内金各 10 克，砂仁 10 克（后下），半夏、五灵脂各 12 克，炙甘草 5 克，每日 1 剂，水煎，兑等量米汤同服，5 天为 1 个疗程。

☆山楂 20 克，附子 10 克，吴茱萸 10 克，木香 10 克（后下），高良姜 10 克，鸡内金 10 克，厚朴 10 克，焦槟榔 1 克，皂角刺 10 克，水煎服，每日 1 剂，10 天

为 1 个疗程。

16. 其他胃病

☆**胃热呕吐**　鲜枇杷叶 50 克（去毛），鲜竹茹 12 克，鲜芦根 30 克，水煎，小量分次频饮之。

☆**脾胃不和**　白豆蔻仁 30 克，枳壳（麸炒）120 克，肉桂 30 克，陈皮 30 克，诃子（去核生熟各半）30 克，当归 30 克，共研为细末，每次服 3 克，以生姜 3 片、大枣 3 枚煎汤送药，温服。

☆**胃扩张**　枳壳 15 克，炒白术 30 克，厚朴 15 克，共研细末，水泛为丸，每次 6 克，每日服 3 次，温开水送服；或水煎服，每日 1 剂。

☆**功能性胃潴留**　党参、茯苓、白术、制半夏、干姜、生姜各 10 克，甘草 6 克，每天 1 剂，水煎，分 3~4 次服。6 剂为 1 个疗程，1~2 个疗程的治疗效果明显。加减：呕吐物酸臭，加焦神曲、麦芽、谷芽各 15 克；泛吐酸水，加海螵蛸 10 克；气虚甚，加黄芪 30 克；气滞，加枳壳、木香各 10 克；寒甚，加吴茱萸 3 克；寒郁化热，去干姜，加黄连 3 克；大便难解，加大黄（后下）6 克。

☆**胃热干呕**　新鲜猕猴桃 90 克，生姜 9 克，一起捣烂，榨取其汁，每天早晚分饮。

☆**老年性脾虚胃弱**　焦山楂 200 克（去核），土白术、建曲（神曲）、炒山药

各 150 克，炒麦芽、云茯苓、广陈皮各 100 克，炙甘草 50 克，红糖 200 克。以上 8 味药共研细末，放盆内加红糖拌匀，用笼蒸半小时，然后再加热蜂蜜适量调和成丸即成，每丸 10 克。饭前服 1 丸，每日服 3 次。

17. 消化不良

☆鸡内金 200 克炒黄研成粉，饭前用白糖水冲服，1 日 2 次，1 次 10 克（约半调羹），儿童减半，1 剂服完即可，忌吃田螺。

☆陈皮 10 克（鲜橘皮更好），切成细丝，生姜 1 块（如核桃大小），切碎，加白糖适量，沸水冲泡代茶饮。

☆干姜、陈皮各 15 克，大枣 20 枚，大米 100 克。将陈皮、干姜研细，大米淘净，共放锅内煮粥食用。

☆菠萝 1 个，橘子 2 个。将菠萝去皮后切成小块榨取汁液，橘子去皮后榨取汁液，将二汁混匀后即可饮用。每次饮用 20 毫升，每日 2 次。

☆焦三仙（即焦山楂、焦麦芽、焦神曲）各 15 克，槟榔 10 克，水煎服。

☆白胡椒、橘皮、吴茱萸各等分，共研细末，温开水送下，每次 3 克，早晚各 1 次。

☆胡椒、生姜、紫苏各 3 克，水煎 2 次，早晚分服，每日 1 剂。

☆生荸荠 20 个，萝卜 250 克，洗净

后共捣烂如泥，挤取其汁，煮热服用，每日1~2次。

☆鸡内金焙焦，研为细末，姜糖水送服，每日2~3次，每次6克。

☆鸡内金4个，莱菔子6克，麦芽16克，苍术9克，水煎服。

☆生山楂、炒麦芽各10克，水煎取汁，分早晚两次服用，每日1剂。

18. 厌食

☆麦冬、山药各10克，玉竹12克，水煎，分3次服。

☆甘草9克，沸水冲泡30分钟左右，当茶水饮用。

☆柴胡、佛手、茯苓、陈皮各6克，焦三仙（即焦神曲、焦麦芽、焦山楂）各15克，山药、炒扁豆各12克，大枣5枚，水煎，分3次温服，每日1剂。此为4~5岁之小儿用量，其他年龄则酌情加减。

☆吴茱萸15克，木香30克，干姜50克，肉桂20克，共研细末，装瓶备用。使用时每次取药末适量，鸡蛋1个煮熟，去蛋黄，纳药末于其中，加生姜1片，对准小儿肚脐放好，用热毛巾保温，每日1次，每次贴敷2~3小时，连续5~7天。

☆北沙参60克，红枣12枚（去核、擘开），用水1000毫升，煎35分钟（开锅后），余汁约600毫升，每日服3次，每次服200毫升。

☆半夏10克，陈皮8克，茯苓12克，

甘草6克，砂仁6克（后下），干姜8克，大枣10克，每日1剂，水煎，早晚服用。

☆藿香、苍术、砂仁、木香、冰片、云茯苓、薄荷、陈皮各30克，共研细末，装入布袋，白天佩戴在胸前，夜里放在枕边，10天换药1次。

☆锅焦（炒黄）、莲子各120克。莲子去心，蒸熟后，干燥，与锅焦共为细面，每次3~5匙，加白糖、开水调匀温服，每日3次。

☆羊肉50克，山药30克，大米50克，生姜3片，共煮粥吃，每日1次。

19. 伤食

☆**肉类伤食** 焦山楂适量（药店有售），煎水饮用，也可取山楂或山楂饼适量嚼食。

☆**鱼类伤食** 取红曲15克，煎水内服。

☆**谷类伤食** 把米饭锅巴烧焦研末，用白糖水冲服，每次15~20克。

☆**豆类伤食** 生萝卜洗净捣汁，分若干次饮用。

☆**面食伤食** 麦芽20克炒焦（药店有售），水煎服；也可取莱菔子12克，炒熟捣烂后水煎服；或把馒头块烧焦研末，用红糖水送服。

☆**鸡蛋伤食** 神曲（药店有售）30克，泡水后代茶饮；或在米汤中加入食醋1汤匙调服。

☆**水果伤食** 生姜3片，煎水饮用；或取神曲15克，丁香2克，开水冲泡代茶饮。

☆**伤食呕吐** 干橘皮5克，开水泡饮。

☆**伤食腹泻** 山楂果去核炒焦研末，每次6克，加赤砂糖适量，开水冲调内服。

20. 呃逆

☆紫苏梗、橘皮各6克，生姜3片，水煎温服。

☆韭菜籽30克，加水300毫升，煎至100毫升，1次服下，一般3小时可减轻，6小时可痊愈。

☆生姜15克，大枣10枚，橘皮15克，柿蒂15克，蜂蜜25克，水煎服，每日1剂，连服3剂。

☆人参10克，陈皮3克，加水煎汁至150毫升，每日1剂，代茶频频饮服。

☆葱白1根，辣椒2个，放入口中咀嚼，慢慢咽下。此时口腔会有辛辣感，大多可止住呃逆。

☆山西老陈醋5毫升，兑80毫升温开水，1次慢慢喝下。

☆生代赭石30克，制半夏12克，沉香末3克（冲服），柴胡9克，厚朴10克，陈皮6克，水煎，分3次服，每日1剂。

☆皂荚1枚，切碎，以蜜糖水拌匀，微炒，研为极细末，用手指蘸皂荚末少许吸鼻，以喷嚏为度。

21. 打嗝

☆鲜生姜切取6片，加适量水煮成姜汤，再加入白糖10克趁热服下，可以治疗突发性打嗝不止。

☆威灵仙30克，加入米醋、蜂蜜各150毫升，煎至75毫升，1次服下。

☆取荷蒂3个，米糠30克，加适量清水煮茶饮服，至愈为止。

22. 呕吐

☆白萝卜叶200克，捣烂榨取汁液1小杯，加红糖，开水冲服。

☆核桃1个，烧炭存性研细末。胃寒者以姜汤送服；胃热者用黄芩12克煎汤送服。每日2次。

☆猪苓、茯苓、泽泻、半夏、陈皮各10克，白术、桂枝各6克，每日1剂，水煎，分2次服。

☆半夏、生姜各等分。将半夏、生姜共同捣为泥状敷在肚脐上，外用纱布、胶带固定，每日1换。

☆生姜12克，半夏10克，共捣烂如膏状，在锅内炒热，分别敷于患者肚脐及中脘穴，盖以纱布，胶布固定，每天换药1次。

☆**晕车呕吐** 生姜50克，水果糖数粒。临行前口嚼服下姜，然后口含水果糖。

☆**热病呕吐** 生石膏50克，代赭石12克，水煎，慢慢呷服。每日1剂，以愈为度。

☆**口含花椒止恶心** 取几粒干花椒，放在口里含服，开始不感觉花椒麻，等嘴里觉出麻来，恶心也就消失了。

☆**恶心呕吐** 韭菜根30克，洗净，捣烂绞取汁液，用开水冲服。

☆**虚寒呕吐** 炒白芍9克，胡椒2克，葱白60克。将前二味共研为末，再用葱白与之一起捣和成膏，贴敷于心窝（剑突下），每日1次。

☆**胃寒呕吐** 生鲜姜100克，砂仁5克。将姜捣烂为泥，用纱布包好挤汁，将姜渣倒入锅中，加清水半碗，放入砂仁，炖半小时，去渣，兑入姜汁，温服。

☆**湿阻呕吐** 藿香30克，大黄6克，二药同煎，沸后15分钟，去火过滤，少量频服。

☆**胃肠呕吐** 党参20克，半夏10克，代赭石10克，蜂蜜30克。先水煎前3味，后入蜂蜜，再轻煎频服。

☆**腹泻呕吐** 老生姜50克，石菖蒲15克，洗净，捣烂取汁加适量开水冲服，每日2次。

☆**食荤腥不化呕吐** 白胡椒5克，生姜10克，紫苏10克，水煎服。

☆**食物中毒呕吐** 陈皮6克，半夏9克，茯苓9克，甘草3克，麦冬9克，石斛6克，扁豆6克，竹茹9克，生石膏15克，代赭石9克，枇杷叶9克，旋覆花6克，水煎服。

23. 神经性呕吐

☆生代赭石25克，姜半夏12克，党参12克，炮姜9克，鸡内金12克，山药20克，炒白术15克，水煎，分早晚两次服，每日1剂。

☆丁香5克，生姜10克，葱白10根。先将丁香研成细粉备用。治疗时取丁香适量与葱姜捣为膏状，敷于肚脐中，外盖纱布，然后用胶布固定，每日换药1次。

☆生姜10克，石菖蒲10克，此为1日剂量，水煎后分2次代茶饮用。

☆土豆100克，生姜10克，洗净，切碎，再将橘子1个，去皮、核，将上述三物共用洁净纱布绞取汁液，饭前服1汤匙。

☆藿香叶10克，紫苏叶10克，生姜10克，此为1日量，水煎后分早、晚2次服用。

☆生姜10克，橘皮10克，此为1日剂量，水煎后分早、晚2次服用。

☆代赭石30克，柿蒂30克，水煎，每日1剂，分次服。

☆石菖蒲10~15克加水500毫升，文火煮沸15分钟，分6~10次，1日内服完，或少许频服也是1日量。

24. 急性肠炎

☆车前子30克（纱布包煎），苍术

10克，延胡索15克，头煎加水300毫升，煎取100毫升，二煎加水150毫升，煎取50毫升，将两次煎得药液混合，每日1剂，分2次口服。

☆白芷、干姜各6克，焙干后研细末，以米醋适量调成糊状，先用白酒擦洗肚脐，再将药糊填入，巴掌大脱敏胶布固定贴敷，上压热水袋温敷20分钟，约10小时后取下。

☆鲜鱼腥草200克，用冷开水洗净，捣烂，用温开水（可加白糖调味）送服，4小时后见效，每6小时服1剂，连服3剂。

☆治疗冰箱性胃肠炎方：大枣6枚，红糖适量，熬茶饮用，同时用热毛巾或热水袋做腹部热敷。

☆白扁豆30克，水煎饮汤；或白扁豆研成细末，每次以温开水送服12克，每日3次。

☆马齿苋20克，白头翁15克，土茯苓15克，秦艽10克，刘寄奴10克，椿树根皮20克，葛根12克，木香10克，黄连5克，生甘草6克。每日1剂，水煎服。

☆乌梅15克，细辛5克，炮姜10克，当归10克，淡附子5克，川椒末5克，桂枝5克，黄柏10克，川黄连3克，太子参15克，大黄炭5克。水样便者加肉豆蔻5克，便下黏冻者加马齿苋50克。每日1剂，水煎，早晚分服。20天为1个疗程。

25. 慢性肠炎

☆大山楂250克，红糖50克。将山楂放入铁锅内，炒至黑炭色，添清水800~1000毫升，熬至400毫升，加入红糖，滤汁，1次空腹服下。过滤后的山楂，照上法再熬1次服用，每天早、晚各1次。轻者用2~3剂，重症用3~5剂。

☆白胡椒、肉桂、丁香、木香各50克，混合研极细末，加入冰片30克调匀，装瓶密封。用时以30克装入纱布敷脐部，胶布固定，再用布带子绕脐束1周，两天换1次。

☆炒白芍20~30克，炒白术15克，陈皮6克，防风10克，水煎，每日1剂，分两次服。

☆厚朴（后下）30克，木香（后下）30克，黑地榆20克，枳实12克，白术、附子、白头翁、干姜、黄连各10克，每日煎服1剂。

☆苦参25克，党参、茵陈各30克，厚朴（后下）20克，白术、茯苓、槐花、木棉花各15克，枳实12克，木香（后下）、甘草各10克，肉桂5克，每日1剂，水煎服，30剂为1个疗程。湿热重者加黄连；气血虚者加黄芪、归身；有脓血便者加赤芍；便秘者加生地黄。

☆鲜苦瓜根30克，将其切碎，加水煎汤，去渣取汁，代茶饮用。

☆藿香20克，大米30克。将大米炒

焦后，与藿香一起用纱布包好，以沸开水冲泡代茶饮用。味淡后，另换药再泡再饮。

☆乌梅、川椒、黄柏各等分，鲜生姜适量。前3味共研细末，加生姜捣糊状，摊在纱布上，敷脐。一般外敷1次症状可告愈，若不愈，2~3天后换药再敷。

☆五倍子不拘量，醋炒研细末。每次服3克，米汤送下，日服2次。

☆柿饼两个，陈皮10克，糯米60克，共煮粥，连食3天。

☆红小豆500克，洗后放锅内煮熟，从锅里盛出后，再拌上250克红糖（不是红砂糖），可以当饭吃，1日3餐用。如果感觉难吃，可把煮烂的红小豆拌上红糖，当馅做成蒸包，连服1个月。

☆无花果干品60克，猪瘦肉100~200克。将无花果、猪瘦肉加水适量，放在盅中隔水炖熟，调味食用。

☆琼枝、地锦草各30克，地榆15克，黄芩9克，共入砂锅连煎2次，再将2次药汁混合一起，分2次温服，每日1剂。

☆马齿苋60克，大蒜（捣成蒜泥）15克。先以马齿苋煎汤，冲服蒜泥，加红糖适量，顿服，每日2~3次。

26. 溃疡性肠炎

☆将阿胶块先用温水软化，切成1.5~2克的小段，再在沸水中软化，制成栓剂，用肛门管塞入肛门，每天大便后上

药1次，7~10天为1个疗程，两个疗程间停药4天。

☆苦参20克，党参、炒白术各12克，茯苓10克，甘草5克，热重者加白头翁、川黄连；湿重者加薏苡仁、泽泻；腹胀者加枳壳、厚朴；久泻者加诃子、罂粟壳；阳虚者加附片、肉桂；气虚者加黄芪。每日1剂，水煎成300毫升，分3次服，儿童用药剂量酌减，连服10天为1个疗程。

27. 过敏性肠炎

☆柴胡6克，炒白芍9克，焦白术9克，防风9克，乌药9克，郁金9克，八月札12克，木香9克，山药15克，甘草6克。每日1剂，水煎两次，早晚分服。10天为1个疗程，可以连续服用。

☆生黄芪50克，水煎服，每日2剂，15天为1个疗程。

☆白茯苓、怀山药、白扁豆各等分，研磨成细末，置锅中焙炒，勿炒焦。每日2次，每次50克，用开水调成糊状，加糖服，宜空腹。

28. 其他肠炎

☆**霉菌性肠炎**　苦参粉6克，云南白药2克，共拌匀，每日1剂，早、晚分2次用。30天为1个疗程。服1个疗程后大便培养，如仍有霉菌生长，可继续进行第二、第三个疗程。

☆**滴虫性肠炎**　①使君子适量，砸去

壳，选用肥胖之仁，炒黄。成人细嚼服下，幼儿研细后喂服。成人量，每日 15 克，幼儿酌减，5 日为 1 个疗程。无效时，隔 5 天再行下 1 个疗程。②苦参 60 克、仙鹤草根 45 克、白头翁 45 克、石榴皮 27 克、苦楝根皮 18 克、铁苋菜 18 克、槟榔 16 克、广木香 15 克、辣蓼 21 克、凤尾草 21 克、甘草 12 克。每日 1 剂，水煎，分 2 次服。胃肠湿热加葛根、黄芩、薏苡仁、车前子、木通；湿盛困脾加苍术、白术、陈皮、大腹皮；脾胃虚弱加山药、莲子、白扁豆、砂仁。

29. 肠梗阻

☆ 100 克皂荚，倒半碗食用油，用中火炸皂荚 2~3 分钟，但别炸焦了，把油倒出晾温后喝，20 分钟后便通气排便了。

☆炒莱菔子 12 克，生大黄、木香各 9 克。取清水 300 毫升，先放入莱菔子煎 15 分钟，再放入剩余 2 味煎 10 分钟，最后取药液 150 毫升，分 2 次服（间隔 6~8 小时）。一般病情需用药 3~5 剂。

☆**急性肠梗阻**　早期肠梗无血运障碍者，可用大承气汤加莱菔子、赤芍、丹参、桃仁等灌肠治疗。

☆**麻痹性肠梗阻**　皂角刺 50 克，火麻仁 15 克，蜂蜜 200 克。先将皂角刺、火麻仁水煎取液 200 毫升，与蜂蜜冲服，1 次服完。

☆**蛔虫性肠梗阻**　干姜 20 克，乌梅、

大黄各 30 克，蜂蜜 100 克。先将干姜、乌梅用清水 300 毫升煎煮 30 分钟左右，再将大黄、蜂蜜放入煎 2~3 分钟即可，药汁少量频频喂服。呕吐剧烈者，可经胃管灌入，每次 50 毫升左右，每隔 2 小时 1 次，如 6 小时后一般情况未见好转，可将药液由肛门灌肠。

30. 胃肠功能紊乱

☆白芍 30 克，石榴皮 15 克，乌梅、陈皮、炒白术各 10 克，防风、生甘草各 6 克，水煎，分早晚两次服，每日 1 剂。

☆当归、白芍、茯苓、川芎、小茴香、郁金各 15 克，焦白术、泽泻、延胡索、木香、甘草各 10 克，水煎，分早晚两次温服，每日 1 剂，连用 10 剂，效果较好。

☆山楂 500 克，白术 300 克，陈皮 120 克，甘草 60 克，先用水煎煮，煎透取液，共煎 2 遍，去渣，两次药液合并，浓缩，炼蜜收膏。每次服 15~30 克，每日 2 次。

☆把 1 个苹果（带皮）切成八九块，放 1 大碗水，用小火煮，等苹果烂丁，连果带汤吃下，每天早晚各吃 1 次。

31. 十二指肠溃疡

☆鲜土豆 1000 克洗净，切成细丝，捣烂，以洁净纱布绞汁。将土豆汁放在锅

中先以大火、后以小火煎熬至黏稠如蜜时停火，待凉装瓶备用。每次食1匙，每日2次，空腹食用。

☆延胡索、浙贝母、白及各80克，海螵蛸250克，共研细末，每次1.5~3克，每日3次。

☆鸡蛋壳90克，陈皮30克。将鸡蛋壳洗净微炒，陈皮微炒，共研成细粉，每次服3克，每日3次。

☆蜂蜜适量，将其熬沸过滤备用，无呕吐者，日服3次，每次30毫升，待呕吐减轻时，再逐步增至90毫升，可连服2~3个星期。糖尿病患者忌服本方。

☆海螵蛸、白及各取等量研末，每次3~6克，餐前空腹服，每日3次。

☆将500克豆油熬沸数次，待豆油凉后调入500克蜂蜜，每次服1匙，每日3次，数日见效。

☆黄芪30克，白术10克，茯苓15克，陈皮10克，白芍30克，延胡索10克，丹参30克，黄芩10克，蒲公英10克。大便潜血阳性者加白及10克、紫珠草10克，泛酸重者加煅瓦楞子20克。每天1剂，水煎服，疗程均为4周。

32. 其他肠病

☆**肠痈** 将大黄12克，牡丹皮10克，桃仁10枚，冬瓜子30克，加6杯水煎煮，煮取1杯半，去渣，纳入芒硝10克，再煎沸，顿服之。有脓当下，无脓下血。

用于治疗肠痈未成脓，小腹肿痞，按之即痛。

☆**肠粘连** 川厚朴10克，大黄12克（后下），白芍18克，木香9克，香附10克，败酱草18克，丹参24克，川黄连8克，郁金10克，黄芩10克，白花蛇舌草18克，白术18克，黄芪24克，党参18克，云茯苓15克，水煎，日服1剂。

☆**肠结核** 症见每日拉稀便数次，或有时便秘，右上腹部有一指压痛点。取党参9克，白芍12克，柴胡6克，金铃炭9克，吴茱萸6克，茯苓9克，白术9克，当归9克，甘草3克，小茴香6克。水煎服，直至治好病症再停用。

☆**多发性结肠息肉** 丹参30克，生地榆、凌霄花、半枝莲各15克，桃仁、赤芍、炮山甲、皂角刺、三棱、牡丹皮、槐米、山慈菇、牛膝各12克。水煎服，每日1剂，30日为1个疗程。

☆**肠易激综合征** 莲子20克，合欢花15克，五味子、甘松、白芍各12克，炙甘草9克。每日1剂，水煎3次分服，15天为1个疗程。

☆**老年功能性肠胀气** 肉桂、丁香各30克，研细，分3次用。用时以温水少许混合成饼状，敷贴于肚脐眼（神阙穴）处，加上数层纱布覆盖，再用热水袋加温约1小时，取下热水袋，再加以包扎，每日1次，3次为1个疗程。

☆**腓肠肌痉挛** 九仙草（又名一棵

松、山柏枝）、过山龙各 6~9 克，煎水冲黄酒服，每天 1 次。

☆**胃肠道溃疡**　①鲜包菜 500 克，洗净切碎，加食盐少许拌匀，绞取菜汁，加入适量饴糖，加温调匀，每日早、晚饭前各服 200 毫升，连服 10 日。②白芍 30 克，木香 10 克（后下），香附 15 克，郁金 20 克，素馨花 10 克，枳壳 10 克，厚朴 10 克，丹参 20 克，黄连 5 克，大黄 15 克（后下），水煎服，10 天为 1 个疗程。

☆**预防术后肠粘连**　莱菔英（萝卜缨）150 克，水煎代茶饮用，每日 1 剂，连服 5 剂。

33. 腹痛

☆青木香 9 克，槟榔 5 克，黄连 6 克（也可用黄连素片 4 片，直接用水吞服），清水适量，浓煎两次，取汁去渣，均分两份分服之。

☆炒防风 15 克，诃子 12 克，石榴皮 12 克，肉豆蔻 9 克，白芍 20 克，水煎，分 2 次服，每日 1 剂，连服 1~2 周。

☆**受寒腹痛**　白芍 20 克，加水 450 毫升，煎至 150 毫升，分两次服，每次用此药水冲服肉桂末（肉桂研粉）1.5 克。

☆**发痧腹痛**　青木香 9 克，樟树二层皮 10 克，水煎去渣，加粮食白酒少许服。上方分两份，上、下午各服 1 次。

☆**蛔虫性急腹痛**　鲜葱白 30 克，麻油 30 毫升。将葱白捣烂取汁，调入麻油，

空腹 1 次服下（小儿酌减），每日 2 次，连服 4~6 次可见效。

34. 腹胀

☆桔梗、半夏、陈皮各 15 克，生姜 5 片，加水 2 杯，煎成 1 杯饮服。

☆大黄 4.5 克，藿香 12 克，紫苏子 10 克，水煎，温服。

☆糯米 1 把（约 30 克），放在干净的铁锅中反复炒，出现咖啡色及香气即可，然后加 1 小匙绿茶，开水冲服，1 日 2 次。

☆将去皮大蒜 100 克捣成泥状，敷于患者脐周，上敷热水袋 30 分钟，水温 50 度，此法可对阑尾切除术后 6 小时的病人预防术后腹胀。每日 2 次，直至肠蠕动恢复。

☆山楂 400 克炒黑，莱菔子 100 克炒黄，共研为末，每次服 20 克，早晚各 1 次。

☆常见的橘皮，越新鲜越好。炖羊肉时撕碎橘皮同炖，食时，把橘皮（炖熟味淡）分多次吃下。熬粥时，切碎橘皮，放少量米同熬，随粥食用。泡茶时，将少量橘皮与茶叶同泡，喝茶食橘皮。也可用上好蜂蜜，蜜饯橘皮食用。

☆陈皮（或鲜橘皮最好），生姜切成丝加白糖拌渍以沸水冲泡代茶饮，也可吃糖醒生姜。

☆焦山楂、焦神曲、焦麦芽各 15 克，槟榔 10 克，水煎服。

☆鸡内金（即鸡肫皮）放在瓦片或其他干净无油腻容器上文火焙焦，研成细末，用姜糖水送服，每日3次，每次6克。

☆生荸荠500克，萝卜500克，捣烂取汁加白糖炖热分3次服，或将荸荠煮熟食之。

☆胡椒10粒，大枣10枚劈开去核，生姜5片，水煎服，或代茶饮。

☆炒谷芽10克，麦芽10克，沸水冲泡或水煎服，代茶饮亦可。

☆枣树皮20克，陈皮10克，水煎服，每日1~2次。

☆柴胡、佛手、川楝子、枳壳、炒香附、炒枣仁、炒五灵脂、麦芽各10克，当归、白芍各15克，水煎服，每日1剂。

35. 腹泻

☆新鲜马齿苋100克，或到药店购马齿苋30克，先用武火烧开后再用文火煎20分钟，取汁分早晚两次饭后温服，连服3周。

☆新鲜藕200克，生姜20克，剁碎，用干净纱布绞汁，每日分数次服用。

☆新鲜萝卜叶120克，陈皮30克，煎汤两小碗，1日分两次服完。

☆多年生长的枣树皮100~150克，洗净，加适量清水煎30分钟，得到约200毫升汤液，一次服下。

☆鲜车前草30克或药房售干车前草15克，洗净，切碎，煮20分钟后去渣取汁，加入大米50克，煮粥服用。

☆木槿花、车前草各30克，水煎，分2次服。

☆车前子30克（包煎），1日1剂，一般1~3剂可愈。

☆糯米30克，山药30克，薏苡仁15克，共煮粥，粥将熟时加砂糖少许，稍煮即可服用。

☆用搪瓷锅或小铝锅盛100毫升食醋，打入两个鲜鸡蛋，煮熟，将鸡蛋连同食醋一起吃下去。若不愈，隔半天再吃1次。

☆每次用麦胚粉25克炒焦，加适量白糖用开水调匀，饭前服，1日2次，2~3天有特效。忌吃柿子、香蕉、油腻的食物。

☆250克糯米洗净，加水熬40分钟，然后将新鲜的莲藕一节切片，加至糯米粥中再同熬15分钟。将藕片捞出弃之，喝粥即可，咸甜皆宜，每日次数不限。

☆糯米30克，山药15克，胡椒末、白糖适量。将糯米略炒与山药共煮粥，熟后加少许胡椒、适量白糖调服，每日2次。

☆藿香20克，大米30克。将大米炒焦后，与藿香一起用纱布包好，以开水冲泡代茶饮用。味淡后，另换药再泡再饮。

☆荷叶适量洗净，置锅内炒成炭，凉后研成细末。取10~15克，用白糖适量温开水冲服，1日3次。

☆菠萝叶 30 克，水煎后服用，每日 2 次。

☆将 1 头蒜切片和少量茶叶，加 1 大碗水，烧开后再煮 1~2 分钟，温时服下，2~3 次即可使腹泻好转。

☆西洋参、川黄连、春砂仁、乌梅各 3 克，白芍、煨葛根各 6 克，甘草 2 克，车前子 8 克，每日 1 剂，水煎取汁，与大米共煮成粥食用。把洗净的苹果放入锅中蒸软即可，吃时去掉外皮，1 日 3~5 次。

☆新鲜黄瓜叶适量，将叶上的绒毛刷掉后用清水洗净，捣碎挤汁，盛于碗内，再取等量蜂蜜（约 3 汤匙）与黄瓜叶汁混合搅匀，1 次服下，多则 2 次即可好转。

☆多年生的枣树皮 120 克，洗净，加适量清水煎 30 分钟，约 250 毫升汤液，1 次服下，连服 2~3 次即可好转。

☆新鲜葡萄叶 25~50 克，洗净入锅，加水稍过药面，水煎 2 次，合并 2 次药液，过滤后备用。

☆粳米 100 克。将米炒焦，加水煮粥，任意服食。

☆龙眼干 15 粒，生姜 3 片，水煎服，每日 2 次。

36. 慢性腹泻

☆广藿香 12 克，白豆蔻 8 克，云茯苓 15 克，川厚朴 8 克，白芍 12 克，白术 12 克，陈皮 9 克，党参 12 克，乌梅 10 克，怀山药 15 克。水饮留肠者，加防己 15 克，

车前子 9 克；久泻肠结瘀阻者，加川芎 10 克，当归 9 克；肾虚泄泻者，加补骨脂 12 克，山茱萸 10 克。

☆山药 60 克煮熟，蘸烤焦的馒头末食用，每日 3 次。

☆鲜山药 200 克，洗净去皮，切块，鲜鸡蛋 1 枚，加调味品，做成山药蛋汤食之，每日 1 次。

37. 久泻

☆绿茶 3~5 克，大枣 5 枚，红糖适量，水煎，分 4 次温热饮用，每 6 小时一次。急性菌痢初期不宜服用。

☆猪腰子 2 个剖开洗净切片，骨碎补 20 克，加水 1000 毫升共煮至熟，捞出骨碎补加调味品，饮汤吃猪腰子，每日 1 剂，连吃 10 剂。

☆将干海参温水浸泡 10 小时或用已发好的海参煮透烂，每日清晨空腹服用两条。本方对肠功能紊乱引起的慢性腹泻疗效颇佳。

☆金樱子、山药、芡实各 30 克，白术、茯苓、党参各 15 克，吴茱萸、大枣各 10 克，水煎，分 2 次服，每日 1 剂。

☆仙鹤草 30 克，牡荆叶 20 克，鱼腥草 30 克，车前草叶 20 克。将药物煎服，1 日数次。

☆铁苋菜 60 克，马齿苋 40 克，小飞扬 40 克，仙鹤草 40 克，煎服，1 日 3 次。

☆透骨草 30 克，艾叶 20 克，白胡椒

12 克，生姜 1 片。将药物捣烂煎后，外热洗双足。

☆浮小麦 20 克，山药 12 克，神曲 6 克，鸡内金 30 克。将药物研细末，调拌蜂蜜冲服，1 日 2 次。

☆地榆 14 克，仙鹤草 30 克，野麻草 30 克。将药物煎服，1 日 3 次。

☆莲子 30 克，红枣 20 克，益智仁 12 克，粳米 240 克。将药物煎成粥冲服，1 日 2 次。

☆山楂 30 克，柿树皮 30 克，石榴皮 30 克，高粱壳 30 克，苹果 1 个。将药物煎服，1 日数次。

☆红薯 1 个，独蒜 3 个，红糖 30 克。将红糖、独蒜装入红薯内，用火将红薯烧烤熟后服用。

☆石榴树叶 60 克，生姜 15 克，食盐 30 克，柿蒂 20 克，艾叶 20 克。将药物外敷贴脐中，然后温灸。或药物捣烂加热，直接外熨烫脐中。

☆金樱子根 14 克，石南藤 20 克，狗尾草 30 克，杨树叶 14 克。将药物煎服，1 日数次。

38. 五更泻

☆党参 15~24 克，焦白术 12~18 克，白扁豆花 18 克，焦山楂 18 克，炒补骨脂 12~18 克，炒神曲 9~15 克，炒泽泻 9~15 克，吴茱萸 6~9 克，五味子 6~9 克，炒白芍 9~15 克，诃子肉 9~12 克，木香 6 克，

砂仁 6~9 克，甘草 6~9 克。水煎服，每日 1 剂，分 2 次服。

☆柿饼去蒂，山楂及黑枣去核各等分，切块捣烂如泥，加水煮开后加糖，随时食用。

☆鲜藕约 300 克，洗净切片，煮开后慢火蒸煮至约 200 毫升，加糖少量调味，适合大便带血者。

☆白面约 200 克，慢火微炒至发黄，取出少许，用滚开水冲炒面，酌加糖盐调味。

☆粳米 200 克，煮粥至八分熟时加入茯苓粉约 50 克，调匀，再继续煮熟，加糖喝粥。

☆糯米 100 克，泡后煮稀饭，近熟时加入山药 100 克，栗子 100 克，慢火煮熟后加糖调味。

☆肉桂、苍术各等分，共研末备用。取药粉 1~3 克，温水调匀敷脐部，外贴胶布以固定，每天换药 1 次，连用 10 次为 1 个疗程。

☆肉桂、鸡内金各 3 克，硫黄、枯矾、五倍子各 6 克，白胡椒 1.5 克，共研细末，为 1 次用药量。取鲜葱头 3~5 个捣烂，和药末拌匀，加适量醋调成糊状，敷摊于脐部，用纱布、胶布固定。每次敷 2 小时，每日 1 次，6 次为 1 个疗程。

☆每晚将 250 克山药煮而食之。山药益肾又健脾胃。

39. 痢疾

☆鱼腥草 20 克，山楂炭 6 克，蜂蜜适量。将前两味药加水煎煮后去渣取汁，调入蜂蜜，分两次服下，每日 1 剂。

☆红糖 50 克，白酒（高度白酒为佳）50 毫升。把红糖放入瓷缸内，加入白酒，用火点燃，待红糖溶化后，把火吹灭，加适量热开水，凉后 1 次服下，即可见效，未愈者，可续服。

☆菠萝 1 个，去皮后切成小块食用，每日 3 次。

☆连根仙鹤草适量，切除整棵仙鹤草的上 2/3，留取下段 1/3 的根部，洗净水煎。每日 4 次，每次服 20 毫升。

☆凤尾草 50 克，石菖蒲 15 克，车前草 50 克，白茅根 50 克，水煎服，每日 1 剂。

☆胖大海 15 克，开水 200 毫升，将胖大海放碗中冲开。如红痢加白糖 15 克，白痢加红糖 15 克，服汁并食胖大海肉。

☆2 个鲜石榴绞成汁，用 20 克蜂蜜调和后，再用温开水冲饮。

40. 细菌性痢疾

☆刘寄奴 25 克，水煎 2 次，合并煎液，分 4 次口服。

☆鲜萹蓄 60 克，地锦草 30 克，水煎服，每日 1 剂，连服至病愈为度。

☆川黄连 40 克，水煎服，每次服 20

毫升，每 4 小时服 1 次，至症状减轻。

☆夏枯草 60 克，水煎，每日 4 次。

☆仙人掌（去皮针）30 克，水煎服，每日服 2 次。

☆绿豆、胡椒各 7 粒，麝香 0.1 克，山东胶州大枣 1 枚，共同捣烂成泥状，敷肚脐，每天 1 次。

☆石榴皮 15 克，将石榴皮洗净切片，加水煎汤，每日代茶频饮。

☆防风 12 克，白头翁 15 克，牡丹皮 12 克，白芍 15 克，甘草 6 克，水煎，分 2 次服，每日 1 剂，连服 2~4 剂即可好转。

☆白扁豆花 100 克，制成 100 毫升煎液，每次口服 20 毫升，每 6 小时服 1 次。

☆凤尾草 25~50 克（最多可用 60 克），加水适量，煎至约 100 毫升，分 3 次服用。

☆连根鲜仙鹤草适量，切除整棵仙鹤草的上 2/3，留取下段 1/3 的根部，洗净，水煎，每日 4 次，每次服 20 毫升。

☆紫皮大蒜 50 克，将蒜捣碎后浸于 100 毫升温开水中浸泡 2 小时，然后用纱布过滤，加入少许糖即可。每次服 20~30 毫升，每 4~6 小时服 1 次。

41. 急性细菌性痢疾

☆全株凤尾草 25~30 克（最多可用 100 克，小儿用量酌减），加水 200~250 毫升，煎至约 100 毫升，加糖分 3 次口服。

☆老大蒜梗 60 克，藿香 9 克，水煎，分 3 次服，宜服 5~7 剂。

☆鲜女贞叶 120 克，水煎，分 3 次服，连服 5 天。

☆新鲜的仙人掌 50~100 克，水煎，每日服 3 次。

☆鲜鱼腥草 50~100 克（干品减半），水煎服，每日 1 剂。

☆仙鹤草、山楂各 30 克，槟榔 20 克，白芍 10 克，陈皮、防风各 5 克。每日 1 剂，水煎服，儿童酌减，停用其他药。

42. 赤痢

☆鳝鱼 1 条，红糖 9 克（炒）。将鳝鱼去肠杂，以新瓦焙枯，和糖研末，温开水吞服。

☆独头大蒜 30 克，鲜马齿苋 500 克，葱白、芝麻、盐各适量。将蒜去皮捣成泥；马齿苋去掉老根，洗净，切成小长段，用沸水烫透，捞出滤干水；芝麻少许炒香，捣碎；葱白洗净、斜切小片，然后把马齿苋用盐拌匀，加入蒜泥、葱白、芝麻，即可食用。每日 1 剂，分两次服。

☆玫瑰花 3~5 克，用地榆 12 克，水蒸送服，每日两次。

43. 白痢

☆猪骨烧灰存性，研成细末，每次用温酒调服 9 克，每天 3 次，连服 3~5 天。

☆腹痛，大便似鼻涕状，十分黏稠，肠壁受到剥蚀，用 150 克芡实煨食。

☆苦楝子 150 克，米拌炒成炭，研粉

过筛，每次 2 克，每日服 3 次。

☆白酒 50 毫升，加入 1 小撮红糖后，用火将白酒点着，让其燃烧 1~2 分钟，再将火盖灭，等其稍凉后，将之饮下，1 日 2~3 次。

44. 湿热痢

☆马齿苋 60 克，黄连、西红柿叶各 9 克，水煎服，每日 3 次。

☆绿茶、槟榔各 9 克。将绿茶与适量食盐同炒后，去盐不用，再与槟榔同煎。日服 1~2 剂。

☆乌梅肉 30 克，生姜 9 克，绿茶 6 克，红糖适量。先将乌梅肉、生姜切细，与绿茶一起用开水冲泡半小时，再加入红糖溶化后即可服用，每日两次。

☆白头翁 30 克，黄芩 10 克，黄连 6 克，秦皮 10 克，葛根 15 克，白芍 12 克，生甘草 6 克，3 剂水煎服。

☆炒莱菔子 30 克，杭白芍 18 克，当归 15 克，炒黄连、枳壳、车前子各 9 克，肉桂、甘草各 6 克，水煎服，日服两次。

☆荜茇 15 克，肉豆蔻（去壳，半生半煨）30 克，炮姜 15 克，诃子（去核，半生半炮）30 克，白术 9 克，甘草（半生半炙）15 克，木香（半生半炒）30 克，共研为细末，每次服 6 克，早晚各服 1 次，以米汤送服。

☆将 1 条 250 克的鲫鱼同韭菜一起煮烂，喝汤食肉。

45. 其他痢疾

☆**疫毒痢** ①马齿苋 30 克，白头翁 15 克，黄连 5 克，黄柏 9 克，广木香、甘草各 6 克，水煎服，日服两次。②杭白芍 18 克，当归 15 克，黄连、黄芩、槟榔、枳壳、青皮、厚朴、山楂、地榆、桃仁各 9 克，木香、红花、甘草各 6 克，水煎服，每日服 3 次。

☆**休息痢** 鲜苋菜 100 克，洗净切段，大蒜 1 个，去皮捣烂；铁锅倒入香油后，立即将苋菜放入，然后置于旺火上炒熟，撒上蒜泥食。

46. 久痢不止

☆石榴皮 50 克，用陈酒浸泡 2 小时，取出放在瓦片上（忌铁器）焙干，再研为细末。每日早晚饭后各服 1 次，每次 2~3 克。小儿 1~2 克，用米汤送服。服后即见效，为巩固疗效，可连服 3~5 日。

☆金樱子、莲子、党参各 20 克，石榴皮、炒地榆各 15 克，罂粟壳、乌梅各 10 克，水煎分 2 次服，每日 1 剂。

47. 便秘

☆猪血 500 克，切块，鲜菠菜 500 克，洗净切段，加适量清水煮汤。每日或隔日 1 次饮用，连续服用 2~3 次。

☆大黄 9 克，炒枳实 9 克，炒神曲 9 克，茯苓、黄芩、黄连、白术各 6 克，泽泻 6 克，共研为细末，汤浸煎饼为丸，每日 1~2 次，每次 3~6 克。

☆大米 50 克，芋头 250 克，盐适量。将芋头去皮切块与大米加水煮粥，用油、盐调味服食。

☆杏仁粉两勺与 1 块豆腐，放少许盐和芝麻油一起拌匀后，放在微波炉中加热后食用。每天分早晚两次服完。

☆将黑豆炒熟研末，用麻油调匀，每次饭前用温开水送服，每天 2 次，每次 1 汤匙。

☆萝卜籽适量，研末，每日早晚取 10 克，用盐开水送服，连服 3 天，效佳。

☆绿茶、薄荷、决明子各 10 克，蜂蜜适量。先将绿茶、薄荷、决明子用开水冲泡，然后加入蜂蜜调匀，分次代茶饮用。

☆炙甘草 20 克，浮小麦 60 克，白术 30 克，黄精 20 克，大枣 15 克，水煎服，每日早晚各服 150 毫升。服药期间停用其他中西药。1 个月为 1 个疗程。

☆胖大海 5 枚，用沸水约 150 毫升冲泡 15 分钟，待其发大后，少量分次饮服，并且将涨大的胖大海也慢慢吃下，胖大海的核仁勿吃。

☆鲜茄子 1~2 个，洗净切片，加油、盐在锅里稍炒，然后置碗中，放锅内隔水蒸熟而食，每日 2 次。

☆柑橘皮用沸水煮半小时，把水倒掉后加 20 克糖并加水再煮 20 分钟。每天早晨服 3 匙。

☆鲜菠菜 250 克，洗净，待锅中水浇沸，加入食盐调味，将菠菜置入盐开水中烫约 3 分钟取出，加芝麻油适量拌匀服食。

☆海带 60 克，浸泡后煮熟加调味品，顿服，每日 1 剂。

48. 习惯性便秘

☆紫草 15 克，冷水浸泡 30 分钟后，煮沸，文火炖煮 3 分钟后，候温饮用。

☆黑芝麻 50 克入锅炒熟，然后盛入碗中，用香蕉蘸黑芝麻食用。每天食用蘸过黑芝麻的香蕉 5~6 根，坚持食用一段时间，能摆脱便秘的困扰。

☆黄芪、女贞子各 20 克，桔梗 9 克，甘草、桂枝各 6 克，白芍、当归各 15 克，大枣 12 枚，生姜 3 片，饴糖适量。每日 1 剂，水煎服，连服 10 天为 1 个疗程，一般服药 1~2 个疗程。

☆炒决明子 10~15 克，蜂蜜 20~30 克。先把决明子以布包好后打碎，加水适量煎煮 10 分钟左右，冲入蜂蜜中搅拌，1 次服下或早晚分服，每日 1 剂。

☆生白术 60 克，当归 20 克，生地黄 20 克，肉苁蓉 30 克，升麻 3 克，炒薏苡仁 30 克，葛根 30 克，马齿苋 50 克，败酱草 20 克，牡丹皮 10 克，桃仁 10 克，水煎服，每日 1 剂。若大便秘结甚者，加芦荟 2 克。

☆鱼腥草 5~10 克，白开水浸泡 10~12 分钟，代茶饮。

☆枳实 6~10 克，水煎服，每日 1 剂。

☆甘薯叶 500 克，花生油 15 克，将甘薯叶炒熟当菜吃，可加盐适量，每日两次。

☆何首乌 30 克，每日 1 次，水煎服。

☆炒莱菔子 30 克，水煎服，每日 1 剂。

49. 老年性便秘

☆决明子、莱菔子、肉苁蓉各 15 克，水煎后加适量蜂蜜分早晚两次服用。服药后还可吃 1 个香蕉和 10 克核桃仁，效果更好。

☆猕猴桃 1 个（洗净去皮），鲜番茄 1 个（洗净），鲜黄瓜 1 条（洗净不去皮）。将以上 3 种水果用榨汁机榨成汁，分 3 次少加蜂蜜和水冲服（最好在饭前 30 分钟服），连服 1 周为 1 个疗程。忌食干燥辛辣食物。

☆女贞子 30 克，生白术、当归各 15 克，煎汤代茶饮，每日 1 剂。

☆肉苁蓉 20 克，泽泻 10 克，玄参 10 克，麦冬 10 克，生地黄 10 克，麻子仁 10 克，佛手 10 克，大黄 5 克，甘草 5 克，水煎服，每天 1 剂，临睡前半小时服用。

☆当归 30 克，肉苁蓉 30 克，蜂蜜 50 克，加水 300 毫升，小火煮开 30 分钟，置瓶中备用。每天早上空腹服用 1 次，分两次服完。

☆胖大海 2 个,泡开水频服。并服下方:五味子、肉苁蓉、巴戟天、熟地黄各 15 克,沙参 20 克,大黄、甘草各 5 克,火麻仁 20 克。口臭、苔厚腻者,加芒硝 20 克(冲服),便即通。

☆核桃仁、松子仁、芝麻各等量,捣烂,加蜂蜜调匀,每日清晨空腹食,每次约 75 克。

50. 便血

☆茶叶 250 克,五倍子 5 个,共研末,每次服 6 克,米汤送下,1 日 2 次。

☆鲜凝固牛血适量切块,加水煮熟后,拌醋食用,早晚各 1 次。

☆炒椿树根皮 125 克,炒艾叶、炒黄芩各 10 克,共研细末,每次服 12 克,黄酒送服,每天 3 次,一般 2~3 天见效。

☆白茅根、地瓜根、鱼腥草、麻草各 6 克,水煎,分 2 次服,每日 1 剂。

☆将 500 克羊血煮熟,拌 60 毫升米醋,早晚分两次服,每天 1 剂。

☆将 60 克金针菜、15 克黑木耳洗净,加水两碗半,煮成一碗,冲入 5 克血余炭于碗内,每天服 1 剂。

☆花椒、干冬瓜皮各 3~6 克,花椒炒黄与冬瓜皮共压碾成细末,每次服 2 克,每日 1~2 次。

☆石榴 1 个,煅灰存性,研末,加红

糖适量拌匀,开水送服,每服 9 克。

☆苏铁叶 50 克(鲜者 100 克),浓煎 300 毫升,1 日内分 3 次凉服。3 天为 1 个疗程,一般 3 天内止血。

☆仙鹤草 20 克,大蓟、小蓟各 20 克,地榆炭 20 克,荆芥炭 15 克,黄芪 30 克,当归 20 克,枳壳 10 克,水煎温服。

☆川木瓜 6 克(研粉),蜂蜜 10 克。上药为 1 次量,先用白开水将蜂蜜(量也可多一点)溶解,再加入木瓜粉,冲服。每日早晚各服 1 次,连服至病愈。

十二、泌尿系统疾病

1. 急性肾炎

☆连翘 20 克,加水适量,用小火煎至 150 毫升,分 3 次餐前服,小儿酌减。视病情需要连服 5~10 日,忌辛辣食物及盐。

☆白茅根 50 克,水 3 碗煮成 1 碗,1 日分 2 次服完,至少连服 5 剂。

2. 慢性肾炎

☆分心木 300 克,黄酒 2.5 升,浸泡 10 分钟后,煮沸,去渣。每次服 5~10 毫升,1 日 3 次。

☆芋头适量,洗净切片,放入锅内煅灰研末,与红糖少许拌匀,每次服 50 克,每日服用 3 次。

☆黄精、大蓟、石韦、益母草、覆盆子各 30 克，熟地黄、杜仲、补骨脂各 15 克，细辛 3 克，核桃肉 15 枚，水煎服，每日 1 剂，15 天为 1 个疗程。

☆益母草 50 克，丹参 30 克，当归 20 克，川芎、赤芍各 18 克，水煎服，每日 1 剂，1 个月为 1 个疗程。

☆党参 15 克，茯苓 30 克，黄芪 30 克，黄精 30 克，生地黄 30 克，川黄连 3 克，黄柏 10 克，生大黄 10 克，炒杜仲 30 克，水煎服，日 1 剂，30 天为 1 个疗程。

☆鲜芥菜 200~240 克（或干芥菜 60 克），鸡蛋 1 枚，盐少许。将芥菜加水 3 大碗，煮至 1 碗水时打入鸡蛋，煮熟，加盐，喝汤吃菜和蛋。每日 1~2 次。

☆小公鸡 1 只（500 克左右），宰杀去毛去内脏并洗干净，将黄芪 100 克塞入腹中，用砂锅加水，文火煮烂，连汤带肉 1 次吃完。

3. 肾盂肾炎

☆爵床、玉叶金花各 30 克，薏苡根 15 克，水煎服。

☆满天星 30 克，蒲公英、紫花地丁各 15 克，水煎服。

☆白绒草 60 克，爵床 30 克，一枝黄花 15 克，水煎服。

☆地稔 30 克，马齿苋、六角仙各 20 克，车前草 15 克，水煎服。

☆水珍珠菜（毛射草）、一枝黄花、车前草、蒲公英各 15 克，荠菜 30 克，水煎服。

☆车前草 250 克，一点红、狗肝菜各 500 克，水煎服，每天 3 次。

☆猫须草（肾茶）、一点红、马齿苋各 30 克，车前草、蒲公英各 15 克，水煎服。

☆蒲公英、大蓟根各 15 克，金丝草 30 克，水煎服。

☆半边钱 3 克研末，鸡蛋 1 个，白糖少许，用麻油烤成饼，早晚各服 1 次。

☆鲜马齿苋全草 500 克，红糖 150 克。马齿苋洗净切碎，同红糖放入砂锅内，加水过药面，煮沸半小时，去渣取汁 400 毫升，趁热服下，睡觉盖被使出汗。如马齿苋属干品，用 120 克浸泡 2 小时再煎，分 3 次服，每日 1 剂。

☆土茯苓 30 克，栀子 15 克，萹蓄 20 克，车前子 20 克，女贞子 15 克，墨旱莲 15 克，甘草 6 克，瞿麦 20 克，草薢 10 克，水煎服，每日 1 剂。

☆鱼腥草 30~60 克，桃仁 6 克，蒲公英 30 克，水煎服，每日 1 剂，连服 10~15 日。

☆金银花、板蓝根、鱼腥草各 30 克，车前子（包煎）、泽泻各 15 克，瞿麦、海金沙各 12 克，甘草梢 10 克，加水适量浸泡半小时，再煎成 500 毫升左右，分早晚两次服，每日 1 剂。

☆黄芪、蒲公英、半枝莲各 30 克，党参、柴胡、麦冬、莲子、地骨皮、车前草各 15 克，石菖蒲、远志各 10 克，每日 1 剂。

4. 肾小球肾炎

☆车前草 30 克，淡竹叶 15 克，白茅根 30 克，每日 1 剂，水煎服。

☆白鲜皮、地肤子、浮萍、汉防己各 20 克，蝉蜕、僵蚕、地龙各 10 克，每日 1 剂，水煎服，适用于浮肿并有怕冷发热、尿少者。

☆菠萝肉 60 克，鲜白茅根 30 克，水煎后代茶饮用。

☆绿豆 30 克，制附子 30 克，水煎煮熟食豆，次日再加绿豆 30 克煮熟食豆，第 3 天则另用二药煎煮如前。本方适用于水肿，服后忌生冷盐酒 60 日。

☆菠萝肉 60 克，鲜茅根 30 克，水煎后代茶饮用。

☆益母草全草干品 30 克（或鲜草 60 克），加水 700 毫升，文火煎至 300 毫升，分 3 次温服。小儿酌减。

5. 其他肾炎

☆**狼疮性肾炎** 露蜂房、凤凰衣（鸡蛋壳内膜）、蝉蜕、蛇蜕各 10 克，水煎服。

☆**紫癜性肾炎** 地骨皮 50 克，徐长卿 25 克，水煎服，每日 2 次。

☆**隐匿性肾炎** 益母草 120 克，水煎

300 毫升，每日分 3 次服。

6. 肾下垂

☆太子参 30 克，炙黄芪 30 克，炙升麻 12 克，白术 15 克，怀山药 20 克，鹿衔草 30 克，水煎服，每日 1 剂，分 3 次服。

☆党参 30 克，干姜 10 克，肉桂 10 克，大黄 6 克，白豆蔻 25 克，刀豆 25 克。以上 6 味药分别挑选，粉碎成细粉，混匀过筛。每次 3 克，每日 2~3 次，温开水送服。

7. 肾虚

☆杜仲 20 克，五味子 9 克，研为粗末，纳入热水瓶中，用沸水适量冲入浸泡，加盖闷 15~20 分钟。频频饮用，每日 1 剂。

☆大枣 7 粒，桂圆 7 粒，莲子 14 粒，加少许水煮沸，放凉后，连同汤和大枣、桂圆、莲子一同服用。

☆黑芝麻、核桃肉各 50 克，同炒香，研碎，加糖或蜂蜜拌匀，每日早晚各 1 匙，开水冲服。

☆猪脬（俗称猪尿泡）1 个，洗净，将黄芪 15 克、升麻 6 克、桑螵蛸 10 克、益智仁 10 克、山药 30 克共装入猪脬内，放瓦锅中加水 300~500 毫升，加适量食盐共煮，待猪脬煮至烂熟后，去药渣，早晚当菜吃，每天 1 剂，轻者 1~3 剂，重者可连服 6 剂。

8. 肾虚水肿

☆鲜过路黄 20 克，小茴香 3 克，加水煎煮，沸后 30 分钟，取药汁炖猪蹄服食，每天 1 次。

☆黄芪 30 克，冬瓜皮 30 克，酸枣皮 30 克，生姜皮 10 克，大枣 5 枚，先用武火烧沸改用文火煮 20 分钟，取药液 200 毫升，每日 1 剂，分 2 次服用，连服数剂。

☆马鞭草 90 克，米酒 90 毫升，红糖 60 克，加水 500 毫升煎煮，每日服 2 次，每日 1 剂，连服 5 日。

☆大麦芽 100 克，赤小豆 60 克，共煮粥食之，每日 2 次。

☆积雪草、土茯苓、生牡蛎各 30 克（先煎），黄芪、槐花各 20 克，丹参 20 克，紫苏、竹茹各 15 克，法半夏 12 克，生大黄 10 克（后下），冬虫夏草 3 克（冲服）。水煎服，每日 1 剂，分早、中、晚 3 次服用。配合用大黄、牡蛎各适量，水煎取药液 200 毫升，保留灌肠，每日 1 次，连用 5 次为 1 个疗程。

☆鲜鲫鱼 2 尾，去肠去鳃，保鲜，把茶叶塞入鱼腹，以酒盐少许调味，蒸熟后去茶叶，食鱼饮汁，每日 1 次，7~10 天为 1 个疗程。

9. 肾功能衰竭

☆熟附子、生大黄各 12 克，炒槐花、生牡蛎各 30 克，皂荚 10 克，水煎浓缩成 100 毫升，保留灌肠，每日 1~2 次。内服可辨证服用六君子汤、补阳还五汤、天麻钩藤饮等。10 天为 1 个疗程，休息 3 日，再用下一个疗程。

☆冬虫夏草 5 克，煎汤连渣服用，每日 1 剂，并进食高质量低蛋白质淀粉饮食，配合支持疗法，纠正酸碱失衡，平均疗程 26 个月。

10. 肾结石

☆苞谷瓢（脱粒后剩下的玉米芯）3 个，用温水洗净，碾成碎块，车前子 30 克，用沸水 400 毫升煎煮 20~30 分钟，剩约 250 毫升，待温后，空腹 1 次服完。每天早晚各服 1 次，4~5 天能有排石效果。

☆红丝小蚯蚓（最好是芭蕉和竹子下的）每次 15 条，冷开水洗净捞出放入白糖（两汤匙），1 小时后挑出蚯蚓，开水冲服剩下的糖液。

☆金钱草、车前草各 25 克，滑石 50 克，生地黄、川续断、桑寄生各 20 克，补骨脂、杜仲、丹参、香附各 15 克，水煎服，每日 1 剂。

☆生黄芪 100 克，川芎 12 克，金钱草、海金沙（包煎）、郁金各 30 克，鸡内金（研末冲服）10 克，水煎，头煎二煎各取汁 250 毫升，合并煎液，分 2 次空腹冲服鸡内金末，每日 1 剂。服药后卧床休息 30 分钟，起床后温服醋汤 1000 毫升（镇江陈醋 100 毫升冲足开水到 1000

毫升）。饭后加强运动，以小跑为宜。夜卧时再饮醋汤 500 毫升。若出现血尿、腹痛等症状，中药改为日服 2 剂，并频饮醋汤，促进排石。

☆鸡内金 500 克，粉碎，装入饭盒内盖严，蒸 2 小时，然后打开盖把上面潮的晾干，先吃。500 克分 90 次饭后温开水送服，1 日 3 次。同时，服中成药结石通或石淋通。

11. 肾病综合征

☆龟龄集 0.6 克，1 日 3 次。同时给予泼尼松 40~60 毫克，连服 6~8 周，有效者逐渐减少用量，每 2 周减少原用量的 10%，减量到 15~20 毫克/天时，可改为隔日 1 次，维持治疗 1 年（体质壮盛者慎用龟龄集）。

☆玉米须、黄芪、党参、石韦、大蓟各 30 克，枸杞子、杜仲、补骨脂、菟丝子各 15 克，蝉蜕 6 克，桑寄生、白术、肉苁蓉各 12 克。1 日 1 剂，水煎 2 次服。

☆车前草 20 克，野菊花、金银花、黄柏各 10 克，金钱草、茯苓各 15 克，黄芪 20 克，淫羊藿、赤小豆各 10 克，益母草 10 克，仙茅 10 克。1 日 1 剂，水煎服。

☆鱼腥草 50 克，沸水冲泡当茶饮，两个月为 1 个疗程。

12. 肾病蛋白尿

☆黄芪 30 克，枳壳 10 克，防风 10

克，苦参 10 克，当归 15 克，贝母 15 克。随症加减：合并尿血者，加白茅根、益母草各 30 克；高血压者，加夏枯草、茜草各 15 克；浮肿者，加泽泻、茯苓皮各 30 克；病程日久者，加丹参 30 克，水蛭 5 克（冲服）。上药水煎温服，每日 1 剂，早晚分服。15 天为 1 个疗程。

☆熟鸡蛋黄 12 枚，研碎后置铁锅中文火加热，待蛋黄熬炼成半流状物时，加入生大黄粉 30 克，快速搅拌即成。成人分 6 次服，小儿及体弱者酌减，每晚睡前用小米汤（黄酒更好）冲服。服后盖被取微汗，连服 6 晚为 1 个疗程。

☆黄芪 50 克，薏苡仁、炙龟甲各 60 克。先将龟甲捣碎，放入锅内煮 1 个小时，再入余药，以文火煎 45 分钟，取汁分 2 次服用。30 天为 1 个疗程。

13. 其他肾病

☆**肾积水** 乌药 20 克，泽泻 15 克，川牛膝 20 克，水煎服，1 日 1 剂，5~10 天可好转。如尿频数、痛涩加黄柏 15 克；撒尿有余沥加车前子 15 克，纱布包煎。

☆**多囊肾** 炙黄芪 60 克，炒白术、赤茯苓、炒扁豆、车前子、木瓜各 30 克，怀牛膝 25 克，补骨脂、大腹皮各 20 克，炒党参、丹皮、焦神曲各 15 克，肉豆蔻、丝瓜络、红花各 10 克。水煎服，每日 1 剂。

☆**肾脓肿** 金银花 30 克，蒲公英 15 克，冬瓜仁 120 克，大黄（后下）12 克，牡丹皮 12 克，桃仁 12 克，甘草 12 克，白芥子 15 克，败酱草 15 克，薏苡仁 30 克，水煎服，每日 1 剂，早晚分服，5 天为 1 个疗程。服中药期间可以配合抗生素治疗。

☆**肾绞痛** 鹿角霜 30 克，黄芪 18 克，党参 12 克，白术 12 克，当归、小茴香、川楝子各 10 克，升麻、柴胡、沉香、陈皮、炙甘草各 5 克，大枣 5 枚，生姜 3 片。水煎，每日 1 剂，分 3 次服。

☆**肾炎水肿** 桑叶 15 克，杭菊 15 克，金银花 24 克，连翘 24 克，牛蒡子 9 克，桔梗 9 克，淡竹叶 15 克，滑石 30 克，茯苓 24 克，泽泻 12 克，瞿麦 21 克，地肤子 15 克，黄柏 9 克，陈皮 9 克，木香 6 克，甘草 9 克，水煎服。

☆**慢性肾功能不全** 益母草 30 克，丹参 15 克，赤芍、当归、川芎各 20 克，病程长、瘀血重者加穿山甲、大黄、路路通、鸡血藤各 10 克，水煎服，每日 1 剂，15 天为 1 个疗程。

14. 尿路感染

☆茶叶 3 克，海金沙 6 克研末，二者用姜汤冲服代茶饮，每日 1 剂。

☆穿心莲 15 克，车前子 20 克（包煎），有血尿者加大蓟、小蓟、仙鹤草各 15 克，水煎服。

☆鲜淡竹叶、白茅根各 10 克，放保温杯中，以沸水冲泡盖 30 分钟，代茶频饮。此方适用于尿路感染、尿中有红细胞者。

☆石竹全草 15 克，加水 400 毫升，煎至 200 毫升，分两次服，每日服 1 剂。

☆大枣、红糖、赤小豆、核桃仁、花生米各 150 克（赤小豆、花生米用清水泡两小时），加水煮 30 分钟。每天早、晚空腹各服 1~2 匙，连服数月。

☆鲜芹菜 2500 克，切碎捣烂，拧出汁，煮沸后，每次服 60 毫升，每日 3 次，忌辣物。

☆向日葵根 30~60 克，水煎代茶饮用，或加甘草水煎服。

☆蒲公英、石韦、滑石（包煎）各 30 克，车前草 15 克，瞿麦、萹蓄、栀子、灯心草各 10 克，熟大黄、生甘草各 6 克，水煎，分 2 次空腹温饮，每日 1 剂。

15. 尿道炎

☆冬瓜 500 克，赤小豆 30 克，加水适量煮汤，不加盐或少加盐，食瓜喝汤，空腹每日 1 次。

☆车前草 30 克，粳米 10 克，葱白 1 根，内加水 500 毫升，煎至 300 毫升时去渣取汁；然后加入粳米，再兑水 600 毫升左右煮成稀粥。每日 1 剂，空腹分 2 次温食。

☆滑石 20 克，瞿麦 10 克，粳米 15 克。先将滑石用布包扎，再与瞿麦同入砂锅中，加足水量煎煮，去渣取汁，以汁代水，加入粳米，如常法煮为稀粥。每日1剂，空腹分2次温食。

☆马齿苋100克洗净切碎，入砂锅中先加水浸泡2小时后再煎，水量以高过药面为度，大火煎沸后改小火煎30分钟，去渣取汁，加入红糖少许即成。

☆**急性尿道炎** ①滑石25克，瞿麦10克，粳米70克。把滑石用布包扎，与瞿麦同入砂锅煮汁，去渣，入粳米共煮为稀粥。每日分两次食用，3~5天为1个疗程。②食盐1汤匙置于杯或碗内，倒入温热开水溶化后频饮，连喝几杯（碗），不久便会炎消、痛止、小便通畅，症状消失。

16. 尿失禁

☆党参18克，核桃仁15克，加水适量浓煎，饮汁食核桃仁。

☆党参18克，紫苏叶10克，陈皮6克，加水适量煎药取汁，加入砂糖少许代茶饮。

☆龙眼肉15克，炒酸枣仁12克，芡实10克，加水适量煎药汁代茶饮。

☆芡实、怀山药各30克，核桃仁20克，大枣8枚（去核），同煮粥食用。

☆枸杞子9克，葡萄干12克，桂圆肉、杏仁、核桃仁各2个。将上物放入茶杯中，沸水冲泡加盖，20分钟后即可代茶饮，反复冲泡后，将上物吃掉，每天1剂。

☆白芷15克，加水煎煮2次，取汁

饮用，日服2次。一般服药5~7天病好转。

☆向日葵根须适量，洗净，加水煎熬至半小碗时，倒出加红糖半小勺。温服，每日1剂，可治疗尿失禁。

☆牛膝30克，红枣20枚。将牛膝、红枣一起放在米饭上蒸熟，去掉牛膝，随时服用米饭和红枣。

☆鸡肠1副，洗净晒干，炒黄研成粉，用黄酒送服，每次5克，1日3次。

☆炙黄芪30克，猪膀胱1个。将猪膀胱洗净后加葱姜入锅煮沸，去泡沫，加少许黄酒，再放入黄芪，加水至超过药面3厘米左右，煮沸后改用小火将猪膀胱煮至熟烂，取药汁约300毫升，于上午9~10时，下午3~4时各服1次，猪膀胱切细当菜吃。

☆黄芪40克，党参20克，白术15克，当归12克，柴胡、陈皮各10克，升麻、炙甘草各6克，益智仁30克，肉苁蓉30克，五味子12克，远志10克，水煎服，每日1剂。

17. 老人尿失禁

☆生龙骨30克，鸡蛋2枚。先将龙骨水煎30分钟，去渣取汁，再将鸡蛋打入煮熟，每晚睡前食之。

☆龙眼肉15克，炒酸枣仁12克，芡实10克，加水适量煎药取汁代茶饮。

☆生晒参20克，炙黄芪30克，金樱子20克，芡实30克，补骨脂10克，桑螵蛸 25 克，五味子 6 克，益智仁 10 克，蚕茧壳（连蛹）10 只，炙甘草 10 克，大枣 6 枚。每日 1 剂，水煎 3 次，取药汁（去渣）混合，均分 3 小碗，每天 3 次空腹温服。连服 10 剂为 1 个疗程。严重者需连服 2~3 个疗程。

18. 尿频

☆丁香、肉桂各等分，共研细粉。取少量药粉，以黄酒或水调成膏，纱布包裹神阙穴（即肚脐），外用胶布固定，每日 1 次。

☆芹菜 1000 克，去掉根及老叶，洗净切碎后加少量植物油和食盐，炒熟后分 2 次食用。

☆韭菜籽 10 克，研末和面做饼，分两次食用，每日 1 次，连用 6~7 天。

☆猪膀胱 3 个，洗净后与芡实同煮烂，取出膀胱后用开水冲一下，切碎，加酱油、麻油、葱、姜等佐料，与芡实同食。

☆核桃仁、益智仁、怀山药各 15 克，一同放入锅中，水煎服，每日 1 次。

☆莲子 10 个，黑枣 10 个，芡实 10 克，核桃肉 2 个，加水后置旺火上烧沸，再用文火烧至汁稠液浓，芡实、莲子等熟烂，即可食用。每晚睡前半小时服 1 小碗。

☆陈香菇、红枣、冰糖各 10 克，鸡蛋 2 个打碎去壳，置于容器内蒸熟，每日早餐吃 1 次。

☆大枣 30 个洗净，干姜 3 片，加适量水放入锅内用文火把枣煮烂，加入红糖 15 克，1 次服完。每日或隔日服 1 次，连服 10 次。

☆黄芪 30 克，紫河车 15 克，山茱萸 9 克，熟地黄 15 克，五倍子 9 克，五味子 6 克，白果 15 克，桑螵蛸 30 克，芡实 30 克，金樱子 30 克，生大黄 1.5 克，桃仁 9 克，每日 1 剂，水煎两次取药汁 200 毫升，早晚两次空腹温服，连服 1 个月。然后将此方 10 服研末制成水丸，每次 9 克，服半年。患有前列腺增生的病人，方中可加橘核 9 克、山楂核 9 克、沉香 3 克、白矾 9 克。

☆鲜山药 100 克，桂圆肉 10 克，五味子 5 克，白糖 30 克。将鲜山药刮洗干净，切成薄片，桂圆肉、五味子洗净后与山药共放入锅中，加适量清水慢火煎煮，煮至山药烂熟时加入白糖溶化即可。分两次温热服食。

19. 夜间尿频

☆益智仁、川杜仲、菟丝子、熟地黄、鹿角霜（先煎）、补骨脂、枸杞子各 10 克，制首乌 15 克，淫羊藿 6 克。每日 1 剂，水煎 2 次，混匀后服用，连服 3 剂有效。巩固疗效可继续再服 2 剂。

☆将新鲜鸡蛋大头钻一小孔，灌入白胡椒 5 粒，然后用面粉调湿封住小孔，再用浸了水的餐巾纸包裹，使大头朝上，放入蒸锅内蒸熟，去壳食蛋，每天 1 个，连服数天即可见效。高血压患者忌食。

☆蛇床子、菟丝子各 15 克，肉桂、益智仁各 9 克，每日 1 剂，水煎服。

20. 老年尿频

☆生山芋（削去皮）250 克，白酒 500 毫升。先将山芋捣碎待用，用文火煎酒，待酒沸即下山芋，再加入葱白，空腹食之。

☆每天用大枣 100 克，生姜 150 克（去皮洗净），加水 500 毫升，煎煮 10~15 分钟，取汁（每剂可煎 3 次），加白糖适量，当茶饮，1 日内服完。半个月为 1 个疗程。

21. 尿痛

☆玉米须 1 把，洗净后，以开水泡之，当茶饮。

☆葱白 30 克，白矾 15 克，盐 1 小撮，混合捣烂敷在肚脐上。

☆用湿热毛巾热敷小腹，约 20 分钟后再行排尿。

☆补骨脂适量，炒勿焦，研成细末，每晚用温开水送服 1 次。3~9 岁每次 1.5 克，10~12 岁每次 2.5 克，12 岁以上每次 5 克。

☆炮附子 6 克，补骨脂 12 克，共研细末，另取生姜 30 克捣成泥状。上药混合拌匀成糊状，取适量填入脐中，外用纱布覆盖，脱敏胶布固定。12 小时后除去，

1 天换药 1 次。

☆麻黄 2 份，益智仁 1 份，肉桂 1 份，共研细末，装瓶备用。每次取 3 克药粉，以少量食醋调成稠糊状，敷于脐部，脱敏胶布固定，12 小时后取下。间歇 6~12 小时，再以上药填脐，连敷 3 次后，改为 1 周敷药 1 次，连用 2 周以巩固疗效。

☆五倍子研粉过筛，加等量米醋调为糊状，临睡前填满肚脐，用纱布固定，次日晨起清洗。

☆带须的大葱根 7 个，硫黄 10 克（药店有售），共捣为泥状，晚上睡觉时敷在肚脐上，次日早晨取下，轻者 1 次，重者不超过 4 次即可好转。

☆金樱子 18 克，桑螵蛸 15 克，益智仁 12 克，山药 20 克，肉桂 6 克（研末冲服），菟丝子 15 克，水煎，分 2 次服，每日 1 剂。

22. 尿潴留

☆独头蒜 1 个，栀子 3 枚，盐少许，捣烂，摊纸贴脐部。

☆生大黄、荆芥穗各 12 克，晒干后研成细末，1 天内分两次用温开水冲服。

☆蓖麻仁 10 粒，田螺 5 个，食盐 9 克，共捣烂外敷神阙穴，一般用药后 20 分钟左右即可见效。

☆小茴香 100 克，粗食盐 500 克，炒热后装入布袋，热敷于脐下。也可用热水袋置于耻骨上方进行热敷。

☆三七粉、西洋参粉各 15 克，每次各服用 1 克，每天 1 次，温开水冲服。15 天为 1 个疗程，一般使用 2~3 个疗程。病情重的可以加倍使用。

☆白矾 60 克研末，与食盐 30 克搅匀调成药散后，湿敷神阙穴（位于脐窝正中）。大约 1 小时后，可见尿液排出。

☆益智仁（盐炒）、乌药分量相同，研为末，以酒煮山药熟烂后与上药混合做成绿豆大药丸。每次 10 克，每日 3 次，空腹淡盐茶水送服。30 天为 1 个疗程。此外，每天嚼食核桃仁 5~6 个，分早晚两次，疗效会更好。

☆玉米须 30 克，车前子 10 克，生甘草 3 克。车前子用纱布包好，与玉米须、生甘草一起置砂锅内，用 500~800 毫升清水煎取汁液，每日分 2~3 次温饮。

☆绿豆 150 克，淘洗干净，加水适量，煮至绿豆熟烂即成。每日 3~5 次，每次 1 碗，代茶空腹饮用。

☆党参 24 克，黄芪 30 克，茯苓、萆薢、王不留行各 12 克，莲子 20 克，车前子 15 克，肉桂 6 克，白果、甘草各 9 克，吴茱萸 5 克。将上药洗净，水煎，去渣取汁。每日 2 次饮用。

☆泥鳅适量，与豆腐同煮食。也可用白糖撒在泥鳅身上，使黏液、白糖混合，取混合液冲冷开水服。

☆白茅根 30 克，川椒 9 克，每日 1 剂水煎，分 2 次服。

☆莱菔子 10 克，炒熟，1 次吞服。

☆白矾 60 克，研末，与食盐 30 克搅匀，湿敷神阙穴（肚脐）。本方通下利尿，主治高龄老人前列腺肥大导致的急性尿潴留，一般 1 小时左右可排尿。

23. 尿闭

☆土田螺 7 个，捣碎，加食盐适量拌之，用纸包后，入锅煲汤片刻，取出凉至温热，以不烫皮肤为准，敷在生殖器与肚脐之间，15 分钟后可见效。

☆白矾 60 克，研末，与食盐 30 克搅匀，湿敷神阙穴（肚脐），主治高龄老人前列腺肥大导致的急性尿潴留，一般 1 小时左右可排尿。

☆蚯蚓 2 条，蜂房炭 6 克，灯心炭 0.3 克，研细末，分 3 次用温开水送服。

☆大葱白 200 克切成葱花，再取食盐 100 克，一并放入锅中炒热，分为 2 等分，纱布包裹。趁温热在患者神阙穴（肚脐中）至小腹部热敷，凉后即换另 1 包。

☆猪胆 1 只，加 360 毫升烧酒煎煮，分 3 次，饭后 2 小时口服。

☆蚕豆壳 60 克，车前草 20 克，灯心草 10 克，水煎，分早晚 2 次服。

☆葱白 1 根（约 10 厘米），白胡椒 7 粒，共捣烂如泥，填敷肚脐，盖以塑料薄膜，胶布固定。

☆手术后排尿困难：生大蒜 1 瓣，去皮切片，在尿道口涂蒜汁，或挤汁滴在尿道口,可能因刺激稍有不适,待 5~30 分钟,尿即排出。如 1 次无效,可行第 2 次。

24. 血尿

☆绿豆、黑豆、白茅根各 30 克,加水 2 碗,煎至 1 碗,取汁饮用。每日 2 次。

☆鲜萝卜汁、藕汁各 20 毫升,1 次饮完,每日 2~3 次。

☆绿豆 200 克,浸 2 小时,捣烂绞取液汁,微加温后顿服。注意:勿煮至沸,否则效果差。

☆槐花(炒)、郁金(煨)各 30 克,共为细末。每次服 6 克,每日两次,用淡豆豉送服。

☆车前子 15 克(包),加适量水,煮沸后,文火煎熬 2 分钟,取药液加入红糖调至有甜味,代茶饮服,每日饮 600 毫升以上。车前子可反复煎 2 次。5 天为 1 个疗程。

☆葡萄秧根、白糖各 30 克,加水煎汤服。

☆玉米须 50 克,芥菜花 25 克,白茅根 30 克,水煎去渣,每日分 2 次服。

☆芹菜 2.5 千克。将鲜芹菜洗净,捣烂绞取汁,加热至沸。每次服 60 克,每日 3 次。

☆生地黄 15 克,木通 10 克,甘草梢 10 克,淡竹叶 12 克,车前草 15 克。每日 1 剂,水煎代茶饮。

☆糯米 30 克,芹菜适量。炒黄糯米煮成粥,放入芹菜末 2 匙烫熟,加盐、味精、麻油适量。

☆生鸡蛋敲一孔,放入大黄粉,用湿纸盖孔上,放饭锅上煮熟,每日 1 次食用。

☆炒黄糯米 30 克,槐花 3 克,同煮粥,加冰糖渣 1 匙。

☆柳叶 15 克,藕节 30 克,黄柏 10 克,水煎服,每日 2 次。

☆炒黄糯米 30 克,煮成粥,放入空心菜叶 30 克,烫熟,加盐、味精、麻油适量。

25. 蛋白尿

☆芡实 30 克,白果 10 枚,糯米 30 克,煮粥,每日 1 次,10 日为 1 个疗程,间歇服 2~4 个疗程。食量少者,芡实、糯米用 15~20 克。

☆黄芪、山药、薏苡仁各 15 克,山茱萸、茯苓、石韦、蝉蜕、玄参各 4 克,玉米须 30 克,乌梅炭 3 克。每日 1 剂,分 2 次服。

☆当归、赤芍、川芎、红花、丹参各 15 克,桃仁 10 克,益母草、金银花、白茅根、板蓝根、紫花地丁各 30 克。每日 1 剂,水煎服,早晚服用。

☆生黄芪 60 克,太子参 15 克,焦白术 10 克,茯苓 10 克,煨葛根 15 克,白茅根 30 克,干荷叶 10 克,墨旱莲 10 克,金樱子 20 克,菟丝子 10 克,蝉蜕 6 克,牡丹皮 10 克，甘草 3 克。每日 1 剂，水煎分两次早晚分服。

☆莲子、芡实各 30 克，白果 5 枚（去壳），花生米 20 克，糯米 50 克，加适量水煮粥食用，每日或隔日 1 次，10 天为 1 个疗程，连服 3 个疗程。

26. 乳糜尿

☆山楂粉 250 克，蜂蜜 250 毫升。先将山楂粉加水适量，煮成糊状，再加入蜂蜜拌匀，冷却备用。每天服 2 次，每次 10 毫升，20 天为 1 个疗程。

☆芹菜 1000 克，洗净，切碎，煎取浓汁 200 毫升，顿服，以傍晚服效果较好。5 天为 1 个疗程。5~10 岁，用玄参 21 克，水煎取汁 80~100 毫升；11~16 岁，用玄参 33 克，水煎取汁 150~180 毫升；17 岁以上，用玄参 51 克，水煎取汁 200~250 毫升。以上各年龄组，取药汁分 4~5 次口服，温服为宜。每日 1 剂，一般 1 周为 1 个疗程。

☆川萆薢 12 克，川黄柏 9 克，莲子心 1 克，云茯苓 12 克，车前子 30 克（包煎），炒白术 9 克，生薏苡仁 15 克，石菖蒲 9 克，鲜白茅根 60 克，加清水适量煎两次，头煎二煎药汁混合，均分两小碗，上、下午各服 1 次，一般 5~7 剂可好转。

☆向日葵梗心 10 克，加水 2000 毫升，煎成 1500 毫升，分早晚 2 次空腹服用。

☆玉米须 30 克，糯稻根 60 克，水煎，

每日 1 剂，分两次服用。

☆干白茅根 100 克，加凉水 1500 毫升，浸泡 30~60 分钟后，放火上炖开 3 分钟，取下放凉；然后再煮 2 分钟，取下放凉；第三次再煮开即可取下，过滤，备用。每日 1 剂，分 5 次温服，可有明显效果。

☆猪苓、茯苓、泽泻、阿胶（烊化兑服）、补骨脂、益智仁各 10 克。上药水煎服，每日 1 剂，分两次煎服。如有血尿加蒲黄炭、仙鹤草各 15 克；如有尿频、尿急加黄柏、车前子（包煎）各 10 克，蒲公英 20 克。

27. 尿路结石

☆鲜鱼腥草 100 克，红地龙 10 条，白糖 50 克。红地龙用水漂净，将其置白糖内液化；鱼腥草取汁；二者混合顿服。

☆车前草 30 克，粳米 10 克，葱白 1 根。先将车前草、葱白洗净，入砂锅内加水 500 毫升，煎至 300 毫升时去渣取汁；然后加入粳米，再兑水 600 毫升左右煮成稀粥。每日 1 剂，空腹分 2 次温食。

☆车前草 30 克，毛桃仁 5 粒，木贼草 9 克（此为患儿用量，成人酌增），浓煎顿服，1 日 2 次。

☆薏苡仁研末加少许白糖拌匀，每次服 50 克，每日 2 次。服后大量饮水，同时配以跳跃运动，往往可以使结石排下。

☆冬瓜 500 克，赤小豆 30 克，煮汤

适量，不加盐或少加盐。食瓜喝汤，空腹每日1次。

☆益母草30克，蒲公英20克，牛膝、泽泻、延胡索各15克，琥珀6克（延胡索、琥珀研末冲服）。每日1剂，水煎2次，分3次服。

☆生黄芪60克，金钱草、海金沙（包煎）各30克，石韦、鸡内金各25克，炒白芍、生地黄各20克，山药、郁金各15克，升麻、枳壳、菟丝子、川牛膝、王不留行各10克。每日1剂，水煎分早晚口服，14天为1个疗程。

☆牛膝30克，乳香10克，水煎服，症重者每隔6小时服1剂，病轻者每日服1剂。

☆地肤子10克，水煎取汁1碗，薏苡仁60克煮粥2碗，与药汁调匀，加白糖适量食之。

☆车前叶50克，葱白30克，水煎，加白糖适量，分早、晚2次服。每日1剂，7天为1个疗程。

☆威灵仙、白茅根各60克，水煎服。每日3次饭后服，连服6~8天。

☆鸡内金3个，金钱草25克，水煎服。每日3次，连服5~10天。

☆金钱草50克，车前子、滑石各30克，瞿麦15克，炙甘草12克，水煎服。每日1剂，早、晚分服。

☆大黄、芒硝、枳实、厚朴、茯苓、鸡内金、王不留行、泽泻、车前草、郁金各10克，益母草15克，海金沙、金钱草各30克，白茅根20克，水煎服，每日1剂。

☆三棱15克，莪术15克，炮山甲10克，王不留行15克，金钱草50克，海金沙20克，鸡内金10克，石韦20克，车前子15克，萹蓄15克，滑石20克，牛膝25克，枳壳15克。肉眼血尿，加小蓟、墨旱莲、白茅根；绞痛加延胡索、赤芍、乌药；肾阳虚加肉苁蓉、菟丝子；肾阴虚加枸杞子、熟地黄、龟甲；肾积水加炒白芥子、赤小豆、桑白皮；小便有脓球或白细胞加栀子、蒲公英、紫花地丁。每日1剂，水煮服。

28. 尿毒症

☆麻黄、桂枝、细辛、川芎、红花、泽兰、大黄、杏仁、甘草等，加水煮沸20~30分钟，然后倒入浴盆内，令患者入盆浴洗45~60分钟，为保持水温应添加热水，使水温维持在38~40℃，并嘱患者不时按摩皮肤，使周身微微出汗为宜（注意避免大汗淋漓，以防虚脱）。每日1次，10~15天为1个疗程。

☆羌活、独活、防风、麻黄、桂枝、丹参、地肤子、白鲜皮、苦参等量，加水煮沸15~20分钟后，倒入水桶中，待温时将双脚浸入水中，然后逐渐加温水，直至水桶加满为止，共浸泡40分钟，每日1次，10~15天为1个疗程。

☆大黄、附子、细辛、冰片各适量

研粉，并通过 80 目过筛，装入瓶中备用。用时将药粉填满肚脐，用纱布固定，3 天换药 1 次，15~20 天为 1 个疗程。

☆生附片、川芎、沉香、大黄、冰片各适量研成 120 目规格的粉末，用 1.9% 桂氮酮溶液调和药末，纱布包裹药末外敷于双侧肾俞穴及关元穴等，每隔 3 日换药 1 次，5~10 天为 1 个疗程。

☆党参 15 克，茯苓 30 克，黄芪 30 克，黄精 30 克，生地黄 30 克，川黄连 3 克，黄柏 10 克，生大黄 10 克，炒杜仲 30 克，水煎服，每日 1 剂，30 天为 1 个疗程。

十三、其他内科疾病

1. 眩晕

☆山楂、乌梅、菊花各 15 克，水煎去渣，加白糖 50 克调服。每日 1 剂，每日服 3 次。

☆枸杞子 30 克，制首乌 30 克。1 天 1 服，煎煮 20 分钟，分早晚各服 1 次。30 天为 1 个疗程。

☆天麻 15 克，入砂锅加水 600~800 毫升，大火煎沸后改小火慢炖 40 分钟，滤出药汁后加水煎第 2 遍，最后将两次药液混匀、煮沸，冲生鸡蛋 1 个，搅匀饮用。每日 1 剂，分 2 次饮，连用 5~7 日为 1 个疗程。

☆生黄芪、天麻各 30 克，公猪瘦肉（或公羊肉）80 克。药和肉共煮，不加任何调料，食肉喝汤。早上空腹服，此为 1 剂，一般 2 剂可好转。

☆曼陀罗叶 10 克，最好用鲜叶，捣碎，加白酒数滴，包于左手掌心，每日换药 2 次，对肝阳上扰引起的眩晕效果较好。本品有毒，慎勿内服。

☆老生姜 40 克，洗净切碎，放入砂罐，加水 300 毫升，煮开后熬 5 分钟，将 1 个土鸡蛋破壳打入罐内煮熟，再加入 1 小勺白砂糖，早上空腹服，吃姜，吃蛋，喝汤。

☆仙鹤草 30 克，鸡蛋 2 枚，水煎服，每日 1 剂，3 周为 1 个疗程，服药期间停用其他药品。

☆蔓荆子果 5 克，猪脑 1 个。将蔓荆子果捣烂，与猪脑拌匀，炖吃。每日 1 剂，5 天为 1 个疗程。无蔓荆子果时，也可用枝叶替代，用量增加至 30 克，煎汤与猪脑共炖吃或蒸熟吃。

☆白果仁 3 个，龙眼肉 7 枚，加水同煎，每日空腹顿服。本方适用于眩晕、眼发黑的患者。

☆炙黄芪 12 克，陈皮 5 克，柴胡 3 克，升麻 3 克，白术 6 克，当归 5 克，炙甘草 3 克，茯神 6 克，炒远志 3 克，法半夏 6 克，生姜 3 片，大枣 3 枚。服 5 剂，隔天 1 剂。如有食滞，黄芪改为 6 克；失眠，加枣仁 6 克；调胃，加焦山楂 3 克，服 3 剂，自觉见效后改服补中益气丸，每早服 6 克；感冒时停服。

☆鲜石菖蒲全株 1000 克，切成 2 厘米长节段，加水煎汤，去渣取汁，约为 500 毫升，分 10~15 次代茶饮，每日 1 剂，连服 15 天（1 天疗程）有效，顽固者可连服 2~3 个疗程。

☆500 克冬瓜子，焙干研成细末服用，每次 50 克，早晚各 1 次，久服可治眩晕。

☆青壳鸭蛋 1 枚，大枣 10 粒，连用 5 天有效。忌辣物。

☆当归 9 克，炙黄芪 30 克，水煎内服，每日 1 剂。

☆熟地黄 15 克，山茱萸 10 克，山药 10 克，牡丹皮 8 克，泽泻 8 克，茯苓 10 克，五味子 5 克，天麻 10 克，钩藤 6 克，水煎服，每日 1 剂。

☆黑芝麻、枸杞子、何首乌各 15 克，杭菊 9 克，水煎服，每日 1 剂。

☆玉米须、香蕉皮各 30 克，栀子 9 克，水煎服，每日 1 剂。

☆红糖 30 克，鸡蛋 2 枚。豆油适量放锅内烧热，将鸡蛋、红糖（放一点水搅拌）倒入锅内煎熟，空腹服用，连服 10 天。

☆母鸡肉 250 克，当归 30 克，川芎 15 克，隔水蒸熟食之，每周 2 次。

☆五味子 100 克，白酒 300 毫升，浸 2 个月后可用。每次服 5~10 毫升，每日 2~3 次。

2. 神经衰弱

☆甘草 10 克，小麦 30 克，大枣 5 个，清水 2 碗煎至 1 碗，去渣服用，每日 1 次，连服 3~5 日。

☆党参 120 克，黄芪 120 克，肉桂 50 克，共研成粗粉。用甘草、生姜各 10 克煎汤，送服粗粉 6 克，早晚各 1 次。

☆百合 30~60 克，温水浸泡 1 小时左右，文火煎煮，水沸后 5 分钟即可。放凉后，先食百合后饮汤，可治疗神经衰弱。

☆灵芝 10 克，大麦 50 克。将灵芝剪碎加水，煎煮取汁。大麦磨碎，用灵芝汁煮，加白糖适量。可当早餐或夜宵食用，每日 1 次。

☆五味子 50 克煎汁备用，鸽蛋 30 枚，煮熟去壳后放入煎好的五味子汁中略煮，然后浸泡在汁中两天。每日食用鸽蛋 3 枚，食用前需将鸽蛋连五味子汁加热煮沸。

☆大红枣 20 枚，葱白 7 段。将用水泡发的红枣放入锅中，加适量水，武火烧沸煮 20 分钟后，加入葱白（连须），文火熬 10 分钟即成，吃枣喝汤，每日 2 次。

☆柴胡、黄芩、白芍、知母、川芎、党参各 10 克，百合、酸枣仁各 20 克，五味子、茯苓各 15 克，大枣 5 枚，甘草 3 克。每日 1 剂，水煎两次混匀，分中午和晚上临睡前两次口服。1周为1个疗程。

☆首乌藤250克。纱布将草药裹好，放入足浴盆的煎药装置内，加水，30分钟后药液自动生成，即可浸泡。每次30~40分钟，每日1次。

3. 精神分裂症

☆合欢皮20~60克，茯神、郁金各12克，石菖蒲、醋柴胡、当归、青皮、陈皮、白术、天竺黄各10克，胆南星9克，水煎服，每日1剂。

☆柴胡9~12克，黄芩6~9克，桂枝5~8克，茯苓、党参、生姜各10克，龙骨、牡蛎、半夏各12克，大黄、石菖蒲、远志各6克，大枣6枚。水煎，每日1剂，早晚分服。

☆商陆适量。将商陆鲜根块用清洁纱布包裹，拧出其汁（不要加入水分），空腹服用其汁10~40毫升。1周后可服用第2次，一般6~7次为1个疗程。

☆龙胆草、郁金、枳实、桃仁、茯神各10克，胆南星、天竺黄各8~12克，黄芩、木通各10克，大黄10克，芒硝10克，水煎，早、中、晚3次分服，每日1剂。10剂为1个疗程，间隔两天可进行下一个疗程。

☆太子参、当归、磁石、青礞石、生龙骨、牡蛎、茯神各20~30克，生代赭石20~60克，生铁落20~40克，黄连、黄芪、沉香、远志、胆南星、石菖蒲、莪术

各6~10克，粉甘草、芒硝各6~15克，䗪虫3~6克，琥珀末1~2克。每日1剂，水煎3次，分3次服。2周为1个疗程。

☆生大黄60克。将生大黄研为细末后，用开水冲之，待冷频服。本方为1剂，每日1剂，连服10剂为1个疗程。用此方症状稳定后，可用制半夏、石菖蒲、橘红、枳实各10克，茯苓15克，胆南星、炙甘草各6克，水煎服，每日1剂。

☆瓜蒌30~60克，胆南星10克，姜半夏10克，黄连6~10克，栀子15克，枳实15克，竹沥10毫升（兑入），橘红10克，柴胡10克，大黄10克，石菖蒲10克，郁金12克，白芍15克，甘草3克。每日1剂，水煎，分2次温服。躁狂不安、便秘者，加礞石10~15克；失眠重者，加朱砂1克研细冲服；口渴喜饮者，加知母15克。

☆丹参、三棱各25~50克，生龙骨、牡蛎各30~40克，生大黄15~20克，枳实10~15克，生甘草8~10克。将上药水煎，每日1剂，分2~3次口服，20天为1个疗程。若失眠重者，加礞石30~40克，琥珀6~10克（冲服）；若头痛重者，加川芎、柴胡各10~15克；若癫狂者，加郁金、石菖蒲各15~20克；若属狂症者，加知母15~20克、生石膏40~50克。

☆三棱、莪术各60克，大黄、赤芍各30克，水煎服，每日1~2剂，至控制病情为度。本方对周期性反复发作者

效果更佳。

4. 抑郁症

☆炙甘草 10 克，小麦 30 克，大枣 5 枚，酸枣仁 15 克，远志、香附、柴胡、郁金、香橼皮各 10 克，水煎，分 3 次服下，每日 1 剂，5 天为 1 个疗程。

☆柴胡 10 克，赤芍 15 克，麦冬 15 克，沙参 15 克，五味子 6 克，枳壳 12 克，白术 10 克，麦芽 12 克，柏子仁 10 克，香附 10 克，建曲 6 克，大黄 3 克，日服 1 剂，7 日为 1 个疗程。

☆柴胡 10 克，枳壳 10 克，白芍 1 克，郁金 10 克，酸枣仁 10 克，首乌藤 15 克，茯苓 15 克，白术 10 克，当归 10 克，远志 10 克，丹参 15 克，薄荷 6 克，日服 1 剂。

☆槟榔 50 克，牵牛花 50 克，酒大黄 30 克，制南星 150 克，皂荚 50 克。诸药共研细末，白糖拌匀调味。发作间歇期，每天晨起空腹服 1 次，成人每次 5 克，小儿减半。发作时加麝香少许，用姜汤送服，用量与间歇期相同。服 2~3 个月为 1 个疗程。

☆**养阴宁志方** 党参 15 克，麦冬 15 克，五味子 6 克，百合 15 克，酸枣仁 10 克，柏仁 10 克，郁金 10 克，砂仁 6 克，甘草 6 克，日服 1 剂。

☆**肝气郁结型** 炙甘草、炙枳实、柴胡、白芍各 3 克，粉碎为末，白开水调服，每天 1 剂，分 3 次服下。

☆**气郁化火型** 当归、白术、茯苓、甘草、白芍、柴胡各 6 克，栀子、牡丹皮各 3 克。每天 1 剂，水煎，早晚分服。

☆**痰气郁结型** 半夏、厚朴各 10 克，茯苓、生姜各 15 克，紫苏叶 6 克。每天 1 剂，水煎，早晚分服。

☆**阴虚火旺型** 熟地黄、山药、山茱萸、茯苓、泽泻、柴胡、白芍、酸枣仁、当归各 10 克，牡丹皮、栀子各 6 克。水煎服，每日 1 剂。

5. 癫痫

☆新鲜脐带或胎盘 2~4 个。将脐带或胎盘洗净，切成小块后放入砂锅中，加水煎煮，然后滤取煎液。每 3 日服 1 剂，每剂分 2 次服下。也可将脐带或胎盘切好后放入砂锅内焙干，研成细末，成人每次服 3~6 克，儿童每次服 1~3 克，每日服 2~3 次。

☆白矾适量，研成细末，成人每次服 3~5 克，儿童酌减，早晚各服 1 次。发病 1~2 个月者可服药 20 天；半年者服药 1 个月；一年以上者服药 1~3 个月。

☆干地龙 10~30 克，加水煎煮 2 次，将两次煎液混合，分 2 次服下。每日 1 剂，1 个月为 1 个疗程。如果用新鲜地龙疗效会更佳。

☆猪牙适量，将猪牙烧炭研末，每天 3 次，每次 1~2 克，饭后 2 小时用温开水服用。轻者服 1 个月，重者 2~3 个月好转。

☆蝉蜕适量，研成细末，每次服 3~6 克，每日服 3 次，1 个月为 1 个疗程。本方对外伤性癫痫疗效尤佳。

☆石菖蒲 9 克，加水煎煮后去渣取汁，每日 1 剂，分 3 次服下，30 天为 1 个疗程。

☆全蝎 1 条（不去头足），鲜韭菜 250 克，红糖 250 克，米饭 100~200 克。将全蝎用干净的瓦片焙干，研成细末，与洗净后的韭菜混合，用力搓揉至韭菜呈泥状，然后挤取汁液，与红糖及米饭一起蒸熟。每日 1 剂，于空腹时 1 次服食。1 个月发作 1 次者，可每周服食 1 次，或每月服食 2~3 次；1 个月发作 2~3 次者，可每周服食 2~3 次；一般患者可连续服用 4~5 个疗程。

6. 癔症

☆小麦 30 克，大枣 6 枚，甘草 9 克。先煎甘草去渣取汁，后入小麦及大枣为粥。此为 1 日量，分早、晚两次食用。

☆桃仁、芝麻各 120 克，大茴香、小茴香各 12 克，研细末，加入冰糖、蜂蜜各 120 克，麻油、鲜牛奶各 120 毫升，文火炖 2 小时左右成膏，冷后装瓶备用，每服核桃大一团，每日 3 次。

7. 帕金森综合征

☆桂圆肉 20 克，赤小豆 20 克，加水适量，煮赤小豆至烂熟，再加适量红糖，每日 1 次。

☆银耳 20 克，莲子 40 克，煮至熟烂，加白糖适量，每日 1 次。

☆红枣 20 克，山药 60 克，糯米 100 克，煮粥，每日 1 次。

☆核桃仁 15 个，白糖 50 克，放在砂罐中。用擀面杖捣成泥状，再放入锅中，加黄酒 50 毫升，用小火煎煮 10 分钟，每日食用两次。

☆核桃仁 15 个，红枣 6 个去核，共放在锅内，加水煮至发软，捣烂后加糯米粉 100 克，加水适量揉成团，放入碗中隔水蒸熟即可，每日 1 次。

☆枸杞子 50 克，羊脑花 1 具，放入容器中加水适量，加姜末、葱段、料酒、食盐，隔水蒸熟，食用时加入味精即可，每日分两次吃。

☆鸡胸脯肉 200 克切丁加精盐、淀粉拌匀，青笋片 50 克，枸杞子 12 克。菜油烧熟，下鸡丁、枸杞子、青笋、葱花炒熟起锅，隔两日 1 次。

☆枸杞子 20 克，鸡血藤 15 克，红花 5 克，加水 500 毫升，煎至 300 毫升，将药液倒入碗中，放黄酒 30 毫升，早晚分两次饮服，每日 1 剂。

☆天麻 10 克，猪脑花 100 克，放入砂锅内，加水适量，以文火炖 1 小时左右，调味后喝汤食猪脑花，每日服用 1 次，或隔日服用 1 次。

☆将鹌鹑 1 只去毛及内脏，天麻 15

克填其肚内，用线捆住，用水炖熟，加食盐、味精，去天麻，吃肉喝汤，隔日1次。

8. 老年痴呆症

☆丹参30克，茵陈5克，茯苓12克，水煎服。本方适用于脑血管疾病后引起的老年性痴呆症。

☆银杏叶，每次15~20克，开水冲泡当茶饮用，30天为1个疗程。

☆熟地黄、怀山药、山茱萸、生地黄各15克，党参、黄芪、茯苓、酸枣仁、泽泻各12克，龙骨（先煎）、龟甲（先煎）各18克，五味子、石菖蒲各9克，远志6克，水煎，分两次服，隔日服1剂，连服15剂。

☆熟地黄15克，山茱萸18克，怀山药30克，紫河车粉6克，川续断10克，石菖蒲10克，广郁金10克，炙远志10克，川芎10克，水煎服，每日1剂，1个月为1个疗程。

☆熟地黄15克，怀牛膝15克，怀山药15克，枸杞子15克，山茱萸15克，菟丝子15克，鹿角胶5克（烊化），龟甲胶15克（烊化），石菖蒲10克，远志10克，川芎10克，牡丹皮10克，茯苓15克，泽泻10克，水煎服，每日1剂，1个月为1个疗程。

☆人参、当归、黄精各20克，黄芪、何首乌各30克，三七、菟丝子、肉桂、丹参、枸杞子各15克，水煎，分早晚2次温服，每日1剂。30天为1个疗程，连服3个疗程。

☆乌龙茶4克，槐角24克，冬瓜皮24克，何首乌40克，山楂肉20克。将乌龙茶置容器内，余药用清水煮沸，取汁冲泡乌龙茶，代茶饮。

☆黑芝麻30克，糯米100克，同放锅内，文火熬粥，加蜂蜜1匙服食。

☆山药30克，芡实20克，羊肉、小米各100克。瘦羊肉切末，山药、芡实捣碎，同时放锅内加水煲粥，粥熟后调味服食。

☆桂圆肉15克，百合30克，鹌鹑2只。鹌鹑宰后去毛和内脏，洗净，与桂圆、百合同时放盆内，加沸水适量，隔水炖熟，调味服食。

9. 梅尼埃病

☆天麻、杭菊、生栀子、柴胡、泽泻、猪苓、川木通各10克，甘草3克，龙胆草6克，车前子15克，磁石20克，水煎，每日1剂，3剂为1个疗程。如果两个疗程下来效果不理想，请停服。

☆天麻9克，钩藤12克，石决明15克，洗净后用布包，入砂锅水煎后去布包取汁，然后趁热冲烫藕粉20克，加白糖适量调味服用。每日1剂，连服4~7天。

☆黄芪40克，入砂锅内水煎取浓汁，再放入羊脑1只，旺火烧开后加黄酒2汤匙，放葱、姜适量，炖煮烂熟，吃羊脑喝汤。每日1剂，连服15剂为1个疗程。

☆龙眼肉、酸枣仁（炒）各10克，芡实12克，共煮成汁，随时饮之。每日1剂，连服5~8天。

☆冬虫夏草10克，洗净入砂锅内水煎后去渣留汁，再入瓷盆内，加猪脑1只（去血筋洗净）、黄酒1汤匙、冷水2汤匙、细盐少许，然后上蒸笼蒸2小时，每日分2次服。连服3~5剂。

☆山羊角（切片）12克，川芎9克，天麻6克。先煎山羊角1~2小时，再加后2味药同煎10~20分钟，去渣温服，每日1剂。

☆白果20克，研末，有恶心呕吐者，加干姜6克，研末调匀。分为4等分，每次取1份，温开水送服，早晚饭后各服1次，一般4~8次即好转。

☆独活60克，鸡蛋6个，共煮，待鸡蛋熟后将鸡蛋皮打碎，再放入药液中煮15分钟停火，等鸡蛋稍凉，吃鸡蛋，每次1个，1日两次。连服3天为1个疗程。

☆泽泻30克，白术15克，牛膝10克，水煎，每日1剂，分2次服。

☆冬虫夏草10克，洗净，入砂锅水煎，取汁，加猪脑1个，黄酒1匙，凉水2匙，食盐少许，上笼蒸2小时，每日2次。

☆天麻1~2块，放入去内脏的老母鸡腹中，用冷水煮，不放任何辅料，也不放盐，煮烂为度。1只鸡可食用几次，把天麻和汤都吃了。

10. 震颤麻痹

☆银耳20克，莲子40克，加水共煮至莲子熟烂，再适量放入白糖调味。每日1次，空腹服食。

☆大枣20枚，山药60克，糯米10克，加水以文火共煮至汤黏稠。每日早晚各食1次。

☆桂圆肉20克，赤小豆20克，加水共煮至豆烂开花，再加适量红糖调味。每日1或2次，当点心食用。

11. 面部神经麻痹

☆白及3克，雄黄2克，朱砂2克，一起研为细末，用公鸡鸡冠血拌上药敷面部（左斜敷右，右斜敷左）。一般5次即好转，敷前针灸效果更佳。

☆小红参、女金芦、泽兰各150克，用白酒2500毫升浸泡半日后服用。每次20~40毫升，每日服1次。

☆皂荚100克，去皮，研为细末，用陈醋少许调成膏。嘴眼往右斜涂于左面颊，向左斜涂于右面颊。每日2次，连用5天（严防药膏抹入眼内）。

☆马钱子3克，湿润后切成20片薄片，排列于橡皮膏上，贴敷于患侧面部（左歪贴右，右歪贴左），约7~10日换1张。

☆蓖麻子适量，捣烂，敷患处，贴于患侧面部。

☆白芥子粉适量，以温水调成糊状，

均匀涂在透明玻璃纸上，贴敷于患侧面部，外层再用无菌敷料包扎，胶布固定。24 小时后除去药料，连续贴敷 3~7 日。

☆杨树皮 60~100 克，加水 1000 毫升，煮沸后趁热先熏患侧面部，待温凉后再洗，每次 40~60 分钟，每天熏洗 1~2 次。

☆黄芪 60 克，归尾 6 克，赤芍 10 克，川芎 9 克，桃仁 10 克，红花 6 克，白附子 12 克，全蝎 10 克，僵蚕 10 克，蜈蚣 2 条，水煎 2 次，煎液混合，分早晚 2 次服，每日 1 剂。

☆蜈蚣 10 条，全蝎 10 克，三七适量。将蜈蚣、全蝎共用火烤干研为粉末，三七研末，再将以上三味药物和匀，装入胶囊（空心胶囊药店有售），每次 10 粒，每日两次。

☆猪牙皂、樟脑各 30 克，冰片 0.3 克，共研细末，以麻油调膏装瓶备用。取适量外敷下关到地仓穴之间，宽约 1 横指，外用纱布、胶布固定。晚上贴敷，次晨取下。

☆桂枝 30 克，黄芪 30 克，防风 15 克，水煎 2 次，药液合并，分 3 次口服。

☆生黄芪 30 克，赤芍、防风、当归各 12 克，蜈蚣 2 条，水煎两次，分服，每日 1 剂。

☆白附子、天南星各 9 克，全蝎 6 克，共研细末，每服 3 克，黄酒或白开水送下。

12. 面神经炎

☆冰片 2 克，白芥子 3 克，共研细末，加浓茶水适量调糊而成。用时将药摊于敷料上，贴于患侧面部。敷药后若局部皮肤疼痛较剧烈则应停用。每日 1 次。

☆防风 30~60 克，加水煎煮，取药液 200~300 毫升，另配蜈蚣 1~2 条研末，以药液冲服。每日 1 剂，7 天为 1 个疗程。

☆大皂荚 6 克，食用米醋 30 毫升。将皂荚去皮，干后研末，过 500 目筛，置铜锅或铜勺（忌铁器）中微火炒至焦黄色，再加食用米醋 30 毫升搅匀成膏。用时将药膏平摊于敷料上，厚度 3 毫米左右，贴于口角处，左歪贴右，右歪贴左。每天 1 次，两天后改为隔天 1 次。如用药后局部出现皮疹，可暂停敷药，待皮疹愈后再用药。

☆白附子、白僵蚕、全蝎各等分，共研为细末，分包，每包 5 克。内服，每次 1 包，1 天 3 次，每晚配服阿司匹林片 0.5 克，黄酒送下，微见汗为宜。

13. 面肌痉挛

☆白芍 100 克，知母 15 克，蝉蜕 12 克，炙甘草 30 克，首乌藤 24 克，朱砂 2 克（冲服），水煎服，每日 1 剂。

☆白芍 15 克，白术、茯苓、当归、党参、地龙各 10 克，川芎、全蝎各 6 克，肉桂 5 克，蜈蚣 1 条，水煎服，每日 1 剂，30 天为 1 个疗程。

☆钩藤 18 克，天麻 12 克，全蝎 4 克，僵蚕 6 克，熟附子 4 克，党参 8 克，白术

8克，天竺黄8克，水煎，分早晚2次温服，每日1剂。

☆将适量冰片研为细末加入凡士林、香粉适量，调匀成膏。用时取药膏摊于钱币大的布块上并外敷于患侧面部及手背的"合谷穴"上，并用胶布固定，3小时后取下，隔天用1次。

14. 面瘫

☆猪牙皂15克，食醋100毫升。将猪牙皂捣碎，放入食醋内浸8个小时后即可应用。取棉球蘸药液涂擦健侧口角的后方部位（即地仓穴与牵正穴之间），每次用药液边涂边揉擦10~15分钟，每日可揉擦数次。

☆鲜防风20克，大蚯蚓2条，活全蝎5克，混合捣烂局部敷贴，每日用药1次。

☆取鳝鱼血制成血膏，贴于患侧口角，3~5天换药1次，一般1次即明显好转。注意：复原则应将血膏揭去，不可矫枉过正。

☆将鳝鱼血涂于患侧，30分钟后洗去，3天后再行第2次治疗。

15. 口眼㖞斜

☆皂荚末、蓖麻子仁适量，混合捣成糊状，睡前左边㖞贴右边，右边㖞贴左边，每晚用1次。

☆乳香30克，丁香3克，蓖麻子（去皮），共捣成泥状，摊于干净的纱布上，左侧歪斜贴于右侧面部，右侧歪斜贴于左侧面部，用胶布固定，每日换药1次，连续用药7天为1个疗程。

☆红皮蓖麻子、巴豆剥去硬壳，共捣烂成膏，摊于洁净白布或纸上，贴敷于患侧太阳穴处（左歪贴右侧，右歪贴左侧），同时用红糖、生姜（捣碎）各120克煎汤内服发汗，24小时后将膏药取掉，避风3日。

☆生鹿肉100克，生辣椒50克。将生鹿肉与生辣椒同捣，至椒烂碎为度，敷于歪斜处，可复原状。

☆公鸡血。用注射针刺入鸡血管内抽取样血，趁热涂于较轻的一侧。或取公鸡血加热后涂之。

☆鲜鲤鱼血、白糖等分，两味搅匀涂之，向左歪涂右侧，向右歪涂左侧。

☆鲜半枝莲30~60克，酌加食盐少许，捣为糊状后外敷患处，以纱布、胶带固定，每日换药1次。

16. 慢性淋巴结炎

☆半枝莲30克，夏枯草15克，水煎，分两次服，每天1剂，需连续服用。

☆**颈淋巴结核破溃流脓** 鸭脂150克熬炼成油，候冷，贮瓶备用，半夏10克研为细粉，用时根据疮面大小调合油脂与半夏外敷患处，每日2次。

☆**淋巴结肿大** 海带500克，切碎，泡入1000毫升白酒中，浸泡30天后去渣，每日饮酒30~100毫升，早晚分服。

☆**淋巴腺炎** 生甘遂50克，研末。鸡蛋20枚，煮熟去壳，用筷子在鸡蛋上戳数孔（以利于药汁的渗入）。将甘遂末与去壳的鸡蛋同煮15分钟，将鸡蛋捞出。每次进食鸡蛋1枚，每日两次。

17. 淋巴结核

☆蝼蛄1个，鸡蛋1个。先将鸡蛋一端打1个小孔，把蝼蛄放入鸡蛋内，用纸把小孔封闭，再用文火把鸡蛋煮熟，剥去鸡蛋壳，把鸡蛋和蝼蛄一起吃掉，每次吃1个，1天1次。

☆枇杷核10~20克（杵碎），水煎服，每日2次。

18. 甲状腺功能亢进

☆羚羊角2克（先煎），生地黄15克，白芍15克，黄药子15克，天竺黄20克，蒺藜25克，沉香15克，香附10克，紫贝齿25克，莲子心15克，珍珠母50克，水煎，早饭前、晚饭后30分钟温服，每日2次。或制成蜜丸，每丸重9克，口服3次，每次1丸，服药期间停服其他一切药物。

☆冬瓜皮30克，海藻15克，忍冬藤15克，水红花子15克，海浮石30克，水煎服，每日1剂。

☆炒酸枣仁、百合各15克，莲子心3克，水煎代茶饮。

☆黄花菜50克，甘草3克，白芍、郁金、合欢花、柏子仁、陈皮各6克，水煎服。

☆乌鸡1只，党参、黄芪各30克，慢火炖烂，食肉喝汤。

☆党参、龙眼肉、糯米各30克，大枣10枚，煮粥常服。

☆黑豆50克，浮小麦30克，大枣5枚，水煎服。

☆鲫鱼1条（去鳞、鳃、内脏），用纱布袋装，糯米50克，共煮粥食用。

☆猪肾1个，栗子肉（捣碎）30克，枸杞子15克，大米50克，煮粥常食。

☆牛肉200克，黄芪、党参、山药、浮小麦各30克，慢火煮至肉烂，加适量盐，食肉喝汤。

☆生牡蛎50克，昆布50克，浙贝母30克，海藻30克，知母15克，水煎服，30天为1个疗程。服药期间忌食煎炒辛辣食物。

☆豆腐4块，西红柿150克，木耳、冬笋、豌豆各15克，湿淀粉9克，生油9克，葱、盐等调味品适量，共烩汤服食。隔天1次，一连服数次。

☆青柿子1000克，去柄洗净，捣烂绞汁，放锅中煎煮，浓缩至黏稠，加入1倍的蜂蜜，再继续煎至黏稠时，离火待冷，装瓶备用。每次用1汤匙，以沸水冲服。每日服2次，连续服用5~10日。

☆甲状腺肿大：萝卜 500 克，陈皮 5 克，紫菜 50 克，将萝卜切丝与二者煮汤，佐餐用，每日 2~3 次。

19. 风湿

☆晚间临睡前，将 3 枚红壳鸡蛋洗净放入盘中倒入 50 度以上白酒浸没鸡蛋。稍加热后点燃白酒，熄火后吃鸡蛋饮残酒，连用 3 次即可。

☆红辣椒 30 个，老姜 100 克（切碎或打细），胡椒 90 粒，花椒 20 粒，用白酒浸泡（浸泡时间：冬腊月 1 个月，七八月份 10 天，其他时间 20 天）。用布条蘸药酒擦患处，每次只能擦一个部位，一般只需 2~3 天，严重的 7~8 天会有所缓解。涂抹后患处会发热，只能用手轻拍退热，决不能用手抓、抠。

☆威灵仙 60 克研末，葱白 30 克捣烂，用米醋适量调成糊状，外敷贴于痛处，3 天后关节疼减轻。

☆穿山甲 10 克，青风藤 10 克，海风藤 10 克，钻地风 9 克，红花 9 克，白酒 500 毫升。将上药共浸泡于白酒中，7 天后即可服用。每晚服 1 次，每次能喝多少喝多少。注意：如晚上发渴，多喝白开水；服药期间，忌房事、辣椒。

☆鲜生姜、鲜葱白按 1∶3 比例配用，混合捣烂如泥，放干锅内加热，趁热敷于患处，每 48 小时更换 1 次。

☆每天服用 5~10 毫升蜂王浆，连服 2~3 个月。

20. 类风湿

☆麻黄 15 克，桂枝 30 克，鸡血藤 30 克，寻骨风 20 克，透骨草 20 克，当归 20 克，白芍 18 克，制川乌 20 克，狗脊 30 克。将上药装入布袋内用适量清水浸泡 40 分钟，用火煎沸后，再用文火煎 30 分钟，制成溶液，倒入水温 40℃的浴盆内，患者赤身入盆，趁热洗浴，并用消毒毛巾蘸药液洗患处，每次擦洗 15~20 分钟，待周身汗出透时，用毛巾拭净全身汗水，出盆上床避风盖被静卧，浴疗 10 日为 1 个疗程，可连续 2~3 个疗程；也可以用该药液趁热浸泡双手 30 分钟，每日两次。高血压、心脏病、孕妇禁浴，该药切莫内服。

21. 风湿热

☆**寒湿壅滞型** 海风藤、桑枝、鸡血藤各 30 克，羌活、独活、当归各 10 克，秦艽 12 克、桂枝、川芎各 9 克，水煎服，每次 100~150 毫升，每日 3 次。

☆**湿热郁滞型** 防己 15 克，连翘、蚕沙各 12 克，薏苡仁、桑枝各 30 克，黄柏、知母各 10 克，甘草 6 克，水煎服，每次 100~150 毫升，每日 3 次。

22. 浮肿

☆每次用鲤鱼 1 条（重 500 克，去内脏与鳃）、赤小豆 120 克、陈皮 6 克、水适量煲烂，用盐调味食用，每天或隔天 1 次。

☆鲤鱼 1 条（重 500 克，去内脏及鳃）、冬瓜 300 克、葱约 10 根、水适量同煮，盐、油调味，分 2 次吃肉喝汤，每天或隔天吃。

☆红薯 500 克，生姜 3 片。将红薯挖洞放入生姜，加水煲熟或烤熟，每天早晚各吃 250 克，连续食用。

☆每次用花生仁 50 克、鲫鱼 300 克（去内脏及鳃）、水适量共煲，调味食之。

☆蚕豆 250 克，猪瘦肉 150 克，加水适量共煮，用盐少许调味，1 天内分 2 次食用。

☆白扁豆 15 克，玉米 30 克，加水煮粥食用，每天 1 次。

☆猪肚 1 个（洗净），大蒜 30 克（打碎），车前子 30 克，猪肚内纳入大蒜、车前子，加水适量共煲 1 小时，调味吃肉喝汤。

☆红枣 1500 克，大戟 500 克，加水共煮 1 昼夜，去大戟，将红枣焙干研末，分为 12 小包。每次服 1 小包，每日 3 次。孕妇忌服。

23. 水肿

☆黄芪 30 克，冬瓜皮 30 克，酸枣皮 30 克，生姜皮 10 克，大枣 5 枚，上药先用武火烧沸后改用文火煮 20 分钟，取药

液 200 毫升，每日 1 剂，分两次服用，连服数剂。

☆枳壳 7 克，厚朴、大腹皮各 5 克，白芥子 4 克，陈皮 7 克，茯苓连皮 10 克，莱菔子 4 克，泽泻 10 克，水煎，早晚分服，每日 1 剂。

☆红枣 1500 克，大戟 500 克，加水共煮 1 昼夜，去大戟，将红枣焙干研末，分为 12 小包。每次服 1 小包，每日 3 次。孕妇忌服。

☆香薷 50 克，加水煎浓，分 2 次服，早晚各服 1 次。

☆鱼腥草、车前草各 30 克，加水煎服，每日 1 剂，对湿热水肿、小便不利有较好效果。

☆尿少水肿：柴胡 30 克，黄芩 10 克，姜皮 10 克，车前子 20 克（包煎），白芍 20 克，半夏 12 克，甘草 5 克，水煎服，每日 1 剂，病重者每日 2 剂，肿退净停药。

☆麻黄、桂枝、细辛、羌活、独活、苍术、白术、红花各 30 克，加水煮沸 10~20 分钟后，倒入大洗衣盆或浴缸中，坐浴 5 分钟或更长时间。浴中须不断加热水以保持温度，使周身出汗。每日 1 次。

☆把老生姜切碎与白芥子一起混匀，用布包好，放入瓦罐中加水 1000 毫升徐徐加热，至烫手时，将毛巾浸入水中，趁热捞出拧至半干敷在腹部（肚脐周围）。可备两条毛巾交替使用，一般 20 分钟左右，腹水可逐渐消退。本法对因心脏病、

肾病导致的腹水症状较为适用。

☆**蛤蟆砂仁散** 大蛤蟆1只，砂仁15克。将砂仁从蛤蟆口塞入腹中，再用黄土和泥，将蛤蟆包封严密，约1厘米厚。然后放炭火上炙呈微红色（炙透），去净泥，研成细末。每次15克，热黄酒冲服。本方主治肝硬化等疾病引起的腹水、肢体肿胀、小便不利。

☆**黄芪薏龟汤** 黄芪50克，薏苡仁、炙龟甲各60克。先将龟甲捣碎，放入锅内煮1个小时，再入余药，以文火煎45分钟，取汁分2次服用。30天为1个疗程。本品补虚利尿，主治慢性肾炎，蛋白尿，体质虚弱。

☆**降浊扶正汤** 积雪草、土茯苓、生牡蛎各30克（先煎），黄芪、槐花各20克，丹参20克，紫苏、竹茹各15克，法半夏12克，生大黄10克（后下），冬虫夏草3克（冲服），水煎，分早、中、晚3次服用，每日1剂。配合大黄50克，牡蛎50克，水煎取药液200毫升，保留灌肠，每日1次，连用5次为1个疗程，主治慢性肾炎，肾功能衰竭，全身水肿难退。

24. 痛风

☆威灵仙30~60克，水煎服，每日2次。用于痛风发作期和缓解期。

☆威灵仙、车前子、生地黄各15克，地龙12克，伸筋草、粉萆薢、泽兰、牛膝、牡丹皮、赤芍、黄柏、泽泻各10克，生甘草6克。每日1剂，水煎服。有化脓性感染症状者忌用本方。

☆萆薢30~60克，水煎服，每日2次。

☆车前子30克（包煎），加水500毫升，浸泡30分钟后煮沸，代茶频饮，每日1剂。

☆生葛根50~100克，水煎代茶饮，预防复发效果良好。

☆金钱草60~120克，水煎服，每日2次。

☆桃仁15克，先将桃仁捣烂如泥，加水研汁，去渣，与粳米煮为稀粥，即可服食。

☆苍术、黄柏各10克，川牛膝15克，薏苡仁20克，忍冬藤20克，延胡索、归尾各10克，蒲公英15克，滑石20克，水煎服。并用鲜野菊花、鲜芙蓉叶等分，捣烂如泥，加生大黄粉20克，调匀敷于患处，每日1换。

☆栀子25克，鸡蛋1个去黄留清，用高度白酒调成糊状，敷在痛处，外面用纱布包好，每日换1次，一般2~3天即可见效，无任何副作用。敷药后局部皮肤可能变黑，但无痛痒，不破溃。以上剂量可敷1个痛处，如疼痛部位多，可酌增剂量。敷药期间，少吃海鲜少喝啤酒。

25. 疟疾

☆贝母（去皮尖）180克，生半夏

120 克，共研细末，于 5 月 5 日午时放铜锅内以微火炒至黄色，摊冷装入瓷瓶内封口，勿令泄气。每次 3 克，以姜汁 3 匙和药末炖熟，在疟疾发作前 15 分钟服之。

☆归身、茯苓、陈皮各 3 克，甘草1.5 克，好烧酒 1 杯。好烧酒与药并入罐中，盖严，桑皮纸糊口，勿令泄气，掘气窖埋 1 昼夜。临发时取出煎之，去渣温服，1 次服完。

☆青蒿 15~30 克，水煎，分 2~3 次服，连服 3 天。

☆常山、草果、知母、贝母各 10 克，水煎，在发作前 1 小时服。愈后再服用1 剂。

☆草果 3 克，人参 9 克。草果置碗内，添水半碗，上盖棉纸，纸上放人参 9 克，隔 1 夜于次日饭锅内蒸之。只将人参煎汤服，不用草果。

☆鲜生姜适量，洗净拭干，切碎捣烂，摊于纱布块上，再包叠成小方块，敷贴于穴位上，用胶布固定或绷带包扎。选用穴位共计分 3 组：第 1 组为双侧膝眼，生姜用 60 克，分敷两穴；第 2 组为大椎加间使（双侧），生姜用 30 克，分敷三穴；第 3 组选大椎一穴，生姜用 15 克。一般于发作前 4~6 小时敷贴，经 8~12 小时即可取下。

26. 霍乱

☆藿香叶、乌药、香附子（炒）各 15

克，甘草（炙）10 克，研为粗末，水 1 大盏，煎至 7 成。温服，每日 3 次，甚妙。

☆大鲫鱼 1 尾，绿矾（研）适量。取鱼去肠留胆，纳绿矾末入鱼腹，填满缝口，火炙令黄干，为细末。每服 3 克，陈米汤调下，每日 3 次。

☆陈皮、藿香各 15 克。将上药用黄土澄水 500 毫升煎至 250 毫升，每日分 2次温服。

☆晚蚕沙、木瓜各 9 克，生薏苡仁、大豆芽各 12 克，川黄连、炒栀子各 6 克，半夏（醋炒）、黄芩（酒炒）、吴茱萸各 3克。将上药用阴阳水煎，稍凉即成。

☆肉豆蔻（去壳）、人参（去芦头）、厚朴（去粗皮，涂生姜汁，炙令香熟）各30 克。上药捣粗散。每次 9 克，以水 15毫升，生姜 1 片，粟米 2 撮，煎至 10 毫升，去渣。不计时温服。

☆食盐 1 撮。将食盐炒后溶化于 1 碗开水内，候冷饮服。

27. 膀胱炎、膀胱结石

☆**急性膀胱炎**　新鲜薄荷 30 克，玉米须 30 克，冰糖 30 克，两药共放锅中，加水适量煮沸 10 分钟后去渣，加入冰糖溶化即可，分 3 次饮用，或倒保温杯中代茶饮，每天 1 剂。

☆**慢性膀胱炎**　鱼腥草 60 克，瘦猪肉 200 克，加水同炖，每天 1 剂，连服1~2 周。

☆**膀胱结石** 杭菊 9 克，金银花 9 克，麦冬 9 克，淡竹叶 12 把，车前子 15 克，海金沙 15 克，滑石 15 克，石膏 9 克，甘草 9 克，灯心草 12 把，8 碗水煎 4 碗，早晚 2 次分服，连服 3 剂。

28. 黄疸

☆鲜萹蓄适量，洗净捣汁，炖热服，每次服 50 毫升，每日 3 次，以愈为度。

☆黄豆 60 克，白菜 45 克，煎汤服用，有清热、润肝、消炎、除黄之功效。

☆柚子皮两只，烧成灰研末，每天饭后服 5~10 克，1~3 次即有疗效。

☆栀子 25 克，神曲 25 克，黄芩 25 克，槐米 25 克，麦胚粉 500 克，以上共同焙黄，研末，每次用开水冲服 30 克，早晚各 1 次。

☆白茅根、金钱草各 30 克，马鞭草 15 克，水煎，分 2~3 次服，每日 1 剂，宜服 7~15 天。

☆鸭梨 2 个，去皮、核，切片，浸入米醋中，1 日分数次吃完，每日 1 剂。

29. 转氨酶升高

☆五味子 90 克（以北五味子为最佳）烘干研为细末，每次服 3 克（儿童 1~2 克），每日 3 次，30 天为 1 个疗程。在转氨酶恢复 2~4 周后方可停药。

☆山楂适量研粉冲服，每次 3 克，每天 3 次，10 天为 1 个疗程。

☆五味子 50 克，柴胡、甘草各 30 克，水煎浓缩至 200 毫升，每次 100 毫升，每日 2 次，饭后服，疗程 1~3 个月。

30. 肋间神经痛

☆柴胡、郁金、延胡索、丝瓜络各 12 克，白芍 30 克，栀子、青皮各 10 克，白芥子 6 克，甘草 3 克。每日 1 剂，水煎分服。

☆柴胡 8 克，白芍 10 克，川楝子 10 克，炒延胡索 10 克，制乳香 10 克，制没药 10 克，佛手 10 克，路路通 10 克，炙甘草 6 克，水煎 2 次，早晚分服，每日 1 剂。

☆防风 15 克，延胡索 12 克，川楝子 9 克，龙胆草、柴胡各 6 克，水煎，分 2 次服，每日 1 剂。

☆鲜蒲公英 100 克，醋炒青皮 30 克，栀子 30 克，生甘草 20 克。将上药水煎 2 次，合药液共 2500 毫升，去渣，用毛巾浸药液，挤干后趁热敷患处，以局部皮肤能耐受为度。药液温度尽量保持在 40~50℃之间，使肌表易于吸收，以增强热敷效果。每晚 1 次，每次约 30 分钟，敷后避风。若痛甚于胀，加红花、桃仁各 10 克；若胀甚于痛，加防风 30 克、枳壳 20 克。

31. 血铅过高

☆海藻、昆布各 50 克，白糖适量。海藻、昆布加水煎至 100 毫升，加蔗糖制成浆剂。每日服用 1 剂，连续服用 6 天后停服 1 天，为 1 个疗程。

☆绿豆 120 克，土茯苓 30 克，甘草 15 克。土茯苓、甘草加水煎取药汁，用滤过的药汁煎煮绿豆至熟烂，每日 1 剂，早晚分服，15 天为 1 个疗程。

☆赤小豆、薏苡仁各 30 克，鲜冬瓜皮 100 克，置于砂锅内，加适量清水，煎煮 30 分钟后至药液约为 350 毫升时，加入少许红糖搅拌均匀，温热服用。每日 1 剂，10 天为 1 个疗程。

☆茯苓、猪苓各 15 克，泽泻、白术各 10 克，同放入砂锅内，加清水 1000 毫升，浸泡 20 分钟后，煎煮 30 分钟将药液滤出，再加清水 750 毫升，再次煎煮，将两次煎得的药液混匀。每日 1 剂，早晚分服。

☆胡萝卜 50 克，煮熟后取出压烂，调入牛奶 200 毫升服食。

☆金针菇 100 克（煮熟去汤），虾皮 50 克（温水略洗），猪瘦肉 200 克。将上述 3 物共剁成泥，加调味品制成馅，包成饺子（或馄饨）煮食，可分数次食用。

☆大米 50 克，海带 15 克切碎，大蒜两瓣捣烂。大米、海带加适量水先煮，待成粥后再加入蒜泥和调味品，稍煮片刻即成，可分数次食用。

☆金钱草 10 克，乌梅 10 克，甘草 10 克，煎汤去渣，约 300 毫升分 3 次饮服。

☆甘草 10 克，绿豆 50 克，煮汤，使绿豆酥烂，不加糖，喝汤吃绿豆。

32. 肢体手足麻木

☆鸡蛋皮 120 克，黄酒适量。将鸡蛋皮炒黄，捣碎，研为细末。每服 6 克，黄酒冲服。

☆五台蘑 280 克，花椒 3 克，白酒、黄酒各 30 毫升。选用山西五台山产的蘑菇，择净。花椒熬水冲入白酒、黄酒内，混匀，将蘑菇倒入酒汤内，上笼蒸熟，晒干研成细粉。每日早晚空腹以黄酒为引服用 9 克，白开水送下。

☆公鸡腿 1 对，黑木耳 30 克，黄酒适量。将公鸡腿烧灰，木耳熬汤。黄酒为引，顿服，数次可好转。

☆生黄芪 30 克，丹参 15 克，丝瓜络 20 克，鸡血藤 15 克，当归 10 克，红花 10 克，赤芍 15 克，川芎 10 克，杭芍 15 克，木瓜 30 克，片姜黄 10 克。每日 1 剂，水煎，早晚分服。

☆桑叶 20 克，茜草、牛膝各 30 克，水煎频洗。

☆大葱 60 克，生姜 15 克，花椒 3 克，水煎服，每日两次。

☆黑木耳、核桃仁、蜂蜜各 120 克，将木耳洗净浸泡发软，与核桃仁、蜂蜜捣成泥，放碗内上锅蒸熟，分 4 次吃完，可祛风活血。孕妇忌用。

☆生姜、葱白各 25 克，陈醋 25 毫升。将上述材料加水煮开，待温后取其汁液洗手脚，可治手脚麻木，每次 10 分钟。

☆生姜 20 克，大蒜头 20 克切碎，拌入 100 毫升陈醋，加水 1 碗，煎开，熏洗患处。治疗周围神经手足麻木。

☆霜桑叶适量，晒后用砂锅加水煮沸，捞出桑叶，趁热泡患病的手脚 15 分钟，每日两次。

33. 自汗、盗汗

☆麻黄根、黄芪各 20 克，浮小麦 100 克，牡蛎（打碎）50 克，水煎，日服 3 次，每 2 日 1 剂，一般服 2~3 剂，自汗、盗汗即止。

☆黄芪、生白芍各 15 克，桂枝 3 克，龙骨（先煎）、牡蛎（先煎）、浮小麦各 30 克，生地黄 12 克，五味子 4.5 克，炙甘草 9 克，大枣 5 枚，水煎，分 3 次服，每日 1 剂。

☆浮小麦 50 克，五味子 10 克（中药店有售），用凉水淘净后浸泡半日，加水 500 毫升，慢火煮开半小时以上，最后浓煎约 100 毫升，稍加冰糖调味，每日口服 2 次，每次 50 毫升。

☆韭菜 100 克，猪腰 1 个洗净切片，煮熟后当菜吃，连续吃 7~10 天。

☆白芍 18 克，浮小麦 12 克，加水 500 毫升，煎至 100 毫升，分 2 次服。

☆霜桑叶 100 克，烘干研细末，每次 9 克，米汤送服，1 日 2 次，连服 5 天。

☆豆豉 250 克（炒香），米酒 1000 毫升，密封浸泡 3 天后饮用，每次饮两匙，每天 2 次。

☆五花猪肉 250 克，米酒 500 毫升，白糖适量。猪肉与米酒同炖烂，加适量白糖、食盐调味，1 天内吃完，连食 2 天。湿热痰饮者慎食。

☆鳖 1 只，黄酒适量。取鳖鲜血，用热黄酒冲服，当日服完。

☆泥鳅 250 克，米酒适量。泥鳅洗净，加米酒炖服，每日 1 次。

☆**肺结核夜间盗汗** 凤凰衣（鸡蛋壳内膜）10 枚，荔枝核 7 枚，大枣 5 枚，3 味浓煎取汁，早晚空腹服下。

☆**阵发性发热出汗** 桂枝 9 克，白芍 9 克，生姜 9 克，炙甘草 6 克，大枣 12 枚，水煎 2 次，把 2 次药液混合在一起，饭后温服，每日 1 剂。服药后再吃一点热粥以助药力。

☆**湿热型盗汗** 杏仁、茵陈各 12 克，薏苡仁 20 克，白豆蔻、半夏各 6 克，厚朴 10 克，通草 3 克，滑石 20 克，淡竹叶 10 克，水煎服，每日 1 剂，5 天为 1 个疗程。

34. 手足多汗

☆葛根 60 克，明矾 30 克，混合，加水 2000 毫升，煮沸 20 分钟，待温后浸浴足部。

☆黄芪 30 克，白术 20 克，防风 20 克，葛根 30 克，煎煮 30 分钟，滤取药液熏洗患手，每日 1~2 次，每剂可用 2 日，

3 剂药为 1 个疗程。

☆将山西老陈醋 50 毫升，苦参 30 克，花椒 20 克，放入脚盆内，加入开水 1000 毫升，待温热时，双脚泡入其中泡 15~20 分钟，每日睡前洗脚。

☆每天用热水浸泡手足 5~10 分钟，也可在热水中加一些盐，效果更好。

☆煅龙骨 30 克，枯矾 10 克，共研为末，每次洗完手脚后，用药末擦手脚掌。每天 1~2 次。

☆枯矾 10 克，苦参 30 克，花椒 6 克，煎水洗，每天 1 次，每剂可连用 3 天。或将上药直接用 250 毫升醋浸泡半天后，再加入 500 毫升温热水浸泡手足，可连用 3 天。

35. 更年期多汗

☆新鲜红壳鸡蛋 1 枚，洗净放入玻璃瓶中，倒入老陈醋 150~180 毫升，浸泡 48 小时。待鸡蛋壳软化，用筷子将鸡蛋挑破，将蛋黄与醋搅匀，再放 24 小时后，加蜂蜜服用。每个鸡蛋液服 5~7 天，于清晨空腹时服用，每次 1 汤匙。对醋过敏，有胃溃疡的人慎用。

☆山茱萸 10~20 克，糯米 50~100 克，共煮粥，每日晨起空腹食用，10 日为 1 个疗程，休息 1 周后续服，连服 2~3 个疗程。

36. 汗斑、汗疱

☆硫黄 6 克，生白附子、密陀僧各 3 克，共研细末，以黄瓜蒂蘸药搽患处，每日 2 次。轻者 1~2 天自行消失，重者 3~4 天逐渐消失。

☆灯心草 1 小撮，硼砂少许，同放入碗中，加一点水，放入锅中蒸约 20 分钟，趁热用灯心草搅和硼砂揉搽患处，每日 1 次。

☆樱桃数 10 枚，盛放于玻璃瓶中，取汁涂患处，每日 3 次。

☆密陀僧 32 克，海螵蛸 32 克，硫黄 16 克，川椒 16 克，共研成极细末，过 120 目筛，装入瓶内备用。用时取生姜 1 块，斜行切断，以断面蘸药粉少许擦患处，擦至汗斑变成淡红色时即可。每天早晚各擦 1 次，擦后勿用水洗，晚上洗澡后再擦。

☆金毛狗脊 30 克，苍耳子、金钱草、白芷、五倍子、苦参、当归各 15 克，上药加水 3000 毫升，煮取 2000 毫升药液。将患处浸泡于药液中 10 分钟后取出，每日 1 剂，每日泡 2~3 次。不方便泡的地方热敷即可。

37. 中暑

☆黄瓜榨汁涂于患者头部，可以解热祛暑。

☆桃叶与适量食盐揉搓，贴于两足，有奇特的效果。

☆将蝼蛄虫之生者，与白米饭拌和，贴于头顶之凹处，效果良好。

☆取枇杷、苦丁各 10 克，煎汁饮服，分 3 次服下。

☆将 3~5 瓣大蒜捣碎，加入适量的开水，搅匀，待稍温后即可给病人服下。此方对中暑昏倒病人有效。

☆生姜汁、韭菜汁各 10 克，大蒜 5 瓣去皮捣烂后拌入汁中，用此汁灌服，对中暑昏厥者有效。

☆金银花 30 克，生绿豆 60 克，加水 5 碗，煎沸，取汁，略加糖频饮。

☆西瓜皮、冬瓜皮、丝瓜皮各 50 克，煎水 15 分钟，取汁加适量糖，温服当茶饮。

☆生藕 250 克，捣汁灌服。

☆青蒿 10 克，薄荷 10 克，水煎服。

☆鲜苦瓜 2 个，剖开去瓤，切片浸入盐开水，数小时后，捞出苦瓜将盐汤当茶喝，每日 1 剂。

☆葛根、白芍、泽泻、鲜藿香、佩兰各 12 克，黄芩、广木香各 9 克，黄连 6 克，水煎服。

☆沉香、檀香各适量。将上述各药烧烟，令香气满室，使患者窍透神醒。

☆青蒿、白扁豆各 6 克，连翘、云茯苓、西瓜翠衣各 10 克，通草、生甘草各 3 克，水煎服。

☆白扁豆 15 克，薏苡仁 10 克，莲叶梗 30 克，柳叶 3 克，水煎服。

38. 空调病

☆桂龙咳喘宁胶囊，每次 3~5 粒（小

儿酌减），日服 2~3 次，3 日为 1 个疗程。身重困倦、恶心者以香薷 10 克沸水泡汁送下；亦可嚼服生姜两片后服药。咳嗽多痰、胸闷者以陈皮 10 克，沸水泡汁送下；少汗、口渴心烦者以葛根 15 克沸水泡汁送下。

☆藿香正气丸，口服 1 丸；片剂，每次服 4 片；酊剂，每次服 5 毫升，均日服 2 次（以上藿香正气制剂系列，只选一种就可），温开水或温淡姜汤送下，5 天为 1 个疗程。

39. 春燥

☆白萝卜 500 克，榨汁备用。每次取 60 毫升萝卜汁，加入 30~50 克蜂蜜调匀服用，每日 3 次。

☆百合 50 克，蜂蜜 50 克。将百合洗净，脱瓣，浸清水中半小时后捞出，放入碗内，加入蜂蜜，隔水蒸约 1 小时即成。

☆干百合、莲子、冰糖各 30 克，大米 100 克。将莲子清洗干净，置于水中泡发。干百合、大米分别淘洗干净后，与莲子一同置于锅中，加水适量，先用旺水烧开，再用小火熬煮，待快熟时加入冰糖，稍煮即成。

☆百合花 10 克，山药 30 克，大米 30 克，冰糖适量。将山药清洗干净，削去表皮，切成薄片。大米淘洗干净后与山药一同入锅，加水煮粥，粥快熟时加入洗净的百合花。当粥煮至开沸后，放入冰糖，冷却后即可食用。

40. 秋燥

☆胖大海 20 克，雪花梨 2 只，冰糖约 80 克。胖大海用热水浸泡至完全涨开，去皮、核，梨去皮，切成小块，锅中放约 300 毫升清水，放入胖大海，用小火煮至黏稠，再放生梨块，用小火煮 15 分钟，放冰糖拌匀便可食用。

☆桑叶 10 克，苦杏仁 5 克，北沙参 15 克，川贝母 3 克，梨皮 15 克，冰糖 3 克，煎水代茶饮。

☆山药 50 克，甘蔗汁 30 毫升，酸石榴汁 15 毫升，生鸡蛋黄 4 个。先将山药煎取清汤，再将另外三味调入汤中，分 3 次温服。

☆甜水梨 1 个，切成薄片，于凉开水中浸半日，频饮。

☆用梨汁、荸荠汁、鲜苇根汁、麦冬汁、藕汁和匀凉服。

☆郁李仁 10 克，大米 60 克。以水 100 毫升研郁李仁，滤取汁，加水至 1000 毫升，加入大米煮粥食之。

☆白芝麻 10 克，大米 30 克，砂糖或白蜜适量。先将芝麻炒出香味，研碎，另煮米成粥，临熟调入芝麻、砂糖或白蜜。

☆天冬 30 克，大米 50 克，煮粥食用。

☆海参 20 克，大米 50 克，将海参与大米同煮粥食之。

41. 体虚乏力

☆灵芝 1000 克磨成粉，嚼服，每日 3 次，每次 1.5~2 克，常服。

☆樱桃 1000 克，加水 500 毫升，水煮后去核，加入红糖 300 克，调匀。每次 10 克，温开水服之。

☆大枣 250 克，羊脂 25 克，糯米酒或黄酒 250 毫升，先将大枣放入锅中，加水煮软后，倒去水，加入羊脂、糯米酒煮沸后晾凉，然后倒入玻璃或瓷罐中，密闭贮存 1 周即可，1 日两次，每次食枣 3~5 个。

☆鹅肉、大米各 100 克，调料适量。将鹅肉洗净，切细，放入碗中，用淀粉、酱油、料酒、花椒粉等勾芡备用。先取大米淘净，加清水适量煮粥，待沸后放入鹅肉，煮至粥熟，加食盐、味精等调味即成。每日 1 剂，3~5 日为 1 个疗程。

☆白鸽肉有补肝肾，益精气之功。取白鸽 1 只切块，与怀山药、玉竹各 100 克炖熟，吃肉喝汤，每日或隔日 1 次，连续服 5~7 天。

☆冬虫夏草 15 克，老雄鸭 1 只，将其剖腹去内脏，虫草置入鸭腹内，用线扎好，加葱、姜、盐等煮烂食用，周服 2~3 次。

☆鳝鱼 1 条，去内脏，猪瘦肉 100 克，黄芪 25 克，共煮熟，去药食用，大补气血。

☆党参、白术、茯苓、薏苡仁、山药各15克，黄芪、狗脊各20克，砂仁5克。水煎服，1日2次。

42. 慢性疲劳综合征

☆党参、黄芪、菊花、天麻、酸枣仁、柴胡各等分，研为细末，作为枕芯应用，连续用1~2个月。

☆党参、黄芪、丹参各等分，研为细末，装瓶备用。每次取10克，用清水适量调为稀糊状，外敷脐孔处，每日1换，10天为1个疗程，连续3~5个疗程。

43. 干燥综合征

☆沙参12克，麦冬12克，当归12克，生地黄12克，枸杞子24克，川楝子5克，每日1剂，水煎2次，早晚分服。

☆玉竹、沙参、百合、麦冬、知母各10克，装入大玻璃杯（或陶瓷、砂制的容器，忌铁制器皿）中，用500~800毫升沸水冲泡，加盖10~20分钟后代茶饮用。

☆黑芝麻60克，制首乌、桑椹各30克，火麻仁10克，糯米粉700克，粳米粉300克。制首乌、桑椹、火麻仁洗净浸泡后，加适量清水煎煮20分钟，去渣留汁，用药汁将糯米粉、粳米粉及适量的白糖和匀（可加入适量的清水），揉成面团，制成糕状，裹上炒香的黑芝麻，上笼屉蒸15~20分钟，待蒸熟即可食用。

44. 春困

☆兔肉500克，大枣20克。将兔肉切块，加料酒、盐腌渍20分钟；大枣入锅内下兔肉，加生姜片、葱头、胡椒等调料和水少许，炖煮至熟烂即可食用。

☆鲜山药100克，白扁豆、核桃肉各50克，粳米60克。将山药洗净切片，与白扁豆、核桃肉、粳米同入锅内，加水适量煮粥，粥熟后加精盐、味精、生姜、葱花调味食用。

☆山药35克，桂圆肉15克，甲鱼1只，切开洗净，去内脏，然后，甲鱼与山药、桂圆肉、料酒、盐、葱、姜一起入砂锅内，注入鸡汤煨炖至烂熟即可食用。

☆黄芪15克，黄精10克，大枣6克，水煎服，1日1剂。

☆白扁豆30克，莲子15克，银耳10克，大米100克，水适量。把白扁豆、莲子、大米洗净，银耳用冷水发开后洗净切碎，加入适量清水，旺火煮沸，再改用小火熬煮成粥食用。

☆葡萄干20克，龙眼肉10克，花生仁10克，白糖（或红糖）适量。将葡萄干、龙眼肉洗净切碎，花生仁炒熟，大枣洗净去核，将花生仁和大枣切碎，将麦胚粉用开水略烫，加入以上原料，揉和均匀，制成薄饼食用。

45. 失眠

☆生龙齿 15 克，朱砂 1 克，二药研成细粉，分成 5 包，每晚睡前 1 小时，冲服 1 包。

☆白芍、当归、熟地黄、玄参各 30 克，柴胡、石菖蒲各 3 克。每日 1 剂，水煎 2 次，下午 3 点、晚 8 点各服 1 次，每次 1 茶杯。

☆鲜百合 55 克，蜂蜜 25 克，加水适量共炖，每晚临睡前服食，每日 1 剂，连用 5~7 天。本方适用于阴虚火旺失眠者。

☆大枣 10 枚，葱白 7 根，白芍 15 克，水煎去渣，温服。失眠兼见胃脘中闷胀不舒，还有打嗝、嗳气者，适用此方。

☆山楂核、柿叶各 30 克。先将柿叶切成条状，晒干，再将山楂核炒焦捣裂，水煎服，每晚 1 次，7 天为 1 个疗程。

☆野生刺五加籽 15 克，五味子 10 克，高粱酒 500 毫升，泡 7 天后，每晚睡前喝少许。

☆天竺黄 10 克，白茅根 20 克，煅龙骨 10 克（先煎），煅牡蛎 10 克（先煎），磁石 15 克（先煎），白芍 20 克，忍冬藤 10 克，钩藤 5 克，茯苓 10 克，石菖蒲 10 克，远志 5 克，水煎，每日 1 剂，早晚分服，20 天为 1 个疗程。

☆远志、茯苓各等分，研末制成蜜丸，蜜丸 10 克重，每次 1 丸。

☆酸枣树根 120 克，丹参 60 克，加水浓煎后当茶饮，多少不限。此方为 1 日量，7 天可明显见效。

☆制半夏 12 克，黄小米 60 克，胸膈胃脘满闷、舌红苔黄者加莱菔子 12 克，水煎，睡前服，每日 1 剂，重者可早中晚各服 1 次。

☆将芹菜（一半茎、一半叶子）榨汁，加入适量蜂蜜，最后再倒入一些热水，每晚临睡前饮用。

☆黑豆 30 克，合欢花 30 克，小麦（去壳）30 克，蜂蜜适量。将前 3 味药洗净，放入锅中，加水适量，水煎，调入蜂蜜，晚上睡前 1 次服下，每日 1 剂。

☆丹参、远志、硫黄各 10 克，共研末，备用。每次取药粉 0.5~1 克，以水调为糊，敷脐内，贴胶布固定。每天换药 1 次。

☆磁石 20 克，茯神 10 克，五味子 10 克，刺五加 20 克。先煎磁石 30 分钟，然后加入其余药物再煎 30 分钟，去渣取汁。用药液擦洗前额及太阳穴，每晚睡前 1 次，每次 20 分钟，每剂可用 2 次。

☆龟甲 12 克，龙骨 30 克，（先煎），石菖蒲 15 克，远志 12 克，黄连 6 克，肉桂 3 克，炒酸枣仁 20 克，首乌藤 30 克。以上药物水煎服，每日 1 剂，早晚各服 1 次，一般连续服用 15~30 天，或服药后每晚睡眠达到 5~6 小时即可停药。

☆磁石 30 克，菊花、黄芩、首乌藤各 15 克，水煎取滤液，加热水洗双足。每晚睡前洗 1 次。

☆酸枣仁50克，合欢皮100克。上两味药煎汁，加入温水，用蒸汽足浴盆浸泡双足30~40分钟，每日1次。

☆珍珠粉、丹参粉、硫黄粉各等分，共合备用。每次取药粉0.25克填于脐内，外贴胶布，每天换药1次，连用3~5天为1个疗程。

☆柏子仁10克，研为细末，置肚脐中，外用伤湿止痛膏固定，每日1换，连续3~5天。

☆三七10克，丹参12克，石菖蒲、远志各20克，红花8克，香附6克。以上药物共研成细末，用40度白酒调成稠膏状，填满肚脐，外用胶布固定，每晚换药1次，连续治疗30天。外敷脐疗时注意，禁止饮用茶水、咖啡及食用辛辣食物，每天换药前用温水擦洗脐部，擦干后再上药。凡体质虚弱或脐部周围继发感染者勿用。

46. 嗜睡

☆苍术、陈皮、藿香、厚朴、半夏各10克，石菖蒲、茯苓、炒白术、佩兰叶、焦谷芽各12克，荷梗15克，砂仁3克，水煎服，每日1剂，6天为1个疗程。

☆酸枣仁30克（打碎入煎），枳壳30克，生姜3片，水煎服，加水800毫升，余汁600毫升，温服每日2次，每次100毫升，可以散风除烦，解嗜睡。

☆白术12克，茯苓12克，半夏9克，石菖蒲9克，甘草6克，陈皮6克，水煎服，每日1剂。

47. 睡眠综合征

☆**打鼾** ①苎麻根15克，牛蒡子10克，生甘草6克，每日1剂，水煎后每晚睡前半个小时分2~3次含漱，3~5分钟后再将药液缓缓咽下。含漱时应尽量将头后仰，以使药液达到咽喉部发挥最佳效用。②龙胆草、当归各10克，水煎，睡前服用，连服3晚。

☆**多梦** ①猪心1个，朱砂0.5克，将猪心煮熟，朱砂研细，用猪心蘸朱砂吃。每晚睡前吃，连用3次。②当归、生地黄、红花、牛膝各15克，枳壳、赤芍、甘草各15克，桔梗、川芎各7克，桃仁20克，用水煎服。③鲜丹参16克，鲜酸枣根30克，水煎，每日2次。

☆**睡觉磨牙** ①醋制白芍30克，炙甘草、蝉蜕各10克，水煎服，每日1剂，分2次服。3~6剂后收效。②橘皮1块，于睡觉前10分钟含入口中，入睡时最好不要吐出来，如感到不适时，可将橘皮吐掉。③芦根（即芦苇根，中药店有售，价格便宜）40克，开水浸泡20分钟后代茶频饮，每天1剂，对"上火"所致入睡磨牙有佳效，儿童起效尤为迅速。④生地黄、磁石（先煎）各30克，炙甘草、乌梅、泽泻、牡丹皮、五味子、远志、香附各10克，山茱萸、山药各12克，灯心草6克，水煎服，每日1剂。

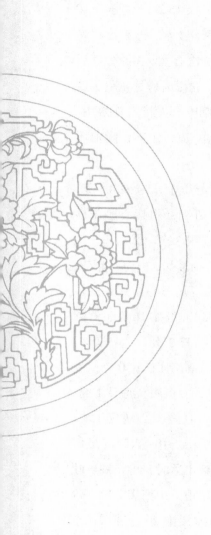

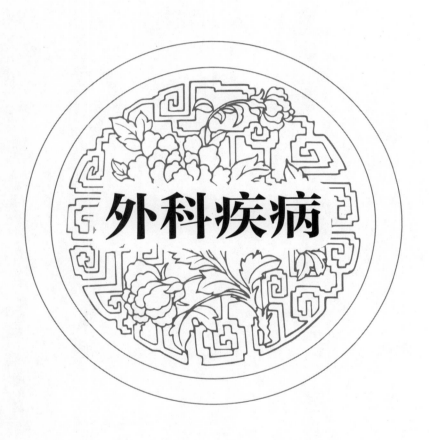

外科疾病

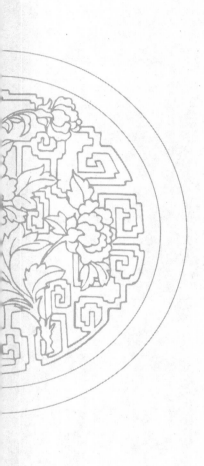

1. 腮腺炎

☆土豆1个，碾成泥状，加米醋数滴搅拌均匀，频频涂抹于患处。

☆青黛5克，芒硝15克，加陈醋适量，调匀后擦患处，每日4~5次。

☆马钱子适量，去壳，用瓷碗将马钱子加少许水磨成糊状，涂于患处，每天10次，干后即涂，保持湿润。

☆夏枯草20克，柴胡、玄参、菊花、连翘各15克，栀子、黄芩、赤芍各12克，蝉蜕5克，甘草3克，水煎，分3次温服，每日1剂。5天为1个疗程。可配合外用青黛，醋调和外涂患处。

☆新鲜马齿苋100克，洗净后捣烂取汁，加水适量，用棉花蘸汁涂擦患处，每日4~5次。

☆新鲜仙人掌1块，捣碎，加适量石膏粉或豆腐，搅拌成泥状。每次取适量贴腮部肿大处，晚上贴，次日早上洗掉。连用几天直到消肿。

☆赤小豆50克，碾成细粉，鸭蛋清适量调成糊状敷于肿胀处，每日2次，外用纱布盖压，胶布固定。

☆荆芥10克，加水1000毫升，煎后滤出药渣，药液装入保温瓶内，代茶饮用。外取醋适量，以毛巾浸醋液湿敷患处，1日换3~4次。

☆水仙花20克，蒲公英50克（鲜品），捣烂如泥后，加鸭蛋清适量，调敷于患处。

☆大黄40克，研细末，米醋适量调成糊状，涂患部，每日换药2~3次。

☆大青叶（鲜叶）100~300克，加白醋捣烂，敷患处，每天1次，必要时2次。药干后加醋，连敷5天为1个疗程。

☆冰硼散少许，冷开水调成糊状，敷于患处，纱布固定，每2日换药1次。

☆将活蟾蜍（又称癞蛤蟆）背部的皮剥下（不要头部蟾酥腺之皮），将其内面贴在患处，贴的范围要比炎肿处大一些，然后用稍大一点的塑料薄膜盖住蟾皮，防止变干，最后用医用胶布固定。如发现蟾皮干燥，可将蟾皮揭下，在清水中泡一泡，然后再按上法贴好固定。一般1次即可显效。

2. 流行性腮腺炎

☆板蓝根20克，金银花、甘草各10克，水煎，早晚各服1次，连服3剂。

☆鲜鱼腥草适量，洗净，切碎捣烂，平摊在敷料上，贴于患处，外用纱布固定，1日2次。

☆鲜青蒿250克，洗净置锅内加清水适量，水煎沸约10分钟，去药渣，放置露天过夜，药液接触露水即可。使用时以药液洗敷患处，每日2~3次。

☆新鲜蚯蚓数条，洗净，加入等量白糖搅拌，放置半小时后即成糊状，然后涂于纱布上，敷贴于患处，每4小时换药 1 次。

☆胡椒粉 0.5~1 克，面粉 5~10 克，用温水共调成糊状，涂于纱布上，敷于患处，每日换药 1 次。

☆连翘粉 60 克，大黄粉 60 克，用黄酒调成糊状，然后取适量敷患处。

☆吴茱萸 12 克，浙贝母 9 克，大黄 9 克，胆南星 3 克，上药共研成极细末，用米醋调成糊状，敷于足心涌泉穴。患左侧敷右足，患右侧敷左足，如系患双侧则敷双足，每日换药 1 次。

☆雄黄、白矾各等分，研成细末，用食醋调成糊状，每日 3~4 次，敷于患处。用药时从肿胀的边缘逐渐向里敷药，肿胀的中心（最高点）留 1 厘米见方不敷药。

☆夏枯草 30 克，僵蚕 10 克，牛蒡子 15 克，莱菔子 15 克，苦杏仁 10 克，连翘 15 克，薄荷 6 克，荆芥 10 克，赤芍 10 克，水煎服，每日 1 剂。7 天为 1 个疗程，1~2 个疗程获效。

☆板蓝根 18 克，夏枯草、金银花、甘草各 9 克，水煎，分 3 次服，每日 1 剂，连服 3 日。

☆鲜威灵仙根捣烂，每次用 500 克加米醋 250 毫升，浸于密闭玻璃瓶内，3 日后取出，用浸液涂患处，每 2~3 小时 1 次，用药 3~4 日。

☆青黛 1.5 克，用鸡蛋清调匀，敷于患处，干后再涂。

☆黄柏、生石膏各 10~20 克。将黄柏研为细末与石膏混匀，用水（或醋）调成糊状，摊于纱布上，厚约 0.5 厘米，敷于患处，用胶布固定，每日 1~2 次。

☆鲜酢浆草全草 30 克，洗净水煎，1 日内少量多次分服。

☆赤小豆 30 克，大黄 15 克，共研细末，青黛粉 30 克，混合分 5 包备用。取 1 包用鸡蛋 2 个去黄留清调成糊状涂敷。可反复涂敷。

3. 落枕

☆米醋若干，另备棉纱布 1 块，或其他可浸布类，用其浸入醋里，然后平敷在颈部肌肉疼痛明显处，再用一个可装热水的容器，装上热水后放在浸有米醋的棉纱布上，局部皮肤感觉不烫为度，保持局部温热 20~30 分钟。温敷过程可活动颈部，一般进行 1 次治疗，疼痛即可消失。

☆刀豆壳 15 克，羌活 9 克，防风 9 克，加水 800 毫升同煎，先用武火煎沸后，改用文火续煎 30 分钟，药汁 1 次服完。每剂煎服 2 次，每日 1 剂。

☆先用湿热毛巾在患处敷 5~10 分钟，然后把伤湿止痛膏敷在痛点处，6 小时换 1 次，一般 3 次可愈。

☆葛根 30 克，菊花 15 克，生白芍 24 克，柴胡 12 克，生甘草 9 克，此为 1 日量。水煎后，将红糖 30 克加入药汁中，1 次服下，服后卧床休息 1 小时（以全身稍发汗为度）即可痊愈。

4. 静脉炎

☆黄蒿、洋金花、密陀僧、重楼、川椒各15克，紫金锭6粒，95%酒精270毫升。将上药加工成粗粉，放在玻璃容器内，加入酒精密封，泡10日可用。用药棉蘸其液涂于患处，每日4~6次。

☆红花、连钱草各100~150克，用等量的醋和温水把药拌潮湿，装入自制的布袋中（布袋大小根据患处大小而定）。把药袋敷于患处，用热水袋等方法使药袋保持一定温度，每次敷半小时，每天1次。每服药可用10天，10天后再换1服。每次用后药干了，下次再用时，可用等量的醋和温水，把药再拌潮湿。

☆生地黄30克，当归15克，赤芍10克，川芎10克，桃仁10克，红花6克，牛膝15克，柴胡10克，枳壳10克，炙甘草6克。水煎服，每日1剂。

☆云南白药涂患处。涂药前先将患处以热毛巾热敷几分钟，涂药后以纱布包扎好，待药干时可滴入酒精，以保持其湿度。每日1次，治愈为止。患处破口勿涂药。

☆重楼5克，在平底瓦盘中放醋20毫升，研磨成汁状。用棉签蘸药液外涂患处，每天3~4次。一般用2天即能使肿胀消退。

☆生地黄30克，当归15克，赤芍10克，川芎10克，桃仁10克，红花6克，牛膝15克，柴胡10克，枳壳10克，炙甘草6克。水煎服，每日1剂。

☆仙人掌适量，洗净，去皮刺，切片，沿发炎的静脉走向贴敷，药干后及时更换，连续3~5日。

☆芒硝50克，冰片5克，加水调成糊状，外敷患处，每天换药1次。

5. 血栓性静脉炎

☆益母草60~100克，紫草、赤芍、牡丹皮各15克，紫花地丁、生甘草各30克。每日1剂，水煎服。同时外敷大黄糊剂，即用生大黄粉500克，玉枢丹（即紫金锭）10克，面粉等量，以温水、稀醋调匀如糊，涂敷患肢，包裹，隔日换药1次，一般外敷3~5次。

☆金银花、玄参各45克，薏苡仁、黄芪、当归、水蛭各30克，黄柏、苍术各15克，全蝎10克，蜈蚣3条，甘草5克，加水1000毫升，煎10分钟过滤，再加水500毫升，煎15分钟过滤，三煎加水300毫升，煎20分钟过滤，三煎滤液混匀，约1000毫升。每日1剂，分3次口服，15天为1个疗程。

☆茵陈30克，赤小豆、苦参各12克，炒薏苡仁24克，炒苍术、泽泻、防己、炒黄柏、木通、佩兰、白豆蔻各9克，生甘草3克。每日1剂，水煎服。

☆水蛭、大黄、没药、乳香、栀子各50克，僵蚕40克，紫草、冰片、生甘草各 30 克，黄柏 25 克。将上药共研细末，过 80 目以上筛，越细越好。根据红肿面积大小，取适量药末加适量蜂蜜调成较稠的膏剂，敷贴于红肿处，上盖油布或塑料布，再用绷带或胶布固定。每日外敷 16~20 小时，治疗 1 周为 1 个疗程。

☆乳香、没药、山慈菇、姜黄各 15 克，当归 12 克。将上药共研细末，醋调外敷，每晚 1 次。

☆急性血栓性深静脉炎：益母草 30 克，紫草、牡丹皮、赤芍各 15 克，紫花地丁、生甘草各 30 克，水煎服，每日 1 剂。热重者加水牛角片 30g，生石膏 100 克，柴胡 15 克；苔厚腻黄者加大黄 10 克，黄芩、黄柏各 15 克，水煎服，每日 1 剂，并外用清热解毒药膏。

6. 脉管炎

☆金银花 90 克，黄芪、当归、玄参各 30 克，甘草 10 克，水煎服，每日服 3 次，每日 1 剂，服 10 天为 1 个疗程。

☆当归、威灵仙各 15 克，独活、桑枝各 30 克，水煎 10 分钟后熏洗患部，每日 1 次，1 剂可用 2 次。此方运用于本病的初、中期。

☆生石膏 250 克，研末，加桐油 100 毫升，调成糊状，敷于患处，裹消毒纱布，每日换药 1 次。10 天为 1 个疗程。桐油切勿加热以免降低疗效。

☆土鳖虫 15 克，鸡血藤 100 克，红

参须 30 克，虎杖 30 克，桑枝 30 克，丹参 30 克。水煎服，每日 1 剂，20 天为 1 个疗程。

☆红参 200 克，鹿茸 60 克，蜈蚣 200 条（不去头足），金钱白花蛇 20 条，白芷 200 克。研细末，炼蜜为丸，每次 10 克，早晚空腹各内服 1 次。

☆金银花 30 克，玄参、当归、丹参各 20 克，红花、蒲公英、紫花地丁各 10 克，制乳香、制没药各 7.5 克，生甘草 5 克。每日 1 剂，用水 800 毫升煎至 500 毫升，分 2 次口服。若热盛伤阴者，加麦冬、石斛；偏于血瘀者，加赤芍、牡丹皮、桃仁；创面愈合阶段，正气虚者，加黄芪、党参。

☆赤芍、鸡血藤、丹参各 30 克，炮附子、当归、牛膝各 15 克，干姜 6 克，地龙 12 克，炙甘草 6 克，蜈蚣 1 条（研末冲服）。每日 1 剂，水煎服，炮附子先煎 1 小时。

7. 血栓闭塞性脉管炎

☆蒲公英 30 克，苦参、黄柏、连翘、马钱子各 12 克，金银花、白芷、赤芍、牡丹皮、甘草各 10 克。将上药用布包好扎好，加水煎煮后，过滤去渣，趁热熏洗患处，每日 1~2 次，每次 1 小时。如有创口，熏洗后再常规换药。

☆当归 30 克，金银花 90 克，玄参 60 克，桃仁 10 克，丹参 30 克，黄芪 30

克，红花 10 克，牛膝 10 克，刘寄奴 12 克，甘草 30 克，水煎服。

☆当归、赤芍、白芍各 15 克，川牛膝 12 克，红花、炮甲珠、木香各 10 克，丹参、鸡血藤、甘草各 3 克。每日 1 剂，水煎服。

☆生石膏 250 克，桐油 100 毫升。将石膏研末，加桐油调成糊状，敷患处，外裹消毒纱布。每日换药 1 次。敷药时注意：患部如有溃破，需将溃破口敷平；换药时，先用浓度为 15% 的温盐开水洗净，拭干患处，然后敷药糊；冬季使用本方时，桐油质地黏稠，只需与生石膏粉多拌和数次，即可调匀，切勿将桐油加热熔化，以免桐油变质影响疗效和引起急性皮炎。

☆炙黄芪、当归、鸡血藤各 30 克，桂枝、红花、川芎、白芍、川牛膝、制乳香、制没药各 10 克，炙甘草 6 克，水煎，二煎合而为一，分 2 次口服。药渣倒入脸盆再煎，趁热外洗患肢，每日外洗 2~3 次，每次不少于 20 分钟。每 60 剂为 1 个疗程。1 个疗程结束后用水蛭和三七粉（1：1）口服巩固疗效，每次 3 克，每日 2 次。

8. 腱鞘炎

☆归尾、红花、花椒、连钱草、伸筋草、续断、苏木、海桐皮各 15 克，加水半盆煎汤熏洗。1 天数次，1 剂药可用

两天。

☆生栀子 10 克，生石膏 30 克，桃仁 9 克，红花 12 克，土鳖虫 6 克。将上药研末，用 75% 酒精浸湿，1 小时后加适量的蓖麻油调成糊状备用。使用时将此药膏涂于纱布敷贴患处，用胶布固定即可，隔日换药 1 次。一般 1~2 次可有疗效。

☆化脓性腱鞘炎：紫花地丁 20 克，金银花、野菊花各 12 克，皂角刺、生栀子各 15 克，连翘、黄芪各 9 克，半枝莲 20 克，车前草 15 克，甘草 3 克，水煎 3 次，混合滤液 1000 毫升，分 3 次饮用。创面消毒，外敷药渣每天换药 1 次，疗程为 3~10 天。

9. 创伤性滑膜炎

☆当归 12 克，川芎 10 克，白芍 12 克，红花 12 克，牛膝 1 克，威灵仙 10 克，茯苓 20 克，防己 12 克，甘草 6 克。急性创伤关节内积血、积液、肿胀较重者，重用利水消肿之品，可加泽泻 15 克、猪苓 15 克；素体湿盛，浊湿下注，有关节肿胀、积液者，加萆薢 15 克、薏苡仁 30 克；关节发热疼痛者为湿蕴化热之证，加豨莶草 12 克、秦艽 15 克、木通 6 克；实验室检查白细胞增高者，加金银花 30 克、牡丹皮 10 克、土茯苓 30 克；慢性损伤夹风湿者，加独活 15 克、细辛 4 克、防风 10 克；久病气虚者，加黄芪 40 克；阳虚者，加淫羊藿 15 克、桂枝 8 克、制川乌 6 克；

踝关节受伤者，可加木瓜 10 克，以引药下行，直达病所。

☆独活 15 克，川芎 15 克，威灵仙 15 克，红花 10 克，牛膝 15 克，伸筋草 20 克，鸡血藤 30 克，草乌 10 克，水煎，以药汁每日熏洗 2 次。

10. 肠梗阻

☆吴茱萸 10 克，研末，加淡盐水调成糊状，摊于 2 层纱布，将四边折起呈长、宽各 5 厘米，敷于肚脐，胶布固定。每 12 小时更换 1 次。

☆川厚朴、木香、炒莱菔子、当归、肉苁蓉各 15 克，乌药、桃仁、赤芍、芒硝（冲服）、番泻叶（泡服）、党参、黄精各 10 克。每日 1 剂，每剂加水 600 毫升，煎至 300 毫升，分 3 次服。10 天为 1 疗程。

☆枳实、莱菔子、广木香各 30 克，白酒 30 毫升，四季葱头 50 克，食盐 500 克。先将枳实、广木香、莱菔子炒热，再将上药混合以纱布包裹，外敷脐及周围，药冷后可继续放锅内炒热再敷。每次敷 30~60 分钟，可以药袋上加热水袋，使药力持久。

☆茵陈、瓜蒌、番泻叶各 15 克，苦楝皮、槟榔各 10 克，陈皮、生甘草各 8 克，熟豆油 30 毫升。将前 7 味药水煎浓缩至 200 毫升左右，加入豆油 30 毫升一同送服，每日 1 剂。若呕吐不止不能口服者，可改用保留灌肠之法。

☆芒硝 30 克，枳实、厚朴各 15 克，生大黄 12 克。每次 2 剂，分别浓煎，每剂取液 100 毫升，分别口服及保留灌肠。如未奏效，12 小时后再煎 2 剂，药量加倍。。

☆干姜 20 克，乌梅、大黄各 15 克，蜂蜜 100 克。先将干姜、乌梅用清水 300 毫升煎煮 30 分钟左右，再将大黄、蜂蜜入煎 2~3 分钟即可。将药汁少量频频喂服。呕吐剧烈者，可经胃管灌入，每次 50 毫升左右，每隔 2 小时 1 次，如 6 小时后一般情况未见好转，可将药液由肛门灌肠。

☆蒲公英、生黄芪、党参、苍术、丹参、当归、枳壳、川厚朴各 15 克，姜半夏、熟大黄、炒鸡内金各 10 克，炙甘草 6 克，文火水煎，分上、下午温服，每日 1 剂。舌苔厚腻者，加藿香、佩兰叶，以芳香化浊；热重者，加金银花 15 克。

☆炒枳壳、生大黄（后下）、淡附片各 10 克，细辛 3 克，文火水煎，分 3 次温服，每日 1 剂。

11. 急性阑尾炎

☆巴豆、朱砂各 0.5~1.5 克，研细匀，置膏药上，贴于阑尾穴，外用绷带固定。24~36 小时检查所贴部位，皮肤应发红或起小水泡。若无此现象可更换新药。

☆甜瓜子 30 克，白糖适量，将其捣烂研细，用开水冲服。

☆地榆、槐花各 30 克，半枝莲 15 克，甘草 3 克，鲜生地黄 30 克，连根葱 20 根，水煎，分 3 次服，每日 1 剂。

☆新鲜马齿苋 120 克（干者 30 克），绿豆 300 克，煎汤，分 2~3 次服下。

☆大蒜 60 克，芒硝、大黄各 30 克。先将大蒜、芒硝合捣如泥状敷腹部最痛处（局部先涂上一层凡士林，以防皮肤损伤），2 小时后去药，再取大黄粉醋调，外敷 6~8 小时，共为 1 次，必要时数小时后可重复 1 次。

☆鲜野菊花 60 克，败酱草 15~60 克，紫花地丁 30 克。任选其中 1 种，水煎，分 3~4 次服，每日 1 剂。

☆赤芍 12 克，败酱草 50 克，牡丹皮 12 克，蒲公英 50 克，金银花 50 克，木香 10 克，延胡索 10 克，当归 20 克，桃仁 10 克，紫花地丁 30 克，大黄 10 克。每日 1 剂，水煎服。

☆鬼针草、败酱草各 30 克，加水 3 碗，煎至 1 碗，频频呷服，每日服 1 剂。重症患者每日服 2 剂。

12. 慢性阑尾炎

☆陈皮、青皮、炒枳壳、连翘、甘草各 10 克，金银花、蒲公英各 15 克，乳香 12 克，川楝子 20 克。每日 1 剂，水煎服。

☆香附 15 克，栀子、枳实、桃仁、麦芽、山楂、木香、鸡内金各 10 克，远志、神曲、枳壳、甘草各 5 克。每日 1 剂，水煎服。

☆蒲公英、败酱草、忍冬藤各 30 克，红花、桃仁、丹参、乌药、赤芍各 10 克，生薏苡仁、茯苓各 20 克，木香、甘草各 6 克，水煎，分 2~3 次口服，每日 1 剂。

☆白芍 18 克，甘草、柴胡各 6~12 克，枳壳、牡丹皮、黄柏各 10~15 克，水煎，分 3 次服，每日 1 剂，重者加倍服。

☆金银花 12 克，蒲公英、紫花地丁各 15 克，白花蛇舌草、大黄各 10 克，川楝子、牡丹皮各 9 克，赤芍 10 克，虎杖 15 克，水煎服，每日 1 剂。

☆金银花 10 克，连翘 12 克，黄芩、生地黄、玄参各 9 克，生甘草 6 克，大黄 10 克，紫花地丁 12 克，野菊花、蒲公英各 9 克，冬瓜子 30 克，水煎服，每日 1 剂。

☆大黄 10 克，芒硝 9 克，连翘、金银花各 12 克，红藤 15 克，延胡索 10 克，木香、桃仁各 9 克，牡丹皮 12 克，水煎服，每日 1 剂。

13. 复发性阑尾炎

☆生白芍 60~120 克，生甘草 15~30 克，水煎，分 2 次温服，每日 1 剂。3 剂为 1 个疗程，服药两个疗程评定疗效。

☆陈皮、蒲公英、鱼腥草各 15 克，炮甲珠（先煎）10 克，射干、花粉、青皮、当归、川贝母各 10 克，制乳香、制没药、广木香各 9 克，黄芪、党参各 15 克，甘草6克，水煎3次，早、中、晚分服，1日1剂。

☆**阑尾脓肿**　大血藤、败酱草各30克，归尾9克，皂角刺15克（或用炮山甲9克），大黄15~24克（后下），水煎服。重症1日2剂。

14. 肢体疼痛

☆**眉棱骨或颜面痛**　黄芩（酒浸炒）、白芷各30克，共研细末，混匀。每服取茶叶6克，置保温瓶中，冲入沸水泡闷10分钟，取清液趁热兑入药末6~12克，摇匀，分次代茶饮用。1个月内饮完。

☆**上肢痹痛**　赤芍15克，当归12克，羌活9克，川桂枝7克，炙甘草5克。按上方用药5倍量，共研细末。每次取18~30克置保温瓶中，沸开水500毫升冲泡，盖闷20分钟，代茶饮用。每次饮用时兑入适量温黄酒。每日1剂。月经过多者及孕妇忌服，各类出血病人禁用。

☆**老年人臂痛**　丝瓜络50克，宽筋藤（别名舒筋藤、伸筋藤）50克，桑枝30克，水煎，分早晚饭后两次服，每日1剂，一般连服两剂见效。若血虚肢体麻木者加鸡血藤50克、当归12克；气虚者加黄芪30克、党参30克；脾虚者加白术15克；痛剧者加桂枝12克、乳香9克、没药9克。

☆**胸痛**　黄芪15克，人参9克，白术12克，黄精12克，丹参12克，延胡索12克，川芎9克，莪术12克，炙甘草9克，水煎，其中人参另煎兑入，即可饮服。此方适用于气虚血瘀型胸痛。

☆**背痛**　一捧大麦在锅里加热至烫手，然后放入布袋中，直接敷贴在疼痛的部位上。

☆**肩背痛**　黄芪20克，葛根15克，当归20克，麻黄5克，白芍10克，炙甘草10克，桂枝10克，生姜10片，大枣10个，水煎温服，每日1剂，分早晚2次服。

☆**筋骨痛**　丝瓜络500克，用火焙焦研成细末，1次3克，加红糖服。

☆**风湿性、盆骨痛**　①伏天把瓦块放在阳光下晒至发烫，在病人可耐受的情况下，将瓦块贴于筋骨痛部位，每天半小时，以不烫伤皮肤为度，也可在疼痛部位进行艾灸治疗。②生川乌、生草乌、山奈各20克，研成细末，用棉垫1块，将药末撒于棉垫上，包扎患处并以胶布固定，再用热水热熨。每天1次，15天为1个疗程。关节灼热肿痛者忌用。

☆**肋间痛**　白术3克，茯苓2克，陈皮2克，当归2克，川芎2克，大枣1.5克，甘草1克，白芍1克，水煎服，每日1次。

☆**膝盖痛**　花椒50克压碎，鲜姜10片，葱白6棵切碎，3种混在一起，装在布包内，在药袋上放1热水袋，热敷30至40分钟，每日2次。

☆**急慢性风湿痛** 玫瑰花 15 克，红花、当归各 10 克，水煎去渣，热黄酒冲服。

☆**红斑性肢痛症** 生地黄 150 克，黄芩 80 克，苦参 50 克，水煎，分 3 次温服，每日 1 剂，10 天为 1 个疗程。

15. 闪腰

☆土鳖虫 30 只，白酒 300 毫升。将土鳖虫焙干，浸入酒中，24 小时后分 3 次服完。酒量小的可多次饮服。

☆葱白、生大黄、姜汁各适量。先以葱白捣烂炒熟，擦遍疼处，再以生大黄研末，姜汁调匀，敷患部，而后以好酒饮之。

☆**闪腰岔气** ①儿茶 5 克，研末黄酒冲服。②葱白、生大黄、姜汁各适量。先以葱白捣烂炒熟，擦遍疼处，再以生大黄研末，姜汁调匀，敷患部，而后以好酒饮之。③广木香 10 克，郁金 10 克，加水 500 毫升煎煮，煎到约剩 250 毫升水时停止。一般服 1 剂可见效。

16. 关节肿痛

☆两面针 15 克，鸡蛋两枚。将两面针与鸡蛋同煮，待蛋熟后去壳再煮片刻即成。饮汤食蛋，每日 1 剂，早晚分服。

☆黑豆 500 克，炒熟，研成细末，每次服 5 克，每日 3 次，黄酒送服，30 天为 1 个疗程。

☆芒硝 100 克，生大黄 50 克，蒲公英 20 克，乳香 15 克，共研成细末，以醋调外敷患处，2 小时后取下，每日 1 次。关节及软组织无菌性肿痛，如鹤膝风（膝关节红肿热痛）、软组织性伤肿痛等，一般用药 2~4 次即收效。

☆雌乌鸡 1 只，麻黄、牛蒡子各 15~20 克。将鸡去内脏毛杂，洗净与上 2 药同入锅（勿用铁锅），炖煮，不加调味品食肉饮汤，早晚分服。

☆鲜柚树的叶子 5 片，加生姜 10 克，共捣烂如泥，再加桐油适量调匀，敷于疼痛的关节处，每天换 1 次，坚持敷用，对关节病有效。（疼痛关节处的皮肤有开放性外伤不能敷）。

☆生姜、葱白等量切碎，共捣烂、炒热，以布包之，熨敷患处，冷则更换，1 日 3 次。

☆人参 10 克、枸杞子 10 克、三七 10 克，将上述 3 味药浸入 500 毫升白酒中，210 天后开始饮用，每日早晚各 1 毫升。

☆鲜韭菜数根，放手掌搓出汁，擦患部，间隔 1 小时擦 1 次，连续 10 日。擦时不可性急，循序渐进。

☆热大米饭 3 份，加入食盐 1 份，捣成膏状，趁热把盐饭膏敷在肿痛关节部位，外用塑料布、纱布或干净布缠绕保温，睡前敷，次晨起床后取下，每天 1 次。如关节肿痛较明显，午饭后再敷 1 次。

连敷 7 天，即可见效。关节已变形者不适用本方。

☆把川芎磨成粉状，50 克装 1 个小布袋，膝关节较大，要装 4~5 个小袋，围绕在膝关节四周，再用护膝裹上。

☆葱头 500 克，生姜 500 克。将其捣烂绞汁，用上等醋烧滚开后，将葱、姜汁放入，再熬成膏样，摊厚布上，敷于关节冷痛处。1 剂药可连续敷用 3~5 天。使用 2~3 剂可显效。

☆花椒 10 克，麝香 0.1 克，泡酒服用。

☆栀子粉 60 克，小麦粉 40 克，混匀，用水调和成稠糊状外涂，干后即换。

☆白芷研细末，每次 6 克，每日 2 次，黄酒送服。同时用白芷细末适量，白酒调成糊状，摊纱布上敷患处，2 日换药 1 次，直至痊愈。

17. 关节炎

☆花椒、葱根、蒜瓣各 20~30 克，加水适量煮沸 10~20 分钟即可。每日外洗患处 2 次。

☆白芥子 15 克，花椒 15 克，共研细末，用鸡蛋清调成糊状敷于患处，用油纸包好，再用毛巾包扎，3~5 小时即可解开。一般几次可有明显效果。

☆菝葜、广木香的鲜根茎各 50 克，洗净，晾干外表水分，用木槌或棍棒敲碎，再用上等白酒 1500 毫升浸泡（如无 1500 毫升容器，可分开浸泡）。7 日后，

将渣滤去掉，饮酒，每天 3 次，适量。

☆红糖 150 克，鲜生姜 250 克，老黄酒 500 毫升。将鲜姜切成小块，捣碎，取其汁（用消毒纱布包裹，把姜汁挤出），与红糖、老黄酒搅拌均匀，置锅中烧沸，约两大碗，分两次在晚上睡前喝下，令发汗，待汗止，再换好衣服睡觉。

☆马齿苋 500 克，白酒 500 毫升，装入小坛子里，封口埋在地下，半月后取出。1 日饮服两次，每次饮服 25 毫升，连续服 5~10 天。

18. 风湿性关节炎

☆桃树节、杉树节、桑树节、松树节各 100 克（鲜品加倍），水煎，取药液，趁热熏洗患处，每日 2~3 次，连洗 7~10 日。另加外敷，即棉花籽 250 克，炒热敷关节，每日 2 次，连用 7~10 日。

☆玉竹、桑寄生各 30 克，鹿衔草、白术、茯苓、怀牛膝、白芍各 15 克，甘草 9 克，水煎，每日 1 剂，早晚分服。

☆山楂树根 60 克，加入 250 毫升，水煎汤饮服，每日服 2 次。

☆老母鸡 1 只，石榴皮 150 克。母鸡除毛开膛去内脏，洗净切块，同石榴皮共煮，煮烂后吃肉饮汤，每日 2 次。

☆青木香 9 克，防风 10 克，羌活、独活各 10 克，海风藤 30 克，络石藤 30 克，宣木瓜 12 克，伸筋草 15 克，鸡血藤 30 克，当归 15 克，延胡索 15 克，水煎服。

☆红皮鸡蛋 3 枚洗净，放入小锅内，再倒入 60℃的白酒，让酒刚好没过鸡蛋为止。把锅加一下温，再把酒点燃，待火熄灭后，趁热将鸡蛋去壳连同残酒一起吃下，盖上被子睡觉，出一场大汗，此法最好不吃晚饭睡前进行。

☆仙人掌适量捣成泥状，涂敷患处。此法适用于关节红肿灼热、疼痛剧烈、得冷则舒、屈伸不利者。

☆石蒜、生姜、葱适量捣烂，外敷患处。此法适用于关节疼痛，怕风畏寒者。

☆石菖蒲、小茴香各 60 克，食盐 500 克，同炒热，布包，烫患处。此法适用于肢体关节冷痛，遇寒痛增，得热痛减者。

☆蒲公英 120 克，加水煮成药液，用毛巾浸透，湿敷患处。此法适用于关节红肿灼热、疼痛剧烈、得冷则舒、屈伸不利者。

☆桃仁、白芥子各 6 克，研细末，用适量蛋清调成糊状，外敷关节痛处，3~4 小时可止痛。注意不可久敷。

☆新鲜骨碎补 3~5 根，捣烂敷患处。此法适用于关节冷痛者。

☆红糖 150 克，鲜生姜 250 克，老黄酒 500 毫升。将鲜姜切成小块，捣碎，取其汁（用消毒纱布包裹，把姜汁挤出），与红糖、老黄酒搅拌均匀，置锅中烧沸，约两碗，分两次在晚上睡前喝下，令发汗，待汗止，再换好衣服睡觉。

☆羌活、独活、乳香、没药、威灵仙、防己各 10 克，细辛 3~5 克。腰痛甚者加桑寄生 15 克，炒杜仲 15 克；腿痛甚者加牛膝 10 克；上肢关节痛甚者加桑枝 15 克，桂枝 10 克；病久反复发作易于感冒者加黄芪 30~40 克，丹参 30 克。水煎，两次分服，每日 1 剂。

☆花椒 30 克，加水煮 30 分钟，加入红干辣椒 20 个煮软取出，去籽。将辣椒撕开，贴于患处，共 3 层，以花椒水热敷加熏蒸 1 小时左右即可。每日 1 次，直至伏天结束。上汁可连用 1 周，干辣椒则需每次换用。

☆葱白 50 克切碎，陈醋 1000 毫升。将陈醋加热煎至一半，将碎葱白倒入，再煎二沸，过滤后再用布浸醋液并趁热敷于患处，每日两次。

☆芙蓉叶、生大黄、赤小豆各等分，共研为细末，按 4:6 之比例加入凡士林，调和为膏，敷于患处。每日 1 次，10 次为 1 个疗程。

☆新鲜的车前草 15 克，水煎，1 日 1 剂 1 饮，15 天为 1 个疗程。

19. 类风湿性关节炎

☆当归 15 克，熟地黄 15 克，苍耳子 10 克，蜂房 10 克，乌蛇 20 克，土鳖虫 10 克，全蝎 3 克，蜈蚣 2 条，山甲珠 10 克，淫羊藿 20 克，鸡血藤 25 克，蜣螂 5 个，海桐皮 15 克，上药头煎加水 600 毫升，煎取 200 毫升，二煎加水 250 毫升，煎取 50 毫升，将两次所得药液混合，每日 1 剂，分 2 次口服。

☆黄芪、党参各 300 克，当归 250 克，熟地黄 200 克，淫羊藿、川芎、鸡血藤、杜仲、连钱草、防己各 15 克，青风藤 200 克，白酒 5000 毫升。将上药捣为粗末，入布袋，置容器中，加入白酒，密封，浸泡 14 天，过滤弃渣，加冰糖即可饮用。1 日 2 次，1 次服 100 毫升，一般服 1 次奏效。

☆青风藤 30~45 克，秦艽 15 克，寻骨风 15 克，何首乌 30 克，水煎服，每日 1 剂。

☆生川乌 20 克，洋金花 24 克，闹羊花 10 克，陆英 20 克，紫油桂 20 克，花椒 6 克，樟脑 3 克，共为粗末。上药用 75% 的酒精 300 毫升浸泡 5~7 天，过滤去渣。用脱脂棉蘸药液涂患处，1 日 2 次。

☆干生地黄 90 克，切碎，加水 600~800 毫升，煮沸约 1 小时，滤出药液约 300 毫升为 1 日量，1 次或 2 次服完。儿童用成人量的 1/3~1/2。采取间隙服药法，即每 6 天内连续服药 3 天。经 1 个月后，每隔 7~10 天连续服药 3 天。

☆全蝎、白芷、自然铜各 9 克，草乌 6 克，当归 25 克，川芎 12 克。加减：关节肿大变形者加水蛭、白芥子、地龙；伴发热者加豨莶草、白花蛇舌草；游走性疼痛者加海风藤、徐长卿；血沉很高加茯苓、黄柏、龙胆草。1 日 1 剂，水煎服。

☆龟甲 50 克（先煎），茯苓 12 克，

红花 3 克，续断 15 克，桑寄生 30 克，络石藤 12 克。加减：心悸、乏力者加炙远志、龙眼肉；关节痛甚者加制乳香、制没药；剧痛者加炙川乌、杭白芍；头昏、面色晦暗者加炙黄芪、赤芍；肌肉萎缩者加党参、白术；关节麻木、浮肿者加苍术、薏苡仁；皮下结节者可酌加王不留行；头晕眼花者加枸杞子、杭白菊；午后烦热者加女贞子、墨旱莲。1 日 1 剂，水煎 3 次混合，早晚分服。

20. 小腿抽筋

☆木瓜 30 克，桑枝 15 克，薏苡仁 30 克，粳米 100 克，红糖适量。先将木瓜、桑枝加适量水煎煮后去渣留汁，薏苡仁、粳米淘洗干净后，放入上述药汁中，用文火熬粥，熬至米烂粥熟时，加入红糖稍煮溶化即可，早晚分 2 次温服，每日 1 剂，一般连服 3 剂即可治愈。

☆白芍 30 克，炙甘草 15 克加水适量，煎煮后滤渣取汁，每日 1 剂，分 2 次饮用。1 周为 1 个疗程，疗程内要连用。

☆虎杖 50 克，芍药 50 克，甘草 10 克，猪蹄 1 只（洗净）加水 2000 毫升，用文火炖 2 小时后，将汤和猪蹄一并服之。一般 1 剂见效，严重者两剂能愈。

21. 破伤风

☆青龙草 2 棵，白虎草 2 棵，生姜 3 片，葱根 3 个，大枣 3 枚，蝉蜕 7 个，黄

酒 6.5 毫升。每日 1 剂，水煎服。

☆蝉蜕 500 克，去头、足，焙干，研末。成人每日 2 次，每次 45~60 克，加黄酒 90~120 毫升，调成稀糊状，口服或经胃管注入。新生儿用蝉蜕末 5~6 克，黄酒 10~15 毫升，加稀粥调成稀糊，日分 1~2 次喂服。儿童用量按成人剂量酌减。在治疗过程中，蝉蜕用量可随痉挛症状缓解而递减。

☆黄芪、当归、生地黄、僵蚕、钩藤（后下）、浙贝母各 15 克，白芍 25 克，制白附子 7.5 克，全蝎粉（分 2 次吞服）、制天南星各 5 克，甘草 10 克。每日 1 剂，水煎服。

☆鲜洋槐枝（或鲜桑枝）一段，直径 7~10 厘米，长 70~100 厘米。将鲜洋槐枝（或鲜桑枝）倾斜架空，用烈火烧烤高的一端，较低的一端用器皿盛接，滴出黄褐色汁液即为槐沥（或桑沥）。成人每次 20~30 毫升，儿童每次 10 毫升，每日 3 次，趁热口服或鼻饲。重症可多服，无任何毒性反应，最多 1 日可服 300 毫升。

☆玉竹草（又名哨子草）30 克，五爪风（又名蛇含草）、车前草各 20 克，蜈蚣 10 克。每日 1 剂，煎水频频饮用。

☆蝉蜕 15 克，全蝎、防风、胆南星、僵蚕各 10 克，蜈蚣 6 条。将上药水煎至 400 毫升，每日 2 次，每次 200 毫升，保留灌肠，连用 5~7 天，配合西医综合疗法。热盛者加黄连、黄芩；风盛者加羚羊角粉、钩藤；痰盛者加竹茹、竹沥；便秘者加大黄、枳实。

☆蝉蜕 20 克，蜈蚣、全蝎、僵蚕各 2 克，朱砂、胆南星、天竺黄各 6 克，巴比妥片 10 克。将上药合研为细末，每次服 6 克，小儿 0.7~3 克，每日 2~3 次。

22. 雷诺病

☆熟地黄 30 克，鹿角胶 9 克，白芥子 6 克，肉桂 3 克，炮姜炭 2 克，麻黄 2 克，生甘草 6 克。每日 1 剂，分煎混合，分早晚 2 次温服。第 3 煎倒入盆内熏洗患指，每日 1 次，每次熏洗 20~30 分钟。

☆细辛、三棱各 5 克，川乌、桂枝尖、羌活、草乌各 30 克，加水 1000 毫升，文火煎，待煮沸后，将患肢放于其上熏，以能耐受为度；最后煎取 400 毫升药液，待药温后泡洗患处 20 分钟。将药液保鲜储存，当日内再洗 1 次。如此每日 1 剂，每日 2 次。7 天为 1 个疗程。

☆当归 60 克，生黄芪 30 克，炙附子、党参、炙麻黄、防风、熟地黄、桑寄生、桃仁、玄参各 9 克，干姜、桂枝、羌活、甘草各 6 克。每日 1 剂，水煎服。

☆生黄芪、太子参各 30 克，鸡血藤、丹参、仙茅、淫羊藿、全当归、枸杞子各 20 克，路路通、穿山甲、威灵仙各 15 克，桂枝、干姜各 10 克，生甘草 8 克。将上药水煎，分 3~4 次口服，每日 1 剂。药渣兑水煮沸后，待温度能忍受时浸洗患手

6~10分钟，每日2~4次。10剂为1个疗程，直至痊愈为止。

☆黄芪、当归、丹参各15~30克，鸡血藤30克，党参15克，附子、肉桂、红花、川芎、木香、枳壳、甘草各10克，干姜8克。每日1剂，水煎服。

☆黄芪、桑枝各30克，丹参15克，当归、鸡血藤、赤芍各10克，附片、肉桂、细辛、桂枝各9克。每日1剂，水煎服。

☆黄芪20克，桂枝、赤芍、白芍、川芎、甘草、红花、桃仁各10克，当归15克，细辛4克，山茱萸3克，桑枝20克，草豆蔻5克，水煎，分2次服，每日1剂。

☆川椒30克，辣椒根50克，干姜15克，苏木20克，威灵仙20克，煎水，浸洗双手，每次不少于30分钟，每日1~2次。

☆附片30克，干姜15克，葱白10克。附片先煎2小时，再共煎汤服。

☆当归50克，黄芪60克，丹参、白芍、熟地黄、鸡血藤各30克，麻黄、桂枝、炮姜、熟附子、川芎、甘草各10克。随症加减：上肢者，加片姜黄；下肢者，加川牛膝；痰重者加乳香、没药、全蝎。

☆连钱草30克，片姜黄10克，川牛膝、海桐皮、威灵仙、延胡索、当归、乳香、没药、羌活、白芷、苏木、红花各15克。上药水煎，趁热熏洗患肢，每日2

次，每次30~60分钟。

23. 痔疮

☆石榴皮100克，烘干研末，装入胶囊，每粒0.3~0.5克。每次服4粒，每日3次。3周为1个疗程，不愈者续服第2个疗程。

☆紫花地丁12克，野菊花6克，金银花9克，赤芍6克，半枝莲15克，重楼9克，蒲公英30克，生甘草3克。每日1剂，水煎2次，分服。

☆生杉木根500克，加水1500毫升，煎至1000毫升，将水倒入盆中，待水温适合，坐浴，每次10分钟，每日早晚各1次。

☆苦参60克，鸡蛋2枚，红糖60克。将苦参煎浓汁后去药渣，再放入鸡蛋和红糖，待鸡蛋煮熟后，将蛋去壳连汤1次服下。每日1剂，4日为1个疗程。

☆黄芩15克，栀子、牡丹皮、槐花、地榆、火麻仁各12克，枳壳9克，甘草6克。水煎服，每日1剂，分3次服用，连服5~7天。

☆生地黄、熟地黄、当归、党参、白术、苍术、陈皮、厚朴、防风、泽泻、地榆、乌梅各9克，黄芩、甘草各3克。每日1剂，水煎2次，分服。

☆威灵仙90克，加1000毫升水煎汤，先熏后洗，每次20分钟，每天2次，每日1剂。

☆苦参60克，鸡蛋2枚，红糖60克。将苦参煎浓汁后去药渣，再放入鸡蛋和红糖，待鸡蛋煮熟后，将蛋去壳连汤1次服下。每日1剂，4日为1个疗程。轻者只需1个疗程，重者2~3个疗程可明显好转。

☆鲜无花果10枚，放于砂锅（或铝锅）内，加水2000毫升，文火煎煮，沸后仍煎30分钟至药液约1500毫升，然后倒入干净盆内，捞起熟果盛于碗里备用。上药为1日量，分两次，用脱脂棉蘸药液洗敷患处，每次20分钟，同食煮熟之无花果5枚。

☆炒刺猬皮60克，泽泻、火麻仁、猪苓、郁李仁、白芷、生地黄、赤芍各15克，炒胡黄连、炒穿山甲、煅石决明、炒槐花各30克，防风、酒大黄、甘草各9克，麝香3克，共为细末，水泛为丸，每次9克，每日服2次。

☆五倍子6克，桑寄生10克，芒硝15克，煎汤熏洗，连用1周左右。

☆冰片10克，芒硝30克，硼砂10克，明矾15克，共研细末，加温开水1500毫升，坐浴，每次30分钟，每日2次，每次1剂。

☆马钱子3个，冰片少许。马钱子去壳取肉，加少许水磨汁后，放冰片少许搅拌，用棉签蘸擦患处，1日3次。

☆鲜龙爪1块（大小均可），将龙爪掰开，用龙爪浆水抹患处，疼痛立止，每天1次，连抹3天。

☆椿根皮30克（鲜品90克），加水适量煮沸10分钟，去渣取汁，盛入盆内，先熏后洗，每晚睡前洗1次，大便后也要洗1次。再洗加温煮沸，用2日换新药。

☆鲜核桃汁100克，盛于瓦罐内，加清水100毫升，用纸封闭罐口，煮沸20分钟，将药罐放在提桶内，撕开药罐口上封纸，立即坐在提桶上，利用蒸汽对患处熏30分钟，然后将药液连渣倒在盆内，待水温冷却至50℃左右时，进行坐浴30分钟，并用药渣擦洗患部，每日3次，连用5日。

☆无花果叶7片，放入砂锅，加水1大碗煮沸后改小火再煮5分钟，倒入瓷罐内，熏患处，每日1次，7次为1个疗程。

☆韭菜根适量，洗净煎水，倒入盆内，趁热坐熏，每日2次。

☆干柿饼520克，蜂蜜250克，香油250克，首先用少许香油将干柿饼煎至7成焦黄，取出晾凉，捣碎分为3份，然后与分为3份的香油与蜂蜜混匀，放置在冰箱保存。每天晚上用开水冲服1份，连续3晚。如半月后不见好转，可以依照上述配方再服用1次。

☆苦参20~30克，水煎，每日分3次服。余渣加水再煎取药液，置于浴盆内，待水温降至45~50℃时，坐浴20分钟，1日2次。

☆无花果2个，无花果叶1把。将无花果洗净，水煎服或空腹生食，每日2

次。同时于每晚用无花果叶加水煮汤先洗涤，后坐浴，每日1次。

24. 内痔

☆马齿苋100克，猪大肠1个（约15厘米长）。先将二物洗净，然后将马齿苋切碎装入大肠内，两头用线扎好，放锅内蒸熟。于每日晚饭前1次吃完，连服数日。

☆南瓜子500~1000克，水煎，趁热熏洗患处，每日2次。连续熏洗数日。

☆茄子若干切片，烧成灰，研为细末，温开水送服，日服3次，每次10克，连服。

☆生槐花、生地黄、蒲黄、侧柏叶各15克，蒲公英25克，煎汤熏洗。

☆蒲公英干品50~100克或鲜品100~200克均可，水煎服，每天1剂。有痔血者，则需将蒲公英炒至微黄，一般使用2~4天即可止血、消肿、除痛。

☆鲜无花果10枚，放于砂锅（或铝锅）内，加水2000毫升，文火煎煮，沸后仍煎30分钟至药液约1500毫升时，将药液倒入干净盆内，捞出无花果盛于碗内备用。此为1日药量，分两次用脱脂棉球蘸药液洗敷患处，每次20分钟，同时进食煮熟之无花果5枚。

☆苦参60克，红糖60克，鸡蛋2枚。先把苦参水煎半个小时，加入红糖，再煎10分钟，去渣，打破鸡蛋，入药中浓煎

成1碗，吃蛋饮汤，1次服下，每日1剂。

☆猪蹄壳15克（1次量），煅存性研末，米汤冲服。1天3次，连服15天。间隔5天后，再连服15天。若重症，宜按上述方法，继续用药，直至痊愈。

☆生豆腐渣置锅内炒干为末，每次服9克，白砂糖水送下，每日3次，适用于血痔。

☆藿香正气水20毫升，开水450毫升。二者混合均匀，先熏蒸后洗，用布擦干后，涂痔疮膏效果尤佳。

25. 外痔

☆金银花、蒲公英各15克，大黄、黄柏各10克，荆芥、防风、白芷各8克，煎后熏洗。

☆川黄连18克，花椒16克，冰片5克。先将川连、花椒两味中药加清水1000毫升，浓煎30分钟，去渣，将药汁倒入脚盆内，然后再将冰片溶入，再加沸水2500毫升，趁热外熏肛门部5分钟，待水温和后，坐浴清洗肛门30分钟。每晚1次，熏洗完毕上床睡觉。

☆荆芥、防风各15克，马齿苋20克，五倍子15克，甘草10克；水肿者加苍术15克，芒硝10克；血栓者加桃仁、赤芍、红花各15克；炎症重者加金银花、蒲公英各20克，黄柏15克；疼痛加重者加乳香、没药各15克。先将药物放入砂锅内，加入凉水浸泡30分钟，煮沸15分钟，将

药液滤出，再向药渣内加入 1000 毫升水，煮沸后滤出药液，将 2 次药液混入一容器内，趁药热气熏蒸肛门患处，等药液降至不烫肌肤时，臀部坐入盆中 15 分钟，同时以手按摩肛门肿胀部位，一般用药 4~5 剂症状即可明显减轻或消失。

☆蜗牛 2~3 个去壳，置于锅中，加香油适量（以淹没蜗牛为度），煎成膏糊状，涂患处。

☆蜗牛 8~10 个，洗净打碎，放入容器内，加入冰片 2 克，搅拌后，待其渗出清水，用消毒棉签蘸渗出液，涂于痔疮上，每次涂 2~3 遍，每日 1 次。

☆艾草（全株）10 棵左右（干品约 50 克）剪成数段，放入铝盆中，加水适量和海盐 25 克煮沸。先熏后洗再坐浴，各 5 分钟。1 剂药可用 3 天，每天临睡前熏浴 1 次。

☆适量马齿苋，水煎，稍凉后熏洗患处。

☆全蝎、僵蚕各 6 克，研为细末，分 15 份，每日早晨取新鲜鸡蛋 1 枚，在蛋壳上打一小孔，将 1 份药末灌入鸡蛋，搅匀后用面粉将小孔糊住，蒸熟食下。每天 1 个，连食 15 天为 1 个疗程。

☆苦参、蛇床子各 30 克，五倍子、黄连、黄柏各 15 克，血竭 10 克，黄芩 5 克。上药加水 800~1000 毫升，先用武火煎沸，改文火煎 20~30 分钟，去渣取汁 250 毫升备用。将上述中药煎剂 250 毫升

加约 80℃热水稀释至 1000 毫升，先熏蒸后坐浴，每日 2 次，每次 30 分钟，连续 7 天为 1 个疗程。

26. 外痔炎症水肿

☆鱼腥草 50 克，用水煎沸后，倒入洗净的痰盂中，患者先坐下熏蒸，待水温下降至适度后，再用洁净的纱布蘸药液敷洗患处约 15 分钟。药液凉后，可再兑入适量的沸开水再熏洗。每洗 1 剂，每剂可熏洗 2~3 次。

☆五倍子 15~30 克，大黄 20 克，虎杖 15 克，蜂房 12 克，黄柏 15 克，胡黄连 30 克，地榆 20 克，槐花 15 克，苦参 20 克。此方煎后待稍冷后（不宜太烫）坐盆熏洗 15~20 分钟，每日 1~2 次。

☆秦艽 12 克，桃仁 10 克，皂荚 5 克，苍术、防风各 8 克，黄柏 6 克，归尾、泽泻各 5 克，槟榔 8 克，制大黄 5 克，水煎服，每日 1 剂，药渣复煎熏洗患处，5 天为 1 个疗程。

☆痔疮感染：千里光干品 100~200 克或鲜品 200~300 克，加水 2500 毫升，煎取 1000 毫升，过滤去渣，熏洗患处，一般 20~30 分钟，每日 2~3 次。

27. 混合痔疮

☆鲫鱼 1 条（重 200 克），韭菜适量，酱油、盐少许。将鱼开膛去杂物留鳞，韭菜纳入鱼腹内，放入盖碗内，加酱油、

盐，盖上盖，蒸半个小时即成。食鱼肉饮汤，每日1次。

☆将生姜削成圆长条蘸上香油后，塞入肛门，1天1次即可。3~5天为1个疗程。

☆将1块砖头或石头烤热，用厚毛巾包好，坐上20~30分钟，每天2~3次。注意不要被烫伤。

☆将1块重约10克的生姜切片，放在300毫升的水中煮5分钟，稍晾凉后，用此水将纱布浸湿敷贴肛门，1天敷贴1~2次即可。3天为1个疗程。

28. 痔疮出血

☆红山茶花6克，地榆炭12克，水煎服，每日1剂，连服3~5剂。

☆马蔺子（研破，酒浸，夏三日，冬七日，晒干）500克，何首乌250克，雄黄、雌黄各12克为末。以上药浸药酒打糊，制成梧桐子大的丸。每服30丸，温酒下，1日3服。

☆露蜂房2份，防风1份，共研细末，每用此药末60克，加食醋100毫升，水1500毫升，微火共煎后，先熏后坐浴，每日2~3次。

☆黄芩15克，栀子、牡丹皮、槐花、地榆、火麻仁各12克，枳壳9克，甘草6克，水煎，分3次服用，每日1剂，连服5~7天。

☆当归尾、枳壳、荆芥炭各10克，赤芍、炒黄芩、生地黄、地榆炭、槐花炭、鸡冠花各12克，川黄连6克，水煎，分2次服，每日1剂。

☆柿饼、红糖各50克，黑木耳6克，水煎服，每日1剂，连服5~6天。

☆每日晨起吃香蕉1~2个，可润肠、通便、止血；或香蕉2个，连皮炖熟食之，每日1次。

☆荸荠500克，洗净打碎，加入红糖150克，煎煮1小时，饮汤。每日1次。

☆阿胶30克，糯米100克，红糖50克。先将糯米洗净，加水适量煮粥，煮粥后再放入捣碎的阿胶、红糖，边煮边搅，煮3~5分钟至阿胶溶化后即可关火。早晚服用，连服5天为1个疗程。

☆鲜鱼腥草60克，鲜猪肺切成块状，用手挤去泡沫后清水洗净，与洗净的鱼腥草一起放入水锅，加水同煮，熟后用食盐少许调味，饮汤食猪肺。

☆槐花18克，牛肉200克。将牛肉洗净、切块，与槐花一起放入砂锅，加水同煮，至牛肉熟烂之后，饮汤食牛肉。

29. 肛裂

☆芒硝30克，花椒15克，加水2000毫升，煎到1500毫升，坐浴烫洗，每日1次，连用10次。

☆抱石莲全草200克，水煎2次，煎液合并后分2次服。2剂为1个疗程。

☆苦参50克，荆芥30克，防风30克，川椒30克，冰片5克，先将前4味药置于 600 毫升冷水中浸泡 20 分钟，再用文火煎 30 分钟，停火后将冰片投入药液中，使之溶解，待冷却，坐浴 20 分钟。每日 1 剂，连用 7 日为 1 个疗程。

☆乳香 15 克，没药 15 克，红花 15 克，桃仁 1 克，丝瓜络 15 克，艾叶 15 克，椿根皮 15 克。将上药稍加粉碎后，用纱布包住，放盆内，加水半盆浸泡后，煎煮半小时，趁热熏洗，待温后坐浴，每次半小时，每日早晚各 1 次（包括便后 1 次），每剂药可用 1~5 天（夏季用 1 天）。

☆当归、白芷、山药各 15 克，紫草 10 克，煎汤熏洗。

☆鸭蛋数枚，洗净煮熟后，把蛋黄放锅中（文火）煎取鸭蛋黄油。大便后用热水清洗肛门，然后用小棉签蘸取蛋黄油少许，涂肛裂处。本法对褥疮、冻疮性溃疡、浅表性烧伤、口腔溃疡均有良效。每天涂 3~5 次。

☆当归、白芷各 25 克，徐长卿、白及、紫草各 20 克，冰片、硼砂各 10 克，煎汤熏洗。

☆鱼腥草 150 克，洗净放入砂罐内，加水 1000 毫升，煮沸后再煎 5 分钟，滤出药液，加水再煎，共煎 3 次。把 3 次煎得的药液倒入洁净盆内，晚上临睡前趁热先熏后坐浴，时间各 15~20 分钟。

☆乳香、没药各 20 克，丹参 10 克，冰片 5 克，蜂蜜 30 克。将前 4 味药研为极细粉末，用 75% 乙醇适量，浸泡 5 天

左右，加入蜂蜜调匀，即行煎熬加工成膏状，然后贮于消毒玻璃瓶备用。用时，先嘱病人排尽大便，以 1：5000 高锰酸钾溶液坐浴 10 分钟左右，再用过氧化氢溶液清洗裂口疮面，并以干棉签吸干泡沫，将药膏适量敷于疮面，然后覆盖无菌纱布，用胶布固定。每天换药 1 次，直至裂口愈合。

☆黄芩、黄柏、苍术、当归、川芎、丹参、白芷、延胡索各 20 克，地榆、槐花各 15 克，制乳香、制没药各 10 克，冰片 3 克（后下）。1~2 日 1 剂，水煎 20 分钟，取液，坐浴，每日 2 次。1 周为 1 个疗程。

☆生地黄、白芍各 30 克，槐花、汉防己、甘草各 15 克，大黄、延胡索各 10 克。每日 1 剂，水煎，分 2 次服。出血重者，加仙鹤草 30 克，茜草根 10 克；疼痛剧烈者，加三七末 3~5 克（冲服）；嗜酒者，加葛花 10 克或葛根 15 克；气虚者，加黄芪 15 克，白术 15 克。

30. 肛周湿疹、脓肿

☆蛇床子、地肤子各 30 克，五倍子 15 克，苦参 15 克，加水 2000~3000 毫升，水煎 20 分钟后离火滤取药液，另取冰片末 5 克，枯矾末 10 克置于盆中，随即冲入药液，趁热先熏肛周患处，待水温不烫手时，将患处全部浸入药液中外洗，切切勿抓破痂皮。洗后让皮肤自然晾干。每日 2 次，每次 30 分钟，7 天为 1 个疗程。治

疗期间保持肛周干燥，忌辛辣食物。

☆苦参 100 克，芝麻油 500 毫升。将苦参置于芝麻油内浸泡 1 天后，用文火炸至干枯，去渣过滤，装瓶备用。用时外擦患处，1 日 3 次。10 天为 1 个疗程。

☆当归、川芎、荆芥、防风各 25 克，五倍子、白鲜皮、蛇床子各 20 克，煎水熏洗。

☆芒硝 100 克，苦参 50 克，白鲜皮 30 克，花椒 15 克。将苦参、白鲜皮、花椒共放锅中，加水 3000 毫升，煮沸 30 分钟，滤去药渣，再将芒硝放入盆中，冲入上述药液，搅至芒硝溶化，趁热坐于盆中先熏，待药液温度适宜时再用纱布蘸药液擦洗患处，每次 30 分钟，每天 1 次。

☆**肛周脓肿** 金银花、蒲公英、马齿苋各 30 克，芒硝、川椒各 25 克，红花、川芎、大黄、黄柏各 20 克，煎水熏洗。

☆**肛门囊肿** 紫头蒜削去外皮放入肛门囊肿处（应解完大便），下次大便后再次放入大蒜 2~3 瓣，连续 3 天囊肿即退，并无后遗症。

31. 肛门瘙痒

☆苦参、地肤子、蛇床子各 15 克。将苦参及二子择净，放入砂锅内，加入清水适量，浸泡 5~10 分钟，文火煎取 200 毫升备用。局部常规消毒后，每次用消毒棉签蘸药液外搽患处，每日 2~3 次。余药倒入浴盆中，加温水适量浸泡双足，每日

2 次，每次 15~20 分钟。每日 1 剂，连续 3~5 日。

☆鱼腥草、龙胆草、豨莶草、地肤子、马齿苋、蛇床子各 10 克。上药加水煎取 200 毫升，每次用 40 毫升加沸水适量足浴。余药加温水适量坐浴，清洗肛周皮肤，每日 2 次，每次 15~20 分钟，每日 1 剂。

☆黄柏、百部各 30 克，煎水热敷肛门局部，每日 2 次，每次 30 分钟。

☆于早晚温水洗净肛门后，取 1 小段鲜芦荟，削去两边的刺，从中剖开，用带汁的部分擦肛门及周围，连用 3 天。

☆龙胆草 12 克，黄芩 9 克，栀子 9 克，泽泻 12 克，木通 9 克，车前子 12 克，当归 6 克，柴胡 6 克，甘草 3 克，生地黄 12 克，水煎坐浴或擦肛周。

☆蛇床子、白鲜皮各 32 克，苦参 30 克，大枫子 1 克，加水浓煎成 600 毫升，坐盆熏洗。

☆百部 50 克，苦楝根皮 30 克，冰片 3 克（后下），加水浓煎成 120 毫升，坐盆熏洗。本方适用于蛲虫引起的肛门瘙痒。

☆槟榔、百部各 15 克，大黄（后下）、甘草各 10 克，煎水晨间空腹服，连服 2 天。

☆便后洗干净肛门附近，抹上蜂胶，连续用 2~3 次，直至痊愈。

☆乌梅 10 克，百部 12 克。将二药放入砂锅中，加入清水适量，浸泡 5~10 分

钟，文火煎取 200 毫升备用。使用时常规消毒后，每次用消毒棉签蘸药液外搽肛门瘙痒处，每晚 1 次。余药倒入浴盆内，加温水适量浸泡双足，每晚 1 次，每次 15~20 分钟，每日 1 剂，连续 7 日。

32. 脱肛

☆黄芪 50 克，大枣 150 克，加陈醋 350 毫升煎煮，至醋全部挥发，分 4 次将大枣吃完，每日服 1 份。

☆党参 20 克，黄芪 20 克，柴胡 10 克，当归 10 克，白术 10 克，升麻 10 克，陈皮 10 克，川贝母 10 克，诃子 10 克，甘草 5 克。每日 1 剂，水煎分 2 次服，小儿酌减。

☆陈醋 250 毫升，大枣 120 克。将大枣洗净，用陈醋煮枣，待煮至醋干即成，分 2~3 次将枣吃完。

☆五倍子适量，焙黄研为细末，以砂纸卷五倍子末为筒，盛于瓦片上，放入便桶内。患者坐在桶上，以火点燃五倍子卷，使烟熏肛门，脱肛即可自止。以后用白矾末擦肛门，肛门自紧。

☆五倍子干燥粉末局部涂敷。先用温水将脱肛部位洗净，拭干，取五倍子末 5~10 克（儿童用 5 克）撒涂于洁净纱布上，将脱肛托起，轻轻揉纳，送入肛门内。

☆木槿皮或叶适量，水煎熏洗患处，以后用白矾末、五倍子末敷之。

☆将筷子塞入甲鱼口，使其头部伸出体外，用刀切断头颈，将血滴入碗内，趁热涂于患处，适用于脱肛久脱不敛患者。

☆升麻 10 克，乌梅 6 克，紫背浮萍 4 克。将升麻、乌梅二药炒炭，和紫背浮萍共研末，脱肛时擦敷患处。

☆石榴皮、陈壁土各适量，白矾少许，浓煎熏洗，后用五倍子末敷患处。

☆大田螺 1 个，于其腰间打 1 小孔，将冰片 10 克放入孔内，盛于碗中，1~2 小时后，田螺内流出液体，用棉球蘸擦于脱出肠管上，每日 3~5 次。

☆石榴皮 100 克，五倍子 30 克，明矾 15 克，加水 1000 毫升，用文火煎 30 分钟，去药渣趁热熏洗，然后将脱出部分托回还原。早晚各熏洗 1 次，直至痊愈。

☆先找一块瓦片（砖头也可）洗净晾干，然后用火烤热（以手背能承受为宜），再将甲鱼（鳖）的颈部用刀砍掉，将瓦片蘸其鲜血，触及脱垂的直肠，肛门受热刺激后，会本能地收缩，顺势托住直肠缓缓送入。

☆重楼，取其根茎用醋磨汁，每日 1~3 次外涂患部，接着用纱布压送复位。

☆黄芪、当归各 30 克，枳壳、枯矾、五倍子、海螵蛸各 25 克，石榴皮 30 克，明矾 15 克，水煎，洗患处。

☆人参芦头 20 枚，文火焙干研末，分成 20 包，贮瓶密封，备用。成人每次服 1 包（儿童酌减），每天 2 次，早晚空腹用汤调服，10 天为 1 个疗程。

33. 疝气

☆刀豆、大米各 50 克，煮粥服，每日 2 次；也可研末，开水冲服，每次 5 克。

☆肉桂 6 克，白术 60 克，茯苓、薏苡仁各 30 克，橘核 5 克。每日 1 剂，水煎服。此药服用 3 剂如症除，可再服 10 剂。

☆茄子 50 克，水煎取汁服，饭前温服，每日 2 次。

☆小茴香 1 克，稍研碎。每次用 6 克，放入陶瓷杯内，倒入沸开水 100 毫升，盖盖焗 10 分钟，待微温 1 次服完。15 分钟后，再用沸水 1000 毫升冲服第 2 次。服后即仰卧，两肢并拢，膝关节半屈曲，静卧 40 分钟。若疝块不回复，次日再服 1 次，一般服用 1~3 天见效。

☆老丝瓜 250 克（焙干），陈皮 10 克，共研细末，用白酒冲服，每次 3 克，每日 2 次，连服 1 个月。

☆荞麦面 100 克，生川乌 15 克，白胡椒 9 克，白酒适量。将生川乌、白胡椒研成细末，同荞麦面用白酒拌成泥状，包扎在脚部，连用 1 周，每日换 1 次。体虚者禁用。

☆无花果 5 个，小茴香 10 克，水煎服，每日 2 次。

☆橘核、山楂核各 30 克，水煎服，每日 2 次。

☆荔枝核 30 克，小茴香 10 克，水煎服，每日 2 次。

☆**疝气疼痛**　①柚子核 30 克，水煎服，1 日 2 次，连服 1 个月。②柚子皮 10 克，煎汤服，每日 2 次。③老丝瓜 1 条，放新瓦上焙干，研为细末，每次用米酒或黄酒冲服 3 克，每日 1 次。

☆**腹股沟直疝**　龙眼肉 120 克，文火炒至先冒白烟后冒黑烟为妥，白豆蔻 6 克、大茴（九角者佳）9 个共焙黄，再与龙眼肉共碾成细末贮藏，另置黄酒 500 毫升备用。用时将黄酒装入容器内，以细碗盖紧，文火烧沸，剩约 300 毫升时，药末倒入酒中，充分搅拌待温，分 4 次服完，每日 2 次，早晚分服。

34. 刀伤

☆新鲜芦荟汁搽到伤口上，可止血止痛，每天 4 次，一般 3 天左右可痊愈。

☆刀伤出血：白茅根炒焦，研为细末撒布患处，即可止血。

35. 外伤出血

☆马钱子 200 克。将马钱子去皮，与枳壳一并浸于缸内，49 日取出，焙干研成细末，用瓶装，备用。如果伤未破皮，用酒调制末热敷患处。如果伤重及内损者，除敷药外，需添加药引。

☆花蕊石（捣为粗末）30 克，硫黄（上色明净者，捣为精末）120 克。上二味相拌令匀，固济，瓦罐内煅，取出细研，瓷瓶内盛。外伤撒伤处，内损用童便或酒调服 3 克。

☆将棉花放在鸡蛋清内浸透，取出。将浸透蛋清的棉花贴在伤处，能止血、消肿、止疼。换贴数次可愈。

☆黄鳝烘干研末，吹入鼻内或敷于伤口，能很快止血。

☆用旱地上的辣蓼，捣碎外敷患处，立即止血止痛。

☆石榴花、白及各等分，晒干或烘干，研末，混匀。外敷伤口，加纱布压迫即可。

36. 外伤血肿

☆延胡索 15 克，猪瘦肉 150 克，水、白酒各半碗，先武火煎沸，后文火煎 10 分钟即可。吃肉饮汤，早晚各服 1 次，2 天为 1 个疗程。

☆鱼腥草 100~150 克，洗净，用米泔水浸几分钟，再捣烂如泥状，敷于血肿部位，用纱布包扎固定，每天换药 1 次即可。一般 2~3 天即可痊愈。

☆赤小豆研成粉末，取适量（视受伤面积大小，一般用 100~200 克）用冷开水调成糊状，外敷患处，纱布包扎。每天换药 1 次，一般 2~3 天红肿可消。

☆三七 20 克，鸡肉 300~500 克。将三七和鸡肉同煲，至肉熟再慢火煲 15 分钟即成。饮汤吃肉，每天服 1 次，3 天服完即可。

☆三七根 30 克与鸡肉共煮食。

☆山楂 100 克，细辛 10 克，共研为细末，加黄酒适量（白酒亦可），调成糊状外敷患处。

37. 烧伤

☆女贞叶 250 克，放入 500 克麻油中煎，待叶枯后去叶，加黄蜡 150 克熔化收膏。外敷烧伤处，每日 1 次。

☆黄连、黄柏、大黄各 20 克，冰片 5 克，共研细末，调以蜂蜜搽患处，每日 3 次。

☆狗骨头适量，于火中烧成炭，研为细末，以香油调为糊状，搽抹烧烫伤处，每日 3 次，可减少渗出液，缓解疼痛。

☆老黄瓜 1 个，去瓤，捣烂取汁涂于患处，每日数次。

☆乳香、没药各 20 克，冰片 1 克，生蜂蜜 150 毫升。将乳香、没药、冰片研成细末加入蜂蜜中，调成糊状即可。对烧烫烧有水疱者，将水疱刺破一小孔排完水（孔不宜大，以防感染），之后，将受伤部位涂此药膏即可，每日 1 次。

☆苍术、白芝麻油各适量。将苍术研成细末，加白芝麻油调成稀糊状。用经酒精消毒的鸡翅毛将药糊薄薄地涂抹于烧伤、烫伤部位，每天 1~2 次，直至伤口愈合。第 2 次除药时，对脱痂或干燥处稍多涂一些。

☆两面针、金樱根各 250 克，加水 1000 毫升，煎至 500 毫升时停火，去渣取液，候凉，用药棉蘸药液湿敷患处，药棉干了再浸上药液，让其继续湿敷。连敷2天，即可见效。

☆生龙骨、煅石膏、生大黄、儿茶等分，共研细末，备用。取上药末适量，用凉茶水调成糊状，敷患处创面，上覆以纱布盖好，面部可不盖，每日或隔日换药1次。

38. 烫伤

☆丝瓜络适量，茶油少许，将丝瓜络放在锅中焙焦，然后研末，加两勺茶油调匀，频繁涂抹于烧伤处，以愈为度。

☆白糖30克，冰片3克，一并研为细粉，用香油调和好，搽抹于创面处，每天3~4次。

☆茶叶5克，加水煮成浓汁并自然冷却，将烫伤部浸泡于茶汁中，或将浓茶汁喷洒于烧伤创面，有较快止痛并防止组织液渗出，促进伤口结痂的作用。注意茶汁要现配现用。

☆新鲜的天竺葵叶子盖在伤口上，用绷带缠好，过10~12小时重复1次。一般烫伤会在几天里好转。

☆白糖两勺放入锅内，以微火炒至黑色，然后调茶油敷患处，1日数次。

☆白及面、煅石膏面各30克，凡士林240克。以上药物调成膏，外敷患处。

☆蓖麻仁油500克，黄柏10克，冰片10克。将黄柏、冰片共研细与蓖麻油

共调，外敷患处。用药后即可止痛，同时亦无继发感染之忧，收效迅速。

☆紫草10克，菜籽油100克，煮沸20分钟，滤过备用。每日外搽3~4次，保持创面湿润。

☆鲜葡萄洗净去籽，捣浆，直接敷于患处，药干即换，通常敷药后即刻止痛，一般一至数日即可痊愈。本法治疗轻度烫伤非常有效，且不易遗留瘢痕。

☆大枣10枚，茶油适量，将大枣放入锅中反复炒至焦，研成细末，然后调茶油抹患处，每日数次。炒好的大枣可以保存在干燥的地方，以便下次使用。

☆生地榆18克，乳香粉12克，凡士林120克。上药调匀成膏，涂纱布上外贴。

39. 暑疖

☆金银花、连翘、蒲公英、鱼腥草、野菊花各10克，将诸药择净，放入药罐中，加清水适量，浸泡5~10分钟后，水煎取汁，先用棉签蘸药液外搽患处，每日2~3次，每次20分钟，每日1剂。

☆连翘15克，天花粉12克，赤芍12克，滑石9克（包煎），车前子15克，金银花15克，泽泻12克，淡竹叶6克，甘草梢5克，水煎，分2次服，每日1剂。

☆苍耳子、白矾各30克，马齿苋12克，水煎，熏洗患处，每日2次。

☆蒲公英、野菊花、败酱草各12克，黄芩、黄柏、大黄各10克，冰片3克，

水煎取汁，用消毒纱布蘸药液湿敷患处，每日 2~3 次，每次 20 分钟，每日 1 剂，连续 3~4 日。

☆露蜂房 1 个，黄连粉、黄芩粉、黄柏粉各 2 克，将露蜂房烧炭存性，研为细末，与三黄粉混匀，用茶油调和，外敷患处。

☆土茯苓研细末，同米醋适量调为糊状，用棉签蘸药液外搽患处，每日 3~5 次，连续 3~5 日。

☆黄连、黄芩、黄柏、大黄、芙蓉叶、泽兰叶各 25 克，同研为细末，加冰片 1 克，用凡士林 500 克调匀。取适量药膏摊纱布上，外敷患处，每天换药 1 次。

☆硫黄、大黄各 15 克，黄连 6 克，同研为细末，用香油调匀成糊状，敷于患处。

☆车前草 30 克，金银花 30 克，蒲公英 30 克，生甘草 6 克，水煎服，每日 1 剂。外用鲜车前草 30 克，鲜蒲公英 50 克，洗净，捣烂敷患处。

☆金银花、鲜藿香、鲜佩兰、菊花、生甘草适量，煎汤代茶。或鲜车前草洗净捣汁内服。或鲜野菊花 30 克，或鲜蒲公英 60 克，或鲜马齿苋 60 克煎汤代茶。

40. 乳痈

☆**乳痈初起**　土贝母、白芷、天花粉各 9 克，乳香（去油）4.5 克，共炒研末，每次服 9 克，温黄酒送服。外用：以白酒

调上述药末成糊状，涂擦患处。

☆**乳痈红肿疼痛、恶寒发热**　鹿角尖 9 厘米，炭火内煅，存性，研细。每服 9 克，食后用无灰酒 1 碗滚数沸，倾在碗内调药趁热尽饮。

☆**乳痈及一切肿毒**　车螯壳（烧灰）300 克，黄连（去须）30 克，蚬壳（黄泥裹烧）150 克。上药共研为末，每服 2 克，空腹用甘草酒调下，早晚分服。

41. 疖肿

☆苦瓜 60 克，绿豆汤 50 克，白糖 50 克，共入砂锅，煮汤服食。每日 1~2 次，连食 3~5 天，治疖肿效果显著。

☆鲜百合 1000 克，洗净加食盐 20 克，捣烂如糊，外敷患处。每日更换 2 次，以消肿为度。

☆鲜丝瓜叶适量，捣烂绞汁，涂擦患处，每日 3~5 次。

☆独蒜头 3~5 个捣碎，加入蜂蜜 15~30 克，拌匀涂患处，每日 1 换，连用 2~3 日。

☆白僵蚕研末，每次以温开水送服 10 克，1 日 2 次。若直接吞服有恶心感，可装入胶囊服用。服后忌食辛辣。一般 1 周左右即愈。

☆大黄适量，研成细粉，加醋调成糊状敷在疖上，每日 2 次，5 天为 1 个疗程。

☆生地黄、猪肉各 50~100 克，加水适量，同煮或蒸熟，汤、药、肉一起吃

完，每日 1 剂，5 天为 1 个疗程。本方主治小儿疖疮，反复发作，此消彼起。

☆生萝卜 1 个，洗净，捣烂绞汁，加食醋少许调匀，涂敷、涂擦患处，每日 3~5 次。

☆头部疖肿：先剃除患部头发，清洁消毒后拔除疖子脓栓，用五倍子粉适量与醋调成膏状敷于疖肿上，厚约 2 毫米，每日更换 1~2 次，每次换药需清洁创面。

42. 疮毒

☆蒲公英 18 克，赤芍、牡丹皮、地肤子各 12 克，水煎分两次服，每日 1 剂。

☆半枝莲 30 克，紫花地丁 20 克，金银花 15 克，水煎服。

☆**鱼鳞疮** ①活螃蟹数只（重约 50 克），黄糖 30 克，清水 200 毫升，武火煮沸之后，文火再熬 15 分钟，去渣取液，候温，一饮而尽。每日 1 次，连饮数日，疮体即逐渐枯萎，脱落而愈。②鲜鱼腥草适量，用水洗净晾干，捣烂如泥，敷于疮上，每日更换 1 次，对初起者可消肿，对成脓者有溃破的功效。③僵蚕研末，每次 10 克，用蜂蜜水调服。每日 1 次即可，连服 10 天为 1 个疗程。④金银花（或藤）30 克，马齿苋 60 克，熏洗患处。

☆**金疮出血** 芍药根 30 克，熬为黄色，捣成细粉，每次用酒或米汤送服 6

克。初服每日 3 次，以后逐渐增加。

☆**肿毒** ①生山药捣烂如泥，敷患处，每日换 2 次。②鲜山药适量，蓖麻子仁数粒，一同捣烂敷患处。③芒硝 100 克，大黄 50 克，冰片 10 克。先将大黄研细末，与芒硝、冰片调匀，装瓶备用。治疗时取适量药粉加陈醋调成糊状，外敷患处，每天换药 1 次。④鲜马齿苋 4 份，青黛 1 份外敷治疗。先将马齿苋洗净，捣为糊状后，加入青黛调匀即成。治疗时外敷患处，厚度约 1 厘米，用纱布包扎胶布固定，每 3 小时换药 1 次，连用至愈。⑤鸭跖草、紫花地丁各适量，捣烂敷于患处，并用胶布固定，每日换药 1 次。

☆**发际疮** ①绿豆 50 克，大黄 20 克，蜂蜜 100 克。将大黄、绿豆研末，加入蜂蜜调成糊状，敷于疮上，厚约 1 厘米，范围超过疮面 2 厘米。每日换药 1 次，连敷数次。②金银花、蒲公英、野菊花各 30 克，黄芩、紫草、赤芍各 12 克，白芷、天花粉、穿山甲（先煎）、皂角刺、浙贝母、甘草各 10 克。每日 1 剂，水煎 3 次，分早中晚饭后服。药渣再加水浓煎，滤取药液，趁热外洗、湿敷患部，每次 20 分钟，早晚各 1 次。7 天为 1 个疗程，直至炎消肿退痛止痒除，疮面结痂生肌愈合。忌煎炸、香燥、海鲜、酒类、辛辣饮食。

43. 发背

☆五倍子适量，焙成焦黄色，冷却后研成极细末。使用时以 1 份五倍子与 2 份蜂蜜、适量黑醋调和成膏状，敷于患处，面积要超过患处 1 厘米。每天换药 1 次，一般数次即愈。若已破溃，宜留出溃口以利于排脓。

☆花椒粉 50 克，用棉球清洗患处并剔除烂肉，再用干净棉球蘸花椒粉塞入"瘩背"洞中，即可止痛，1 日 1 次。连续使用 7 次后可长新肉。

☆羌活 10 克，川芎 10 克，黄芪 20 克，当归 10 克，茯苓 15 克，生甘草 5 克，金银花 15 克，全瓜蒌 15 克，水煎服，每日 1 剂，10 天为 1 个疗程。

44. 蛇头疔

☆鸡蛋 1 枚，白矾 3 克。将鸡蛋打一小孔，纳入白矾，用细棒搅匀，令患者指头伸入鸡蛋孔内，用纸封固，再用豆油灯燎鸡蛋，以热为度，初烤时，指头觉痛，时间稍长，疼痛减轻，重者可连续做 2~3 次。

☆早期可用马齿苋、蒲公英各 20 克，加水煎汤趁热熏洗浸泡患指，然后再将黄柏、大黄、白芷各 10 克，共研为细末，用凡士林调膏，取适量外敷患处，每日换药 1 次。

☆蟾酥 6 克，轻粉 1.5 克，枯矾（寒水石煅）、铜绿、胆矾、乳香、没药、麝香各 3 克，雄黄 6 克，朱砂 6 克，蜗牛 21 个。将上药端午日午时，在净室中，先将蜗牛研烂，同蟾酥和匀稠黏，再将各药研末，与蜗牛、蟾酥相和为丸，如绿豆大。每服 3 丸，用葱白 15 厘米，患者自嚼烂，吐于男左女右手心，包药在内，无灰热酒送下，覆被静卧，至发汗为止。不愈再服。

45. 丹毒

☆苍术 500 克煎 3 次，取浓汁，慢火熬成浓膏，加蜂蜜 125 克，调成稠膏。每日 2 次，每次 1 匙，开水冲服。

☆香蕉去皮，捣烂（或捣烂挤汁）涂患处。每日 2 次。

☆野菊花、土茯苓各 30 克，牡丹皮、赤芍各 10 克，生甘草 5 克。水煎服，每日 1 剂，连服 5~6 剂。

☆绿豆 15 克，生姜 30 克，绿豆浸泡一天，与生姜捣烂涂擦患处，每日 1 次。

☆干芙蓉花或叶适量。将芙蓉花（叶）研成末加凡士林，按 1:4 配方，调匀。将药涂在患处，每天 3 次。

☆野菊花 30 克，土茯苓、蒲公英各 20 克。将上药共放入冷水中浸泡半小时后，煎煮滤渣取汁饮用。每天 1 剂，分 2~3 次服。

☆芒硝 100 克，马钱子 100 克，冰片 10 克。先将马钱子去壳研细，再加入芒硝、冰片调匀，贮瓶备用。治疗时根据患处部位大小取适量药粉用香油调匀，外敷患处，每天换药1次。

☆金樱根90克，水煎，取汤煮鸡蛋3个，加入冰糖30克溶化。饭前服用，日2次。

☆鲜虎耳草30克，水煎服，日2次。

☆岩扫把适量，煎水，洗浴患处，勤洗。

☆油桐壳焙焦，研成细面，用香油调匀，涂于患处，间日1次。

☆活地龙（蚯蚓）5份，食糖1份，加适量凉水同拌，使蚯蚓自溶成糊状，涂患处，日3次。

☆活蛞蝓数只，醋浸捣烂，入冰片少许敷患处，间日1次。

☆龙葵鲜品100~150克（干品20~30克），将其洗净、捣烂后外敷患处，每日2次。

46. 毒虫咬伤

☆龙胆草15克，地榆15克，半边莲30克，白茅根15克，黄芩15克，黄柏15克，生地黄20克，麦冬30克，天冬30克，鸡血藤20克，白芷3克，玄参15克，僵蚕15克，水煎服。

☆苍术、白芷各50克，蜈蚣2条，金银花25克，连翘20克，防风15克，天花粉20克，玄参20克，甘草10克，水煎，每日1剂，分2次服。同时以苍术

为主水煎，熏洗患处。

☆鲜金钱草200克（干品100克），生大黄10克（后下），早晚各煎服1次。同时配合放液疗法：局部清创后，上肢伤者从肩髃穴、下肢伤者从髀关穴向下逐日依次每天放液1~3个点（用手指推按伤者肿胀的皮肤，其凹陷感最明显处为放液点），其法是用消毒9号注射针斜刺，进针深度二至三分（0.7~1厘米），不留针，拔针后即可见淡红或淡黄色液体由针孔流出，淋漓不绝，长达数小时（用棉球擦之）。服药后放液疗法7天为1个疗程。

☆扛板归、大黄各60克，白毛陈50克，黄芩、黄连各40克。上药共研细末，用塑料袋封装。使用时患肢先以1：5000高锰酸钾溶液冲洗，用三棱针刺"八风"或"八邪"及肿胀最低位，深约2~3毫米，有血、小疱者用针筒抽尽，而后依据肿胀范围大小取上药适量，用温开水调成糊状，直接敷于肿胀部位，一般每日换药1次。

☆苦参15克，黄连、白茅根、白及各12克，大黄10克，甘草5克。将以上药物切碎、清洗、沥干，装入瓶中，加入75%酒精50毫升，再加入蒸馏水350毫升，浸泡72小时，经过滤高温灭菌后备用。常规消毒皮肤，有眼液者用3%双氧水冲洗拭干，将消毒纱布4层浸药液外敷溃疡处，视伤口大小，纱布应大于伤口边缘2厘米，并用绷带包扎，每日换药

1~2次。

☆雄黄1份，五灵脂2份，共研细末，每次用黄酒冲服6克（不善饮酒者可用茶调服），同时外敷创口，每日3次。再配合内服食醋、扩创、吸毒等法。

☆半枝莲40克，白花蛇舌草40克，金银花30克，丹参15克，红花10克，野菊花15克，牡丹皮15克，蒲公英30克，全蝎4克，蜈蚣3条，生大黄15克（后下），玄明粉15克（冲服），车前子15克，茯苓10克，广木香10克，水煎内服，大便通后去大黄、玄明粉。

☆黄连10克，黄芩、黄柏、大黄（后下）、小蓟、青木香各15克，半边莲30克，重楼15克，白茅根30克，僵蚕、蝉蜕各12克，炮山甲5克。将上药用冷水浸泡15分钟，煮沸后改用文火煎20分钟，滤取药液温服，每日1剂，煎服2次，7天为1个疗程。加减：风毒偏盛，多见神经毒症状，如呼吸肌、四肢肌肉麻痹或抽搐者，加蜈蚣2条、全蝎（即止痉散）5克；火毒偏盛，多见血循毒症状，瘀点、瘀斑、出血严重者，加水牛角、生地黄、金银花各30克，牡丹皮、赤芍各15克（即犀角地黄汤加味）；视物模糊复视者，重用青木香20克；小便赤短、血尿，重用白茅根50克、小蓟30克。

47. 蜈蚣咬伤

☆用拔火罐法吸出毒液，再用浓盐水

频洗伤口，最后把开水烫软的番薯叶敷盖伤处，连敷数次即愈。

☆用蟑螂（蜚蠊）屁股那一段，捣碎外敷患处，有良效。

☆伤口用淡氨水、碳酸钠溶液或肥皂水冲洗，还可冷敷创口处。

☆雄黄、枯矾等量，研末，加浓茶或烧酒，涂于创口上。

☆大蒜头1个，食醋少许。大蒜去皮捣烂，加食醋调匀，外敷。

☆菜籽油适量，外涂。

☆取鸡口水液涂患处，数次即可消除肿痛。

☆取适量黄皮木鲜叶，捣烂外敷患处2~3个小时即可。

☆生扁豆叶、桑叶各50~60克，水洗后共捣成糊状，外敷患处，每日换药2~3次。

48. 蜂蜇伤

☆先把留在创口内的毒刺拔出，再用稀氨水、碳酸氢钠溶液（苏打水）或肥皂水冲洗。创口用野甘草叶或嫩茎捣烂敷擦，5~10分钟1次。

☆老黄瓜适量，捣烂外敷。

☆食盐少许，或食醋少许，或生姜数片涂擦患处。

☆马齿苋100克，用清水洗净后捣烂滤汁1小杯，以温开水冲服，并将药渣外敷于患处，1~2日即愈。

☆被蜂叮蜇后，伤处若留有毒刺，应先用镊子将它拔除，然后找些青苔或半边莲、重楼等捣烂外敷患处。

☆将花生油放入锅内烧熟，放凉后以不烫手为宜，直接涂抹到患处，很快就可达到止痛消肿的效果。

49. 其他虫伤

☆**蝎蜇伤** 尽快用力挤压被蜇周围的皮肤组织，使含毒素的血液流出，然后用氨水、肥皂水或碳酸氢钠溶液冲洗伤口，再用马齿苋捣烂外敷。

☆**蚂蟥咬伤** 常在水田劳动时被叮咬，伤处多在小腿和足部。如蚂蟥叮附在腿上，切不可强拉，只须用手轻轻拍击叮咬部位周围皮肤或用食醋、盐水、烟油涂搽被叮咬处，蚂蟥就会放松吸盘而掉落，伤处涂些碘酒即可。

☆**毛虫刺伤** 用糯米饭捏成团在痛痒处滚搓，去掉刺毛，再用白芷适量煎汁洗患处。

☆**蚊虫叮咬** ①蚊子咬伤时，局部可以涂上一些牙膏，可以立即消肿止痛、止痒。②蚊虫叮咬后，皮肤搔破，涂抹金霉素眼膏可使伤口愈合。③被蚊子叮咬后，可用清水冲洗被咬处，不要全擦干，然后用1个湿手指蘸一点洗衣粉涂于被咬处，可立即止痒且红肿很快消失，待红肿消失后可用清水将洗衣粉冲掉。④被蚊虫叮咬后，可立即涂搽1~2滴氯霉素眼药水，即

可止痛止痒。⑤用风油精或清凉油涂抹，若引起皮炎，用炉甘石洗剂涂搽。如被蚤、虱叮咬，可用50%百部酊（由中药百部浸在酒精或白酒中而成）外搽。⑥鲜半枝莲适量，捣烂敷于患处。⑦20克白胡椒（砸开）放入100毫升60度的白酒内，置阳光下曝晒3~7天外擦。

50. 甲沟炎

☆新鲜猪胆1具，倒去部分胆汁，将猪胆套在病指（趾）上，用胶布扎紧（不要扎得过紧，以免影响血液循环），不让胆汁流出，半小时内可止痛，5天左右指（趾）肿可消。一般3天左右换1具猪胆。

☆鲜蒲公英洗净并捣烂，外敷在患处，用医用纱布包扎好，每日换药3次，一般3天就能痊愈。

☆绿茶叶、黑芝麻、细盐各1克，加少许生理盐水混合，并捣烂如泥。皮肤常规消毒后，将上药敷于甲沟炎处，每日换药1次，连续用药2~4次。在敷药期间患处不可沾水。

☆乌梅1~2枚（供2~3人使用）放置瓦片上，并在文火上焙烤，烤酥后去核研细末备用。对甲沟炎疮面每日应认真以淡盐水进行清洗，充分暴露其创面，再撒上乌梅粉末，用纱布包扎即可。

☆酱油50毫升，蜂蜜10毫升，将酱油与蜂蜜调匀加热，待液体变温时用来浸泡患指，每天数次，每次10~15分钟，疗

效颇佳。

☆鲤鱼烧成灰，以醋调和，敷于患处，每日更换 1 次，以治愈为度。

☆蝉蜕 7 个，研成细末，用蜂蜜调匀搽患处。

☆无名异适量，铁锤砸碎磨粉，菜油调成糊状敷患处，外加纱布包扎，每日 1~2 次。一般当天能止痛，2~3 天自行出脓消肿，4~5 天愈合。

51. 灰指甲

☆生大蒜 100 克，捣烂如泥，加入盛有 150 毫升陈醋的玻璃瓶内，浸泡 1 周后备用。将患指（趾）浸入蒜醋液中 3~5 分钟，每日 4~6 次，坚持 7~15 天，可见效或愈。

☆百部 20 克，苦参 30 克，徐长卿 30 克，白鲜皮 30 克，蛇床子 30 克，大黄 20 克，黄柏 20 克，黄连 1 克，葱白 3 根，酒精 2000 毫升。诸品放入容器中密闭浸泡 1 周备用。以药液浸泡患甲，每日 3~5 次，每次 20 分钟，连用 1 周为 1 个疗程，可治疗 1~3 疗程。在治疗期间，忌食辛辣、腥膻等刺激性食物，患甲不得接触碱性肥皂。

☆凤仙花（指甲花）、白矾各适量，共捣成糊，厚厚地敷在患甲上，纱布包扎固定。每天更换 1 次，直至痊愈为止。

☆鸡蛋 1 枚，煮熟。取蛋白放在食醋中浸泡 1 周备用。用时取与患甲般大的一块蛋白，贴敷在患甲上，用塑料指套封

固，以保湿。1 周后取下，患部清洗后，再换新蛋白敷上。治疗期间不要沾冷水，经 1 个月后就会有新甲长出。

☆将 10 瓣紫皮大蒜捣烂，加入 100~140 毫升醋，浸泡 2 小时后备用。用时将患甲浸泡在蒜醋液中 10 分钟，每日 3 次。每次浸泡后用小刀刮去指甲表面增厚部分。一般连用 1~2 周见效。在治疗期间，避免接触肥皂及碱性物质。

☆苍耳子 100 克（炒），加入 75% 酒精 500 毫升，密封浸泡 1 周，然后过滤取汁，贮瓶封口备用。用法：取适量药液浸泡病甲，每次 10 分钟，每日 2 次。药液可连用 2 天。再治则另换新药，连用 1 个月为 1 个疗程，经治 3 个疗程指甲便可恢复正常。

☆山西陈醋 500 毫升，苦参 50 克，花椒 20 克，将诸品放入铁锅内煮沸，将醋浓缩至 150 毫升左右，放凉贮瓶密封，1 周后滤去药渣。同时，先将患甲用热水泡软，用小刀将患甲削薄（以不痛、不出血为度），然后用药醋浸泡患甲 5~10 分钟。每晚浸泡 1 次，一般用 5~7 次见效。

52. 足跟痛

☆威灵仙、连钱草、独活各 30 克，鸡血藤 60 克，延胡索、白芍、川牛膝、乳香、没药各 20 克，芒硝（另包）50 克，食醋 250 毫升。用法：将前 9 味药物放锅内，加冷水 3000 毫升，浸泡 1 小时，煎

沸约半小时，然后过滤取汁，倒入盆内，加入芒硝、食醋搅匀。先用热气熏蒸，待水温不烫时，将患足浸入盆内。若水温下降可再加温。每次熏洗 1 小时左右，每日 2 次。

☆连钱草、伸筋草、当归各 30 克，木瓜、威灵仙、独活各 20 克，制川乌、制草乌各 15 克，乳香、没药、皂角刺各 10 克，食醋 500 毫升。上药加水至 3000 毫升，煎至 2000 毫升时，将食醋倒入锅内同煎数分钟。把药液滤入盆内趁热熏蒸足跟，待稍凉不至于烫伤皮肤时即可泡脚浸洗，每次熏洗 30 分钟，每日 2~3 次，每剂药用 2 天，10 天为 1 个疗程。

☆仙人掌适量，用刀刮净仙人掌两面的毛刺，剖开一面敷于足跟疼痛部位，外用纱布绷带固定好，12 小时后换另半片。或将仙人掌切成大小适宜的片状放于鞋跟处，以便穿鞋后正对疼痛点。贴敷两天，休息半天，连用 2~4 周。仙人掌活血止痛，适用于足跟痛证，局部疼痛及明显压痛，有时局部红肿，站立、行走时疼痛加剧者。

☆陈醋 1000 毫升，加热至足可浸入的温度，每日浸泡 40~60 分钟，醋温度下降后应再次加热。一般浸泡 10~15 天，疼痛可逐渐减轻。

☆川芎 20 克，川乌 20 克，川牛膝 30 克，川续断 30 克，川椒 20 克，威灵仙 30 克，木瓜 20 克，连钱草 30 克，鸡

血藤 30 克，延胡索 20 克，乳香 20 克，没药 20 克，芒硝 50 克，食醋 250 毫升。将上述药物放入锅内，加冷水 3000 毫升左右，浸泡 1~2 小时，煎沸 30~40 分钟，倒入盆内，加入芒硝、食醋搅匀。用热气熏蒸患处，待水温不烫时浸洗患足。水温下降时可再加热，每次熏洗时间应不少于 1 小时，早晚各 1 次。1 剂药可用 2 天，每次熏洗均应将药液加热。一般用药 2 周左右即可治愈。

☆鲜威灵仙 5~10 克捣烂，以陈醋调成膏状，先将患足用热水浸泡 5~10 分钟，擦干后敷药以纱布包扎。每天换药 1 次，连用 6~7 日见效。

☆威灵仙 120 克，切捣后，水、酒各半煎服。

☆川芎 45 克，研成细粉，分装在用薄布缝成的口袋里，每袋装药面 15 克左右。将药袋放在鞋里，直接与痛处接触，每次用药 1 袋，每天换药 1 次，3 个药袋交替使用（换下的药袋晒干后可继续用）。一般用药 7 天后疼痛多可缓解。

☆川芎 100 克，乳香、没药各 50 克，共研细末，用米醋调成厚糊。晚上睡前，患处用热水浸泡（有老皮需剪去），揩干，以鲜生姜片涂擦几分钟后包扎好，放上热水袋持续热敷，次晨取下，晚上再敷药。7 日为 1 个疗程，一般 1~2 疗程可愈。

☆核桃 1 个（不打破壳），艾叶 60 克，防己 30 克，皂角刺 30 克（布包），制草

乌 120 克，当归 15 克，苏木 15 克，延胡索 15 克，将药放入砂锅内，加水 1000 毫升，煎沸 20 分钟，把药汤与核桃倒入盆内，趁热熏蒸患足，待药汤微温时，再用患足跟用力踩核桃 5~10 分钟，每晚治疗 1 次，一般 7~10 次可见效。

☆熟地黄、山茱萸、桑寄生、木瓜各 12 克，山药、白芍各 25 克，甘草 10 克，水煎服，每日 1 剂，15 天为 1 个疗程。此法尤其适用于老年人跟骨痛。

☆红花 10 克，川芎、牛膝、没药、虎杖、乳香各 12 克，木瓜 9 克，花椒 10 克，加水 2500 毫升，水煎 30 分钟。取药液将患足暴露在药物蒸汽上熏蒸，待药液温度适宜时，将患足浸入药液中，边浸泡边按摩，药液凉后可加温后再用，每次 30 分钟，每日 1 服，2 天为 1 个疗程，一般用药 3 个疗程可取得满意疗效。

☆黄芪 30~50 克，黄精、何首乌各 30 克，怀山药 18 克，川木瓜 20 克，核桃肉 3 个，鸡脚 2~3 对用刀斩开，猪脚 2 个用刀砍成几节，加水同煎 1 小时，放少许食盐调味，饮汤吃鸡脚、猪脚，每天 1 剂，分 2~3 次食完。一般连服 3~5 剂可见效。治疗期间及愈后 30 天内，忌食生冷、酸辣食物。

53. 脚垫

☆红花、地骨皮各 40 克，甘油 100 毫升。先将红花、地骨皮研成细末，再加入甘油搅拌均匀，贮净瓶备用。使用前，先用温开水浸洗双脚半小时后擦干，然后将上药涂于患处，每日 2 次，涂后用纱布包扎。5~10 次为 1 个疗程。

☆白花丹鲜叶与稀饭、食盐各适量，捣烂外敷患处。

☆食用茄子切成薄片，装塑料袋中，用力搓揉烂，挤出汁液涂在脚垫处，干后再涂，每日涂 3~5 次。一般轻者 1 周、重者 2 周见效。涂前先稍将脚垫硬皮削薄效果更好。

☆鸦胆子数粒去皮，捣做饼状，贴患部，外用纱布包好，24 小时后脚垫可自行脱落。

☆桂枝 30 克，研末，米醋调敷患处，每晚 1 次，7 天可见效，一般 14 天可愈。如双脚全患病，用桂枝 60 克，即每个患处用 30 克。

54. 足寒与足热

☆**足寒** ①制附子 20 克，干姜 30 克，干红辣椒 5 个，放入半盆水中煎煮。一定要注意先将水烧开，然后放入药物，煎煮 30~40 分钟，将煮好的药液放温，到温度适宜时，将双足泡入药中，水凉后再加温。每次泡浴时间以 30 分钟为宜。手足皮肤有破损时，不可用此法。②狗肉 200 克，粳米 100 克，生姜、食盐适量。把狗肉洗净，切成小块，生姜切碎；粳米淘洗干净；把狗肉、粳米、生姜放入锅中，加入适量清水、食盐，大火煮沸，再用小火煮熟即可。每日1剂，分早晚2次热服。一般1~2剂见效，3剂左右当停服。此法只适用于冬季，服食期间忌食绿豆。

☆**双足灼热** 生地黄15克，玄参12克，麦冬12克，龟甲15克（先煎，煮沸10多分钟），赤芍12克，知母10克，丹参20克，金银花15克，甘草6克，防风8克。另外，若足灼热较重者可再加牡丹皮10克、黄芩10克、栀子10克；口干加天花粉10克、芦根12克；尿黄加白茅根15克；失眠加酸枣仁15克。将上药加清水煎煮两次，滤过后混匀，早、晚各温服1次。每日1剂，连服5~10日为1个疗程。

55. 其他脚病

☆**足跟骨质增生** ①仙人掌适量，将毛刺用刀刮去，然后剖成两半，将剖开一面敷于足跟疼痛处，外用胶布固定，敷12小时后再换另半片，2~3周内疼痛即可消失。②白术25克，加入1500毫升水，煮沸后再熬20分钟，连续10~15日泡足，注意不要烫伤。

☆**脚裂口** 用40℃左右的温水洗脚，泡10分钟左右，然后擦干，用温水调好芥末，浆糊状，不要太稀，用手抹在患处，穿上袜子，以保清洁，第2天再用温水洗脚，再抹2~3次即愈。

☆**足部霉菌感染** 蒲公英30克（鲜品60克），紫苏、苍术、地肤子、蛇床子各9克，川花椒3克，枯矾6克，配6贴。每贴可加水半砂锅，煎约20分钟，以不烫皮肤为度，浸泡患足约20分钟，泡完用干净毛巾擦干，一般用3贴痒即消失，6贴基本痊愈。

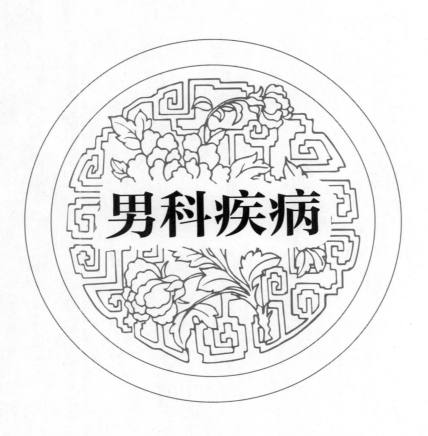

男科疾病

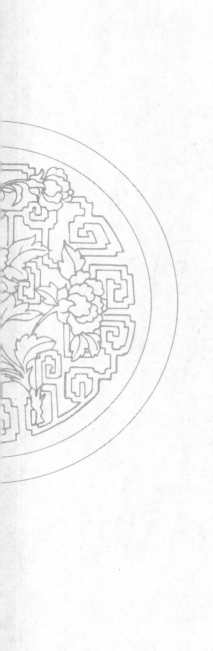

1. 男性更年期综合征

☆五味子 100 克，水煎代茶，频频饮用，每日 1 剂。一般服 15 天左右见效，可连服 30~60 天。

☆金橘、枸杞子各 15 克，菊花 10 克，水煎代茶饮，然后去菊花，食金橘和枸杞子。

☆核桃仁 4~5 个，每日早晚嚼服，一般连服 5~7 天即可见效。

☆淫羊藿 15 克，仙茅 15 克，山茱萸 10 克，枸杞子 10 克，白芍 10 克，白术 10 克，茯苓 10 克，熟地黄 10 克，五味子 10 克，女贞子 20 克，山药 20 克。每日 1 剂，水煎内服。7 天为 1 个疗程。

☆生地黄 30 克，山药 20 克，山茱萸 20 克，泽泻 15 克，茯苓 15 克，牡丹皮 15 克，枸杞子 10 克，当归 12 克，远志 12 克，五味子 12 克，石菖蒲 12 克，龙骨 12 克，牡蛎 12 克，甘草 6 克，水煎服，用 1 个疗程。

☆钩藤（后下）30 克，巴戟天 20 克，鹿角胶、紫河车、党参、黄芪、肉苁蓉、枸杞子、车前子、淫羊藿、生地黄、桑椹各 15 克，法半夏、炙甘草各 10 克，大枣 5 枚。将上药水煎，每日 1 剂，分 2 次口服。10 剂为 1 个疗程。若幻视幻听，善虑多疑者，加龟甲、生龙骨、生牡蛎、柏子仁、酸枣仁各 10 克；若早泄、阳痿、滑精者，加黄精、菟丝子、山茱萸各 15 克。

☆紫草 30 克，巴戟天、白芍各 18 克，淫羊藿、麦冬、五味子各 1 克，当归、知母、淡竹叶各 10 克。将上药水煎 2 次温服，每日 1 剂，10 天为 1 个疗程。肝肾阴虚型患者，加熟地黄、枸杞子；脾肾阳虚型患者，加肉桂、附子。

2. 性欲低下

☆熟地黄、山茱萸、枸杞子各 15 克，肉苁蓉、锁阳、山药、巴戟肉、白人参、炒酸枣仁、菟丝子各 12 克，天冬、甘草各 9 克，淫羊藿 30 克，鹿茸 6 克，共研为细末，炼蜜为丸，白开水送下，忌食腥、冷食物。

☆当归、白芍、柴胡、香附、女贞子、枸杞子、党参、茯苓、甘草各适量，水煎服，每日 1 剂。

☆补骨脂 240 克（盐水炒），云茯苓 120 克，韭菜籽 60 克。将上药浸入陈醋内，醋高过药面一指，加热煮沸，取渣令干为末，再做成丸如梧桐子大，每服 20 丸，早晚各 1 次。

☆韭菜籽、女贞子、菟丝子、枸杞子、五味子、覆盆子、巴戟天、淫羊藿、蛇床子、鹿角霜各适量，水煎服，每日 1 剂。

☆蛇床子 90 克，菟丝子（取汁）150 毫升。将 2 味药相合，外涂于阴茎上，每日 5 遍。

☆肉苁蓉、五味子、菟丝子、远志、蛇床子各等分，将药研成粉末，每日睡前空腹服6克，黄酒送服。

☆冬虫夏草、人参、淫羊藿各适量，乌鸡1只。将药及乌鸡加水炖服，早、晚各服1次，服汤食肉。

☆麻雀50只，蛇床子150克。先将麻雀杀死去毛及内脏，煮烂去骨，然后与蛇床子煎煮成膏，炼蜜为丸，每丸9克，1日2次，每次服1~2丸，温开水送服或酒送服。

☆牛鞭1根，韭菜籽2克，淫羊藿、菟丝子各15克，蜂蜜适量。将上药焙干为末，炼蜜为丸，黄酒冲服。

☆熟地黄、山药、山茱萸、枸杞子、鹿角胶、菟丝子、杜仲、当归、肉桂、巴戟肉、肉苁蓉、黄狗肾等各适量，水煎服，每日1剂，分2次服。

☆菟丝子、五味子、蛇床子各适量，共研末，制蜜丸如梧桐子大小，每次饮服3丸，每日服3次。

☆生海虾500克，核桃仁80个，淫羊藿200克，白酒250毫升。先将酒放入合适的容器内，加热，待酒热后投入生海虾，充分浸透，取酒虾焙干为度。核桃仁去皮盐渍，焙干，与海虾共为细末，分作20包，1日服1包，每包分2次服用，每次取淫羊藿10克煎水100毫升，送服海虾散，1个月为1个疗程，服药期间禁房事。

3. 性功能低下

☆蛇床子20克，五倍子20克，淫羊藿30克，用1升清水煮沸30分钟，同上法操作，长期坚持，也可帮助缓解勃起困难。如果浸浴后出现瘙痒、疼痛等过敏现象，应马上停药。

☆宁夏优质枸杞子30克，新鲜牛鞭100克，葱、姜、盐、料酒、胡椒粉等调料各适量。将上2味药洗净，牛鞭切片，一起置砂锅内，再放入葱、姜，加水500~700毫升，用武火煮沸后改用文火炖煮牛鞭熟烂，拣去葱、姜，稍加入盐、料酒、胡椒粉等调味料，再煮3~5分钟即可。

☆干地龙10克，鹿角胶12克（另烊），龟甲胶12克（另烊），枸杞子30克，山茱萸10克，淫羊藿15克，熟地黄12克，菟丝子10克，天冬10克，牡丹皮6克，加清水浓煎3次，取汁将鹿角胶、龟甲胶烊入，均分两小包，早晚各服1次，1周为1个疗程，若无效，可再连服1~2个疗程。

☆生姜10克，麻椒20克，用1升清水煮沸20分钟，晾温后浸泡阴茎30分钟，并且同时用拇指、食指、中指垂直挤压阴茎龟头30次，使阴茎胀大。1周3次。

☆麻雀5只，粟米100克，生姜3片，葱白2根，细盐少许。将麻雀去毛杂，洗净；粟米淘净；姜葱洗净，切细。将油适量放锅中，烧至五成热时，下葱姜爆香，而后下麻雀煸炒，加清汤适量，煮沸后，下大米煮粥，待粥熟时，下葱、姜、细盐等调味品，再煮一二沸即成，每日1剂。

☆黄狗肾15克，大米50克，调味品适量。先将黄狗肾洗净，切片，加葱、姜、盐、黄酒及清水适量煮沸后，转文火煮至半熟，加大米同煮为粥，待熟时调入味精、猪油适量服食，每日2剂，早晚服食。

☆香附、合欢皮、苏罗子、路路通各9克，广郁金、焦白术、炒乌药、陈皮、炒枳壳各3克。每日1剂，水煎，早晚分服。

☆鹿茸、僵蚕、制附子、柏仁各60克，共研细末后，装入一号空心胶囊内，紫外线常规消毒备用。1日3次，每次5粒。黄酒或温开水送下。

☆人参15克，焦白术1克，炙黄芪60克，升麻5克，柴胡10克，陈皮3克，当归15克，炙甘草6克，白芍15克，大枣6枚，杜仲15克，菟丝子15克，淫羊藿15克，水煎，食前服。

☆知母、黄柏、王不留行、石菖蒲各9克，肉桂3克（后下），生地黄、熟地黄各12克，怀山药30克，淫羊藿、茯苓各15克，琥珀1.2克（吞服），远志4.5克。每日1剂，水煎，早晚分服。

4. 男性不育

☆枸杞子、覆盆子各30克，川附子24克，蛇床子、菟丝子、炙甘草、山药、补骨脂各30克，柴狗肾1具，益智仁、淫羊藿各30克，五味子15克，山茱萸9克，韭菜籽15克，紫河车、巴戟天各30克，肉桂24克，鹿鞭1具，熟地黄30克。上药共为细末，配成水丸，每次服9克，每日2次。

☆鲜地龙适量焙干研粉。每次3克，每日2~3次，温开水或黄酒冲服，1个月为1疗程。一般需用药1~3个疗程。

☆当归30克，生姜30克，羊肉150克。上药加食盐适量煮至1500毫升，吃肉喝汤，每日2次，30天为1个疗程。

☆人参10克，车前子、覆盆子、菟丝子各50克，女贞子、五味子各40克，黄芪、枸杞子、巴戟天各30克，附子15克，补骨脂25克。将上药水煎两次后合并药液，分早、晚空腹服，每日1剂。1个月为1个疗程。性欲减退者，加仙茅、淫羊藿各15克；若阳痿者，加龟胶、鹿角胶各10克，阳起石15克；滑精或早泄者，去车前子，加重黄芪至60~80克；食欲不振者，加山楂、神曲、鸡内金各15克；若腰痛者，加川续断、杜仲、鸡血藤各15克；失眠者，加远志、合欢花、酸枣仁各10克；尿频、尿痛者，加川黄柏、淡竹叶、茯苓各10克；大便秘结者，加大黄（后下）10克。

☆柴狗肾1具，韭菜籽15克，蛇床子、五味子各10克，菟丝子30克，补骨脂12克，桑螵蛸30克，覆盆子、生山药各15克，车前子（包煎）、盐知母、盐黄柏各9克，全当归12克，水煎服，每日1剂，分2次服用。

☆每晚取枸杞子15克，嚼碎咽下，连服1个月为1个疗程。一般服至精液常规检查转为正常后，再继续服药1个疗程。

☆熟地黄、紫河车各20克，枸杞子、怀山药、山茱萸、菟丝子、杜仲、肉苁蓉各10克，巴戟天、蛇床子、五味子各6克，鹿茸3克。各药单味研末，混匀，收储备用。每次服5克，每天3次。

☆淫羊藿15克，生地黄、熟地黄各12克，丹参30克，赤芍、白芍各9克，肥知母9克，川黄柏9克，牡丹皮9克，车前子9克（包），金银花30克，生甘草6克，加清水适量，浓煎两次，头煎、二煎取汁混合均分两小碗，上下午各1次，连服1周为1个疗程。

☆枸杞子、菟丝子、五味子、覆盆子、车前子（包煎）各9克，党参15克，白术、茯苓、淫羊藿各9克，川续断12克，当归9克，甘草6克，水煎服，每日1剂。

☆良种蚂蚁养殖场生产的蚂蚁干粉，每日15克，1次或分次口服，连服30~60天。

☆免疫性不育：①黄连、制大黄各3克，龙胆草、牡丹皮各9克，生地黄、

当归、连翘、白花蛇舌草各15克，金银花24克，蒲公英20克，生甘草6克。每日1剂，水煎分2次服。②生地黄30克，大青叶20克，墨旱莲15克，女贞子、牡丹皮、枸杞子、五味子、丹参、赤芍、玄参、麦冬、栀子各10克。每日1剂，水煎，2次分服，1个月为1个疗程。

5. 附睾炎

☆黄柏、熟地黄各15克，知母、龟甲各12克，猪脊髓1匙（蒸熟冲服）、金银花30克，荔枝核20克。每日1剂，水煎，早晚分服。睾丸肿大而痛者，加玄参30克，海藻15克，牡丹皮5克；胀痛甚者，加橘核15克；微痛者，加赤芍12克，生甘草6克；小腹痛者，加川楝子、延胡索6克；肿痛硬结者，加海藻15克，川楝子20克；发热者，加败酱草30克。

☆夏枯草30克，川贝母、白芥子、枳实各15克，海藻、昆布、橘核、青皮各10克，附片、乌药各6克。将上药加水煎3次后合并药液，分2~3次口服，每日1剂。1周为1个疗程。

6. 急性附睾炎

☆胡椒7~10粒，研末加适量水调成糊状，平摊于纱布或软纸上，敷于患侧阴囊，每日或隔日换药1次，5次为1个疗程，连续2~3个疗程，亦可同时服用龙胆泻肝丸。

☆肥大老生姜，用清水洗净，横切成约 0.2 厘米厚的均匀薄片，每次取 6~10 片外敷于患侧阴囊，盖上纱布，用 T 型带托起阴囊，每日更换 1~2 次，直至痊愈为止。一般用药第 2 天症状便可改善，敷药 3~5 天即可痊愈。

☆大黄、当归、甘草梢各 10 克，桃仁 15 克，鸡内金、土茯苓、鸡血藤各 30 克。每日 1 剂，水煎，分 2~3 次内服。7 日为 1 个疗程，连续用药至症状消失。发热者，加苦参、赤小豆、龙胆草；痛甚者，加全蝎、小茴香；下坠感甚者，加炙升麻。

7. 精囊炎

☆丹参、赤芍各 12 克，红花、桃仁、泽兰、王不留行、败酱草各 15 克，上药头煎加水 400 毫升，煎取 100 毫升，二煎加水 200 毫升，煎取 50 毫升，将两次所得药液混合，每日 1 剂，分 2 次口服。

☆鲜律草 100 克，每日煎水代茶饮，同时取鲜律草 250 克，切碎用水 2500 毫升，煎取 2000 毫升，浸泡双足（水面不要超过足踝），每日 1~2 次。

☆盐知母、盐黄柏、土茯苓各 20 克，女贞子 15 克，牡丹皮、大蓟、小蓟、地榆炭、车前子、莲子心、太子参、生黄芪、川楝子各 10 克，白茅根 30 克，上药头煎加水 600 毫升，煎取 150 毫升，二煎加水 200 毫升，煎取 50 毫升，将两次所

得药液混合，每日 1 剂，分 2 次口服。

☆龟甲 25 克，生地、麦冬、阿胶、火麻仁、黄精、女贞子、墨旱莲、牡丹皮、夏枯草、白及各 15 克，西洋参 12 克，甘草 6 克。水煎服，每日 1 剂，分 2 次温饮。

☆生黄芪、黄柏各 20 克，栀子、灯心草、车前子（布包）各 10 克，墨旱莲、茜草、蒲公英、败酱草、熟地黄、丹参、龟甲各 15 克，生甘草 6 克，上药头煎加水 500 毫升，煎取 150 毫升。二煎加水 200 毫升，煎取 50 毫升。将两次所得药液混合，每日 1 剂，分 2 次口服。

☆生龙骨 18 克（先煎），熟地 15 克，生地 15 克，山茱萸 12 克，山药 15 克，墨旱莲 12 克，女贞子 12 克，莲子 15 克，知母 12 克，磁石 9 克，淡竹叶 9 克，牡丹皮 9 克，盐炒黄柏 9 克。每日 1 剂，水煎，分 2 次服，一般连服 7~10 剂可好转，愈后可继服六味地黄丸以巩固效果。

☆萆薢 20 克，土茯苓、白术、石菖蒲、石韦、败酱草、冬葵子各 15 克，黄柏、莲子心、车前子（布包）各 12 克，上药头煎加水 500 毫升，煎取 150 毫升，二煎加水 200 毫升，煎取 50 毫升，将两次所得药液混合，每日 1 刮，分 2 次口服。腹痛严重者加续断、狗脊、杜仲各 10 克；睾丸坠胀者加荔枝核、乌药各 10 克；失眠加酸枣仁 10 克、柏子仁 12 克；阳痿者加蜈蚣 3 条；遗精者加锁阳、芡实各 15 克；前列腺质硬加穿山甲、三棱、莪术各

10 克。另用大黄炭、琥珀各 4 克，阿胶 2 克，研成极细末，每日早晚温开水送服。10 天为 1 个疗程。

8. 精阜炎

☆蛇床子、蛤蟆草、当归各 30 克，朴硝 100 克，水煎坐浴阴部，每日 2 次。

☆泽兰 15 克，泽泻 10 克，水煎服，每日 1 剂，早晚分服。适用于精阜炎中期湿热瘀阻引起的射精疼痛者。

☆阳起石、蛇床子、红花、淫羊藿各 10 克，丹参 30 克。水煎服，每日 1 剂，早晚分服。适用于精阜炎后期有阳痿、早泄者。

☆鱼腥草、马齿苋、蒲公英各 30 克，野菊花 10 克。共研细末，每次冲服 9 克，每日 2 次。适用于精阜炎早期，有明显的射精疼痛，中医辨证为湿热和毒热的患者。

☆精索静脉曲张：①青皮 15 克，川楝子 12 克，佛手、萆薢、荔枝核各 18 克，茵陈 30 克，橘核、炙甘草各 10 克，柴胡 5 克，水煎服，连服 15 天。②黄芪、鸡血藤、丹参各 30 克，小茴香、红花、羌活各 10 克，水煎，熏洗局部，每次 30 分钟，每日 2 次。每剂可用 2~3 天，15 日为 1 个疗程。

9. 鞘膜积液

☆五倍子、枯矾各 15 克，氮酮适量，

在砂器中煎煮 30 钟，倒入容器中先熏后洗，药液冷后再加热。药液与阴囊的接触不宜间断，持续 30 分钟，每日 2 次，每剂用 1 天。

☆茯苓、猪苓、泽泻、白术、橘核、荔枝核、昆布、海藻各 6 克，桂枝 4.5 克，党参、黄芪各 10 克，水煎服，1 日 1 剂，早晚分服。

☆先以补中益气合五苓散，大腹皮、木通、川楝子益气利水、消肿，一般 5~10 剂可使症状减轻，再用参苓白术散（汤或丸）巩固之。

☆五倍子、煅龙骨各 16 克，枯矾 17 克，肉桂 8 克，加水 600 毫升，煮沸 30 分钟，滤出药液，冷却后浸湿 6 层纱布，敷于患处，干了再敷，每次 30 分钟，每日 2 次，连用 8 天。

☆柴胡 5 克，白芍、泽泻、茯苓、泽兰各 15 克，枳壳、桂枝、白术、猪苓、橘核、穿山甲、荔枝核各 10 克，黄芪、海藻各 30 克，水煎服。

☆肉桂 6 克，煅龙骨、五倍子、枯矾各 15 克，捣碎加水 700 毫升，煮沸 30 分钟，滤出药液，待温度与皮肤温度相近时，把阴囊浸入药液内，浸洗约 30 分钟。每 2 日 1 剂，连用 8 剂。

☆小茴香 16 克，食盐 5 克，炒焦研末，调入 2 个青壳鸭蛋煎饼，睡前用温米酒送服，连续 4 天为 1 个疗程。休息 2 天，再服第 2 个疗程。一般 3~5 个疗程即可。

10. 输精管结扎术综合征

☆小茴香 8 克，赤芍、桃仁、木通、黄柏、郁金各 9 克，延胡索、当归、猪苓各 12 克，没药、川芎各 6 克，柴胡 16 克，泽泻、白芷各 10 克。每日 1 剂，水煎，早晚分服。

☆全当归、牛膝各 20 克，赤芍、小茴香、川芎、泽泻、木通、茯苓各 10 克，郁金、延胡索、路路通、柴胡各 15 克，生甘草 8 克。将上药水煎，分早、中、晚 3 次口服，服时加黄酒 5~10 毫升。每日 1 剂，5 剂为 1 个疗程。

☆赤芍、当归各 15 克，广木香、青陈皮、制乳香、制没药、红花、桃仁各 12 克，海藻、生牡蛎、昆布各 10 克，牛膝、小茴香各 6 克。将上药水煎 3 次后合并药液，分 2~3 次口服，每日 1 剂。

☆牛膝、赤芍、川芎各 6 克，白芷、木通、泽泻、当归、小茴香各 12 克，郁金、延胡索、柴胡、猪苓、麦芽各 15 克，萆薢 5 克，每日 1 剂，水煎，分早、中、晚 3 次饮服，服用时兑黄酒 5~10 毫升。

11. 龟头炎

☆先用生理盐水将患处洗净，然后取新鲜猪板油 1 小块（厚约 0.3 厘米，大小略大于创面），贴敷于糜烂处，纱布包好，胶布固定。隔日换药 1 次，3 次可好转。

☆黄连 15 克，黄芩 15 克，黄柏 15 克，枯矾 15 克，芫花 15 克，生大黄 20 克，生地榆 20 克，百部 20 克，苦参 20 克，土茯苓 20 克，仙鹤草 20 克，生甘草 10 克，硼砂 8 克，水煎外洗，每日 3 次。5 天为 1 个疗程。

☆大黄 30 克，蒺藜 24 克，赤芍 10 克，荆芥 10 克，防风 10 克，苦参 20 克，地肤子 20 先，薏苡仁 20 克，黄柏 15 克，重楼 15 克，煎水浸泡龟头。

☆威灵仙 15 克，加水 500 毫升，浓煎半小时，去渣待凉，用脱脂棉蘸药汁洗患处。

☆鹿角霜 30 克，蒲公英 30 克，紫花地丁 30 克，金银花 30 克，赤芍 30 克，龙胆草 10 克，防风 6 克，当归尾 15 克，白芷 10 克，乳香 6 克，没药 6 克，天花粉 10 克，浙贝母 10 克，陈皮 10 克，炮山甲 6 克，皂角刺 3 克，全蝎 1 克，蜈蚣 1 克，甘草 30 克。每日 1 剂，水煎 3 次，分 3 次服。10 剂为 1 个疗程。

☆蛇床子、黄芩、金银花、苦参各 30 克，黄连、紫草、香附各 20 克，鱼腥草 50 克，大黄 10 克，甘草 7 克。湿毒浸淫加土茯苓、蒲公英、党参各 30 克。上药加水 1600 毫升，煎 30 分钟，用 4 层纱布高压消毒后滤出药液，再将冰片 4 克，芒硝 10 克，兑入药液溶化，稍凉后熏洗患处 15~20 分钟。用过的药液与原渣再煎 10 分钟后再用，每日 4~6 次，每剂用 3 日。

12. 龟头溃疡

☆甘草 10 克，蜂蜜 100 毫升。先将甘草放入砂锅内，加 200 毫升水浸泡 20 分钟，再煎煮 30 分钟，滤去渣，浓缩至 20 毫升，然后加入蜂蜜，煮沸，去除浮沫，装入消毒容器内备用。用生理盐水清洗局部患处，拭干，用草蜜膏适量局部外敷。

☆荆芥、防风、蝉蜕、龙胆草、川牛膝各 9 克，晚蚕沙 15 克。将上药水煎，分早、晚 2 次口服，每日 1 剂。滤渣取液外洗阴囊，临睡前洗。若龟头溃疡者，加生黄芪排脓生肌；若疮面淡红者，去龙胆草；若局部红肿甚者，加天花粉、连翘、金银花，清热解毒消肿；若局部渗水或脓性分泌物多者，加草薢、车前子，清热利湿泄毒；若伴阴囊湿冷者，外用蛇床子、苦参、地肤子各 30 克，枯矾 6 克，龙胆草 12 克。

13. 生殖器疱疹

☆水疱未破者，用黄连 6 克，黄芩、黄柏各 9 克，焦栀子 12 克，加水适量煎煮，取药汁 250 毫升，加冰片 1 克，青黛 3 克，搅匀，外涂，每日 4~6 次。

☆水疱已破者，用黄连 10 克，冰片 1.5 克，煅龙骨 20 克，共研成粉末，外撒，吸湿后，以纱布拭干，再撒药粉，不论次数，至痊愈为度。

☆苦参 30 克，白鲜皮 30 克，当归 10 克，马齿苋 30 克，牡丹皮 30 克，苍术 30 克，加水适量，煎汤外洗患部，每日 1~2 次。

☆连翘、金银花、土茯苓、赤芍、板蓝根、黄芪各 30 克，地龙 18 克，加水适量，煎汤外洗患部，每日 1~2 次。

☆生大黄、黄柏、苦参各 30 克，乳香 18 克，没药 18 克。以上诸药共为细末，以食醋调之，涂于疮面，每日 1~2 次。

☆鲜马齿苋 100 克，鲜半边莲 60 克，洗净切碎捣烂如泥状，敷于患处，每日 1~2 次。

☆海金沙藤嫩芽、嫩叶适量，捣烂绞汁，加食盐适量（每 100 毫升汁加食盐 1 克），外涂患处，每日 4~6 次。

☆蛇床子适量，焙干研细末，经植物油调成糊状，外涂患处，每日 1~2 次。

☆蒲公英 30 克，板蓝根、木贼草、连翘各 15 克，薏苡仁 20 克，黄柏、牛蒡子各 12 克，蝉蜕 10 克，甘草 6 克，水煎，分 2 次服，每日 1 剂，连服 3~5 剂。

14. 寒疝睾丸偏附疼痛

☆小茴香 12~15 克，台乌药、八月札、虎杖各 15 克，鸡内金 12~18 克，金钱草 20~30 克，甘草 10 克，加水煎成 500 毫升，每日分 2 次温服，一般服 4~6 剂。血尿，加茜草根 15 克、小蓟 15~18 克，或用三七粉 5 克，分 2 次用上药送服；气短乏力，加党参15~18克。

☆茴香、柴胡各10克，荔枝核32克，青皮、赤芍各8克，延胡索、川楝子（炒香）、川厚朴各12克，橘核20克，昆布15克（先洗去盐分），蜜枣3枚，加水煎成400毫升，每日分2次温服，可连服3~5剂。

15. 阴囊湿疹

☆黄花菜根500克，加水1500毫升，煎30分钟，熏洗患处1小时左右，连续熏洗4天。

☆鱼腥草100克，加水500毫升，煮开为止，凉至40℃左右，用纱布或药棉蘸洗患部。

☆千里光、大叶桉树叶各50克，水煎，趁热熏洗患部，每日3次。用于湿疹经久不愈。

☆茵陈、玄参各20克，苦参、紫花地丁各30克，生黄柏、猪苓、茯苓、生薏苡仁、当归、明矾各10克，白鲜皮2克，六一散1克。将上药打成粉末，每袋装60克备用。将药末置于纱布袋内缝紧，放入洗脸盆，用滚开水浸泡10分钟（加盖保温），温度降至适度时熏洗患处。每日1次，每次20分钟，一般熏洗2~3次痒止。

☆苦参100克，白矾30克，水煎趁热熏洗阴囊。

☆鱼腥草100克，先取1000毫升自来水，用水锅烧沸，再将鱼腥草放入煎煮3~5分钟，待其稍温后，滤出药液用纱布蘸洗患处。每天早、晚各洗1次，一般连用1周为1个疗程。

☆白鲜皮、苦参各15克，冰片适量，水煎成500毫升，趁热先熏后坐浴，每日1次，10次为1个疗程。

☆川黄柏、五倍子、青黛各等量，共研成极细粉末，瓶贮备用。若患处渗出液多，可取药粉扑敷患处；如患处干燥，可用鸡蛋黄油调药粉涂搽。

☆石榴皮50克，枯矾15克，水煎，用药液湿敷，每日3~5次。

☆青黛散与适量胡麻油调匀成糊状，敷于患处，每天换药1次，连续5~7天。本法适用于湿热下注之阴囊湿疹，见皮损糜烂有黄水渗出者。

☆马齿苋、千里光各250克，水煎，用药液湿敷，每日3~5次。

☆威灵仙、蛇床子、土大黄、苦参各15克，砂仁壳9克，老葱头7个，水煎熏洗，每天2~3次。

16. 睾丸炎

☆黑胡椒7粒，面粉一撮，将胡椒研末，加面粉调成糊状，摊布上，贴在会阴部，用胶布固定。每日1次。

☆贯众60克去毛洗净，加水约700毫升，煎至500毫升，每日2次，连服15天。

☆将新鲜荔枝核 20 枚捣烂，加水煎服。服法同上。

17. 急性附睾炎

☆肥大老生姜，清水洗净，横切成约 0.2 厘米厚的均匀薄片。每次用 6~10 片外敷于患侧阴囊，盖上纱布，用"T"型带托起阴囊。每日更换药两次，直至痊愈为止。一般用药第 2 天症状改善，敷药 3~5 天明显好转。

☆白花蛇舌草 30 克，用水煎服，每日 1 剂。3~4 周为 1 个疗程。一般用药 1 个疗程即可获得良效。

18. 阴茎肿痛

☆车前子、土茯苓、青葙子各 25 克，龙胆草 10 克，一起研为细末，用时取药粉适量，加少许鸡蛋清调成稀糊状，涂敷患处，用消毒纱布覆盖并固定。每天换药 1 次，一般 3~5 天即可。

☆艾叶 30 克，水煎。用温度适宜的煎液外洗肿大的阴茎，每日 1 次，一般 2~3 次显良效。

19. 男性外生殖器其他疾病

☆**包皮水肿**　南通蛇药（又名"季德胜蛇药"）5~10 片，用温水调糊状，外敷患处及阴茎根部（注意勿涂于尿道口上）。每日换药 3 次，同时每次口服该药 6 片，每天 2~4 次，一般 1~2 日显良效。

☆**阴囊血肿**　红花、金银花、大黄、黄连各 15 克，夏枯草 30 克。将上药装入纱布袋，置脸盆内，加水 4000 毫升，文火煎 20~30 分钟，取出药袋，趁热熏患处，待温度适宜，将会阴及阴囊浸入药液中。每日 2~3 次，每次 30 分钟，5 天为 1 个疗程。

☆**缩阳症**　桂枝 18 克，白芍 12 克，生姜 9 克切片，炙甘草 9 克，大枣 12 枚，水煎服。

☆**阳强不倒**　京玄参、麦冬各 50 克，肉桂 1 克（后下）。前 2 味药加清水浓煎两次，去渣，取汁混合加入肉桂再煎 20 分钟，将肉桂药渣滤去，取汁均分两小碗，上午、下午各服 1 次（1 小碗）。倘若未愈可再服 1 剂。本方适用于阴茎坚挺，睾丸胀痛，头晕目眩，腰膝酸软，心烦少寐者。

20. 遗精

☆大枣 6 枚（去核），泥鳅 400 克，生姜 3 片。将泥鳅开膛洗净，放入锅内加适量水，与大枣、生姜片同煮熟食之，每日分 2 次服完。10 天为 1 个疗程，一般 3 个疗程见效。

☆鸡蛋 1 枚，用银簪钻 1 小孔，加入胡椒少许，纸封其孔，放入蒸笼内，熟后取食，每日 1 个，连服 7 个，便可断根。

☆食盐 500 克（块盐最好），上火炒热后，用布包包裹，热敷脐部。

☆海蜇头、荸荠（马蹄）各60克，将海蜇头浸水去杂后，与荸荠同煮，经常服用。

☆萆薢、茯苓、车前子、白术、木通、泽泻、石菖蒲、丹参各10克，黄柏6克，莲子心3克，水煎服，1日1剂，晚上服。

☆猪肾1枚，附子末3克。将猪肾切开去膜，入附子末，湿纸裹，蒸熟，空服食之，饮酒1杯，3~5剂有效。

☆玄参30克，沙参30克，麦冬15克，锁阳15克。每日1剂，水煎服。梦遗者，加黄柏6~10克；滑精者，加肉桂3~6克。

☆益智仁60克，乌药45克，山药30克，研末为丸，如梧桐子大，每服60粒。

☆苦瓜1条，芡实粉10~15克，冰糖30克。将苦瓜捣烂如泥，和芡实粉加冰糖捣匀，1次或分2次服。

☆五味子、鸡内金各30克。将药烘干，研细末，开水送服，每日3次。

☆泽泻10~12克，水煎服，早晚各服1剂。

☆党参、黄芪各40克，金樱子、覆盆子、锁阳、莲须、芡实、蒺藜、枸杞子各20克，煅牡蛎、煅龙骨各15克，川黄柏、知母、炙甘草各10克。每日1剂，水煎服。10天为1个疗程。

21. 青少年频繁遗精

☆知母、黄柏、金樱子、枸杞子、五味子各10克。每日煎服1剂。

☆刺猬皮炒脆研末，每次服1.5~3克，每天2次。

☆金樱子1克，芡实30克，每日煎服1剂。

☆五味子10克，睡前用盐开水泡，顿服。

☆生龙骨、煅牡蛎、莲须、芡实各30克，锁阳、沙苑子各15克。用淡盐水煎服，每日1剂。

☆五倍子粉，每次口服1.5克，每天3次。

☆石菖蒲50克，白果14个，上药煎汤滤去渣，加酒25毫升饮服。

☆诃子粉，每次口服1.5克，每天3次。

22. 阳痿

☆生姜、小茴香、大葱等分，捣碎，装入布袋，炒热后熨脐下，袋冷即换，每次30~40分钟，1日2次。

☆五倍子、炙黄芪各6克，硫黄3克，共研为细末，放入大附子（挖空），再入250毫升白酒，微火煮至酒干，取附子捣粒成膏，敷于肚脐上，包扎固定，3小时后取下，间歇10小时敷药1次。

☆菟丝子45克，覆盆子10克，枸杞子30克，麻雀5只，粳米100克，精盐少许，葱白2根，生姜3片。先将前3味中药水煎30分钟去渣取汁，再将麻雀去毛内脏，洗净用酒炒，与粳米、药汁加水煮成粥，加入盐、葱、姜再煮沸。每晚服1次，连服5天为1个疗程。

☆枸杞子、淫羊藿各10克，用开水浸泡15分钟后代茶饮，每日数次。

☆蛤蚧尾10克，鹿茸5克，共研细末，用布包成数小包，蒸20分钟，趁热以药包熨脐下、足心，冷即更换。每次20~30分钟，1日2次。

☆枸杞子10克，大枣3枚。将大枣焙焦，去核，同枸杞子一起用开水冲泡，代茶饮，每日数次。

☆青盐500克，急火炒烫装入布袋，热熨下腹部，袋冷即换，每次1小时，每日2次。

☆蛇床子、五味子、菟丝子各15克，共研末，每次6克，白酒或黄酒送服。每日2次。

☆蛇床子适量，浓煎汤，趁热浸洗阴茎和阴囊，1日2~3次，每次20分钟，汤冷可加热再洗。

☆阳起石50克，水煎服，每日1剂，分2次温服。

☆干姜、小茴香各5克，共为细末，加食盐少许，用蜂蜜调糊状，敷于脐部，盖以纱布，胶布固定。5日换药1次，3~5次为1个疗程。

☆硫黄、蛇床子、仙茅各等分，将各药研极细末调匀，每次服10克，早、晚温开水送服。

☆大黄、黄柏等量，煎液，取药液擦阴茎，1日2次。

☆雄蚕蛾30克，文火焙干研末，每晚吞服3克。

☆大葱白（带须）3~5根，洗净后捣烂（也可加入肉桂末5克），炒热后，用薄白布包好，热敷于关元穴、中极穴，每日1次。不要太烫，以不烫伤皮肤为宜。

☆蛇床子20克，菟丝子15克，淫羊藿25克，将上药加水煎煮30分钟，取汁1000毫升趁温热擦浴小腹部，每日2次，每次30分钟。

☆蜈蚣、生蛤蚧、淫羊藿各40克，当归、白芍、甘草各120克，共研细末，过90~120目筛，每次6克，每日2次，空腹用醋或黄酒送服。30日为1个疗程。

☆生姜100克，艾叶50克，上药加水煎沸10分钟后取汁，纱布蘸湿擦洗小腹及腰部。每次20分钟，每日2次。

☆蜈蚣18克，当归、白芍、甘草各60克，丹参20克，共研细末，分成40包，每次服半包至1包，早晚各1次，空腹白酒或黄酒送服。

23. 早泄

☆五倍子20克，文火水煎半小时，再加入适量温水，趁热熏蒸龟头，待水温降至40℃左右，浸龟头5~10分钟。每晚1次，15~20天为1个疗程。

☆黄芪15克，当归10克，白芍12

克，熟地黄 12 克，巴戟天 10 克，麦冬 10 克，枸杞子 12 克，柏子仁 12 克，覆盆子 12 克，附子 6 克，肉桂 6 克，鹿角胶 6 克，五味子 10 克，菟丝子 10 克。以上药方制成丸药或汤剂服用。

☆麻雀 2 只，去内脏，烧焦研末，加适量温水冲服，每次半杯，连服数日。

☆金樱子、芡实各 15 克，怀山药 30 克，糯米 50 克。先取金樱子加水煎 30 分钟，去渣取药汁与怀山药、芡实、糯米煮成粥，加入白糖或食盐、香油调味食用。

☆人参 15 克，茶叶 5 克，水煎服，每日 1 剂，分 2 次服。

☆龙胆草 15 克，黄芩 10 克，栀子 9 克，泽泻 12 克，木通 10 克，车前子 9 克，当归 10 克，生地黄、甘草各 9 克，水煎服，每日 1 剂，分 2 次服。

☆生地黄 10 克，山茱萸、山药、知母、黄柏、泽泻、牡丹皮、金樱子各 9 克，沙苑子 10 克，龙骨、牡蛎各 30 克，水煎服，每日 1 剂，分 2 次服。

☆人参、白术各 9 克，黄芪 12 克，当归 10 克，茯神 9 克，远志、枣仁各 6 克，龙眼肉 12 克，木香、甘草各 6 克，水煎服，每日 1 剂，分 2 次服。

☆附子、肉桂各 6 克，熟地黄、山茱萸各 9 克，茯苓 10 克，泽泻、山药各 12 克，牡丹皮 10 克，水煎服，每日 1 剂，分 2 次服。

24. 精液稀少

☆菟丝子、枸杞子、覆盆子、五味子各 10 克，淫羊藿、仙茅各 12 克，锁阳 10 克，鹿茸 2 克（另蒸）。每日 1 剂，文火浓煎两次，去渣，混合，均分两份，上、下午各服 1 次；鹿茸另加水浓蒸，分次服之。7 天为 1 个疗程。

☆肉苁蓉 20 克，枸杞子 18 克，羊肉 100 克，粳米 150 克，生姜 12 克，调料适量。待羊肉洗净切块，将肉苁蓉、生姜洗净切片，枸杞子、粳米洗净，然后将上药一同放入锅内，加水煮为稀粥，调味后即可服食。每日 1 剂，分 2 次服下。

☆当归、熟地黄、白芍、枸杞子各 12 克，川芎 9 克，黄精 15 克，炙甘草 6 克，水煎每日分 3 次温饮。

☆党参 15 克，黄芪、黄精各 12 克，炒白术、枸杞子、山茱萸、茯苓各 10 克，炙甘草 6 克，水煎，每日分 3 次温饮。服药期间及用药后 3~7 天应禁房事。

☆熟地黄、山茱萸、菟丝子、怀牛膝各 12 克，龟甲胶 15 克，芡实、金樱子各 30 克，甘草 6 克，水煎，每日分 3 次温饮。一般连服 5~7 剂为 1 个疗程。

☆鹿角胶、巴戟天各 9 克，熟地黄、山茱萸、山药、菟丝子、枸杞子、炒杜仲各 12 克，炙甘草 6 克，水煎，每日分 3 次温饮。连服 5~7 剂为 1 个疗程。

☆死精：车前子 20 克，泽兰 7 克，牡丹皮 10 克，牛膝 10 克，知母 7 克，泽泻 10 克，刺猬皮 10 克，王不留行 15 克，益母草 15 克，地龙 10 克。水煎服，每日 1 剂。

25. 精子不液化

☆枸杞子 10 克，洗净后于每晚临睡前嚼烂，缓缓咽下，连服 1 个月为 1 个疗程。一般精液化验转正常后再服用 1 个疗程。

☆乌梅 250 克，黄连 60 克，黄柏 80 克，干姜、附子、桂枝各 30 克，川椒 20 克，党参 150 克，当归 100 克。研末，每日 2 次，每服 10 克。

☆知母、黄柏、白芷、穿山甲、车前子、野菊花各 10 克，生地黄、赤芍、丹参、泽泻、云茯苓、败酱草、淫羊藿各 15 克，牡丹皮 12 克，木通 6 克，甘草 3 克。每日 1 剂，水煎，分 2 次服。21 天为 1 个疗程。

☆水蛭粉 5 克，丹参 30 克，黄芪 30 克，赤芍 20 克，大血藤 20 克，败酱草 20 克，牛膝 10 克，黄柏 10 克，萆薢 10 克。水蛭粉分 2 次吞服，余药水煎内服，1 日 1 剂。30 天为 1 个疗程。

☆生薏苡仁 30 克，生地黄 10 克，麦冬 15 克，女贞子 10 克，滑石 20~30 克，茯苓 10 克，虎杖 12 克。每日 1 剂，水煎服。15 日为 1 各疗程，服 1~2 个疗程可见效。热盛者，加知母 10 克、玄参 10 克；

湿邪盛者，加猪苓 10 克、泽泻 10 克、木通 10 克。

☆生地黄 200 克，淫羊藿、车前子各 150 克，泽泻、石菖蒲、菟丝子、黄柏各 100 克，牡丹皮 50 克。将生地黄、车前子、菟丝子三味浓煎，过滤取汁，浓缩成膏状。再将余药粉碎过筛，将药末纳入膏中，晾干，炼蜜为丸，每丸重 10 克。每服 1 丸，早晚空腹各服 1 次。1 个月为 1 个疗程。

☆生地黄 20 克，丹参 20 克，山药 15 克，山茱萸 15 克，石菖蒲 15 克，牡丹皮 10 克，茯苓 10 克，泽泻 10 克，墨旱莲 10 克，萆薢 12 克，水煎，内服。30 天为 1 个疗程。

26. 无精子症

☆麦冬、白芍、石菖蒲、合欢皮、茯苓、淫羊藿各 15 克，枸杞子、知母各 20 克，怀山药 10 克，蛤蚧 1 对。水煎服，每剂煎 2 次，每天分 2 次服，早饭与晚饭后各服用 50 毫升。3 个月为 1 个疗程。气血两虚者，可加冬虫夏草 10 克；肝经湿热下注者，加萆薢 10 克，灯心草 3 克；心神惊恐者，加萱草、淡竹叶、远志各 10 克。

☆菟丝子、女贞子、五味子、枸杞子、覆盆子、沙苑子、蛇床子、车前子、肉苁蓉各 10 克，黄精、何首乌、当归、生地黄、熟地黄、淫羊藿各 15 克。每日 1 剂，水煎，分 2 次服。15 天为 1 个疗程。

轻度阳痿者，去车前子，加韭菜籽 10 克、阳起石 30 克；死精者，重用淫羊藿 50 克，并加服雄蚕蛾粉。每日 2 次，每次 3 克。

☆熟地黄 30 克，生地黄 30 克，黄精 30 克，枸杞子 10 克，当归 10 克，茯苓 10 克，山楂 10 克，肉苁蓉 10 克，补骨脂 10 克，鹿角胶 10 克，紫河车 10 克，菟丝子 30 克，五味子 10 克，鸡内金 10 克，土鳖虫 6 克，炮山甲 6 克，虎杖 10 克，甘草 30 克。每日 1 剂，水煎 3 次，分 3 次服。1 个月为 1 个疗程。或配丸服。

☆五味子、覆盆子、菟丝子、枸杞子、车前子各 15 克，巴戟天、仙茅、知母、当归、黄柏各 9 克。每日 1 剂，水煎，分 2 次服。服 20 剂为 1 个疗程。

☆淫羊藿 30 克，羊肾 1 对。淫羊藿用米酒浸 1 夜，拌姜汁炒黄，羊肾切除白脂，加水 500 毫升、米醋 10 毫升及食盐少许，文火煎沸 50 分钟。每日 1 剂，分早、晚温服。30 剂为 1 个疗程。

27. 不射精症

☆巴戟天、淫羊藿各 20 克，山茱萸、枸杞子、菟丝子、桑椹、生地黄各 12 克，远志、炙甘草各 10 克。每日 1 剂，水煎，分 2~3 次口服。20 天为 1 个疗程。

☆酒制蜈蚣 3 条，路路通 10 克，石菖蒲 10 克，香油炸急性子 0.5 克，穿破石 30 克，羊油炙淫羊藿 40 克，蛇床子 15 克。水煎内服。

☆粉牡丹皮、全当归、赤白芍各 12 克，生栀子、北柴胡、薄荷叶、土白术、云茯苓、夏枯草、车前子（包煎）、炒枳壳、广郁金各 10 克，飞滑石 15 克（包煎），大生地 20 克，生甘草 6 克。每日 1 剂，水煎服。

☆王不留行 60 克，阳起石 30 克，淫羊藿 15 克，何首乌 15 克，鹿角胶 12 克，巴戟天 12 克，菟丝子 12 克，韭菜籽 9 克，柴胡 9 克，海狗肾 6 克，蜈蚣 3 条。每日 1 剂，水煎服。10 天为 1 个疗程。

☆枸杞子、菟丝子、桃仁、牛膝、山茱萸、白芍、车前子各 15 克，肉苁蓉、当归、沉香、柴胡各 12 克，石菖蒲 10 克，干蜈蚣 2 条（研末分吞）。每日 1 剂，水煎服，15 日为 1 个疗程。

☆柴胡 9 克，当归 9 克，郁金 12 克，赤芍 12 克，穿山甲 20 克，地龙 20 克，王不留行 20 克，石菖蒲 15 克，女贞子 15 克，路路通 30 克，炙麻黄 10 克，车前子 10 克，蜈蚣 3 条（研末冲服）。每日 1 剂，水煎，内服。18 天为 1 个疗程。

28. 前列腺炎

☆泽泻、茯苓、猪苓、木通、车前子各 10 克，桔梗 9 克，柴胡 8 克，升麻 6 克，水煎服，每日 1 剂。

☆白花蛇舌草 40 克，刘寄奴 30 克，败酱草、金钱草各 15 克，车前子 12 克，乌药、桃仁、红花各 10 克。将诸药研成细末，做成药带缚于小腹部，可长期使用。

☆山慈菇花 30 克，凌霄花 20 克，共研细末。每次取 6 克，白开水送服，每日 3 次。

☆新鲜猕猴桃 50 克，捣烂加温开水 250 毫升（约 1 茶杯），调匀后饮服。

☆生黄芪 50 克，生甘草 12 克，丹参、赤小豆各 20 克，水煎服。每日 1 剂，3 周为 1 个疗程。

☆葡萄汁、藕汁、生地黄汁各 150 毫升，白花蛇舌草汁 100 毫升，王不留行 100 克，蜂蜜 250 克。将以上各味相和，煎为糖稀状，饭前服 60 毫升。本方适用于前列腺炎小便淋涩者。

☆萝卜 1500 克洗净，去皮切片，用蜂蜜浸泡 10 分钟，放在瓦上焙干，再浸再焙，不要焙焦，连焙 3 次。每次嚼服数片，盐水送服，每日 4~5 次，常吃。本方适用于气滞血瘀型慢性前列腺炎。

☆益母草、丹参各 15 克，川牛膝 20 克，知母、黄柏各 15 克，酒大黄 8 克，水煎服，每日 1 剂，早、晚分服。

☆鲜马齿苋 500 克，洗净捣烂，用纱布包好挤汁，加少许白糖和白开水一起喝下，每天早、晚空腹喝。

29. 急性前列腺炎

☆以野菊花塞入直肠，每天 2 粒，两周为 1 个疗程，连续用药 2~3 个疗程。

☆生地黄 30 克，萹蓄 15 克，黄柏 10 克，土茯苓 15 克，金银花 1 克，龙胆草 1 克，车前草 15 克，鱼腥草 12 克，甘草梢 15 克，败酱草 30 克，天花粉 10 克，石韦 15 克，大黄 15 克（后下）。每天 1 剂，水煎分 2 次服。第三煎进行坐浴 30 分钟。

☆大黄、黄柏、白芷、天花粉、青黛各适量等分研末，鸡蛋 1 枚去黄留清调敷会阴穴。

☆将蒲公英 60 克，金银花 30 克，加水 300 毫升后，用文火共煎 45 分钟，滤渣取汁后加入大米 100 克煮成稀粥，分早晚服用，服用时如果感到苦涩，可略加些白糖。

30. 慢性前列腺炎

☆茯苓粉、粳米各 30 克，车前子 15 克（纱布包），大枣 7 枚（去核）。先将车前子、大枣、粳米加水煮粥，在近六成熟时，放入茯苓粉用筷子搅匀，再煮成粥。趁热温服。

☆柴胡 8 克，升麻 6 克，桔梗 9 克，茯苓、猪苓、泽泻、车前子、通草各 10 克，水煎，每日早晚分服。

☆升麻 60 克，柴胡 50 克，青皮 50 克，泽兰 50 克，麻黄 20 克，细辛 10 克，水煎坐浴，早晚各 1 次，每次 30 分钟。

☆生黄芪 18 克，党参、女贞子、王不留行各 1 克，丹参、菟丝子、泽泻各 12 克，车前子、乌药、桑螵蛸各 9 克，小茴香 5 克，水煎，每日早晚分服。

☆柴胡、桔梗各 9 克，茯苓、猪苓、车前子、通草各 10 克，升麻 3 克，水煎，不拘时频饮。

☆土茯苓、败酱草各 30 克，萹蓄、瞿麦、车前子（包煎）、益母草、萆薢、王不留行各 15 克，滑石、苍术、龙胆草各 10 克，生甘草 6 克，水煎，分 2 次服用，每日 1 剂。本方适用于尿频、尿急、尿道灼热、滴白者。

☆地龙、虎杖、穿山甲、莱菔子各 20 克，通草、车前子各 15 克，黄芪 30 克，甘草 10 克，水煎服，每日 3 次。

☆知母、黄柏各 15 克，肉桂 5 克，川牛膝 20 克，广木香 8 克，琥珀 3 克（研末，冲服）、黄芪 20 克，穿山甲 12 克（先煎）、桔梗 5 克，升麻 5 克，水煎服。药渣复煎，熏洗会阴处，每日 1 次，每次 30 分钟。10 天为 1 个疗程。

31. 慢性感染性前列腺炎

☆苦参、红花、延胡索、川芎、枳壳、桂枝、川椒、艾叶各 10 克，连钱草、伸筋草、土茯苓、丹参各 10 克，水煎服。

☆当归、泽泻、牡丹皮、茯苓各 9 克，山药、黄柏、黄芪各 15 克，生地黄 12 克，白花蛇舌草 30 克，水煎服。

☆萆薢、王不留行、黄芪各 20 克，败酱草、丹参、车前子各 15 克，赤芍、生地黄、柴胡各 10 克，牛膝 15 克，穿山甲、甘草各 10 克，水煎服。

32. 慢性非感染性前列腺炎

☆川萆薢、野菊花、菟丝子、枸杞子、紫丹参各 15 克，橘核、王不留行、荔枝核、益智仁、车前子各 10 克，三七粉 3 克，鱼腥草 30 克，台乌药 6 克，水煎服。

☆当归、枸杞子、金银花各 20 克，云茯苓、皂角刺各 15 克，生黄芪、车前子、杜仲、虎杖各 3 克，山甲片 10 克，蜈蚣 2 条，水煎服。

☆茯苓、车前子、黄芪各 10 克，大黄、升麻各 6 克，益智仁 20 克，王不留行 15 克，水煎服。

33. 前列腺增生

☆田七（三七）、西洋参各 15 克，分别研粉混匀。每次用温开水冲服 2 克，每日 1 次（病程较长，小便点滴而出者每日 2 次），15 天为 1 个疗程。一般 2~3 个疗程即可好转。

☆葫芦壳 50 克，冬瓜皮 50 克，西瓜皮 30 克，大枣 10 克。将以上 4 味放入锅中加水 400 毫升，煮至约 150 毫升时，去渣取汁饮服，每日 1 剂。

☆生黄芪 100 克，滑石 30 克，琥珀粉 3 克。将前两药煎后取汁，再加入琥珀粉，每日分 2 次空腹服用，7 天为 1 个疗程。

☆独头大蒜 1 枚，栀子 3 枚，盐少许，捣烂，摊于纸上，贴脐部，每晚贴敷，清晨换药。

☆浙贝母、苦参、党参各25克，水煎分2次服用，每日1剂，7天为1个疗程，一般1~2个疗程可见效。

☆穿山甲、路路通、车前子、泽泻各10克，生地黄20克，木通、栀子各5克，水煎服，每日1剂，6天为1个疗程。

☆生大黄、法半夏各10~15克，琥珀5~10克，前两药水煎200毫升，用100毫升冲服琥珀粉5克，1次服完，每日早晚各服1次，1周为1个疗程。

☆琥珀70克，研为细末，早晚各服5克，温开水送服，1周为1个疗程，一般1~2个疗程即可见效。

☆艾叶、赤芍、泽兰、苦参、蒲公英各30克，桂枝、红花各20克，加水煎取药液熏洗外阴，待温度能耐受时坐浴（坐浴前洗净会阴、肛门），每晚1次，次日稍加水，煎沸后，再熏洗和坐浴，1剂药可连用3天。

☆普通食醋1份，加入热水10份，水温41~43℃，以能耐受为度，坐浴30分钟，每日1~3次。坚持坐浴疗效较好。

☆大黄、毛冬青、忍冬藤各15克，红花10克，吴茱萸、泽兰各15克，加水煎取1500毫升，温水坐浴，每日1次，每次10~20分钟。

☆芒硝、益母草、天花粉、生葱各30克，大黄、白芷、艾叶、车前草各10克，水煎取药液约2000毫升，倾于盆内，坐盆上先熏蒸，水温稍降后以毛巾浸渍药液熨洗会阴部，水温再降后坐盆内，直至水凉为止。每日2~3次。

☆皂矾、黄药子各10克，研成极细粉，调匀，每次取混合粉约2克置于脐眼中，上覆毛巾，然后取温水逐步从毛巾上缓缓向脐中滴入，使皂矾、黄药子徐徐在脐部融化，吸收。该方可清热、解毒、散结，适用于小便淋沥不尽、尿色黄赤、尿后尿道灼热、口干多饮、舌质红、苔黄、脉快的前列腺增生患者。一般施治后半小时开始排尿，若半小时后仍无排尿，可重复使用2~3次即可排尿。

☆独头蒜1头，栀子3个，盐少许，捣烂，摊纸贴脐部，小便可通。

☆肉桂10克，五苓散（因五苓散内含五味药，故每味药各15克）加木香15克，乌药15克，枳壳15克，葱白2个，麝香1克，捣泥成饼，贴脐部即可。

☆田螺2只，葱白2段，捣烂如泥，敷于关元穴（脐下3寸），如手掌心大。

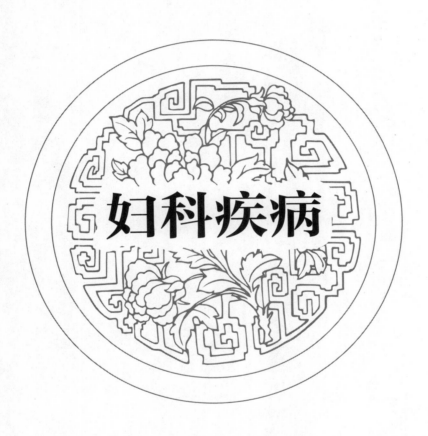

妇科疾病

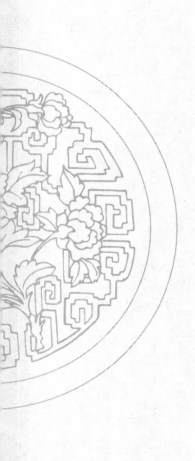

1. 更年期综合征

☆紫草30克，巴戟天、白芍各18克，淫羊藿、麦冬、五味子各15克，当归、知母、淡竹叶各10克。每日1剂，水煎服。10天为1个疗程。

☆浮小麦30克，大枣15克，炙甘草5克，枸杞子12克，石决明15克，珍珠母30克，紫草15克，淫羊藿10克，当归10克。每日1剂，水煎服。

☆生地黄、丹参、大枣各30克，柴胡5克，当归、白芍、茯苓、白术、甘草各10克。每日1剂，水煎服。病情好转后隔日1次。

☆黄连3克，酸枣仁、麦冬、白芍、白薇、牡丹皮各9克，龙骨15克。每日1剂，水煎2次，早晚温服。连续服药1个月为1个疗程。

☆生黄芪15克，潞党参15克，炒白术10克，当归10克，白茯苓10克，酸枣仁10克，远志10克，木香6克，生龙骨、牡蛎各20克，磁石30克，鹿角胶或鹿角霜10克，龟甲胶或龟角霜10克，甘草6克，八月札10克，茺蔚子10克，沙苑子30克。每日1剂，水煎3次，分3次服。1个月为1个疗程。

☆黄芪、首乌藤各30克，当归、桑叶各12克，三七6克，核桃肉10克。每日1剂，水煎2次，分2次服。气血双虚型加熟地黄、白芍；肝肾阴虚型加枸杞子、牡丹皮；脾胃阳虚型加附子、山药、白术；心肾不交型加丹参、酸枣仁、黄柏。

☆益智仁5克，研细末，备用；另取糯米100克，加水450毫升煮成稀粥，然后调入益智仁末，加细盐少许调味，每日早晚温热服用。

☆生小麦30克，大枣5枚，甘草5克，加水煎服，每日1剂。

☆决明子15克，杭菊10克，何首乌30克，3味药共煎，每晚服1次，连服15天。

☆决明子、紫地榆、带皮的桑枝各20克，用2碗水，煎20~30分钟，剩下1碗水时，即可饮用，可连服3~4个月。

☆猪蹄2只，刮洗干净，放入锅中煮至半熟；黄豆100克，提前用温水浸泡12小时，淘洗干净，加水过豆1.7厘米，旺火烧开，撇去浮沫；文火煮至七成熟时，连汤倒入半熟猪蹄锅内，放进去壳熟鸡蛋5个，加水、佐料，炖至猪蹄和黄豆酥烂，分两天连汤食用，每7~10天服用1剂。

☆海带30克，山药20克，山楂15克，水煎服，每日1~2次。

☆何首乌15克，黑豆15克，大枣10个，水煎服，每日2次。

☆玉米须20克，干姜6克，合欢皮30克，水煎服，每日2次。

☆黄芪、首乌藤各30克，当归10克，

桑叶12克，三七6克，水煎服，每日1剂。

☆浮小麦50克，红糖50克，干大枣3枚。将浮小麦和大枣放入锅内加3大碗水，用旺火煮沸后，调至小火再煮25分钟，然后加入红糖再煮5分钟即可出锅。将汤汁分成两份，早晚各服1份。连服3个月左右，对女性更年期引起的体虚出汗有很好的疗效。

2. 经前期紧张综合征

☆醋香附12克，白芍12克，当归12克，醋柴胡9克，枳壳9克，川牛膝9克，郁金12克，青皮9克，郁金12克，青皮9克，橘叶9克，水煎服，于行经前1周开始服，每日1剂，早晚各服1次。

☆黄芪30克，制附片15克，党参30克，白术12克，云茯苓15克，甘草6克，水煎服，每于经前1周服上方8~10剂。寒象明显或有表证者，加生姜、紫苏叶、麻黄、桂枝、防风各6克；气滞明显者，加香附、木香、枳壳各10克；有瘀象者，加当归、川芎、丹参、白芍各10克；有痰滞者，加半夏、陈皮各12克；阳虚明显者，加淫羊藿、补骨脂各10克；阴虚甚者，加熟地黄、白芍、何首乌各12克；纳少便稀者，加山楂、神曲、谷芽、麦芽各15克；浮肿尿少者，加益母草、泽泻各10克。

☆熟地黄10克，赤芍10克，川芎6克，当归15克，桃仁10克，红花6克，青黛1克（冲服），制香附15克，降香6克，郁金10克，川楝子6克，小茴香6克，补骨脂10克，檀香3克，水蛭3克，莪术10克，栀子衣10克，炒苍术10克，茯神30克。每日1剂，水煎3次，分3次服。先服5~10剂，停药，俟每月经临前或行经期连服4~5剂。30剂为1个疗程。

☆柴胡9克，白芍12克，当归12克，枳壳9克，牛膝9克，香附9克，郁金12克，青皮9克，橘叶9克，路路通9克。每日1剂，水煎服。于经前服3~5剂。热而躁怒者，加牡丹皮、栀子；乳房结块者，加王不留行、瓜蒌、橘核；头痛者，选加蔓荆子、菊花、薄荷、白芷、葛根等；浮肿者，选加白术、茯苓、车前草；呕吐者，选加竹茹、半夏、橘皮、玫瑰花；乳头、阴部瘙痒者，可加钩藤、荆芥、防风；兼有梅核气者，可加川厚朴、半夏、紫苏叶。

3. 月经不调

☆**月经前后不定期**　韭菜根120克，干姜15克，水煎服。

☆**月经提前**　①当归30克，红花15克，月季花15克，上药研末，用茶叶水调敷脐部，再用纱布覆盖即可。每次在月经前1天敷脐，连敷5~7天，至月经干净为止。②干芹菜30克，白芍24克，每日1剂，水煎，分2次温服，宜在经前1周左右连服2~3剂。

☆**月经错后** 用桂枝 12 克，当归 15 克，生姜、延胡索各 9 克，每日 1 剂，水煎，分 2 次服，于经前 2 周开始服用，连服 3 剂。

☆**经期延长** 大黄 60 克，白酒适量。将大黄研末，每次服 3 克，每日 1~2 次，用白酒送服。

☆**月经过多，色鲜红** 生地黄、贯众各等分，烧焦存性，研为细末，每次服 6~9 克，日服 3 次，数剂即效。

☆**月经过少，色淡红** 黄芪 45 克，当归 15 克，大枣 5 枚，每日 1 剂，水煎，分 3 次服，宜服 10~20 剂。

☆**经少色黑而痛** 泽兰、丹参各 18 克，红糖 30 克，每日 1 剂，水煎，分 3 次温服，应连服 3~4 剂。

☆**血枯经闭** 熟地黄 18 克，丹参、当归各 15 克，白芍、川芎、酸枣仁各 12 克，何首乌 21 克，每日 1 剂，水煎，分 3 次服，经来则停后服。服药期间禁房事，也不宜过劳累。

☆**血滞经闭** 泽兰、当归、益母草各 15 克，延胡索、香附子各 12 克，每日 1 剂，水煎，分 2 次早晚温服，以愈为度。

☆**老年经水复行** 党参、黄芪、熟地黄各 30 克，白术、当归、山茱萸各 15 克，阿胶（烊化后冲服）、香附、木耳炭各 10 克，芥穗炭、甘草各 3 克，水煎服，每日 1 剂。一般 2 剂显效，3~5 剂可好转。

☆**放节育环后经期紊乱** 仙茅、淫羊藿、山茱萸、菟丝子、沙苑子、杜仲炭、当归、白芍、阿胶珠、茜草各 10 克，艾叶、甘草各 5 克，上药头煎加水 500 毫升，煎取 100 毫升，二煎加水 200 毫升，将所得药液混合，分早晚 2 次服用，每日 1 剂。

4. 痛经

☆益母草 30 克，焙干存性，研为细末，每次 10 克，淡酒送服，每日 3 次，连服 2~3 天。

☆肉桂 6 克，粳米 50 克，红糖适量。先将肉桂煎浓汁后去渣，再将粳米煮成稀粥，加入肉桂汁再煮片刻，在行经前 3~5 天时服用。本方治疗经少清淡、肢冷脉沉的虚寒型痛经。

☆肉桂、干姜、茴香各 15 克，上药研末，用米醋或黄酒调成糊状。取适量敷于脐部，覆盖清洁消毒纱布 1 块，连用 5~7 天，痛经可好转。

☆白胡椒粉 1 克，白酒 1 小杯（烫热）冲服，每日 1 次；或用向日葵花盘 60 克（干品），水煎服，红糖为引，每日 2 次。

☆白面、红糖、鲜姜各 150 克，共捣碎调匀，揉成元宵大小的丸状，用香油炸熟食用。于月经来潮前 3 天开始，每日分 3 次食用，可连服 3~5 天。轻者 1~2 个经期，重者 3 个经期即可见效。

☆鲜生姜 125 克，大葱、食盐各 250 克，共捣烂，炒热装入布袋内，趁热敷脐下丹田穴，每日 3 次，每次 30 分钟，连敷 3 天有效。

☆白芷、五灵脂、青盐各 6 克，共研细末，将脐部用湿布擦净后，放药末 3 克于脐上。上盖生姜 1 片，用艾灸，以自觉脐内温暖为度，2 日 1 次。

☆生姜 3 片，大枣 5 枚（打碎），以沸水冲泡代茶饮用。本法适于痛经下腹冷痛者。

☆桃仁 10~15 克，捣烂如泥，加水研汁去渣，粳米 100 克，同煮成粥食用。

☆当归 6 克，川芎 2 克，沸水冲泡代茶饮。本方补血活血，适用于经期腹痛、疼痛绵绵、体质虚弱者。

☆黑豆 60 克，米酒 120 毫升，鸡蛋 2 枚。将黑豆、鸡蛋同煮，鸡蛋熟后去壳再煮，煮至黑豆熟，加入米酒食用。

☆玫瑰花 15 克，沸水冲泡代茶，适用于经期腹痛，以胀痛为主者。

☆生姜、红糖各 10 克，山楂 12 克，加水煎服，主治寒性痛经。

☆当归、茯苓各 15 克，杭芍、香附、佛手、柴胡各 10 克，薄荷、甘草各 6 克，煨姜 3 片，上药水煎，于月经前 1 周开始服用，每日 1 剂，分 2 次口服。

☆失笑散 15 克，当归、丹参、川牛膝、赤芍、苏木、延胡索各 10 克，制没药 6 克，川芎 5 克，血竭 3 克，上药水煎，每日 1 剂，分 2 次口服。本方主治子宫内膜异位，表现为经期进行性腹痛、月经量多等。如月经腹痛剧烈，须在月经前 3 天

开始服。

☆丹参 20 克，制香附、泽兰各 15 克，肉桂、广木香、延胡索、赤芍、红花各 10 克，川芎 5 克，每日 1 剂，水煎，分 2 次口服。在痛经发作期服药，坚持服用 3~5 个月经周期。

5. 倒经

☆炒荆炭、生石膏、炒黄芩、当归、党参各 10 克，紫丹参、栀子、白茅花各 6 克，橘络、牡丹皮、白芍、牛膝各 5 克。每日 1 剂，水煎，分 2 次服。

☆墨旱莲 12 克，怀牛膝、焦栀子、黄芩、焦楂炭、丹参各 9 克，柴胡 3 克，鲜生地黄 24 克，炒当归、炒赤芍各 6 克，白茅根 15 克。每日 1 剂，水煎，分 2 次服。

☆鲜生地黄、珍珠母（先煎）各 30 克，丹皮炭 12 克，焦栀子、荆芥炭、黄芩各 6 克，牛膝炭 15 克，生甘草 3 克。将上药水煎，早、晚各服 1 次，每日服 1 剂。于周期性吐衄前服完 5 剂。如无效果，可于下个月周期性吐衄前再服 5 剂。

☆全当归、代赭石、珍珠母各 20 克，生地黄、玄参、黄芪、川牛膝、茜草、赤芍、香附、白茅根、益母草各 15 克，黄芩、川黄连、红花、生甘草各 6 克。在月经来潮前 7 天开始服药，每日 1 剂，水煎服。一般服药两个月经周期可见效。

6. 闭经

☆益母草 50 克，黑豆 50 克，红糖 30 克。将益母草和黑豆一起放入砂锅内煎煮 20 分钟，然后加红糖。服食时加 1 匙黄酒。每天喝 1~2 次。

☆川芎 8 克，鸡蛋 2 枚，红糖适量。将川芎、鸡蛋加水同煮，鸡蛋熟后去壳再煮片刻，去渣加红糖调味即成，吃蛋饮汤，每日分 2 次服用，每月连服 5~7 剂。本方有活血行气之功效，适用于气血瘀滞型闭经。

☆大黄 10 克，山楂肉 15 克，水煎代茶饮。本方活血化瘀，适用于血瘀型闭经、下腹刺痛者。

☆当归 8 克，益母草 10 克，沸水冲泡，或以水煎取淡药液代茶饮用，每日 2 剂以上。本方适用于虚性闭经。

☆绿茶 25 克，白糖 100 克。用开水将 2 味材料浸泡 1 夜，次日 1 次性饮服。本方用于治疗月经骤停，伴有腰痛、腹胀等症。

☆**坐药方法** 土大黄 15 克，茜草 10 克，一同捣烂、混匀，用干净纱布缝制一小包并系一线在外，塞入阴道中，每日 1 次，连用 10 次，并且每晚用热水袋热敷下腹部 15~30 分钟。

☆**敷脐疗法** 肉桂、延胡索、细辛、小茴香、乳香、没药各 20 克，共研为末，装瓶密封备用。用时每次取药末 5~10 克，用黄酒调成糊状，敷于脐部，每日 1 次，治愈为止。

☆**热熨疗法** 茺蔚子、晚蚕沙各 300 克，大曲酒 100 毫升。先将茺蔚子、晚蚕沙各 150 克入砂锅中炒热，以大曲酒 100 毫升洒入拌炒片刻，将炒熟的药末装入白布袋中，扎紧袋口，待触之不烫手时，热熨小腹部，药包冷后，再取另一半茺蔚子和晚蚕沙炒大曲酒再熨腹部。

7. 经期诸症

☆**月经周期性头痛** 月季花 15 克，玫瑰花 12 克，茉莉花 12 克，杜红花 10 克，金银花 15 克，旋覆花 6 克（包煎），水煎服。每于月经来潮前 4 天即开始服，连服 10 剂，下次月经前 4 天再开始服。本方适用于月经周期性头痛久治不愈的患者，一般连服 2~3 个周期后可见效。

☆**经前乳房胀痛** ①生麦芽 200 克放入砂锅内，加水 300 毫升，煮沸后文火煎煮 20 分钟，滤出药液，再加水 200 毫升，沸后再煮 10 分钟，将滤出的药液与第 1 次药液混合即可，早晚分服。每次经前 3 天连服 3 剂，共服 3~5 个月经周期即可治愈。②蒲公英、怀山药、炒薏苡仁各 12 克，制香附、广郁金、白茯苓、蒺藜各 10 克，醋炒柴胡 6 克，青皮 5 克，炒麦芽 20 克。自感到月经前有乳房胀痛之时起，每日 1 剂加水煎，分早晚 2 次温服，至月经来潮停止，此为 1 个周期。

☆**经前腹痛** 归尾、川芎、赤芍、牡丹皮、制香附、延胡索各 15 克，生地黄、红花、桃仁各 10 克，水煎服。每次月经前 7 日开始服用，连服 7 剂。

☆**行经腹痛** ①归尾、川芎、赤芍、牡丹皮、制香附、延胡索各 3 克，生地黄、红花各 1.5 克，桃仁 35 粒，共水煎服之。3 次便止。②香附（炒）120 克，橘红 60 克，茯苓、炙甘草各 30 克，共为末，每次 6 克，沸汤下。

☆**经后腹痛** 党参、白术、醋香附、茯苓、当归、川芎、白芍、生地黄各 12 克，炙甘草 8 克，木香 3 克，青皮 10 克，生姜 2 克，大枣 5 克，水煎服，每日 1 剂。

☆**行经胁痛** 行经时胁作痛，甚至胁内有块，疼痛不已，经血紫暗，当理气活血化瘀。取熟地黄、当归、白芍、川芎各 15 克，延胡索 5 克，沉香 10 克，水煎服，每日 1 剂。每次行经前 5 日开始服用，行经时停服。

☆**行经关节痛** 乌药、川芎、白芷、陈皮、枳壳各 10 克，干姜、甘草各 7 克，僵蚕、麻黄各 6 克，生姜 3 片，葱白 1 段，水煎温服，每日 1 剂，连服 6 剂。

☆**经前期皮肤瘙痒** 当归 12 克，川芎 9 克，白芍 12 克，生地黄 12 克，防风 12 克，蒺藜 9 克，荆芥 9 克，何首乌 9 克，黄芪 15 克，薄荷 9 克，牛蒡子 12 克，蝉蜕 9 克。于月经来潮前 5~8 天，每日 1 剂，

水煎服，连服 10 剂。连服 3 个月经周期为 1 个疗程。

8. 不孕

☆蛇床子适量研末，每次服 6 克，每日服 2 次，经前半月开始服，经来即停，经净后半月又服。连服 2~3 个月。

☆鹿衔草 60 克，菟丝子、蒺藜、槟榔各 15 克，细辛 5 克，辛夷、高良姜、香附、当归各 10 克。水煎服，每日 1 剂，60 天为 1 个疗程。

☆新鲜益母草 1000 克，切成段，水煎 50 分钟，去渣加糖适量，继续用温火煎熬，成膏状。每日服 5 次，每次一汤匙。寒证（手脚凉、怕冷等）煎药时加红糖，如为热证（易口渴、便干等）用白糖。如用干品煎药，1 日量不超过 150 克，鲜品控制在 300 克以内。

☆当归 15 克，白芍 25 克，怀牛膝 20 克，王不留行 20 克，通草 15 克，瓜蒌 15 克，枳壳 15 克，川楝子 15 克，青皮 10 克，皂角刺 5 克，甘草 5 克。隔日服 1 剂，以经期服药为主，水煎早晚分服，黄酒送服。兼肾虚，酌加川续断、桑寄生、杜仲、熟地黄、山茱萸等；兼瘀血证象，酌加桃仁、红花、姜黄；兼化热，酌加生地黄、牡丹皮、知母等。

☆熟地黄、杭白芍、女贞子、阳起石、紫石英、桑寄生各 15 克，全当归、鹿角霜、淫羊藿各 10 克，蛇床子 3 克。每

日 1 剂，水煎服。气虚者，加党参、黄芪；痰湿者，加半夏、陈皮；气滞者，加香附、逍遥丸；血瘀者，加穿山甲、皂角刺。

☆黄芪、党参、白术、茯苓、当归、枸杞子、菟丝子各 15 克，乌药、陈皮各 10 克，甘草、升麻各 6 克。每日 1 剂，水煎服。经期腹泻者，去当归，加莲子、炒砂仁、炒扁豆；单相体温者，加巴戟天、紫石英；经期长者，去当归，加海螵蛸、仙鹤草、墨旱莲炭等。

☆艾叶 12 克，香附 9 克，当归 9 克，川芎 9 克，熟地黄 15 克，吴茱萸 9 克，赤芍 15 克，川续断 12 克，肉桂 6 克，黄芪 15 克，狗脊 12 克，桑寄生 15 克，乌药 9 克，小茴香 4 克。每日 1 剂，水煎，早晚各温服 1 次。

☆月季花 12 克，驴皮 500 克。上药煮膏。每次服 9 克，白开水冲服。

☆肉苁蓉、菟丝子（炒）、酒炒白芍、牡蛎（煅）各 60 克，覆盆子、蛇床子、五味子、黄芩（酒炒）各 30 克，川芎、防风、艾叶各 24 克，当归 90 克。用盐、泥封煅，蜜和为丸。早晚 2 次，淡盐汤吞服。

☆土续断（肥大者）3 棵，母鸡 1 只。土续断洗净切片，将母鸡去肠杂，不落水，剖腹后，把药纳入肚内，隔锅蒸熟。每于月经前 2 日服食。每月服 1~2 次。

☆玉兰花（将开未足）每岁 1 朵，水煎，每日清晨，空腹服下。

9. 孕妇感冒

☆金银花 15 克，加水 300 毫升，煎汤，加白糖调味服用，每日 2~3 剂，分 3 次饮用。

☆芦根 150 克，切段去节，放入砂锅内，加水 300 毫升，煎至 200 毫升，去渣，加粳米 50 克，再加水 250 毫升，按常法煮成稀粥服用，每日 2~3 剂，分 3 次，稍温服用。

☆牛蒡子 15 克，粳米 50 克，冰糖适量。先将牛蒡子洗净，加水 300 毫升，煎至 100 毫升，取汁，加粳米，再加水 400 毫升，煮成稠粥，加冰糖调味。每日 2 剂，分 2 次温热服之。

☆野菊花 10 克，用 3000 毫升开水冲泡饮用，每日数次。

☆甘蔗头 3 个，芦笋（白色的）20 支，两者一同下锅，放入 3 碗水，煎到剩下 1 碗左右，1 服见效。

☆甘蔗头 5 个，红（胡）萝卜 3 条切横片，两者一同下锅，放入 3 碗水，煎到剩下 1 碗左右，1 服见效。

☆红（胡）萝卜 1 条切片，香蕉皮 3 枚，苹果 1 个切成 4 块，里面的种子挖掉（因各种水果内的种子会伤到胎儿），三者一同下锅，放入 3 碗水，煎到剩下 1 碗左右。1 服见效。

☆桂枝 9 克，杏仁 6 克，生姜 3 片，大枣 4 枚，水煎服。

10. 妊娠水肿

☆黑豆 30 克，大枣 6 个，生姜 5~6 片，共煮熟，食枣、豆，饮汤。

☆冬瓜皮、赤小豆各 30 克，水煎服。

☆车前草 30 克，金钱草、玉米须各 15 克，水煎服。

☆鲤鱼 1 条，去鳞、内脏，洗净；再将赤小豆 30 克，陈皮、草果各 5 克，花椒 2 克，洗净，放入鱼腹，放少许姜、葱、盐，用蒸笼蒸熟，食鱼喝汤。本方适用于脾虚妊娠水肿。

☆赤小豆、黑豆各 100 克，绿豆 50 克，洗净后放锅内加水适量，煮至豆烂熟，加入适量白糖，作饮料多次饮用。本方适用于肾虚妊娠水肿。

☆**脾虚型** 冬瓜皮 15 克，白术、扁豆、茯苓皮、大腹皮、泽泻各 12 克，汉防己 10 克，陈皮 5 克，砂仁、生姜皮各 3 克，水煎服，每日 1 剂。

☆**肾虚型** 白芍 12 克，党参、白术、茯苓、大腹皮、车前子各 10 克，熟附子 6 克，生姜 5 克，水煎服，每日 1 剂。

☆**气滞型** 天仙藤 15 克，香附、乌药、木瓜各 10 克，陈皮 5 克，生姜、苏叶、甘草各 3 克，水煎服，每日 1 剂。

11. 妊娠腹痛

☆乌骨母鸡 1 只（约 500 克），草果、草豆蔻各 5 克。将鸡洗净，草果、草豆蔻

入其腹内，以竹签缝好切口，加水煮熟，调味食。本方适用于虚寒性妊娠腹痛。

☆黄酒 500 毫升，14 枚鸡蛋去清留黄，同放入铝锅，用小火炖煮至黏稠，待冷，储罐中备用。本方适用于血虚妊娠腹痛。

☆陈皮、木香各 3 克，猪瘦肉 2000 克。先将陈皮、木香焙脆研末备用，在锅内放食盐少许烧热后，放入猪肉片，炒片刻，放适量清水烧熟，将熟时放陈皮、木香末、食盐搅匀，食肉及汤。本方适用于气郁之妊娠腹痛。

☆大枣 10 枚，宁夏枸杞子 30 克，子鸡（500 克）1 只。将鸡去毛及内脏洗净，与大枣、枸杞子同炖至鸡烂熟，服鸡与汤。食时可加入精盐少许调味。本方适用于血虚妊娠腹痛。

☆草豆蔻仁 2 枚，高良姜 9~15 克，生姜汁 30~50 毫升，羊肉 100~120 克，面粉 120~150 克，黄牛乳、鲜藕各适量。将草豆蔻煨后捣碎，高良姜切末，羊肉细切，炒作焦状。3 味与面粉、生姜汁、牛乳共同调成糊状，灌入藕中，逐窍填满，于甑中（或笼内）蒸熟，每于饭后或睡前少食。本方适用于虚寒性妊娠腹痛。

☆绿茶、绿萼梅各 6 克，共用沸水冲泡，代茶频饮。本方适用于气郁之妊娠腹痛。

12. 妊娠恶阻

☆公丁香 15 克，陈皮 10 克，半夏 20 克，共研细末，取新鲜生姜 30 克煎浓

汁调为糊状。取适量敷于脐部，覆盖纱布用胶布固定，每日换药 1 次，连敷 2~3 次，适用于脾胃虚寒、胃失和降，早孕的反应呕吐。

☆佛手 10 克，生姜 2 片，白砂糖适量。前 2 味水煎取汁，调入白砂糖温服。本方适用于肝胃不和所致妊娠恶阻。

☆鸡蛋 1 枚，白糖 30 克，米醋 60 毫升。将米醋煮沸，入白糖调溶，打入鸡蛋，煮至半熟，全部服食，每日 2 次。本方适用于脾胃虚弱所致恶阻。

☆白术 10 克，鲫鱼 30~60 克，粳米 30 克。将鲫鱼去鳞甲及内脏，白术洗净先煎取汁 100 毫升，然后将鱼与粳米煮粥，粥成入药汁和匀，根据患者口味入盐或糖；食粥，每日 1 剂，可连服 3~5 天。本方适用于脾胃虚弱之恶阻。

☆甘蔗汁 1 杯，生姜汁 1 匙，炖热温服。本方适用于肝胃不和之妊娠恶阻。

☆鲜韭菜汁 10 克，生姜汁 5 克，白糖适量。将鲜韭菜、生姜捣烂，绞取汁水，再将白糖少许，放入汁水中，拌匀即成。1 日 3 次，饭前服，少饮之。本方适用于脾胃虚弱之恶阻。

☆薤白 7 个切碎和鸡蛋 2 个拌匀，放少量盐，用猪油炒熟，饭前单吃。用于治疗早孕反应，1 次见效，重者可重复 1 次。

13. 妊娠呕吐

☆梨 1 个，丁香 15 粒。梨去核，放入丁香，密闭蒸熟。去丁香，食梨。每日 2 次。

☆鲜香菜 1 把，紫苏叶、藿香各 3 克，陈皮、砂仁各 6 克，共煮沸后倒入壶内，壶嘴对准鼻孔，令孕妇吸气，每日熏数次。

☆生扁豆 30 克，晒干研成细末，每次服 5 克，每日 1 次，用米汤送服，连服 5 天即愈。

☆紫苏梗、姜竹茹、陈皮各 7 克，制半夏 5 克，生姜 3 片，水煎服，每日 1 剂。

☆鲜芫荽 30 克，紫苏叶 15 克，藿香 15 克，陈皮 15 克，砂仁 10 克，加水适量煮沸，患者可坐在旁边用鼻吸闻药物之气味，生姜 60 克捣烂榨取姜汁，用温开水分次送服，或用柚皮浓煎后分次饮用。

☆伏龙肝（旧时土灶中心之土）30 克，川黄连、紫苏叶各 5 克，枇杷叶、竹茹各 6 克，生姜 2 片，煎成一碗汤药，缓缓呷之。一般服两剂有效。伏龙肝先煎过滤，以其滤液煎余药。

☆丁香 15 克，姜半夏 20 克，鲜生姜 30 克。将丁香、姜半夏烘干，打成细末，过 100 目筛，贮瓶备用；另以鲜生姜切片，水煎成浓汁。取药粉 5 克以姜汁适量调成糊状，外涂脐部，上盖纱布，用胶布固定，每日换药 1 次。

☆鲤鱼 250 克，去肚杂，取砂仁 6 克，捣碎，生姜 15 克切片，共入鱼腹内炖熟食用。

☆糯米250克，加生姜汁3匙，同炒，至糯米爆破为止，然后研末，每次1~2汤匙，用开水调服，1日3次。

☆瘦牛肉500克，酱油、陈皮、葱、姜、糖少许，水2大匙。把陈皮用水稍微泡软，葱洗净切断；牛肉洗净切成薄片，加酱油拌匀，腌10分钟；将腌好的牛肉放到热油里煎一下捞出；把陈皮、葱、姜先煎一下捞出；把陈皮、葱、姜先爆香，然后加入酱油、糖、水和牛肉，炖至卤汁变干，即可食用。

☆椰汁1杯，鲜奶2杯，白糖200克，粟粉5汤匙，大枣3枚，清水3杯，白糖20克。把大枣去核，椰汁和粟粉混合成浆；把白糖、鲜奶、大枣一起煮开，慢慢加入粟粉浆，不停地搅拌成糊状，然后盛入碗中即可食用。

14. 妊娠先兆子痫

☆白菊花15~30克，开水冲泡，当茶饮。

☆桑叶、牡丹皮、枸杞子、天麻、栀子、钩藤、生地黄、橘红各10克，水煎服。

☆人参3克，白术、茯苓、陈皮、半夏各10克，白芍、桑叶、钩藤各12克，石决明15克，甘草5克，水煎服。

☆**阴虚肝旺型** ①石决明18克，猪苓、钩藤、生地黄各12克，枸杞子、菊花、白芍、泽泻各10克，天麻8克，水

煎服，每日1剂。②鸭1只（约500克）宰杀去毛及内脏，加入天麻12克，生地黄30克，与鸭共放炖盅内，加水适量，隔水炖一个半小时，至鸭烂熟，加食盐少许，食鸭饮汤。

☆**脾虚肝旺型** ①白术散加味：白术15克，茯苓、大腹皮、冬瓜皮各12克，泽泻、钩藤、石决明各10克，橘皮、生姜皮各5克。水煎服，每日1剂。②鲜玉米须100克（干品30克）洗净纱布包好，与赤小豆30克同煮粥，至赤小豆烂熟后去药包，加入适量冰糖，食豆饮汤，每日1次，连服1周。

15. 胎位不正

☆白术、黄芩、茯苓各20克，加水2000毫升煎煮，用药液洗双足，每日1次，每次15~30分钟。

☆当归身10克，紫苏叶8克，黄芩6克。将上药水煎3次后合并药液，分早、晚2次口服，每日1剂，至胎位恢复正常。

☆柞木60克，甘草10克，每日1剂，水煎服。

☆当归、白芍各12克，川芎6克，每日1剂，水煎服。

☆当归9克，川芎6克，熟地黄9克，白芍9克，党参9克，黄芪9克，炙甘草6克，续断9克，枳壳6克。每日1剂，水煎，早晚分2次服。服药后平卧1小时，连服3剂为1个疗程。

☆人参 3~30 克,当归 15~60 克,川芎 15 克,牛膝 9 克,升麻 12 克,附子 3 克。每日 1 剂,水煎服,2 日为 1 个疗程。

☆党参、白术、白芍、当归、枳壳、厚朴、川芎各 10 克,黄芪、川续断、熟地黄各 15 克,炙甘草、艾叶各 6 克。每日 1 剂,水煎服,3 日为 1 个疗程。

☆当归 10 克,川芎 6 克,白芍、熟地黄、党参、白术、黄芪各 10 克,炙甘草 6 克,续断 10 克,枳壳 6 克,水煎,分早晚 2 次服,每日 1 剂。3 剂为 1 个疗程。

16. 先兆流产

☆黄芩 25 克,白术 15 克,生藕节 100 克,水煎代茶,每日 1 剂,频频呷服,10 天为 1 个疗程。本方安胎止血,主治早期先兆流产、腰酸、少量阴道出血、小腹有下坠感。服药期间要绝对卧床休息。

☆莲房适量,炒炭研末。每日 2 次,每次服 9 克。

☆带蛹蚕茧 10 个,黄酒适量。蚕茧烧灰存性,研末,泡黄酒温服,每日 1 剂。

☆陈艾叶 6 克,新鲜鸡蛋 2 枚。适量水煎陈艾叶,沸后,入荷包鸡蛋 2 枚,待蛋熟,食其蛋,饮其汤。

☆核桃仁 1 个,补骨脂 9 克。补骨脂炒香研末。先嚼核桃仁,用开水冲服补骨脂,1 日 1 剂。

☆熟地黄 10 克,山茱萸 10 克,阿胶 9 克,桑寄生 12 克,杜仲 12 克,菟丝子 15 克,党参 15 克,苎麻根 30 克。每日 1 剂,水煎,分 2 次服。

☆白芍 15 克,甘草 6 克,续断 12 克,桑寄生 15 克,生龙骨、牡蛎各 30 克。每日 1 剂,水煎,分 2 次服。

☆苎麻根 20 克,杜仲 30 克,补骨脂 20 克。上药共研细末,用荷叶水调敷脐部。每日换药 1 次,连用 3 天。

17. 习惯性流产

☆紫苏梗 10 克,陈皮 6 克,莲子 60 克。将莲子去皮、芯后放入锅内,加水 500 毫升煮至八成熟,然后加入紫苏梗、陈皮,再煮 3~5 分钟,食莲、饮汤,每日 1~2 次。

☆桑寄生 30 克,白术 5 克,水煎,代茶饮。

☆杜仲 20 克,紫苏梗 9 克,苎麻根 20 克,艾叶 6 克,桑寄生 20 克,川续断 15 克,水煎,每日 1 剂,服 3~5 天。

☆南瓜蒂 3 枚,切片,水煎代茶饮,从怀孕后半个月开始服用,每月 1 次,连服 5 个月。

☆鲜鸡蛋 2 枚,艾叶 12 克,共放入砂锅内,用文火煮(蛋熟后去壳再煮),怀孕 1 个月者,每日服食 1 次,可连服 1 周;怀孕 2 个月者,每 10 天服食 1 次;怀孕 3 个月者,每 15 天服食 1 次;怀孕 4 个月者,每月服食 1 次,直至妊娠足月。

☆杜仲、黑枣各500克，绍兴酒适量。杜仲用盐水浸7日，盐水每日1换，后用铜锅火炒，研极细末，黑枣用好绍兴酒煮极烂，去皮核，然后与杜仲末制为丸，如梧桐子大。每日早起用淡盐水吞服20丸。

☆黄芪、吴茱萸、干姜、人参、甘草（炙）、川芎、白术、当归、干地黄各60克。上药捣散即可。用酒服1匙半，隔日再服。加至2匙为度。

18. 产后缺乳

☆生南瓜子（不可炒）20克，去壳取仁，捣烂如泥，加白糖少许，开水冲，早、晚空腹各服1次，连服3~5天。

☆丹参150克，红糖200克，水煎服，每日1剂，分2次服。本方适于一般产后缺乳兼血瘀腹痛者。

☆鲜鲤鱼500克，去鳞除内脏，切成小块，与粳米一起煮粥吃。

☆猪蹄1只，通草3克，加水1500毫升，放入锅内同煮，先用武火煮，水开后再用文火煮1~2小时，将汤1次喝完，每天服1剂，连服3~5天，即可见效。

☆生花生米150克（不去红皮），粳米200克，将花生米捣烂后与米同煮粥，分2次喝完，连喝3天。

☆黄芪30克，当归、炮山甲、玄参、麦冬各12克，白芍15克，炒川芎、桃仁、路路通、王不留行、漏芦各9克，通

草4.5克，入砂锅中，加水煎煮，分2次温饮，每日1剂。

☆花生米100克，猪肚1个。将花生米装入洗净的猪肚中，小火清炖，至猪肚烂熟后，可加入适量盐、姜、葱等调味品食用。

☆鲇鱼（重约500克），洗净去内脏，加水适量，煮汤。取鱼汤一小碗加热煮沸，打入鸡蛋2个，熟后，加盐、姜、葱调味食用，每日2次。

☆猪肉末500克，水泡发黄花菜250克（干品约100克），切碎，加盐、葱、佐料少许，调成肉馅，再用和好的软面包成馅饼，或烙或油煎，分数次食用。

☆王不留行25克，黄芪30克，漏芦、当归各15克，木通10克，加水煎煮取汁，分3次服。或将上药用纱布包扎后与鲜猪蹄1000~1500克一同煨炖，分2~4次饮汤、食猪蹄。本方适用于产后乳少，乳汁清稀或无乳，乳房无胀痛感者。

☆王不留行20克，当归15克，穿山甲、川芎、香附各12克，加水煎煮取汁，分3次服；或将本方制成散剂（研为细末），每次服6克，1日3次，温开水或黄酒送下。本方适用于产后乳少，乳汁较稠或无乳，兼乳房胀痛者。

19. 回奶

☆红花6克，赤芍、当归、川牛膝各9克，水煎服，每日2次饮用。

☆花椒 9~15 克，冷水 400 毫升浸泡且煎煮成 250 毫升，加红糖 30 克，每日 1 次，连服 2 日，见显效。

☆玄明粉 200 克，将其分装入 2 个小布袋中，稍蘸水令之有湿润感，外敷于双侧乳头部，穿戴胸罩固定。每天外敷 12 个小时，可连用数日。

☆炒麦芽 100 克，神曲 25 克，水煎，分 2 次温服。

☆生麦芽、炒麦芽各 60 克，加水入砂锅后煎煮滤汁，每日分 3 次空腹饮，连用数日。

☆枇杷叶 5 片，土牛膝 10 克，水煎饮服，每日 1 次，连服 3 天。

☆芒硝 50~100 克，撒在纱布上（纱布视乳房大小而定），包裹乳房，每天换药 1~2 次。

☆生麦芽 100~200 克，水煎服。每日 1 次，连服 1~3 个月。

☆炒麦芽 50 克，车前子 10 克，川牛膝 15 克，水煎代茶饮。

☆麦麸 60 克，红糖 30 克，将麦麸炒黄，再入红糖共炒，两日吃完。

20. 产后贫血

☆羊肝 100 克，大枣 20 枚，枸杞子 30 克，粳米 100 克。将新鲜羊肝切成条状，放入锅内加油微炒，投入枸杞子、大枣、粳米同煮成粥，以葱、姜、盐调味，代早餐食。连用半个月为 1 个疗程。

☆当归 30 克，黄芪 100 克，母鸡 1 只。先将鸡宰杀去毛及内脏、头足，入当归、黄芪于鸡腹内，加水清蒸鸡烂熟，适加调料，在两天内吃完。可连食 5 只鸡。

☆阿胶、鹿角胶各 20 克，枸杞子 30 克，粳米 100 克。先煮粳米、枸杞子为粥后，加入阿胶、鹿角胶使其溶化，再煮两三沸，以粥代食，可加糖调味。每日 1 次，连用 10~15 天。

☆当归 20 克，党参 30 克，鳝鱼 500 克。先将鳝鱼去头尾、内脏，当归、党参用纱布包，共放锅内加水适量，再加料酒、姜、葱、盐，一同炖煮至鳝鱼熟，吃鱼喝汤，1 日服完。连用 10 天为 1 个疗程。

☆生猪骨 500 克，枸杞子 30 克，黑豆 50 克，大枣 20 枚，加水适量一同煮至烂熟，调味后饮汤食枸杞子、大枣、黑豆。每日 1 次，连用 15~20 天。

21. 产后腹痛

☆桃仁 9 克，牡丹皮 6 克，红花 3 克。上药以酒合煎，1 日 2 次，分服。

☆五灵脂（醋炒）60 克，生蒲黄 30 克。上药共研细面，每次 9 克，早晚各服 1 次，童便或醋为引。

☆山楂 30 克，红糖 15 克。山楂水煎去渣，加入红糖，趁热服下，轻者 1 次，重者 2 次（对于产后瘀血、持续小腹疼痛效果好）。

☆精羯羊肉 250 克，当归、陈皮各

30 克，生姜 60 克，水 4 碗。将上药放入水中共煮至 2 碗水量，去渣，加葱椒盐，分成 2 份，每次服 1 份，空腹服下。

☆山楂、红糖各 25 克，益母草 50 克，水煎 2 次，药液混匀，分早晚 2 次饮服，每日 1 剂。

☆鲤鱼鳞焙干，研为细末，每次取 3~5 克，用开水调匀，佐米酒送服，每日 2 次。

☆当归 20 克，白芍 20 克，益母草 20 克，泽兰 15 克，艾叶 15 克，山楂 15 克，炮姜 10 克，炙甘草 10 克，大枣 5 枚。上述为 1 剂用量，水煎分 3 次服，每日 1 剂。

☆鲤鱼鳞 200 克。将鱼鳞洗净，加水适量，文火熬成胶冻状。每次 60 克，黄酒冲化，温服，每日 2 次。

☆益母草 15~30 克，鸡蛋 2 枚，红糖适量，益母草与鸡蛋同煮，待鸡蛋刚熟，剥去蛋壳，加适量红糖，再煮片刻，吃蛋饮汤。

☆益母草 18 克，苏木 12 克，鲜青皮鸭蛋 2 枚，加水适量同煮，待鸭蛋熟后去壳再煮 2 分钟即可吃蛋喝汤。

☆当归（酒洗）、川芎、熟地黄、白芍（酒炒）各 15 克，蒲黄（炒）7.5 克，共研为细末。每服 6 克，食前温酒调下。

22. 产后腰痛

☆兔子一只剁成块，杜仲 4 片，老酒 250 毫升，加水放到锅里蒸（不放盐），熟后喝汤吃肉。一般吃 3 只兔子，即可好转。

☆怀牛膝、当归各 20 克，黄芪 12 克，桃仁 8 克，红花 12 克，木通 12 克，桂枝 8 克，鸡血藤 30 克，乳香 12 克，艾叶 50 克，共研细，锅中炒熟，用两个小布袋分装，待温度适可时，分别敷于两侧腰部（胀痛部位）。第 2 天原药再炒热，同法再用。每剂药可使用 3~5 天，连用 2~4 剂。

☆黄芪 30 克，白芍 20 克，党参、当归、秦艽各 15 克，桂枝、独活各 12 克，川芎、甘草各 6 克。头痛者加荆芥、防风各 12 克；心悸、自汗者加白术、云茯苓各 12 克；肩臂痛加羌活 12 克；足膝痿软无力者加桑寄生、千年健各 12 克；湿重者加薏苡仁、苍术各 12 克。水煎服，每日 1 剂，连服 3~5 日。

☆当归、白芍（酒制）各 12 克，黄芪 15 克，川芎、川续断、桑寄生、炒杜仲、川牛膝、桂枝、防风各 9 克，红花 3 克，水煎，早晚分服，每日 1 剂。

☆**肾虚血亏型**　熟地黄 20 克，当归 20 克，杭白芍 20 克，炙首乌 20 克，杜仲 20 克，枸杞子 20 克，山药 20 克，肉苁蓉 20 克，桑寄生 15 克，川续断 15 克，阿胶 15 克（烊化），怀牛膝 15 克，炙甘草 15 克，大枣 10 克，水煎服，每天 1 剂。

☆**寒湿痹阻型**　白术 20 克，干姜 10 克，薏苡仁 30 克，茯苓 20 克，木瓜 20 克，独活 15 克，防己 15 克，桂枝 15 克，川续断 20 克，细辛 5 克，五加皮 15 克，桑寄生 15 克，炙甘草 15 克，水煎服，每天 1 剂。

☆瘀血留滞型 当归 20 克，赤芍 15 克，川芎 15 克，桃仁 10 克，红花 10 克，怀牛膝 15 克，延胡索 15 克，香附 15 克，苏木 15 克，茜草 15 克，川续断 15 克，炙甘草 10 克，水煎服，每天 1 剂。

23. 产后关节痛

☆**血虚型** 当归 12 克，川芎 9 克，炒白芍 15 克，熟地黄 12 克，黄芪 15 克，羌活 12 克，独活 12 克，秦艽 10 克，姜黄 9 克，川牛膝 10 克，防风 12 克。每日 1 剂，水煎两次，早、晚分服。一般服 8~10 剂。

☆**湿热型** 桂枝 12 克，知母 12 克，白芍 15 克，甘草 10 克，苍术 12 克，黄柏 12 克，川牛膝 12 克，薏苡仁 20 克，威灵仙 12 克，海风藤 15 克，防风 12 克。服法同上。一般服 10~12 剂。

☆**风寒型** 独活 12 克，桑寄生 25 克，秦艽 12 克，防风 12 克，细辛 3 克，当归 10 克，炒白芍 20 克，川芎 9 克，杜仲 12 克，甘草 6 克，薏苡仁 20 克，党参 9 克，云茯苓 10 克，川牛膝 12 克，肉桂 9 克。服法同上。一般服 12~15 剂。

24. 产后尿潴留

☆高丽参 10 克，黄芪 30 克，当归、

白术各 15 克，炙甘草、陈皮各 5 克，升麻、柴胡各 6 克，车前子 10 克，茯苓 25 克。高丽参另煎；其他药水煎取汁，兑高丽参汁，1 次服完。如无高丽参，可用红参 30 克替代。

☆生黄芪、冬葵子各 12 克，淡竹叶、麦冬各 9 克，肉桂粉 1.5 克（吞服），车前子 15 克（包煎），泽泻 10 克，当归 10 克，蝼蛄 1 对，通草 5 克，水煎，每日 1 剂，分两次服。

☆黄芪 20 克，党参 15 克，白术 12 克，炙升麻 6 克，茯苓 10 克，猪苓 10 克，泽泻 10 克，车前子 10 克（包煎），柴胡 10 克，枸杞子 12 克，桂枝 10 克，甘草 3 克，水煎服，每日 1 剂。大便干燥加炒杏仁 10 克，腰酸痛加菟丝子 15 克。

☆甘遂 10 克（研细末），加面粉少许，用温水调成稀糊，外敷于脐部，贴上脱敏胶布固定；同时用开塞露 40 毫升灌肠，保留 5 分钟，一般 2~3 小时内见效。

☆生姜 30 克，淡豆豉 10 克，食盐 5 克，连须葱 1 棵，共捣烂如泥状外敷于肚脐孔处，包扎固定，并时时用热水袋热熨，经 10~30 分钟，小便即可通畅。

☆黄芪 10~15 克，升麻、通草、桂枝各 5 克，党参、车前草、益母草、当归各 12 克，乌药、泽泻、白术各 10 克，生谷芽、焦谷芽各 15 克。每日 1 剂，水煎服。

☆潞党参 12 克，炙绵芪 9 克，白术 9 克，醋炒柴胡 4.5 克，炙升麻 3 克，当

归身9克，广陈皮9克，粉甘草3克，官桂2克，桔梗9克。每日1剂，水煎服。

☆升麻、黄芪、当归、柴胡各适量。每日1剂，水煎服。

☆当归、桑白皮各10~15克，川芎、炮姜各6~10克，桃仁、紫菀、马兜铃各10~12克，炙甘草4~6克，白通草3~5克。每日1剂，水煎服。

☆桂枝10克，炒白术10克，猪苓12克，茯苓15克，泽泻15克，白芍20克，黄柏10克，石菖蒲3克，苍术10克，炙甘草6克。每日1剂，水煎，分2次服。阳虚者，加附子6克；气虚者，加党参15克，黄芪15克；夹湿者，加白蔻仁10克，通草10克；腹胀重者，加乌药10克，小茴香10克；小便黄赤者，加白茅根30克，蒲公英30克。

25. 产后杂症

☆**产后虚弱** ①人参2克，麦冬6克，水煎代茶饮。②海参30克，水煎取液，兑入牛奶250毫升，代茶饮用。③无花果1个（半熟的果），同猪前蹄500克共炖烂，食肉饮汤，每日1~2次。

☆**产后浮肿** 龙眼干、生姜、大枣适量，水煎服。

☆**产后气喘** 黑豆30克，生姜10克，大枣15克，莲子30克，水煎服，每日1剂，早晚分服。

☆**产后虚汗** 小麦麸20克，牡蛎20克，猪瘦肉150克。将猪肉加清水400毫升，武火烧开再将小麦麸、牡蛎共捣成细末，装入纱布袋中，扎紧袋口，和姜片、精盐一起放入，转用文火炖至肉熟烂，取出药纱袋，加调料，分1~2次趁热食肉喝汤。

☆**产后虚热、心烦失眠** 鲜竹二青（竹茹）15克，鲜嫩竹芯30克，加适量水煎服，每日2次，连服3天。

☆**产后便秘** 熟地黄、当归、火麻仁（研）各24克，淡肉苁蓉、生首乌、决明子、玄参、天冬、麦冬各15克，郁李仁（打）、杏仁（去尖打碎）、柏子仁各10克。厌食加茯苓、麦芽、莱菔子；口干加生地黄、玉竹、石斛；烦渴加天花粉、淡竹叶、芦根；腹胀加川厚朴、瓜蒌仁、枳壳；腹痛加木香、香附、延胡索；反复发作加桃仁、牛膝、大黄。每天1剂，水煎服，加蜂蜜适量调服，早中晚各1次。3天为1个疗程，至便秘消失。

☆**产后头痛** 当归、沙参各15克，白芍、生地黄各12克，川芎、荆芥炭各9克，水煎2次，早晚分服。

☆**产后足底痛** 丹参、当归、赤芍各15克，杜仲、川续断、独活、防风各10克，黄芪、鸡血藤、桑寄生各30克，肉桂、细辛各3克，水煎服，每日1剂。一般服药3~5剂显效。

☆**产后小便不止** 肉桂50克，丁香15克，共研末，黄酒调饼放脐上即止。

☆**产后小便不通** ①知母、黄柏各15克，肉桂6克，滑石10克，生大黄5克（后下），水煎服，尿通停药。无热象者，可去大黄。②鲜葱白250克，切碎后与适量食盐混合，用大火炒热，然后用布包好，热熨脐部及小腹部，小便可自通。③磁石、商陆各2.5克，研成极细末后，加入麝香0.1克，研匀，分为2份，分别摊放于肚脐内（神阙穴）、关元穴，覆盖胶布（比药粉范围稍大），一般数小时即见效，能自行排尿即取去。若无效，次日更换外敷。

☆**产后腹泻** 荆芥穗5~7个，烧灰存性，研成细末，空腹一次服下，每日2次。

☆**产后恶露不下** 鱼腥草20克，黄酒200毫升。将鱼腥草用黄酒浸泡20分钟后，放砂锅内煮沸约5分钟，温服，每日1剂。

☆**产后血瘀痛** 鲤鱼鳞适量。鲤鱼鳞烧灰研末，酒做引子，每次服3克，能破滞血，止痛。

☆**产后风湿痛** 徐长卿根30克，瘦肉60克，老酒60毫升。上药加水炖食。

☆**产后胎膜残留** 益母草30克，当归20克，川芎10克，桃仁10克，炮姜6克，炙甘草3克，水煎服，每日1剂，分2次服。

26. 女性功能性水肿

☆雄鸭1只，粳米、葱白各适量。青鸭肉切细煮至极烂，再加粳米、葱白煮粥，或用鸭汤煮粥。作早晚餐，温食。连服7天为1个疗程。

☆薏苡仁粉30克，粳米50克，同入砂锅内，加水煮成粥，早晚餐各服1次，连服10天。

☆玉米60克，白扁豆25克，大枣60枚，洗净，按常法煮作粥，温食。

☆鲜茅根200克（干品减半），赤小豆50克，大米100克。先将茅根洗净加水适量，煮半小时，去药渣，再加大米与赤小豆，继续煮成粥，1日内分次食完。

☆蚕豆250克，红糖150克。蚕豆以水泡发后剥去皮，加水煮烂，趁热加入红糖，拌匀，压搅成泥，待冷，以洁净的瓶盖为模，把糕料填压成饼状即成。随量当点心吃。

☆黄瓜400克，调料适量。黄瓜横片切成寸段，用少许盐腌一会儿，滗出水份，再用旋刀法将每段黄瓜旋成整片，去除瓜瓤，成黄瓜卷，再用白糖、盐腌制1小时。葱切末，用香油炒，使葱味进入香油，滤出葱油。在腌好的黄瓜卷上淋葱油即可，可佐餐。

27. 乳腺炎

☆**乳腺炎初起** ①新鲜葡萄叶适量，捣烂如泥，外敷患部。②鲜橙汁半碗，米酒1~2汤匙，将米酒冲入鲜橙汁内即可。每日2次饮服。③陈皮、蒲公英各30克，金银花 15 克，甘草 10 克，水煎 2 次，早晚分服。也可煎 3 次，将第 3 次煎液热敷患处。④蒲公英 30 克，金银花、炮山甲（研细末）、当归尾、路路通各 15 克，甘草 10 克，清水煎煮药液 150 毫升，分 2 次温服。每日 1 剂，一般连服 3~4 剂可愈。

☆**慢性乳腺炎** 乳香、没药、白芷、五灵脂各 10 克，共研细末，局部冷敷。

☆**乳腺炎成脓期** 黄芪、当归、天花粉、穿山甲各 15 克，白芷、皂角刺、赤芍各 10 克，金银花 50 克，水煎服用，每日 1 剂，连用 1 周。

28. 急性乳腺炎

☆槐米 15 克，炒至黄褐色，研为细末。用黄酒与开水各半冲服，微汗，每日 1 次。服药期间可用毛巾湿热敷患处 20~30 分钟。

☆蒲公英 20 克，浙贝母、归尾、川楝子各 10 克，山甲片、延胡索、赤芍、乳香、没药、香附、牛膝、桃仁各 8 克，广木香、橘络、柴胡各 3 克，陈皮 5 克，水煎，分 2 次温服。

☆黄芩、黄柏、干姜、甘草各 6 克，共研细末，米醋调糊敷患处，每日 1 次。

☆地肤子 50 克，水煎后加红糖适量，趁热服下，取微汗。每日 1 剂，药后体温迅速恢复正常，局部炎症消散。一般 2 剂症状减轻，4 剂获愈，个别 6 剂而愈。

☆生僵蚕 15 克，研成细末，用陈醋调匀，涂发炎部位及周围，1 日数次，保持湿润，直至肿块消散，一般症状缓解为止。另以金银花、蒲公英各 60 克，分次煎服或代茶饮。

☆苦楝子适量连皮和仁捣碎晒干，用文火炒至微黄，研细末，每次以苦楝子末 9 克，红糖 6 克，用黄酒或开水 100~200 毫升冲服，每日 1~2 次，连服 2~5 天。

☆生赤芍 150 克，生甘草 100 克，水煎服，1 日 1 剂，连服 4 天。凡乳腺炎急性期发烧寒战、乳房内肿块界限不清并有压痛者效果显著。

☆蒲公英 50 克，香附 20 克，水煎，分两次服，每日 1 剂，一般连服 3~5 剂可见效。

☆仙人掌 60 克，鸡蛋清 30 克。将仙人掌削去外皮，切细，捣烂成混糊状，加入蛋清和匀后摊于塑料薄膜上，敷于患处，再用纱布包扎，胶布固定，每日换药 2 次。

☆全瓜蒌 50 克，白芷 20 克，金银花 30 克，当归 12 克，青皮 10 克，乳香 8 克，炙山甲 8 克，甘草 8 克，水煎，分两次饭前半小时服，每日 1 剂，连服 3 天。服药的同时热敷患乳，将乳汁吸通，忌酒和辛辣食物。

☆**急性乳腺炎未化脓** ①仙人掌适量，食盐少许，共捣烂敷患乳。②硫酸镁 100 克，桃仁泥 20 克，穿山甲粉 25 克，薄荷油 3 克，上药加凡士林 100 克调匀后即成。取此膏 125 克，在纱布上摊平，涂成直径 8 厘米的圆形，敷于患乳上，包扎并用胶布固定，每日 1 次，连用 7 天。

☆**急性乳腺炎气血壅结** 金银花、蒲公英各 30 克，连翘、赤芍各 12 克，丹参、鸡血藤各 20 克，青皮 10 克，通草（孕妇慎用）8 克，水煎服用，每日 1 剂，连用 7 天。

☆**产后急性乳腺炎** ①避光潮湿土壤中的红线状蚯蚓 1 条，加入白糖 5 克，待蚯蚓溶成水后，取汁内服，每日 1 剂，一般 3 剂见效。②云南白药粉 1~2 克，用少许 50 度的白酒或浓度 75% 的酒精将药粉调成糊状，涂搽于乳房红肿处，然后用纱布敷盖，用胶布固定，也可暴露敷药。每 2 日用 1 次药，可连续用药 3 次。

29. 乳腺增生

☆老鹳草 30~60 克，水煎服，每日 1 剂。1~2 个月为 1 个疗程，经期不停药。

☆露蜂房 100 克，全蝎 30 克，蜈蚣 10 条，鹿角 50 克，研为细末，每日 3 次，每次 3 克，淡醋或黄酒或糯米酒送服。服完 1 料为 1 个疗程。

☆每日吃金橘 9 个，早、中、晚各 1 次，每次 3 个，连续 3 日。然后用蓖麻子治疗，取鸡蛋 1 个，破一小孔，装入去壳的蓖麻子 10~12 粒，用面粉包裹，放入炭火（柴草燃烧后）中烧熟，除去蛋壳食用，早晚各 1 个，10 天为 1 个疗程。未愈者

停 3 日后继续按上法行下 1 个疗程治疗。行经期停用。一般不超过 3 个疗程可愈。

☆王不留行、天花粉、蒲公英各 20 克，胆南星 25 克，夏枯草 50 克，共研细末，花生油调糊状，每次取 60 克，外敷乳房肿块处，1 日 1 次，10 天 1 个疗程，一般 1 个疗程奏效。

☆红花 150 克，分 3 份用纱布包裹，置锅中隔水蒸热后，趁温度适宜时敷患处，每次 15~30 分钟。

☆麦芽 50 克，山楂、五味子各 25 克。1 日 1 剂，水煎 2 次混合，早晚分服。

☆柴胡、香附、当归、青皮、昆布、山慈菇各 10 克，浙贝母、夏枯草各 15 克，丹参、牡蛎各 25 克。冲任不调加鹿角霜、淫羊藿各 10 克；血瘀加全蝎、王不留行、皂角刺各 10 克；肝郁加橘核 10 克。水煎服，每日 1 剂，20 剂为 1 个疗程，一般 2~3 个疗程即愈。

30. 乳腺囊性增生

☆核桃 1 个取仁，八角茴香 1 枚。饭前嚼烂，吞下，每日 3 次。

☆乳香、没药各 10 克，大黄 15 克，冰片 5 克，共研细末，用鸡蛋清调，敷患乳。

☆柴胡 20 克，当归、白芍、牡丹皮、栀子、穿山甲各 15 克，茯苓、炙甘草、王不留行各 10 克，夏枯草、牡蛎各 30 克，水煎服用，每日 1 剂。月经来潮前 13 天

开始服药，共服 10 剂。

☆郁金、海藻、昆布、制香附、半夏、当归、柴胡、夏枯草、土鳖虫、王不留行各 9 克，桃仁、红花各 10 克，青皮 12 克，丹参 15 克，水煎服用，每日 1 剂，2 周为 1 个疗程，连用 2~3 个疗程。同时口服维生素 E，每日 100 毫克，早晚分服，月经期间停服。

31. 乳腺小叶增生

☆白矾 5 克，冰片 8 克，人参 10 克，共研极细末，用香油调敷患处，7 小时换药。

☆鲜天冬 6 克，剥去外皮，放瓷碗内，加黄酒适量，隔水蒸 1 小时，分 3 次服。也可服用天冬片（0.3 克 / 片），每服 9 片，1 日 3 次。乳房纤维腺瘤，可用鲜天冬 60 克，远志 60 克，生香附 60 克，黄酒（或白酒）浸泡 7 天后服用，每晚服 10 毫升，不会饮酒者可将酒加水适量煎煮片刻，待酒味挥发后再服用。

☆柴胡、黄芩各 10 克，牡蛎 30 克，黄芪、夏枯草、当归、半枝莲各 12 克，牛膝、浙贝母、白芍各 15 克，海螵蛸 5 克，甘草 6 克。痛经加香附、五灵脂、蒲黄；失眠加酸枣仁、远志；左侧加青皮，右侧加郁金；乳房肿痛甚加香附、枳壳，肿块加三棱、莪术；胸闷加瓜蒌壳。每日 1 剂，水煎服，15 日为 1 个疗程，用两个疗程，一般均见效。

32. 乳痈

☆砂仁（去壳）1.5 克，冬葵子 2.4 克，蒲公英 15 克，瓜蒌仁 9 克。将前 2 味药共研细末，再水煎后 2 味，共末调匀，冲服，如初起 7 日内者，不过 3 服即可内消。

☆鲜蒲公英适量。将上药连根捣烂取汁，以酒冲服，并以渣敷患处即愈。如无鲜者，即以干蒲公英用酒煎服。

☆川楝子 20 克，加水 500 毫升，浸泡半小时，水煎 15 分钟，去渣取汁，加入红糖 50 克溶化，每日分 3 次饮用。可停用其他药物，5 天为 1 个疗程。

☆乳香、没药各 30 克，雄黄、煅硼砂、青礞石各 18 克，冰片 8 克，共研极细末。另取鲜蒲公英 200 克，金银花 100 克，全瓜蒌 100 克，加水适量煎取药汁，并以此药汁加入上药末中调匀成膏糊状，备用。根据局部红肿大小，每次取适量药糊敷于乳房患处，外盖敷料，胶布固定，每日或隔日换药 1 次。本方适用乳痈初期尚未成者，可使患处红肿逐渐消散。

☆生半夏半粒，白芥子 5 粒，王不留行 15 粒，生姜少许，共捣烂，用两层纱布包成椭圆形，塞入患者患乳对侧的鼻孔。每天 1 次，每次 2~3 小时，一般 1 天内症状减轻，35 天可愈。双侧乳房同病，则双侧鼻孔轮换塞。若脓肿已形成，则必须切开排脓，不宜用本法。

☆柴胡 15 克，当归 15 克，白术 15

克，白芍 12 克，郁金 12 克，墨旱莲 15
克，栀子 12 克，香附 15 克，云茯苓 12
克，牡丹皮 12 克，山楂 15 克，甘草 6 克，
水煎服。每日 1 剂，分 2 次服。

☆乳泣五味子 30 粒研末，饭后开水
冲服，每日 3 次。3 天为 1 个疗程。本
方主治妊娠期间乳汁自流，无其他异常表
现者。

33. 乳头皲裂

☆红山茶花适量，焙干，研极细末。
麻油适量，调涂患处，每日 3~5 次。

☆白芷适量研细末，以乳汁调稀糊外
涂患处。每天 2~3 次，3~5 天便愈，对乳
头皲裂、破损、红肿均有效。哺乳时可用
香油润药后取下，温水清洗即可。

☆五倍子、五味子等分，研末，加入
冰片少许，用生香油拌成糊状外敷患处。

34. 附件炎

☆金银花、连翘、蒲公英、薏苡仁各
20 克，滑石、牡丹皮、苍术、茯苓、车
前子（包煎）、盐黄柏、甘草各 15 克，龙
胆草 10 克。每日 1 剂，水煎服。

☆当归、丹参、橘核、炮甲珠各 12
克，海藻 15 克，茯苓、金银花、青皮、
延胡索各 9 克，连翘 10 克，薏苡仁 30 克，
川芎 6 克。每日 1 剂，水煎服。

☆鹿角霜、补骨脂、桑螵蛸、锁阳、
龙骨、茯神、山茱萸、菟丝子各 9 克，砂

仁末 3 克，熟地黄 2 克，煅牡蛎 30 克（先
煎），炒白芍 6 克。每日 1 剂，水煎服。
服半个月后可隔日 1 剂。

☆土茯苓、败酱草各 30 克，蒲公英
20~30 克，制乳香、制没药各 6~10 克，
丹参 20 克，当归 12 克，橘核 9 克。每日
1 剂，水煎服。腹痛较甚者，去丹参，加
三棱、莪术各 6 克；肾虚者，加续断 15
克，桑寄生 20 克，菟丝子 12 克；脾虚者，
加白术 12 克，山药 15 克；白带量多者，
加芡实 12 克，白果 6 克；阳虚者，加附
子 6~9 克，肉桂 3 克；月经期间去乳香、
没药、丹参，加枸杞子 15 克，杜仲 12 克。

35. 盆腔炎

☆大血藤、鱼腥草各 30 克，赤芍、
金银花各 20 克，土茯苓、当归、丹参、
黄芪、牡丹皮各 15 克，延胡索、皂角刺、
甘草各 10 克。随症加减，每日 1 剂，水
煎服，2 周为 1 个疗程。

☆大血藤、败酱草、白花蛇舌草、蒲
公英各 30 克，赤芍 20 克，香附 10 克，
乳香、没药各 6 克，每日 1 剂。用水浓煎
成 100~150 毫升，睡前保留灌肠 2 小时，
每日 1 次。

☆白花蛇舌草 30 克，两面针、当归
各 9 克，穿破石、五指毛桃各 15 克，水
煎服。

☆鸡血藤 50 克，黄芪 30 克，党参、
茯苓、山药、败酱草、薏苡仁各 25 克，

白术、三棱、莪术、牛膝、车前子、荆芥穗各15克，水煎服。

☆川楝子（炒）、琥珀各10克，香附、赤芍、夏枯草、丝瓜络、当归各15克，川芎6克，甲珠12克，鳖甲35克，紫花地丁、蒲公英、连翘、金银花、大血藤各30克。病程长且包块坚硬者加土鳖虫、水蛭各3~5克；体虚畏寒者酌减清热解毒药，加桂枝、干姜各15克，炙黄芪50克。研末炼蜜为丸，每丸重10克，每次服1丸，日3次。

☆小茴香、没药、红花、当归、川芎、千年健、连钱草、赤芍、艾叶、延胡索、芒硝、黄连各适量，研成粉末，加35%酒精50毫升搅匀。取适量药末放置纱布中，敷在患处，外加TDP照射，每次30分钟，每日1次。20次为1个疗程。

36. 急性盆腔炎

☆连翘、金银花、大血藤、败酱草各30克，薏苡仁、栀子、桃仁各12克，牡丹皮、延胡索、川楝子各9克，赤芍、乳香、没药、甘草各6克。每日1剂，水煎服。

☆黄连10克，黄柏30克，白花蛇舌草30克，大血藤30克，败酱草30克，金银花30克，牡丹皮15克，赤芍15克，川续断15克，桑寄生15克。每天1剂，水煎服，分2次服，10天为1个疗程。亦可浓缩成100毫升，水温37~42℃，保

留灌肠，每日1次，10天为1疗程。

☆皂角刺30克，大枣10枚，粳米30克。将皂角刺、大枣加水煎30分钟，弃渣取药液300~400毫升，再加入粳米煮成粥状，分2次服，每日1剂，一般3周可好转。

37. 慢性盆腔炎

☆败酱草、薏苡仁、夏枯草各30克，丹参20克，赤芍、延胡索各12克，木香10克。上药加水1000毫升，煎取500毫升，每日分2次服。

☆当归12克，木通12克，白芍18克，桂枝9克，细辛3克，甘草6克，萆薢15克，蒲公英30克，金银花24克，大枣3枚。每日1剂，水煎服。1剂水煎2次，取汁400毫升，早晚分服。10天为1个疗程。

☆黄柏12克，苍术12克，生薏苡仁30克，香附12克，大血藤30克，败酱草30克，白芍20克，甘草8克。每日1剂，水煎，分3次服。

☆白花蛇舌草100克，地龙20克，白芍50克，水煎服，每日1剂，分2次温服，7天为1个疗程。有效时，可连服2~3个疗程以巩固。

☆大黄、黄柏、姜黄、白芷、大血藤、苍术各6克，陈皮、厚朴、红花、防风、没药、乳香、香附各3克，炒艾叶、连钱草、泽兰各12克，丹参9克，天花

粉 15 克。上药共研细末，用热水加适量白酒调成糊状，装入布袋内，敷于患处，布袋上还可加热水袋，使之保持一定的温度，每日 1 次，敷半小时至 6 小时，每袋可敷用 3~4 次。皮肤表面有破损及经期禁用。

☆黄芩、黄连、黄柏各 1 克，虎杖 30 克。每日 1 剂，水煎浓缩至 100 毫升，保留灌肠，10 次 1 个疗程，经期停用。若口腔有肿块加丹参 10 克。

☆香附、川芎、赤芍、白芍、当归、川楝子、金银花、连翘、土茯苓、虎杖、败酱草、蒲公英、鸡内金各 15 克，三棱、莪术、薏苡仁、甘草各 10 克，延胡索 20 克。水煎服，每日 1 剂，连服 5 天后，下腹痛明显减轻，按原方再服 3 剂，诸症消除，包块消失。

38. 盆腔包块与脓肿

☆橘核、鳖甲（先煎）、海蛤粉各 12 克，昆布、海藻、夏枯草、当归、土赤芍、川楝子、延胡索、茯苓各 10 克，白英 15 克，香附 6 克。每日 1 剂，水煎服。月经期停服。

☆丹参、赤芍各 10~20 克，桃仁 9 克，三棱、莪术各 3~6 克，败酱草、蒲公英、墨旱莲各 10 克，党参、黄芪各 15 克。每日 1 剂，水煎服。急性期发热加用抗生素，体温正常即停用。结核性患者加百部、地榆。

☆**盆腔脓肿**　当归 15 克，桃仁 10 克，红花 10 克，枳实 10 克，赤芍 10 克，牡丹皮 10 克，乌药 10 克，延胡索 10 克，川芎 10 克，五灵脂 10 克，香附 10 克，甘草 3 克。水煎服，每日 1 剂。

☆**盆腔瘀血**　当归、党参、川芎、白芍、桑寄生各 10 克，泽泻 20 克，甘草 6 克，柴胡 6 克。水煎服，每日 1 剂，连服 10~25 剂。

☆**气滞血瘀型**　当归 10 克，川芎 10 克，桃仁 8 克，红花 8 克，益母草 15 克，丹参 15 克，香附 10 克，青皮、陈皮各 10 克，枳壳 15 克，甘草 8 克，水煎服，日服 1 剂，连服 7~10 日。

☆**寒湿凝滞型**　小茴香 10 克，干姜 8 克，肉桂 12 克，鸡血藤 10 克，苍术 10 克，延胡索 12 克，木瓜 10 克，当归 12 克，川芎 10 克，赤芍 10 克，甘草 8 克，水煎服，日服 1 剂，连服 7~10 日。

39. 阴道炎

☆紫草 100 克，清水 3000 毫升，共置入砂锅中，大火煎沸改小火煎 30 分钟，滤取药液降温后坐浴，每次 20~30 分钟，每天 2 次，每天 1 剂，一般连用 5~7 剂。

☆白鲜皮、鸡血藤、制首乌、生地黄各 30 克，麻黄 9 克，红花 6 克，淫羊藿 15 克。上药水煎 2 次，去渣后合并药液，待温后坐浴，每日 2 次，每次洗 30 分钟。

☆野菊花、金银花、淫羊藿、紫草各

30克，当归、黄柏、蛇床子、赤芍、牡丹皮各15克，冰片3克。将上药水煎2次，药液合并，每日熏洗外阴2次。

☆新鲜艾叶250克，生姜150克，分别洗净切碎，加水浓煎，温洗患处，每日1次，数次告愈。

☆苦参30克，黄柏、百部、鱼腥草、白鲜皮、艾叶各20克，枯矾10克，花椒5克，上药加水2000~2500毫升，煮沸15分钟后将药液倒入盆中，坐于盆上趁热先熏，待药液温度适宜时用棉花蘸药液轻轻擦洗阴道患处，每晚1次，每剂药可用3天。

☆炒五倍子120克，炒蛇床子30克，生黄柏30克，冰片0.5克，雄黄0.5克，共研为细面备用。先用0.5%的新洁尔灭温溶液冲洗阴道，再用消毒棉球将糜烂面上的脓性分泌物擦去，然后将药粉均匀散布于阴道，或用消毒干棉球蘸药粉一同塞到阴道内，每日更换1次。同时用蛇床子30克、地肤子30克、苦参15克、百部15克、花椒9克煎水熏洗。

40. 滴虫性阴道炎

☆苦参、蛇床子、茯苓各30克，黄柏、白鲜皮各1克，煎汤去渣，待温度合适后熏洗阴道，每天1次，7天为1个疗程。

☆苦参30克，蛇床子1克，明矾9克，水煎取汁，先熏后坐浴，每日1次，

7~10次为1个疗程。

☆蛇床子、苦参各15克，白芷、明矾、花椒、薄荷（后下）各6克煎汤去渣，熏洗阴道，每天1次，7天为1个疗程。

☆五倍子、石榴皮、蛇床子、白鲜皮、黄柏各30克，枯矾10克，水煎去渣，趁热坐于盆上熏蒸，等药液温度适宜时再坐入盆中洗外阴和阴道15分钟。每日2次，连用7天为1个疗程。

☆连翘100克，放砂锅中，加水600~700毫升，煎取200毫升，过滤去渣，温度适宜时用小块无菌纱布浸药汁后塞入阴道。每日1次，每次保留3~4个小时，连用至痊愈。

☆桃树叶200克，加水1200毫升，煎至800毫升。外用冲洗阴道，每天2次。

41. 霉菌性阴道炎

☆大黄、忍冬藤、百部、薄荷各30克，雄黄、硼砂各3克。上药用纱布包好，加适量水煎取浓汁，每晚坐浴10分钟，1剂药可煎2~3次，用2~3天。另在煎药时放入一长纱布条在药中煎煮，坐浴后将纱布条塞入阴道，次晨取出。一般1周内可治愈。

☆皂角刺、穿山甲、金银花、天花粉各9克，乳香、没药各3克，浙贝母、白芷、赤芍、甘草、防风各4.5克，归尾、陈皮各9克，每日1剂，一般3剂起效，1周可愈。

☆土茯苓60克，苦楝皮30克，苦瓜子35克，土荆皮25克，白鲜皮40克，水煎服，每日1剂。

☆虎杖根100克，加水1500毫升，煎取1000毫升，过滤后待温坐浴15分钟，每日1次，7日为1个疗程。

☆苦参20克，黄柏20克，百部20克，白鲜皮30克，鱼腥草30克，花椒5克。上药加水2000~2500毫升，煮沸15分钟后将药液倒入盆中，趁热先熏，待药液温度适宜时用纱布蘸药液轻轻擦洗阴道患处，每日1次，每剂药可用3天。

☆苦参、土茯苓、蛇床子、生百部各30克，白鲜皮、地肤子、土荆皮各1克，花椒10克，龙胆草、明矾各9克。上药加水2000毫升，煮沸20~30分钟后，去渣煎取浓汁，涂搽外阴及阴道，早晚各1次。也可用长线缚住核桃大小消毒棉球，浸药后放入阴道深处，次晨取出，每日1次，10日为1个疗程。

42. 老年性阴道炎

☆当归60克，煎水，加入数滴麻油，熏洗局部，每晚1次。

☆苦参、百部、黄柏、蒲公英、蛇床子、地肤子各30克，淫羊藿20克，赤芍、荆芥（后下）、甘草各15克。以上诸药置于砂锅或陶罐中加清水4000毫升左右，先浸泡30分钟，再依次用武火（旺火）煎沸、文火（慢火）慢熬约40分钟，

待药温适宜时坐浴、淋洗。每日2次，每次15分钟。

☆黄柏、苦参各30克，赤芍20克，苍术、蛇床子、地肤子、枯矾各15克，红花、花椒各10克，用纱布包裹放入砂锅，凉水浸1小时后煎20分钟，取出药包下次再用，待药液温度适宜时冲洗阴道或坐浴，每日2次。1剂药可用4次，连用2天。

☆蛇床子、苦参、野菊花、紫花地丁、半枝莲、丝瓜叶各30克。用纱布包好诸药，放入砂锅内，加水煎至1000毫升。将药汁倒入盆内，趁热熏洗外阴、阴道，每次30分钟，早晚各1次，10日为1个疗程。

☆蛇床子30克，黄柏、苦参各12克，雄黄、鹤虱（挖耳草）各10克。将以上诸药加水2500毫升煎至2000毫升，每日1剂，分2次外洗。

☆山茱萸10克，山药、薏苡仁各150克。将上3味共煮粥，每日1~2次，连服2周。

☆莲子50克，薏苡仁100克，蚌肉15克。莲子去心，薏苡仁淘净，蚌肉切成碎块，共入砂锅，加水700~900毫升，调味品适量，文火煮1小时即可。

43. 输卵管阻塞

☆大黄10克，桃仁、陈皮、细辛、斑蝥、红花各3克。将上药共研为细面，

醋为丸如梧桐子大，每次月经第 1 天开始服用，两天分 4 次将药服完。一个月经周期为 1 个疗程（服药后有时病人有呕吐和腹泻，一般无须处理）。

☆制首乌、菟丝子、全当归、益母草、台党参、炒枳壳、怀牛膝各 15 克，赤芍、白芍、淫羊藿、王不留行各 10 克，炙黄芪、紫石英各 30 克，广郁金 12 克。每日 1 剂，水煎 2 次，早晚分服。

☆淫羊藿 15 克，仙茅 10 克，全当归 10 克，杭芍 10 克，川芎 10 克，益母草 30 克，细辛 3 克，小茴香 10 克，台乌药 10 克，炙甘草 6 克，炙黄芪 10 克，熟地黄 10 克，路路通 10 克，穿山甲 6 克，橘核 10 克，荔枝核 10 克。每日 1 剂，水煎服。在原方加减化裁的基础上，再加入红牡丹根（盐炒）15 克，官桂 10 克，治疗子宫发育不良也能收到相当满意的疗效。

☆赤芍、川芎、三棱、莪术、制乳香、制没药、桃仁、昆布、海藻、夏枯草、炮山甲、皂角刺各 9 克，丹参 30 克，益母草、路路通各 15 克。每日 1 剂，水煎服，连服 2 个月为 1 个疗程。气虚者，加党参、黄芪；肝郁气滞者，加柴胡、青皮；寒凝者，加附子、肉桂、乌药、小茴香；输卵管积水者，加猪苓、茯苓皮、泽兰、薏苡仁；有附件炎者，加败酱草、大血藤、蒲公英、紫花地丁；结核患者，加百部、功劳叶；小腹痛重，加延胡索、生蒲黄、炒五灵脂。

☆小茴香、五灵脂、川芎、香附、艾叶各 10 克，当归、赤芍各 12 克，肉桂 3 克，没药 5 克。每日 1 剂，水煎服。经期停服。输卵管积水者，加茯苓皮、大腹皮、木通；粘连闭锁者，加三棱、莪术、王不留行；附件炎症，有压痛者，加紫花地丁、蒲公英、川楝子。

44. 输卵管卵巢炎

☆苍术、半夏、赤芍各 9 克，茯苓 12 克，草豆蔻、香附各 6 克，丹参 15 克，水煎服。本方适用于输卵管卵巢炎见痰湿者。

☆丹参 15 克，赤芍、苍术、五灵脂各 9 克，香附、生蒲黄各 6 克，水煎服。本方适用于输卵管卵巢炎见瘀阻者。

☆柴胡、黄芩、赤芍、川楝子各 9 克，薏苡仁、败酱草各 12 克，陈皮 6 克，水煎服。本方适用于湿热型输卵管卵巢炎。

☆当归、赤芍各 12 克，白芍、香附各 6 克，乳香、肉桂各 3 克，水煎服。本方适用于寒凝气滞型输卵管卵巢炎。

45. 卵巢囊肿

☆土茯苓、薏苡仁各 30 克，连翘、夏枯草各 20 克，海藻、炙鳖甲、桃仁、赤芍、莪术、山慈菇各 15 克，生牡蛎 40 克，香附 12 克，肉桂 3 克。每日 1 剂，水煎服，30 天为 1 个疗程，可连服 2~3 个疗程。体虚加黄芪、党参、当归各 10 克；

畏寒肢冷加附子、桂枝各 10 克；小腹痛甚加川楝子、延胡索、乌药各 8 克；带下量多加白果、椿根皮、海螵蛸各 8 克；食欲不振，加焦三仙、鸡内金各 10 克。

☆七厘散用黄酒适量调匀，敷于患部，外贴香桂活血膏，隔日换药 1 次，1 个月为 1 个疗程，经期停用，连用 2~3 个疗程。

☆丹参、桃仁、赤芍、炮山甲、鸡血藤各 10 克，水蛭 6 克，共研细末，加食醋调成膏状，做成药饼，敷患囊肿的小腹部，纱布覆盖固定，并用热水袋热熨 15 分钟，每 24 小时加醋适量调和 1 次，3 日后更换药物，经期停用，3 个月为 1 个疗程，连用 1~3 个疗程。

☆重楼、虎杖、丝瓜络各 70 克，皂角刺、连翘各 100 克，当归、赤芍各 80 克，牡丹皮、琥珀各 50 克，败酱草 75 克，鳖甲 35 克，雷米封片 10 片，共研为细末，制成蜜丸，每丸 12 克，每次服 1 丸，每日 2 次，1 个月为 1 个疗程。一般 1~2 个疗程取效。

☆官桂、炒白术各 10 克，白茯苓 10 克，猪苓 10 克，泽泻 10 克，当归尾 10 克，水蛭 6 克，土鳖虫 6 克，益智仁 30 克，车前子 30 克（布包），制香附 20 克，炮山甲 6 克，白芥子 10 克，降香 6 克，大青叶 30 克，小茴香 6 克。每日 1 剂，水煎 3 次，分 3 次服，3 个月为 1 个疗程。亦可制成丸服。

☆僵蚕、败酱草、凤尾草、山慈菇、三棱、莪术、当归、赤芍各 15 克，夏枯草、山楂、海藻各 30 克，川芎 10 克。本方可随症加减。每日 1 剂，水煎服，3 个月经周期为 1 个疗程。经期停用。

☆白芥子、昆布、白茯苓各 12 克，皂角刺、当归、生白芍、绞股蓝各 10 克，穿山甲、路路通各 6 克。每日 1 剂，水煎服，15 日为 1 个疗程，连用 1~2 个疗程。阳虚者，加制附子、肉桂；气虚者，加党参、黄芪；月经量多者，加三七、炒蒲黄；黄带者，加大血藤、败酱草；腹胀痛者，加延胡索、川楝子；B 超显示囊壁厚，内有光点回声者，加海藻、水蛭。

46. 卵巢早衰

☆月季花 3~5 朵，洗净，加水 150 毫升，小火煎至 100 毫升，去渣，加冰糖适量，黄酒 10 毫升，温服，每日 1 次。

☆枸杞子 30 克，大枣 10 枚，鸡蛋 2 枚。枸杞子、大枣加水适量，小火炖 1 小时，再将鸡蛋敲开放入，煮成荷包蛋，吃蛋喝汤，每日 2 次。

☆羊肉 500 克切块，黄芪、党参、当归各 25 克，纱布袋装，同放砂锅内，加水 1000 毫升小火煨煮，至羊肉烂时加入生姜 25 克，食盐适量，吃肉喝汤，经常食用。

47. 子宫脱垂

☆皂角刺 40 克，全蝎（炒）5 克。

将上药研成极细末，用手指蘸药粉适量抹鼻，使之喷嚏，每日 2~3 次，子宫多能回收。

☆枳壳 500 克，加水 1500 毫升，煎至 500 毫升，入砂糖适量。年老体弱者加升麻、白术各 75 克，与枳壳同煎，加水量至 2000 毫升，煎至 1000 毫升即可。每日 2 次，每次饭后服 25 毫升，10 天为 1 个疗程。

☆金樱子干品水煎两次，去渣浓缩，使每 500 毫升含生药相当于 500 克。每日 120 毫升，早晚分服。连服 3 天为 1 个疗程，间隔 3 天，再连服 3 天为第 2 疗程。有实火、邪热者忌服此药。

☆升麻 4 克，研细末，鸡蛋 1 枚，钻小孔，将药粉放入蛋内搅匀。封口蒸熟，早晚各服 1 个，10 天 1 个疗程，每疗程间隔 2 天。服药期间忌重体力劳动及房事。

☆白前、土牛膝、山药、毛木香、桔梗、沙参、天花粉各 30 克，菝葜 60 克，山茄、土大黄各 15 克。每日 1 剂，水煎服，连服至治愈。

☆益母草 30 克，枳壳 20 克，巴戟天 12 克，当归、升麻各 9 克，党参、炒白术、生黄芪、炙黄精、炙龟甲、大枣各 15 克。每日 1 剂，水煎，分 2 次服。

☆升麻 6 克，牡蛎 12 克研末，此为 1 日量，分 2~3 次空腹服。Ⅰ度脱垂需服药 1 个月以上；Ⅱ度脱垂服药 2 个月；Ⅲ度脱垂服药 3 个月。或以鸡蛋 1 枚，顶开一小孔，放入升麻粉 4 克蒸熟后食，早、晚各 1 次，10 天为 1 个疗程。间隔 2 天，再行第 2 个疗程。治疗期间忌重体力劳动及房事。

48. 子宫出血

☆马齿苋 30 克，益母草 30 克。每日 1 剂，水煎，分 3 次服。

☆墨旱莲、山藿香各 35 克，女贞子、生黄芪各 20 克，全当归、仙鹤草、白芍、熟地黄、白术、菟丝子、益母草各 15 克，甘草 10 克。每日 1 剂，水煎，分 2~3 次口服。5 剂为 1 个疗程。

☆苍耳草 50 克，水煎服，每日 1 剂。轻者服 3~5 日，重者 7~10 日。

☆菟丝子 30 克，枸杞子 15 克，生地黄、白芍、当归各 10 克，川芎、红花各 3 克。每日 1 剂，水煎，餐后服。出血期并用妇贴灵（含女贞子炒五灵脂各 15 克，研末）3 克，加食醋、姜汁各 1 毫升，调糊，贴敷于关元穴，每日换药 1 次。于出血期前 8 日开始，服药至出血期后 8 日，均 1 个月为 1 个疗程。

☆新鲜小蓟 1000 克（干品约 60 克，中药店有售），加水（加水量以浸过药面 1~2 厘米为度）煎煮取汁，分 3~5 次喝下，每日 1 剂。月经来潮时连服 5 剂。服用 3 个月经期。

☆炒白术、黄芪、龙骨、牡蛎、生地黄各 20 克，白芍、茜草各 15 克，炒川续断、海螵蛸各 10 克为 1 剂。水煎 1 剂分 2 次服，血止停药。一般服 4~7 天即收效。如病情复发者，于每次月经前 1 周服本方至血止停药，连服 3 个月经周期。

☆收集血气旺盛的青年人之头发数千克，洗净后分数次炼成血余炭（头发灰），研为极细末。每次取 2 克左右，日服 3 次，每于月经来潮第二天开始，温开水送服，血多则多服，血少则少服，血止则停服。如此坚持半年左右。

☆川芎 25 克，加白酒 30 毫升，清水 250 毫升，浸泡 1 小时后，文火煎煮，每日分 2 次温服。不饮酒者，可单加水煎服，一般 2~3 日后血止。病程较长者可在血止后量减半续服 10 天，以巩固疗效。

☆炒当归 10 克，黄芪、太子参各 15 克，炙甘草 5 克，黑藕节 20 克，生地黄、茜草炭、白芍各 12 克，水煎 2 次温服，1 日 1 剂。一般服药 4~5 剂即显效。

49. 崩漏

☆大枣 2000 克，红糖 100 克，人参 9 克，共煎水服，每日 1 剂，分 2 次服。

☆黄芪 100 克，当归身 50 克，三七 10 克，水 4 碗，先煎黄芪成 2 碗，再加当归身同煎 5 分钟，取汁冲三七末。待温顿服。5 小时后未止血者，再服 1 剂。

☆阿胶 30 克，三七粉 6 克，糯米 100 克。糯米煮粥，将熟时加入捣碎的阿胶和三七粉，文火煎煮，边煮边搅，稍煮 3~5 分钟，加入红糖调味服食。每日 1 次，1 周为 1 个疗程。

☆蚕退纸（烧灰存性）、晚蚕沙（去土）、茧黄（烧灰存性）、白僵蚕（炒去丝）各等分，麝香少许。上药共为末，每服 6 克，入麝香少许，用饭引调下，不拘时，每日服 3 次。

☆生地黄（切片）60 克，当归、川芎各 15 克。生地黄用好绍酒浸透，捣烂如膏，取汁，后 2 味煎好和生地黄汁捣匀。水冲服，1 日 3 次。

☆狗头骨、黄酒适量。狗头骨烧灰，冲服研末。用时，以好无灰黄酒 1 盅，冲服灰 0.3 克（2 盅 0.6 克，以此增加），每日服 2 次。

☆蔷薇根外皮、酒各适量。蔷薇根外皮，洗净，捣碎。将酒捣上药取汁，略炖热，1 碗 1 服见效，3 服除根。如 40 岁以上者，加红花 30 克，煎酒 1 碗，取根皮 30 克，研烂，绞净去渣，服下。

☆草血竭、油、盐、姜各适量。将草血竭嫩者蒸熟，以油、盐、姜淹之。上药以酒 1~2 杯送下，或阴干为末，姜酒调服 3~6 克，1 服即止。

☆白鸽子 1 只，血竭适量。白鸽去净肝肠入血竭，病 1 年者入血竭 30 克，2 年者 60 克，3 年者 90 克，以针缝住，用无灰酒（即古代酿造时不加石灰的酒，现用普通白酒即可）煮数沸。任食之。

☆旧棉絮、新蚕丝各500克，陈莲房10个，旧炊箕1只。以上4种，均去灰土，各烧存性，备用。各取3克，空腹热酒送下，每天服3次，不过5日即好转。

50. 赤白带下

☆冬瓜子50克，捣成末后，加冰糖50克，用开水炖服，每日2次，连用7~10天。

☆牛膝30克，车前子9克，黄柏6克，白芍30克，水煎，去渣温服。每日1剂。

☆韭根适量。韭根捣汁，和童尿适宜，空腹温服取效。

☆百草霜30克，香金墨15克，猪肝1只。前两味研末，猪肝劈开入药在内，纸裹煨熟。细嚼，温酒送下。

☆鲜木槿根30~60克，公鸡1只。前1味药装入约500克重的公鸡腹内（去肠杂并洗净）酌加开水炖2小时。饭前分2~3次吃完鸡肉和汁。

☆乌骨鸡（500克左右）1只，白果、莲子、江米各15克，胡椒3克。乌骨鸡去肠脏秽物，洗净，将白果、莲子、江米、胡椒共研为末后放入鸡腹内，慢火炖烂。空腹饮汤吃肉，单喝汤亦可。

☆椿根20克，白果20克，黄柏20克，上药研末，用米醋或黄酒调成糊状。取适量敷于脐部，覆盖清洁消毒纱布1块，用胶布固定即可，每日换药1次，连用5~7天，白带可明显减少。

☆贯众适量。贯众（形状像刺猬的）除去毛及萼，用好醋蘸湿，慢火烤使其香熟，等冷了研末。空服用米汤服6克，每日2次，数日即好转。

☆补骨脂适量，鸡蛋1枚。补骨脂炒为末，将鸡蛋开1孔，入末2.4克，搅匀，用纸封固，饭上蒸熟。空腹服下。重者，不过服10次即好转。

☆生杏仁（去皮尖）30个，枯矾1.5克，蛇床子1个。上药共研为末，炼蜜为丸，要软硬适宜，每丸重约1.5克，用细绢包好，再用丝线扎紧绢口，留线在外。纳入阴道深部，外留线头，以便更换。

☆夏日摘取石榴鲜果，放入瓷瓶，加适量生盐，在烈日下晒，每日转动1~2次。当石榴的果品软化。果肉的酸汁和盐混合成的液体在烈日下晒干时，用瓷瓶收藏保存，越陈越好。需要时取适量食用。

51. 宫颈炎

☆土茯苓30克，鸡血藤20克，忍冬藤20克，薏苡仁20克，丹参15克，车前草10克，益母草10克，甘草6克。每日1剂，水煎服。

☆多花野牡丹干叶2000克，加水过叶，煮沸30分钟，二煎仍加水过叶，煮沸1小时，两煎混合浓缩成1000毫升，即成200%煎剂，分装备用。先用扩阴器扩张阴道，用消毒干棉球拭净宫颈黏液，再将浸透药液的棉球贴于宫颈糜烂面，每日 1 次。

☆紫草 200 克，香油 750 克。用香油将紫草炸枯过滤即成。外涂宫颈及阴道上端，隔日 1 次，10 次为 1 个疗程。

☆大血藤、生地黄、乌梅、石榴皮各 30 克，蒲公英、忍冬藤、生地榆各 20 克，水煎至 200~300 毫升，徐徐清洗阴道 20~30 分钟，每日 1~2 次，5 次为 1 个疗程。经期停用，治疗期间禁止性交。

☆枯矾、儿茶、五倍子、白及、硇砂、冰片。上药碾粉，每 5 日上药 1 次，5 次为 1 个疗程，经期停用。

☆仙人掌适量，以鲜品全草剁碎，每次约 100 克，加食盐少许煎汤，待温度适宜时坐浴，1 日 1 次，10 天为 1 个疗程。

☆金银花、甘草、五倍子各等量。将上药共研细末，备用。用时先擦净阴道及宫颈表面分泌物，将药粉喷于宫颈糜烂面上。每日 1 次，10 次为 1 个疗程。

☆冰片 21 克，煅龙骨 18 克，海螵蛸 75 克，桔梗 75 克，青皮 30 克，青黛 210 克，儿茶 63 克，血竭 78 克，延胡索 210 克，黄柏 78 克，上药共研细末，备用。用时清洁阴道后喷于宫颈糜烂面上，每日 1 次，10 次为 1 个疗程。

☆仙人掌 80 克，猪瘦肉 90 克。将 2 者洗净，切块，仙人掌去刺，同放入钵中，调味，隔水炖熟服食。另取仙人掌 100 克，洗净，去刺，剁碎，加食盐

少许，水煎取药液，先熏后坐浴，每日 1 次，10 天为 1 个疗程，连续 2 个疗程。

☆先用温水冲洗阴道后，以野菊花粉适量涂敷宫颈，每天 1 次，连用 3~5 天为 1 个疗程。

52. 宫颈糜烂

☆蒲公英、鱼腥草各 30 克，半边莲、白茅根、马齿苋各 15 克，虎杖、茵陈、苦参各 12 克，栀子、黄柏各 12 克，生地黄、车前子各 15 克。每日 1 剂，水煎服 2 次，连服 1 周。药渣加水适量煎煮 10 分钟，取滤出液坐浴冲洗阴道，然后将 1 片甲硝唑置于阴道深处。

☆苦参 30 克，蛇床子 15 克，土荆皮 20 克，地肤子 20 克，白鲜皮 20 克，白花蛇舌草 20 克，川椒 10 克，黄柏 10 克。上药每日 1 剂，加水 500 毫升，煎汁 200 毫升，加入食醋 50 毫升再煎沸。然后趁热用药液熏洗外阴及阴道，每日 1~2 次，每次 30 分钟，一般 10 天病愈。

☆冰片 21 克，煅龙骨 18 克，海螵蛸 75 克，桔梗 75 克，青皮 30 克，青黛 210 克，儿茶 63 克，延胡索 210 克，黄柏 78 克。上药共研细末，备用。用时清洁阴道后喷于宫颈糜烂面上，每日 1 次，10 次为 1 个疗程。

☆黄柏、地榆、儿茶、白芷、甘草、冰片各等分。将上药烘干共研成粉末，经高压消毒后瓶装备用。每日用新洁尔灭

冲洗阴道后上药 1 次，将药粉喷于宫口，或用棉球蘸药粉后塞进宫颈口，每日换药 1 次。

☆仙人掌适量，以鲜品全草剁碎，每次约 100 克，加食盐少许煎汤，待温度适宜时坐浴，1 日 1 次，10 天为 1 疗程。

☆金银花、甘草、五倍子各等量。将上药共研细末，备用。用时先擦净阴道及宫颈表面分泌物，将药粉喷于宫颈糜烂面上。每日 1 次，10 次为 1 个疗程。

☆黄连 50 克，儿茶 30 克，地榆 50 克，常规炮制，药物烘干，加工成细末，过 150 目筛，紫外线照射 30 分钟消毒，装瓶备用。常规外阴消毒，用扩阴器扩开阴道，用棉球轻轻擦去宫颈、阴道分泌物，然后取药粉约 1 克，直接均匀地撒在宫颈糜烂面上，隔日上药 1 次，7 次为 1 个疗程，用药期间禁止房事。

53. 子宫肌瘤

☆炮山甲 15 克，三棱、莪术各 12 克，牡丹皮、桃仁、茯苓、赤芍各 10 克。每日 1 剂，水煎服。

☆党参 30 克，白术 24 克，茯苓 15 克，甘草 9 克，莪术 60 克，三棱 30 克，牛膝 15 克。每日 1 剂，水煎服。

☆丹参 15~25 克，桃仁 10~15 克，赤芍、橘核、山豆根各 10~20 克，三棱 8~10 克，山慈菇、桂枝、香附各 6~12 克，

荔枝核 15~20 克。每日 1 剂，水煎服。

☆海藻 15 克，生地黄 15 克，赤芍 15 克，益母草 15 克，女贞子 15 克，枸杞子 15 克，川芎 6 克，桃仁 10 克，红花 10 克，怀牛膝 10 克，当归 10 克，鹿角霜 10 克。月经干净后水煎服，每日 1 剂，分 2 次服，3 个月为 1 个疗程（月经来潮时停服），随症加减。

☆乌梅（去核，净肉炒成炭）、僵蚕（微炒带黄）各 250 克，分别研极细粉末后调匀，炼蜜为丸，每日 2 次，每次服 6 克，服完 1 料为 1 个疗程。

☆桂枝 12 克，桃仁 12 克，赤芍 12 克，海藻 12 克，牡蛎 12 克，鳖甲 12 克，茯苓 18 克，牡丹皮 18 克，当归尾 18 克，红花 75 克，乳香 60 克，没药 60 克，三棱 60 克，莪术 60 克，共为细末，炼蜜为丸。每丸重 9 克，每日服 2~3 次，每次 1~2 丸。

☆海藻 12 克，昆布 12 克，海浮石 12 克，生牡蛎 30 克，山慈菇 12 克，夏枯草 15 克。将海浮石、生牡蛎打碎，先煎，早晚各服 1 次。20 天为 1 个疗程，需治疗 3~6 个疗程。腰腹痛者，加蒲黄、炒五灵脂、延胡索；气血虚弱严重，属中度贫血者，加党参、黄芪、阿胶（烊化）；经血过多者，加三七粉（冲服）、花蕊石、升麻。

54. 子宫内膜异位

☆当归、丹参、川牛膝、制香附、延

胡索、赤芍、苏木各 9 克，川芎 4.5 克，血竭 3 克，制没药 6 克，川楝子 8 克。每日 1 剂，水煎服。

☆当归、白芍、郁金、川楝子、益母草、桃仁各 9 克，川芎、香附、地骨皮各 6 克，柴胡、薄荷各 3 克。每日 1 剂，水煎服。

☆丹参 24 克，黄芪 24 克，当归 12 克，赤芍 12 克，牡丹皮 10 克，桃仁 10 克，木香 10 克，香附 10 克，红花 10 克，穿山甲 10 克，漏芦 15 克，大血藤 15 克。水煎服，每日 1 剂。

☆丹参 15 克，赤芍 12 克，川芎 10 克，三棱 12 克，莪术 12 克，柞木枝 10 克，石见穿 10 克，益母草 15 克，鸡血藤 15 克，仙茅 12 克，熟地黄 12 克，枸杞子 12 克，生蒲黄 10 克，紫石英 10 克，加水至没过药面，大火煎开，再小火煎 10 分钟即可。每日 1 剂，2 次分服，3 个月为 1 个疗程。

55. 阴虱

☆苦参 90 克，加水 2 千克，水煎取汁，趁热熏洗患处，每天 2 次，连用 5 天。

☆百部 30 克，鹤虱 15 克，苦参 30 克，威灵仙 15 克，蛇床子 30 克。首先把阴毛用刮胡刀刮去。将上药煎沸 25 分钟，待稍冷，用药水洗阴部，每天 1 次。洗后外搽菌芥敏软膏或硫黄软膏。

56. 阴部湿疹

☆五倍子、黄柏、白芷、枯矾末各 30 克，与凡士林调成 20% 软膏外涂。

☆生甘草 6 克，五倍子、蛇床子各 30 克，紫草、土荆皮、白鲜皮、石榴皮各 15 克，黄柏、赤石脂各 10 克，装纱布袋中，扎紧袋口，置锅中，加水约 5000 毫升，煎取药汁约 3000 毫升，以浴盆装药汁，趁热熏洗阴部。每日早、晚各 1 次，每次 20~30 分钟。每剂药可重复使用 2~3 天。连用 7 剂左右。

57. 女阴瘙痒

☆蛇床子、百部、苦参、黄柏、白鲜皮各 15 克，白矾 10 克，水煎，趁热先熏后洗，每日 1 剂，早晚各 1 次，每次约 30 分钟（阴道有溃疡者禁用），一般 7 天可愈。

☆赤芍、白芍、白鲜皮、苦参各 15 克，苍术、黄柏、蛇床子、地肤子、川椒、苍耳子各 12 克，白矾 20 克，加水煎煮 20 分钟趁热熏阴部，待温后坐浴，每日 2 次，每剂熏洗 2 天。一般连用 3~10 天可愈。

☆苦参、蛇床子各 30 克，花椒、明矾各 10 克，黄连 20 克，将上药加足水量煎沸 30 分钟，取滤液，以药液先熏 10 分钟，温度适宜时以灌洗器冲洗阴道，早、晚各 1 次。每日用药 1 剂，10 日为 1 个疗程。

☆蛇床子 25 克，苦参 15 克，黄柏 15 克，煎水熏洗外阴部，每日 2 次。本方可燥湿、杀虫、止痒，主治外阴瘙痒。

☆艾叶 30 克，明矾 10 克，煎水后，待温度适宜时，以纱布蘸药液洗外阴部，每日 2 次。本方主治下焦湿热所致的外阴瘙痒。

☆大蒜 50 克，煎大蒜取汁 200 毫升，药棉蘸湿外洗患处，1 日数次。

☆女性外阴红肿瘙痒，将 1000 毫升水烧开后，加入 150 克鱼腥草再煎 3~5 分钟，待温后先熏后洗患处。每日 1~2 次，一般 2 次后即有明显疗效。

☆蛇床子 20 克，黄连 12 克，加水浓煎后，取汁 100 毫升，以药棉擦洗阴部。

☆鲜马鞭草 60 克，猪肝 60~90 克（干品 30 克）。将马鞭草洗净切成小段，猪肝切片，混匀后用瓦碟载之，隔水蒸熟，服食。每日 1 次，3~4 次显效。孕妇忌服，脾胃虚弱者慎服。

☆当归 15 克，栀子 1.5 克，白芍、茯苓各 7 克，柴胡 1.8 克，楝树根 0.9 克。上诸味药煎汤。1 日服 3 次。

☆蛇床子 18 克，枯矾、雄黄各 3 克，桃仁 6 克。上药研细末，和凡士林做成药条，放阴道内，2~3 小时换 1 次。经期忌用。

58. 外阴白斑

☆蛇床子 15 克，雄黄 3 克，蒲公英 10 克，苦参 9 克，甘草 6 克，白芍 3 克。每日外阴病变部涂膏 1 次，经期停用，3 个月为 1 个疗程。

☆苦参 30 克，黄柏 15 克，苍术 15 克，荆芥 12 克，蛇床子 30 克，丹参 6 克，可治疗增生型外阴营养不良。对硬化苔藓型营养不良，可去掉黄柏，加黄芪 15 克，去掉丹参加赤芍 6 克、莪术 10 克。水煎取液，每日 2 次坐浴，每次 20 分钟，10 天为 1 个疗程。治疗期间忌食辛辣等食物。

☆焦栀子 10 克，蛇床子、苦参、土茯苓、红花各 15 克，荆芥、艾叶、防风、紫草、黄柏各 9 克，淫羊藿 12 克，川椒 3 克。神经性皮炎加白鲜皮 10 克；增生型加莪术 12 克，当归、金银花各 10 克（禁用激素类药物）。每日 1 剂，水煎熏洗浸泡外阴，每次 30 分钟，每晚 1 次，30 次为 1 个疗程。

59. 妇科杂症

☆**放环后腹痛** 桂枝、茯苓、牡丹皮、芍药、桃仁各 10 克，水煎 2 次服，每日 1 剂，连服 4~7 日可愈。腹痛甚者加延胡索 10 克；腰痛者加杜仲、金毛狗脊各 10 克；白带增多者加白术、海螵蛸各 10 克；气虚加党参、黄芪各 15 克；血虚加当归、熟地黄 15 克。

☆**妇女乳房肿块** 鳝鱼皮烧灰，空腹以暖酒调下，每次 3 克。

☆**子宫寒冷** 蛇床子、小茴香各 15

克，艾叶9克，水煎，分2次服，病愈后则停服。

☆**妊娠腰痛** 猪骨250克，枸杞子15克，黑豆50克，大枣10枚，加水适量和少许食盐，煮熟后去骨，饮汤食枸杞子、黑豆和大枣。

☆**妊娠期肝内胆汁郁积症** ①阴虚血燥型：当归10克，生地黄10克，制首乌10克，蒺藜10克，黄芩10克，地肤子10克，白鲜皮10克，防风6克，蝉蜕6克，荆芥6克，赤芍20克，茵陈15克。②湿热蕴结型：垂盆草20克，茵陈20克，栀子10克，白术10克，黄芩10克，金银花10克，白芍10克，猪苓10克，茯苓10克，荆芥10克，柴胡6克，水煎，分2次口服。

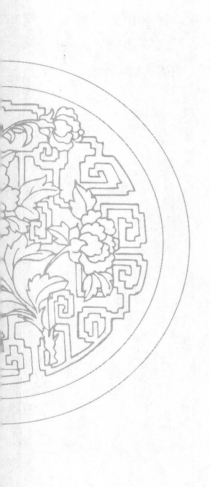

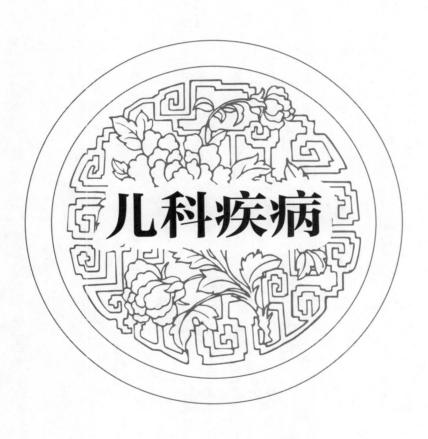

儿科疾病

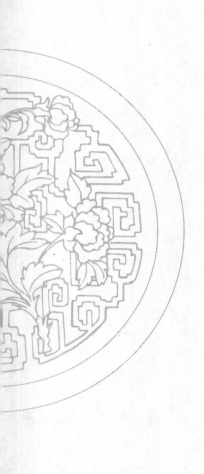

1. 小儿感冒发热

☆青黛3克，天竺黄6克，藿香9克，寒水石12克。咳嗽者加乌梅9克，久热者加生地黄、地骨皮各9克。水煎服，每日1剂。

☆金银花、钩藤、薄荷、连翘各8克，蝉蜕5克，炒莱菔子6克，甘草3克，水煎服，每日1~2剂，病退停药。高热者加生石膏20克。

☆鲜地龙10条，白糖、面粉各适量。先将地龙放入碗内，撒上白糖，片刻地龙体液外渗而死，然后加入面粉调成糊，制成直径为3厘米药饼2枚，分贴囟门和神阙穴处。每次贴4~6小时，每天2次，连贴2~3天。

☆柴胡10克，研为细末，加清水适量调为稀糊状，敷肚脐处，敷料包扎，胶布固定，24小时换药1次，连敷2~3天。

☆金银花、菊花、连翘、板蓝根、蒲公英各9克，薄荷、甘草各3克，荆芥、羌活、黄芩、栀子各6克，水煎服，每日1剂。

☆射干、金银花、连翘、牛蒡子、牡丹皮各10克，蝉蜕、桔梗各6克，水煎服，每日1剂。

☆荆芥、防风、紫苏叶、淡豆豉、黄芩、淡竹叶各6克，羌活、白芷、薄荷各3克，葱白两节，水煎服，每日1剂。

☆马鞭草鲜叶、鲜淡竹叶、灯心草各20克。将马鞭草洗净，置瓷碗中捣烂后，布包绞取药汁，将鲜淡竹叶、灯心草入砂罐内，加水300毫升，煎成200毫升，与马鞭草药汁混合，分几次1天内服完。

☆羚羊角0.3克（锉末分2次冲服），钩藤5克，天竺黄5克，茯神5克，连翘5克，栀子3克，黄芩3克，石菖蒲3克，淡竹叶3克，牡丹皮3克，生甘草2克，水煎服，每日1剂，每天服2次。

☆忍冬藤15克，苦杏仁、炙僵蚕各8克，净蝉蜕5克，生甘草3克。2岁以下每天1剂，水煎，分2次服，3岁以上每天1~2剂，水煎，2~4小时服1次。

☆葱白20根，洗净后切成小段，大米50克，淘洗后放入锅内，加水煮沸后放入葱段，煮成粥，加入香醋5毫升，稍搅拌可服。

☆葛根15克，金银花10克，生姜5克，加水煮20分钟，去渣取汁，加入大米50克，煮粥，服时加少许白糖。

☆**小儿高热** 绿豆125克，鲜鸡蛋1个。将绿豆研粉炒热，用鸡蛋清调和，捏成小饼贴胸部。3岁左右患儿敷半小时，不满1岁的敷15分钟取下。

☆**小儿低热** 大枣250克，羊脂25克，黄酒250毫升。先将大枣煮软后倒去水，加入羊脂和黄酒，煮沸后倒入罐内密闭储存7天。每次吃枣3~5枚，每天吃2次，连用7~8天。

2. 小儿暑热

☆淡竹叶、薄荷梗、青蒿梗、北沙参、知母、麦冬各 6 克，鲜荷梗 15 克，鲜石斛 9 克，水煎服，每日 1 剂。

☆鲜苦瓜叶、丝瓜叶、冬瓜叶各 50 克，鲜荷叶 1 张，冰糖适量，煎汤代茶，频频喂饮。

☆鲜西瓜皮 100 克，鲜荷叶 2 张，鲜苦瓜叶 2 张，鲜竹叶 20 片，加水适量煎汁，代茶饮用。

☆鲜荷叶 1 张，鲜竹叶 20 片，煮水适量，取汁加入绿豆 20 克、粳米 30 克，煮成粥食用。

☆嫩荷叶 1 张剪碎，鲜冬瓜 500 克切片，加水 1000 毫升煮汤，汤成去荷叶，加食盐少许食之。

☆绿豆 15 克，菊花 10 克（布包），粳米 50 克，冰糖适量，加水煮粥。

☆西瓜瓤去籽，与去皮、籽的番茄一起用纱布绞汁，代水随意饮用。

☆鲜扁豆花 10 克，鲜西瓜皮 50 克，鲜荷叶 1 张，取水适量，煎煮取汁，代茶饮。

☆蚕茧 10 个，大枣 15 个，扁豆 15 克，粳米 50 克，加水适量，煮烂成粥，去枣核、蚕茧后食用。

3. 小儿久咳

☆ 6 瓣蒜去皮，用刀拍碎，放入碗中，加入冰糖 10 克、水 200 毫升，放在锅内蒸熟，每晚睡前服下，连用 3 天。

☆柴胡、黄芩、瓜蒌壳、虎杖、太子参各 12 克，麦冬、桑叶、五味子、苦杏仁各 5 克，生牡蛎 20 克（先煎），水煎服，每日 1 剂，5 天为 1 个疗程。一般服 2~3 个疗程。

☆南沙参、北沙参、麦冬、炙黄芪、百部、款冬花、紫菀、枇杷叶各 10 克。1 岁以下，隔日 1 剂，1 岁以上，每日 1 剂，水煎分 2~3 次服，连服 7~10 天。

☆活鲫鱼 1 条，水煮熟，加葱白 1 根，生姜 1 片，鲜薄荷 20 克，水沸即可放调味品和油盐，汤肉一起吃。每天服 1 次，连服 3~5 日。

☆大蒜 20 克，蜂蜜 30 克。将大蒜去皮后捣烂，再放入 1 杯开水中浸泡，待晾凉后隔水炖 30 分钟，取汁调入蜂蜜即可。每日 1~2 剂，连服 5~7 日。

☆大黄、红花各 3 克，用麻油将药物炸枯，滤掉药渣，口服药油，每日服 1~2 次，也可用药油煎炒鸡蛋口服，疗效相同。

☆石菖蒲 6~9 克，加水 250 毫升，武火煮沸，改用文火煎 20 分钟，取汁约 100 毫升，第 2 次煎时加水 200 毫升，取汁 100 毫升，两次煎汁混合，分数次饮服，每日 1 剂。咳嗽较甚哭闹不安者，加蝉蜕 3 克；痰多清稀者加白前 5 克。

4. 小儿百日咳

☆红萝卜200克，大枣12枚，水煎服，每日一次，连服10日以上。

☆苦杏仁、百部、瓜蒌、冬瓜仁、紫菀各6克，芦根、白茅根各9克，葶苈子3克，水煎服。

☆黄豆100克，生车前草30克，陈茶叶10克，冰糖80克，加水煎煮前3味，煎至500毫升，滤去渣，入冰糖，再煮片刻，令全部溶化。每次服50~100毫升，每日4~5次，温服为宜。

☆全蝎1只（炒焦为末），鸡蛋1个煮熟，以鸡蛋蘸全蝎末食之。每天2次，3岁以下酌减，5岁以上酌增。

☆百部20克，桔梗15克，甘草6克，大蒜2~3瓣，水煎服，1日服2~3次。

☆凤仙花7~15朵，冰糖少许，水煎，加冰糖炖服。

☆生姜6克，柿饼1个，将生姜切碎夹在柿饼内焙熟吃，每日1次。本方适宜受寒则咳剧者。

☆旋覆花（包煎）、半夏、青蒿各6克，山楂、桔梗、浙贝母各8克，葶苈子、苏子、牛蒡子、莱菔子各5克，水煎，在阵咳间歇时服3~4匙，每隔1小时服1次。一般服用1剂即见效，5天为1个疗程。

☆百部、鲜桑叶各100克，枇杷叶（去净毛）30片，共煎成浓汁去渣，加入白糖，制成糖浆，频服。

☆百部、桑白皮、苦杏仁各6克，煎水，化入冰糖10克，分3次服。

5. 小儿支气管炎

☆僵蚕、百部、紫菀、白前各9克，蝉蜕、荆芥、陈皮、桔梗各6克，甘草3克，水煎，每日分4次服。

☆麻黄5~10克，川贝母5~10克，天竺黄5~10克，牛蒡子5~8克，桔梗5~8克，知母5~8克，法半夏6~8克，苦杏仁6~10克，柴胡8~10克，黄芩10克，茯苓10克，连翘10~15克，板蓝根10~15克，石膏20~50克。诸药水煎2次取浓汁，每次约100毫升，每日服2次，每日一剂。

☆天花粉、黄柏、乳香、没药、樟脑、大黄、生天南星、白芷各等分，共研细末，用温食醋调为膏状，置于纱布上贴胸部，12~24小时更换一次。

6. 小儿哮喘

☆生山药100克，甘蔗汁半小杯。将山药去皮，切片，捣烂，加入甘蔗汁，用文火炖熟，温热服食，分2次服完，每日服1次。服用第2次时，可用小瓷盆加入开水，再将粥碗放入水中，温热后服食。

☆鹌鹑2只，猪瘦肉250克，甜杏仁10克，苦杏仁10克，桂圆肉15克，生姜3片。杏仁去皮；鹌鹑去毛去脚及内脏，切成1寸长的肉段；瘦猪肉切为半寸块；

桂圆肉洗净，一起放入锅内，加水适量，武火煮沸后，文火煲3小时，加入调味品即可，佐餐食用。每周吃1~2次。

☆生麻黄、苦杏仁、白果、半夏、地龙、甘草各3克，射干、五味子各2克，茶叶1克，生姜1片，葱白半根。每日一剂，水煎，代茶饮。此为3~5岁用量，可随年龄增减剂量。

☆射干、炙地龙、苍耳子、炙苏子、黄芩、姜半夏、白芍各9克，麻黄4.5克，炙紫菀、炙百部各15克，鲜竹沥30克（另服）。每日一剂，水煎服。

☆麻黄、生甘草各6克，苦杏仁、葶苈子各10克，生石膏、鱼腥草各24克，胆南星8克，大枣3枚，水煎，视病情轻重，可日服1~2剂。

☆蜂房、桔梗、诃子各6克，地龙、百部、白果各10克，苏子12克，天竺黄3克。每日1剂，水煎，分2~3次服用。

☆干蚯蚓250克，炒黄研成粉，用白糖水冲服，1次10毫升（约半调羹粉），1日2次。

☆吴茱萸10克，研细粉，用陈醋调敷双侧涌泉穴，固定，48小时后取下。

☆核桃仁60克切碎，补骨脂9克，水煎，分2次温服，每日1剂。本方补肺益肾，平气定喘。

☆南瓜（又称北瓜）1只切碎，与红糖、生姜适量共水煮至南瓜烂熟后挤汁，再用文火浓缩，趁温饮之。

☆黄芪50克，水煎去渣，加粳米50克、大枣10~15枚煮粥，调白糖吃。

☆核桃仁500克，带霜柿饼500克。核桃仁蒸熟捣烂，再与柿饼共蒸软，冷后随意服之。

☆小公鸡1只，宰后洗净切碎；青柚子1只，切开盖顶，去瓤；将鸡块塞入柚内，加少许酒和盐；盖上顶盖，放碗中隔水蒸约3小时，吃鸡喝汤。

☆西瓜1只，切蒂作盖，挖去少许瓤，加川贝粉3克，蜂蜜50克，冰糖50克，加盖，置于大碗内，隔水蒸约1小时，吃瓜内汁液。

☆**肺热痰喘** 桑白皮9克，川贝母6克，葶苈子6克，甘草3克，水煎服，5岁以下每日2剂，2岁以下每日1剂，2次分服。

☆**喉喘鸣** 吴茱萸10克，研为细末，用好醋调为糊状，敷于整个足心，纱布块包裹24小时取掉，7天后可重复治疗1次。本方有温肾降逆之效。

7. 小儿肺炎

☆麻黄3克，防风5克，钩藤5克，大黄5克。取芝麻油50毫升，入铁锅中文火加热至油沸，先入麻黄、防风，再下大黄，最后下钩藤，炸至药枯后去药渣。每日2次，每次5~10毫升，服至患儿下黏液便即可停药。也可不用麻油，以水煎服，但要将大黄用量加至10克。

☆麻黄1.5~5克，苦杏仁4~8克，生石膏15~25克，甘草1~4克，桔梗4~10克，黄芩、金银花各6~10克，淡竹叶10~15克，陈皮5~10克，茯苓8~10克。每日1剂，水煎服。

☆川贝母30克，朱砂、雄黄、胆南星、天竺黄、川黄连、猴枣、硼砂各9克，琥珀、天麻、橘红、麦冬、玄参、枳壳各15克，木香12克，冰片、牛黄各3克。上药共研细末，每次冲服1克。

☆甘遂、大戟、芫花各5~10克，以醋煮沸后晾干，研成细粉，根据年龄及身体状态服用0.5~2，每日服1次，用大枣10枚煎汤约50毫升冲服。

☆全蝎、僵蚕各0.9克，朱砂、天麻、冰片、黄连各12克，牛黄0.18克，胆南星、甘草各0.6克。将上药共研细末，分成小包，每包1克，存瓶备用。5个月以下小儿每服0.15~0.2克；5个月以上至1周岁者每服0.2~0.5克；1周岁以上至2周岁每服0.5~0.6克。用薄荷、灯心草煎汤送下，也可用白水送服。

☆金银花5~10克，荆芥、薄荷、黄芩、陈皮、枳壳、桔梗、前胡各3~10克，鱼腥草、白茅根各5~20克，甘草3~6克。每日1剂，水煎，分2~4次服。10日为1个疗程。发热重者，加生石膏、知母；咳嗽痰多者，加桑白皮、苦杏仁、浙贝母；喘促重者，加地龙、苏子；腹胀消化不良者，加炒莱菔子；大便秘结者，加大黄、瓜蒌；咽喉肿痛者，加山豆根、牛蒡子。

☆鱼腥草8克，桃仁、苦杏仁、丹参、桑白皮、浙贝母各6克，桔梗、生甘草各3克，黄芩、地龙、车前子各5克。每日1剂，水煎，分3次内服。小于2岁者药量减半；少数患儿酌情使用抗生素；发热者，加生石膏；痰多者，加天竺黄、姜半夏；便秘者，加制大黄；便溏者，加炒白术、茯苓。

☆金银花9克，鱼腥草9克，生石膏30克，海蛤粉9克，北沙参9克，苦杏仁9克，木蝴蝶2克，川贝母3克，橘红3克，前胡9克。每日1剂，水煎，1剂煎2次，分4次服。

☆**小儿重症肺炎** 人参3克，麦冬、丹参、桃仁、红花各6克，五味子2克。每日1剂，水煎浓缩至30毫升，频服。新生儿每2日1剂，连用3天。

☆**小儿腺病毒肺炎** 板蓝根、金银花、大青叶各20克，玄参10克，百部、桑白皮各6克，甘草3克（不满周岁者药量减半），加水浓煎，分3次服。

☆**小儿麻疹肺炎** 生石膏30克，太子参15克，半夏、麦冬、炙甘草、淡竹叶各10克。将上药水煎，每日1剂，分2次服。重者，加黄芩、枇杷叶、苦杏仁；午后发热重者，加银柴胡、青蒿、牡丹皮、白薇；若咽喉痛者，加玄参、赤芍；气虚自汗者，加生黄芪、牡蛎等。

8. 小儿口腔溃疡

☆莱菔子、白芥子、地肤子各 5 克，置锅上炒至微黄，研为细末。将食醋煮沸，冷却至温热，倒入药末，调成膏状。将药膏涂于纱布，分别敷贴于患儿的两足涌泉穴（脚心），胶布固定，每日换药 1 次。

☆淡竹叶 6 克，木通 6 克，生地黄 9 克，甘草 3 克。每天 1 剂，水煎服，连服 3~5 剂。

☆取新采摘的茶叶（靠近地面的老叶子），1 次 50 克水煎，以煎液漱口，每日 3 次，每日 1 剂，连漱 3~4 天即愈。

☆大枣 20 枚，青黛、黄连、黄柏、白矾、松香各 1 克，冰片 3 克。先将大枣去核，再把白矾、松香填入大枣内，用铁丝把大枣串上，置文火内烤焦后加入黄连、黄柏、青黛、冰片，共研极细末，贮于瓶中备用。使用时以棉签蘸药面均匀地涂于溃疡面局部，以能覆盖溃疡面为宜，每日 3~5 次。

☆五倍子 10 克，川黄连 3 克，共研细末，过 200 目筛。使用时取药末适量，于杯中以清水浸过药面，加白酒 1 滴，置锅中隔水炖 15 分钟，冷却后，取消毒棉签蘸药水涂患处，次数不拘，以愈为度。

☆黄连粉 3 克，用水调和，敷于脐上，外用纱布盖好，用胶布固定。

☆用北细辛 10~15 克，研成细末，用水调成糊状，加少量蜂蜜或甘油调匀置纱布上，敷在肚脐上，再用胶布固定，连用 3 天，症状可缓解直至痊愈。

9. 小儿口角流涎

☆肉桂 10 克，研成极细末，用醋调成稠糊状，敷于足心涌泉穴处，外用敷料固定，24 小时换 1 次，连用 3 次。

☆生白术 10 克，白糖适量。先将生白术捣碎，加水和白糖，入锅煎 30 分钟，去渣取汁，分数次喂服，每日 1 剂。

☆吴茱萸 30 克，研为细末，用醋调匀，晚间外敷两足心涌泉穴，纱布覆盖，胶布固定，以防脱落。每 12 小时换药 1 次。一般 1 天见效，2~3 天痊愈。

☆大枣 5 枚，陈皮 5 克，淡竹叶 5 克。将大枣、陈皮、淡竹叶加水煎取药汁，每日 1 剂，分 2 次饮服，连服 3~5 剂。

☆益智仁 5 克，五味子 3 克，诃子、甘草各 2 克。上药捣成粗末用纱布包裹，开水冲泡，当茶频频喂饮。

☆白术、益智仁各 9 克，加水适量，以文火煎 30 分钟，煎成 1 小碗药汁，然后加入白糖少许稍煮，即可分 3 次给幼儿喂服。每日 1 剂，连服 3 至 5 天。

☆天南星适量，研成细末，用食醋调成糊，涂敷两足心，用纱布固定。每日 1 次，过夜即洗去，连敷数日。

☆儿茶 5 克，冰糖适量，加白开水煎汤代茶饮，每天分 3 次服完，连服 5 天为 1 个疗程。

☆金樱子 20 克，刺猬皮 15 克，五倍子 15 克，益智仁 5 克，苍术 20 克。上药研末，每服 6 克，取猪尾 1 条煎汤送服。

☆党参 9 克，白术、五味子、芡实各 5 克，山药、白果、陈皮、麦冬各 4 克，茯苓 8 克，乌梅 10 克。每日 1 剂，水煎 2 次，分 2~3 次服。脾胃蕴热者，加黄连 3 克，栀子 9 克。

☆桑螵蛸 30 克，石菖蒲 9 克，远志 9 克，五味子 9 克，山茱萸 12 克，龟甲 15 克，五倍子 9 克，当归 9 克，茯苓 9 克，人参 9 克（煎汤）。前 9 味共为细末，每服 6 克，人参汤下（无人参可用党参 3 倍量）。亦可煎服。肢冷畏寒者，加炮附子 9 克、益智仁 9 克。

10. 小儿口疮

☆霜后茄子切片晒干，研成细末，抹于口中。

☆西瓜半个，挖出西瓜瓤挤取汁液，含瓜汁于口中，约 2 分钟后咽下，再含新瓜汁，反复多次全部用完。

☆鲜石榴 2 个。将石榴剥开取籽、捣碎，以开水浸泡，晾凉后过滤。每日含漱数次。

☆人中白 60 克，黑枣 30 克，冰片 10 克。先将人中白用水浸 60 天，每 10 天换水一次，捞出晒干；再将黑枣用木炭火烧成炭。上二药共研粉末后去枣核，加入冰片，再研成极细为度，瓶装备用。医

者洗净手指，以手指用凉开水微浸湿后，再粘药于指上，擦小儿口疮上，每日擦 8~10 次。

11. 小儿鹅口疮

☆五倍子 30 克，枯矾 24 克，白糖 24 克，麻油 30 克。先将五倍子用文火炒黄后加入白糖拌匀再炒片刻，待白糖熔化，倒出晾干，然后加入枯矾，共研细粉备用。用时将麻油和药末调成糊状，取适量涂抹于患处，每日 2~3 次，一般抹药后 2~3 天，变白时渐渐脱落。

☆乌梅、桔梗各 15 克，加水浓煎取药液，用消毒棉签蘸药液轻轻擦拭患处。每天 1~2 次，一般 1~3 天可愈。

☆大的鲜地龙（活蚯蚓）10~15 条，用清水洗净后置于杯中（不要弄断），撒白糖 50 克，然后用镊子轻轻搅拌，使其与糖溶化在一起呈黄色黏液，将黏液盛于消毒瓶内备用。用时将黏液涂抹在疮面上，3~5 分钟后用盐水棉签擦掉即可。每天涂 3~4 次，夜间疼痛时可再涂 1 次。

☆冰片、硼砂、朱砂、玄明粉各 1.5 克，共研为细末，加蜂蜜 30 克调匀。用时先洗净口腔，再用上药涂擦患处。

☆黄连、薄荷、甘草各 1.5 克，五倍子 4.5 克，浓煎取汁 50 毫升，频涂口腔患处。

☆鲜马齿苋汁 3 毫升，淡竹叶 5~7 克，

芦根 12 克，蜂蜜 5 毫升。将淡竹叶及芦根加水 100 毫升，煮取 20 毫升，冲入马齿苋汁及蜂蜜调匀，分 2~3 次空腹灌服。每天 1 剂，连服 5~7 天。

☆鲜覆盆子根 50 克切碎，与糯米适量及淘洗糯米的水同煮。每日服 2 次，5 天为 1 个疗程，疗效显著。

☆栀子、黄芩、虎杖分别研细末，各取等量拌匀备用。使用时取适量，用水调成糊状，敷于脐部，外用胶布固定。每日 1 次，5 天为 1 个疗程。

☆胡黄连、大黄各 5 克，吴茱萸 10 克，胆南星 3 克，共研为细末，用醋调成稀糊状，涂敷两足心，覆盖塑料薄膜，纱布包扎，每天 1~2 次。

☆细辛适量，研细末，加适量水和少量甘油或用米醋调和成糊状。每次取药膏适量，做成药饼贴敷肚脐，上盖纱布，用胶布固定 3 天。

☆白萝卜汁 3~5 毫升，橄榄汁 2~3 毫升，混合放碗内置锅中蒸熟，凉后分 1~2 次服完。每天 1~2 剂，连用 3~5 天。

☆熟透樱桃去核，榨取原汁 3~5 毫升，置杯内隔水炖，凉后分 1~2 次灌服。每天 1~2 剂，连服 3~5 天。

☆用消毒棉签蘸适量啤酒涂于疮面上，每日 1~2 次。

☆芝麻油、盐水各适量。用芝麻油 10 滴左右冲化于 1 汤匙盐水中，每次滴入口中 4~5 滴，每日 10 余次。

12. 小儿其他疔疮

☆**小儿天疱疮** 每次取鲜无花果叶 100~150 克，洗净水煎。用药棉蘸液擦洗患处，每日 3~5 次。一般 2 天见效，3~5 天可愈。

☆**小儿复发性暑疖** 金樱子、芡实各 500 克。将金樱子去核，与芡实共研成粉末。每次 6 克，每日 3 次，冲服或调入米糊服用。坚持服用 3 个月至半年方可见效。局部用绿膏药、三黄膏等清热解毒成药治疗。

☆**小儿头疮** 绿豆（炒熟）、芒硝、松香、枯矾各 50 克，冰片 5 克，分别研为细末，拌匀，密封备用。治疗时，取药末适量，以麻油调成糊状。患儿剃去头发后刮去疮痂，用花椒煎水洗净疮面，再将药糊敷上，敷后不再洗头，药糊干则洒水少许湿润。每日换药 1 次，连续用药至病愈，一般 10 天左右可以康复。

13. 小儿流行性腮腺炎

☆金银花 10 克，黄芪 10 克，葛根 10 克，桔梗 10 克，板蓝根 10 克，升麻 10 克，柴胡 10 克，甘草 10 克，蒲公英 10 克，石膏 15 克，水煎，早、中、晚各服 1 次，每日 1 剂。

☆生绿豆 100 克，白菜心 3 个。先将绿豆置小锅内大火煮开花，用文火炖烂，加入白菜心，再煮 20 分钟，取汤顿服，每日 1~2 次。

☆牛蒡子 20 克，大米 60 克，白糖少许。牛蒡子煎汁去渣取 100 毫升，大米煮粥，入牛蒡子汁，调匀，加白糖适量调味，分 2 次温服。

☆忍冬藤、夏枯草各 30 克，蒲公英、玄参各 15 克。上药共为粗末，水煎，取汁，代茶饮。

☆鲜黄花菜 50 克（干品 20 克），洗净水煮，食盐调味，吃菜喝汤，每日 1 次。

☆金银花 15 克，薄荷 6 克，黄芩 3 克，冰糖 15 克。前 3 味水煎取汁，入冰糖溶化服。

☆金银花 10 克，赤小豆 30 克。金银花装入纱布袋，扎口；赤小豆淘净，加水先煮至熟烂，入金银花袋，再煮 3~15 分钟，去药袋，食豆饮汤。

☆新鲜紫花地丁（带根）2 根，用水洗净后切碎，用鸡蛋 2 只搅拌均匀后水煎，服 2 次即可。如无鲜品，可用干品代替，用前先以温水浸泡至软后切碎使用。

☆板蓝根 10 克，金银花 12 克，加水煮 20 分钟，去渣取汁，加大米 50 克熬粥，再加适量砂糖服用。

☆银朱 6 克，蜈蚣 2 条，共研细末，用鸡蛋清调成糊状，外敷局部。局部发热者，可加黄连、黄柏、栀子各 3 克。

☆活蚯蚓 2~3 条，白糖适量。清水洗净蚯蚓，整条放入杯中（不要弄断），撒上白糖，片刻即有渗出液，将此液用棉签涂布在腮腺炎的红肿范围略大些。每天涂 2~3 次，两三天即可好转。

☆鲜合欢皮 50 克，冰片 1 克，芒硝 3 克，鸡蛋 1 个。将鲜合欢皮、冰片、芒硝用锤捣碎，鸡蛋去黄取清，用蛋清将上药拌成糊状备用。根据病变部位大小，取适量药均匀涂于纱布上，贴敷患处，用胶布固定（以不脱落为好）。每日换药 1 次。

☆蒲公英 30 克，板蓝根 20 克，玄参 15 克，连翘、马勃各 12 克，薄荷（后入）、全蝎各 10 克。每日 1 剂，水煎，分早晚 2 次服。并发颌下腺炎者，加夏枯草、浙贝母、白芷；并发睾丸炎者，加龙胆草、黄柏、柴胡、没药、皂角刺；并发扁桃体炎者，加射干、山豆根。

14. 小儿鼻出血

☆人参 6 克，大枣 15 枚，粳米 30 克。将枣去核，与另二味同煮为粥。每日 1 剂，连用数日。本方对因脾气虚所引起的鼻出血有效。

☆鲜荷叶半张，竹茹 10 克，鲜白茅根 30~60 克，绿豆 30 克。将荷叶、竹茹、白茅根洗净，绿豆加适量水煮，待绿豆煮开花后，入余下 3 味共煎，取汁去渣，每日分 2~3 次服用。本方适用于小儿胃热之鼻出血。

☆白茅根 50~120 克，竹蔗 100~300 克，水煎，代茶喝。本方适用于由肺热引起的鼻出血。

☆红旱莲、白茅根各 30 克，瘦肉少许。3 味加水 3 碗炖至 1.5 碗，吃肉喝汤，分 3 次服用。本方适用于各种血热出血症。

☆栀子仁 3~5 克，粳米 50~100 克。将栀子仁碾成细末，先煮粳米为稀粥，待粥将成时，调入栀子末稍煮即可。本方适用于因肝火引起的鼻出血。

☆生石膏 50 克，豆腐 200 克。将 2 味加水 500 毫升同煮 1 小时，加盐少许调味，饮汤食豆腐。本方适用于肺胃部郁热所致的鼻出血。

☆莲藕磨碎用纱布绞汁，韭菜研磨后亦用纱布绞汁，各约 1 茶杯，倒在同一盛器中，放入蒸锅中蒸熟，即可食用。

15. 小儿吐乳

☆干枇杷叶 1 张（刷去毛）炒黄，母丁香 1 克，共研细末，每次用少许涂于奶头上，令小儿吸吮，可制止吐乳。每次喂乳不宜太多，要定时喂奶。

☆1 勺粳米，炒黑，用水 1 小杯煎成汤液（米汤）喂小儿，能止吐乳。

☆鸡内金 30 克，烧存性，研末，每次 3 克，每日 3 次，用酒调，水冲服。

☆鲜土豆 100 克，生姜 10 克，鲜橘汁 30 毫升，佛手 20 克。将土豆、生姜、佛手榨汁，兑入鲜橘汁调匀，烫温服用，每日 1 次。

16. 小儿呕吐

☆佛手 10 克，生姜 2 片，白砂糖适量。前 2 味水煎取汁，调入白砂糖温服。本方适用于脾胃气滞所致之呕吐。

☆白矾 2 克研末，用米醋适量调成药饼，敷于双足的脚心（涌泉穴），用 1 小块伤湿止痛膏外贴固定，12 小时取下。

17. 小儿厌食

☆炒神曲、炒麦芽、焦山楂各 10 克，炒莱菔子 6 克，炒鸡内金 5 克，共研细粉。上药加淀粉 1~3 克，用温开水调成稠糊状，临睡前敷于脐上，再用脱敏胶布固定，次晨取下。每日 1 次，5 次为 1 个疗程。

☆神曲、炒山楂、陈皮各等分，共研细粉，用温开水适量调成稠糊状备用。每次取约莲子大小的药糊，置于肚脐正中，脱敏胶布贴敷，四周粘牢。每次敷 6~8 小时，隔天 1 次。

☆先将牛肉 250 克切片，用 10 克姜丝加食盐、酱油浸渍，再加入粳米 90 克一起炖成稀粥，最后加入 12 克生葱。

☆淡全蝎 8 克，鸡内金 10 克，共研细末，装瓶备用。2 岁以下每次服 0.3 克，3 岁以上服 0.6 克，均每天 2 次。4 天为 1 个疗程，可服 2~3 个疗程，每个疗程隔 3 天。服药期间禁食生冷滑腻食物。

☆鲜麦冬 500 克，白蜜适量。将鲜麦

冬捣汁，入白蜜，隔水加热至饴糖状。每次服2~3匙，用白开水化服。本方适用于小儿因体虚所致厌食。

☆鸡内金60克，山药200克，白蔻仁30克，大黄15克，研末，备用。每次5克，以麦芽10克，水煎送服，每日2次，宜空腹时服。

☆黄蜡（蜂蜡）5克用手捏成约贰分硬币大小填于脐部，胶布固定。每日换药1次，连用2~3天腹泻即止，纳食恢复。

☆乌梅10克，党参10克，茯苓10克，陈皮10克，甘草3克，水煎服，每日1剂，连服3~7天。

☆太子参15克，紫草5~10克，生麦芽6~12克，莱菔子、陈皮各3~6克。后期辅以健脾和胃的建曲、草豆蔻、砂仁、焦山楂；阴血耗伤较重，应辅以黄精、白芍、何首乌等养血之品，腹泻加黄连、黄柏各3克。1日1剂，水煎2次混合，早晚分服。

☆山药150克，芡实100克，薏苡仁120克，共研为细末，每次5克，加入米粉、乳粉或鸡蛋蒸服。

☆乳香、山楂、生大黄、鸡内金、桃仁各10克，共研细末，加清水适量调匀敷脐，每晚贴敷，次晨去除。3次为1个疗程，连续贴2~3个疗程。

☆黄芪、麦芽各10克，山楂、谷芽、白芍各8克，乌梅5克，加水250毫升，先用武火煮沸后，改用文火慢煎，煎至

80毫升，分3次服，每日1剂。若多汗者加浮小麦15克，五味子5克。本方适用于感冒、肺炎、扁桃体炎等病高热退后出现的气阴不足厌食症，一般连服5~7剂见效。

☆山楂15克，鸡内金1只，加半碗水煮熟，饭前吃完。1日2次，连吃3天。

☆大枣500克，陈醋1000毫升，共置砂锅内用慢火煮至醋干为止，候凉，装瓶备用。1~3岁每次服大枣5枚，4~7岁每次服7枚，每日2~3次，疗程不限。

18. 小儿疳积

☆鸡肝1副，铁扫帚全草30克，天名精全草15克，水煎2次，服药汁和鸡肝。10日为1个疗程，可连续服用。

☆鳝鱼1条，鸡内金6~10克。将鳝鱼去内脏，切块放碗中，加入鸡内金，入笼蒸熟，调味服食。每3天吃1次，服2~3次见效。

☆炒莱菔子20克，研为细末，以醋适量调为糊状，外敷肚脐神阙穴。每天换药2次，消毒纱布覆盖，脱敏胶布固定，7天为1个疗程。

☆鸡内金1个，焙干、研末，开水送服。或鸡内金加山楂50克或加白术50克，或加怀山药50克，上药均用水煎服。

☆葡萄糖粉9克，白胡椒1克（研末），混合拌匀。1岁以下小儿每次服0.3~0.5克；1~3岁小儿每次服0.5~1.5克，

一般不超过2克，温开水调服，每日3次。连服1~3天为1个疗程，1~2个疗程后可愈。如脱水严重者，可适当补充液体。

☆怀山药30克，鸡内金12克，面粉、红糖、芝麻适量。将山药、鸡内金炒黄为度，共为细粉，加入适量面粉、红糖、芝麻，水和成团，做成薄饼样，烙熟。日服2~3次，每次2~6克，若不加面粉，直接服散剂亦可。

☆鲜使君子花15克，鸡蛋1枚。将前者用刀切碎与鸡蛋搅匀，放锅内炒熟，食之。

☆活鳗鲡（白鳝）数条，将鱼用清水漂洗后，投放沸水锅中，加盖煮2~3小时，鱼油浮于水面，盛取于瓷皿中备用。用时加食盐少许，每次服半匙，每日2次，饭后服用。

☆银鱼50克，山楂20克，谷芽50克，煎汤服食。

☆蚕蛹100克，油、盐各适量。将锅置于火上，加食油，待热，放入蚕蛹翻炒呈金黄色，撒上盐末即成。

19. 小儿营养不良

☆山楂40克，炙鸡内金30克，共研细末。每次服3~克，用蜂蜜调服，每日2~3次。

☆赤小豆、大枣、红糖、核桃仁、花生仁（花生仁用温水先泡2小时）各15克，加水煮30分钟，成豆沙状。每天早、晚

空腹各服1匙，连服数月，效果较好。

☆泥鳅数条，用茶油煎至金黄色，放生姜5片，加水3碗，再加入黄芪、党参各15克，怀山药30克，用大枣10枚，同煎至1碗，分次服用。

20. 小儿消化不良

☆炒山药12克，鸡内金4克，共研成细末，加适量红糖，水煎成糊状。1日内分2~3次口服，一般2~3天内即可治愈。

☆白术、车前子、诃子各适量。1岁以内小儿，服白术、车前子各6克，诃子3克；1岁以上小儿，服白术、车前子各10克，诃子6克。将上药水煎2次，早、晚分服；也可以放在碗里加水，做饭时放在锅里蒸。可加适量的砂糖，少量多次当水喝。

☆川贝母适量粉碎，过80~100目筛后，分装即可，备用。按每千克体重0.1克，分3次服用。

☆白头翁6~10克，香附4~8克，砂仁1~2克，茯苓5~8克，苍术炭5~8克，山楂炭6~12克，焦神曲8~12克，炙甘草1~4克。将上药浓煎成200毫升，1天可分多次服用。

☆车前子6克，泽泻5克，茯苓5克，怀山药5克，甘草3克。每日1剂，水煎服。

☆党参、白术、茯苓、薏苡仁、车前子、怀山药各9克，芡实、赤石脂、苍术

各 6 克，生甘草 3 克。每日 1 剂，水煎，分 3 次服。

☆焦苍术、砂仁各 150 克，炒车前子、白术、诃子各 100 克。将上药共研为细末，装入瓶内备用。用时，6 个月以内患儿每次服 1.0~1.5 克；6 个月~1 岁每次服 1.5~2 克；1~3 岁每次服 2~3 克，均日服 3 次，用淡糖盐水送服。若脱水重伴有酸中毒者，则应配合补液。

☆党参 6 克，泽泻 6 克，白术 3 克，茯苓 3 克，干姜 3 克，山药 10 克，木香 5 克，砂仁 5 克（后下），陈皮 8 克，乌梅 8 克，车前子 8 克（包煎），甘草 8 克，焦三仙各 15 克，黄连 2 克。上方加水 500 毫升，煎汁至 90 毫升。7~12 月龄，每次服 10~15 毫升；1~1.5 岁，每次服 15~20 毫升；1.5~3 岁，每次服 20~30 毫升。每日 3 次，5 天为 1 个疗程。病情反复发作者，可在上方基础上进行加减，继用 2~3 个疗程。

21. 小儿异食癖

☆炒白术、佩兰叶各 100 克，共为细末，每次冲服 10 克，每日 2~3 次。

☆茯苓 10 克，胡黄连、砂仁、党参、白术各 6 克，木香、甘草各 3 克。每日 1 剂，水煎服。手足不温者，加干姜；胃阴虚烦渴者，加沙参、石斛、玉竹。

☆生石膏 10 克，黄芩、陈皮、白术、使君子各 6 克，茯苓 9 克，胡黄连、甘草

各 4 克。每日 1 剂，水煎服。或上药共研细末，每次 10 克，每日服 2 次。

☆黄芪 20 克，白扁豆、山药各 12 克，党参、茯苓各 10 克，白芍、焦三仙各 9 克，甘草 5 克，伏龙肝 15 克。每日 1 剂，水煎服。

22. 小儿胃肠炎

☆葛根 12 克，黄芩 5 克，黄连 4 克，吴茱萸 2 克，白芍 6 克，炒薏苡仁 15 克，砂仁 3 克，滑石 5 克，甘草 2 克，谷芽、麦芽各 10 克，荷叶 10 克。加减：呕吐加半夏 5 克，陈皮、竹茹各 5 克；昏睡加藿香 5 克，石菖蒲 4 克；食积不化加神曲、焦山楂各 10 克。水煎，分 2 次温服，每日 1 剂，重症者每日 2 剂，水煎分 4~6 次温服，一般服用 3~4 剂即可。

☆**小儿急性肠炎** 云南白药粉适量，以 75% 酒精调成糊状，然后以 4 厘米为半径绕脐敷盖，消毒纱布固定，1 日后揭去，可加快止泻，缩短病程。

☆**小儿霉菌性肠炎** 云南白药与苦参粉按 1:2 比例，配调成散剂，每次 3 克，温开水送服，每日 2 次。30 天为 1 个疗程。

23. 小儿腹泻

☆五倍子、干姜、白头翁各 20 克，共研末，分成 6 包，每次用 1 包，用醋调为糊状，敷于脐部。每日换药 1 次。

☆柞树皮 50 克，无花果 7 枚，装

入暖瓶中，加开水浸泡 1 小时后倒入容器中，以蒸汽熏小儿脚掌，待水温降至 30℃ 左右时，将脚泡于药液中，并以药液淋洗膝关节以下 15 分钟。每日两次，7 天为 1 个疗程。

☆车前子 5 克，连翘 6 克，鸡内金 3 克，共研细末，沸水冲泡当茶饮。一般用 1 天奏效。

☆糯米 30 克，山药 30 克，薏苡仁 15 克，共煮粥，粥将熟时加砂糖少许，稍煮即可服用。

☆鲜马齿苋适量水煎，当茶饮。一般用 1 天奏效。

☆蒜瓣若干，放火上烧熟，然后蘸上白糖，让孩子吃，每次吃 2~3 瓣，每日早、中、晚 3 次。

☆牡蛎 15 克，水煎，当茶饮。一般用 2~3 日可治愈。

☆鲜车前草 30 克或干车前草 15 克，洗净，切碎，煮 20 分钟后去渣取汁，加入大米 50 克，煮粥服用。

☆藿香、白胡椒、木香各 3 克，研末外敷脐周，用至 12 小时取下，一般用 1 次见效。

☆凤凰衣（鸡蛋壳内衣）5 个，绿豆 5 粒，共炒黄，水煎服。

☆香油（也可用花生油或菜籽油）适量。手掌涂上油，在小儿肚脐上揉数次至微热，再使小儿俯卧，再在骶骨部位揉圈至微热。每日 1 次。

☆厚朴 20 克，生姜 15 克，半夏 12 克，甘草 6 克，陈皮 3 克，党参 3 克。每日 1 剂，水煎服。体弱者，可酌加党参的用量。病除停药，继用香砂六君子丸调理。

☆小儿痢疾久泻：川木瓜 5 克，蜂蜜 10 克。先用温开水将蜂蜜溶解，再加入木瓜细末，1 次服完，每日 2~3 次，5 天为 1 个疗程。

24. 小儿麻疹

☆**前驱期** ①葛根、赤芍、牛蒡子、金银花、苦杏仁、前胡各 10 克，升麻、蝉蜕、薄荷、甘草各 6 克，每日 1 剂，分 3 次服。②鲜芫荽 30 克，水煎服。③将黄豆 50 克浸一昼夜，金针菜 25 克洗净，共煮至熟，取汁代茶饮，每日 1 剂，3 次服完，连服 3 天。

☆**出疹期** ①西河柳、葛根、连翘、金银花、紫草、桑叶、牛蒡子、赤芍、牡丹皮、浮萍各 10 克，蝉蜕、升麻、荆芥、甘草各 6 克。每日 1 剂，分 3 次服。②浮萍、紫苏叶、芫荽各 1.5 克，西河柳 30 克，水煎，外擦全身。

☆栀子 7 个，胡椒 20 粒，共为细末。另用黄泥半碗、艾叶 1 撮，加少许水与上药末和匀做成泥饼，隔纸外敷胸前 1~2 小时。本方主治麻疹寒闭、疹子不能尽出。

☆柴胡 2.4 克，荆芥 3 克，防风 3 克，川贝母 3 克，赤芍 6 克，山楂 9 克，枳壳 3 克，陈皮 1.5 克，甘草 3 克，薄荷 1.5

克（后下），升麻 2.4 克。每日 1 剂，水煎服。

☆胡萝卜 100 克，荸荠 60 克，芫荽 30 克，水煎，代茶饮服，每天 1 剂，连服 2~4 天。

☆金银花 10 克，连翘 10 克，大青叶 10 克，桑叶 10 克，淡竹叶 10 克，紫草 20 克，芦根 12 克，丝瓜络 10 克，牛蒡子 6 克，桔梗 6 克，蝉蜕 6 克，甘草 3 克，水煎，分 2 次服，每日 1 剂。配合竹蔗 500 克，鲜茅根、荸荠各 250 克，煎水代茶，频频饮服。

☆麻黄绒、桔梗、苦杏仁、牛蒡子、前胡、桑叶、甘草、炒枳壳各 10 克，生石膏 15 克，鲜芦根 60 克。上药水煎 1 小时，去上沫，频频口服，亦可代茶饮。每日 1 剂，3 剂为 1 个疗程。

☆麻疹后口干：白茅根 30 克，芦根 15 克，每日 1 剂，水煎，分 2 次服，以愈为度。

☆小儿麻疹后热咳不止：枇杷叶、桑白皮、生石膏各 25 克，水煎去渣，加冰糖适量，每日 2~3 次分服。

☆麻疹后发热：桑白皮、知母各 5 克，地骨皮 10 克，沙参 3 克，水煎服。

25. 小儿湿疹

☆忍冬藤适量，煮水后洗澡，每晚睡前 1 次，连续 3 日。

☆绿豆若干，研成粉，备用，用粉撒敷患处，1 日 1~2 次，治疗渗出液多的湿疹。

☆核桃仁捣碎，用铁锅炒焦，以出油为度，用乳钵研成糊状，冷后备用，外擦患处，每天 3~4 次。

☆川黄连 50 克，黄油 100 克，黄芩 50 克，扑尔敏 12 克，以上药物共研为细末，过细筛调匀，装瓶备用。治疗时每日以高锰酸钾溶液冲洗患处，用药棉拭干，再以棉签蘸药末涂于患处，每日 2~3 次，连用 7 天即可好转。

☆黄连 5 克，用开水浸泡成浓汁，外涂湿疹患处，治疗渗出液多的湿疹。

☆南瓜秧 120 克（炒枯），枯矾 30 克，共研为细末，用香油调匀抹患处。忌食荤油发物。

☆荷叶若干，烧成灰，用麻油调敷患处，1 日 2 次，适用于无渗出液的干性湿疹。

☆苦参、蛇床子、荆芥穗、白芷、连翘、苍术、威灵仙、土茯苓各 9 克，大风子、白鲜皮、黄柏、大黄各 6 克。上药加水 2000 毫升，煎至 1000 毫升，每日 1 剂，分 2 次外洗，每次 20~30 分钟。

☆蛇床子 10 克，炒黄，碾碎，放入 25% 乙醇 50 毫升浸泡 2 日备用，用药液涂患处。

☆赤小豆若干，研成粉，备用，用干粉撒敷患处，日 1~2 次，治疗渗出液多的湿疹。

☆将鸡蛋煮熟，去白取黄，放在铁锅内，用中火焙炒至焦黑取油，用此油外擦患处，每天3~4次，治疗无渗出液的婴儿湿疹。

26. 小儿水痘

☆新鲜木豆根枝叶500（干品减半），加水1000毫升，煮沸后再煮15分钟，去渣，候温，洗患处，每日1次，连洗3次可好转。

☆紫草3克，陈皮1.5克，碾为粗末，用水煎服。本方适用于小儿痘疮紫暗、发出不畅。

☆胡萝卜叶90克，芫荽60克，水煎代茶饮。本方具有清热解毒的功效，对水痘初起时有透发作用。

☆金银花、连翘、六一散（包煎）、车前子（包煎）各6~10克，紫花地丁、黄花地丁各10~15克。每日1剂，水煎，分2~3次服。药渣煎汤洗患处。

☆金银花、生石膏各30克，玄参、紫草、泽泻各15克，薄荷9克，荆芥6克。每日1剂，水煎，分数次服。

☆黄芩、法半夏、牡丹皮、杏仁各10克，桔梗、蝉蜕各6克，六一散（包煎）、连翘各1克，板蓝根30克。每日1剂，水煎取汁适量，7~10月患儿每日服3~5次，每次半匙；2岁以上患儿每日服3次，每次3汤匙，服时可加少许冰糖调味。

☆石膏、知母各12克，牛蒡子、升麻、葛根、浮萍各10克，水牛角、牡丹皮、紫草、甘草各6克。每日1剂，水煎分4~5次内服。疱疹痒者用棉签蘸药液涂患处。流涕、咳嗽甚者，加薄荷、桔梗；湿重、苔白厚腻者，加苍术；便秘者，加酒大黄；热甚者，加青蒿、银柴胡。

☆荆芥、连翘、赤芍、蒺藜、牛蒡子、淡竹叶、木通各10克，蝉蜕3克，灯心草1克。每日1剂，诸药先浸泡半小时，煎沸5~6分钟后，取汁300毫升，4岁以下患儿频频饮服，4岁以上患儿上、下午各分2次服完。

27. 小儿水肿

☆鲜车前草50克，鲜玉米须100克，煎汤代茶饮用。本方适用于各型水肿。

☆山药15克，炒白术10克，炒薏苡仁12克，茯苓30克，泽泻10克，水煎服用。本方适用于营养不良性水肿。

☆雷公藤10克，车前草15克，黄芪12克，太子参30克，加水煎汤服用。

☆炙麻黄5克，白茅根30克，益母草30克，车前子12克（包煎），猪苓20克，茯苓20克，加水煎汤服。本方适用于急性肾炎初期。

28. 小儿缺锌

☆白术、黄精、麦芽、龙骨、莪术各适量。将上药精制加工成冲剂，每日3次，1~3岁者每服4~6克；4~7岁者每服8克；

8~10 岁者每次服 10 克；10 岁以上者遵医嘱，2 个月为 1 疗程。

☆太子参、白芍、鸡内金、葫芦茶各 9 克，白术 6 克，云茯苓、麦芽各 12 克，谷芽 15 克，甘草 5 克。每日 1 剂，水煎服，同食含锌的食物。15 日为 1 个疗程，1 个疗程后 2 日 1 剂。心肝火旺或肝郁乘脾者，去太子参、白术，加决明子 12 克，麦冬 9 克，独脚金 6 克。

☆党参、白术、茯苓、白扁豆、山药、薏苡仁、桔梗各 5 克，砂仁（后下）、陈皮各 3 克，神曲、麦芽各 6 克。每日 1 剂，水煎服。易感冒出汗者，加黄芪；腹胀者，加枳实；皮肤干燥者，加石斛、乌梅。

☆太子参、制首乌各 30 克，白术、茯苓各 24 克，熟地黄 20 克，陈皮 16 克，甘草 10 克，共研粗末，熬煎制成糖浆，每瓶 100 毫升，每毫升含生药 1.5 克。小于 1 岁者服 3 毫升；1~2 岁者 4 毫升；2~3 岁者 5 毫升；3~4 岁者 6 毫升；4~5 岁者 7 毫升；5~6 岁者 8 毫升；大于 7 岁者 10 毫升，均每日 2 次，饭后 2 小时服，连服 2 个月，同时食用含锌较多的食物（如青菜、鱿鱼、核桃、牛肉等）。

29. 小儿麻痹

☆牛膝 30 克，党参 30 克，蕲蛇干 100 克，甘草 20 克。上药共研为细末，水泛为丸，或装胶囊。每日 2 克，1 日 3 次。

☆生石膏 15 克，葛根、金银花、白芍各 12 克，黄芩、甘草各 9 克，黄连 4.5 克，蜈蚣、全蝎各 3 克。每日 1 剂，水煎服。并可随症加减。

☆前胡各 6 克，桂枝、甘草各 3 克，木通、蝴蝶花各 12 克，木瓜、松节各 10 克。将上药水煎，每日 1 剂，分 2 次服。本方主治小儿麻痹症瘫痪期。

☆生黄芪 30 克，党参 20 克，全当归、路路通、淫羊藿、巴戟天、杜仲、川续断各 15 克，炙甘草 6 克。将上药水煎 3 次后合并药液，分 2~3 次温服，每日 1 剂，20 天为 1 个疗程。若四肢冷者，加土鳖虫、血竭、全蝎各 5 克；若畸形者，加红花、桃仁、骨碎补各 10 克；若肌痿重者，加鸡血藤、漏芦各 20 克。

30. 小儿癫痫

☆甘草、蝉蜕（去头足）各 3 克，浮小麦 25 克，大枣 10 枚，丹参、白芍各 18 克，钩藤 15 克，防风 6 克。每日 1 剂，水煎服，15 天为 1 个疗程。

☆天麻 72 克，淡全蝎 60 克，当归 150 克，炙甘草 60 克，胆南星 21 克。以上各药共研为细末，重者日服 2~3 次，轻者日服 1~2 次，每次 3 克，以开水送服。

☆健康人胎盘 1 个，用冷水浸泡 2 小时，用手搓洗净，焙干，研末，装入空心胶囊备用。每次 3 粒，日服 2 次，空腹服。

服药期间避免精神刺激，忌食生冷辛辣之物。连服 3~5 个胎盘为 1 个疗程。

☆蝉蜕 30 克，白附子、僵蚕、天麻、钩藤各 20 克，全蝎 15 克，朱砂 10 克。将上药共研为极细末，装入瓶内密封备用。用时，1 岁以内服 0.5 克；1~2 岁服 1 克；2~4 岁服 1.5 克；年龄大者可酌情加量。每日 2 次，白开水送服，1 料为 1 个疗程。

☆珍珠、羚羊角、天竺黄各 15 克，牛黄、朱砂各 5 克，黄连 25 克，栀子、龙胆草各 30 克，冰片 3 克，白芍 75 克，胆南星 10 克，川芎 20 克，丹参 50 克，共研为细末，炼蜜制成 3 克重的丸。不满 1 岁每次 1/3 丸；1~9 岁 1/2 丸；10~15 岁 1 丸，均每日 2 次。

☆重楼 5 克，石菖蒲 3 克，钩藤 6 克，制胆南星 3 克，僵蚕 5 克，广郁金 5 克。每日 1 剂，水煎服。

☆钩藤、辰茯苓各 9 克，制僵蚕、地龙各 6 克，明天麻、陈胆南星、炒当归、炒白芍、郁金、陈皮各 5 克。每日 1 剂，水煎，分数次服下。并可随症加减。

☆钩藤 8 克，天竺黄、白芍各 5 克，大青叶、甘草各 6 克，连翘心、僵蚕各 4 克，全蝎 2 克，石膏 3 克。将上药水煎，每日 1 剂，分 2 次服。此剂量适宜于 1~3 岁小孩，按年龄大小加减。

31. 小儿佝偻病

☆生黄芪、党参各 9 克，丁香 1.5 克，

制成糖浆剂 15 毫升，分 3 次口服。以上为 1 日量。

☆五倍子 9 克，焙黄后加入米醋，捣烂如膏，敷脐中。1 日换药 1 次。1 个月为 1 个疗程。

☆党参、生黄芪、黄精各 10 克，土茯苓、陈皮各 6 克，丁香 1 克。将上药水煎 3 次后合并药液，浓缩成 100 毫升，加入红糖 10 克，搅拌均匀，分 3~4 次口服。每日 1 剂，10 剂为 1 个疗程。

☆菟丝子、黄芪、党参各 15 克，牡蛎、龙骨、麦芽、苍术、生甘草各 6 克。此方为 1 剂量。可将本方 5 剂制成糖浆 150 毫升备用。用时，3 个月以内每次服 6 毫升；4~18 个月者每次服 10 毫升；19 个月以上者每次服 15 毫升，每日 3 次。3 周为 1 个疗程。

☆龟甲、百合、条参、山药各 40 克，龙骨、牡蛎、陈皮、桑皮、杏仁、天冬各 20 克，浙贝母 12 克，枳壳 15 克，鸡内金 5 克，共研细末。7 个月左右小儿每次 3 克；1.5 岁 5 克；2 岁半 10 克，均日服 2 次，15 日为 1 个疗程。

☆牡蛎 30 克，黄芪 10 克，菟丝子 10 克，苍术 10 克，麦芽 10 克。每日 1 剂，水煎服。

☆龙骨、牡蛎各 50 克，苍术 15 克，五味子 5 克。按比例共研细末，每次服 1.5 克，加糖适量或温开水冲服。每日 3 次，连服 15 天至 3 个月。

☆煅龙骨、牡蛎各 10~15 克（先煎），补骨脂、龟甲、熟地黄、枸杞子、当归、山茱萸、山药、牛膝、杜仲各 6~9 克，水煎，分 2 次服，每日 1 剂。

32. 小儿脐炎

☆50 克桉叶烧成灰，加 20 克黄连研成末混匀，装入无菌瓶内备用。用药时，将脐部按常规消毒后，用棉签蘸药粉适量放入脐部，再用纱布包扎，每日睡前换药 1 次，一般治疗 3~4 次见效。

☆用百宝丹或白及 1 克，撒于脐中用胶布固定，1 日 1 次，连用 2~3 天。

☆艾叶 50 克烧成灰，黄连 20 克，研成末，混匀后先将脐部常规消毒，涂上药粉，再用纱布包扎，每日早晚 2 次，连涂 2 天见效。

☆先将脐部以生理盐水洗净，把冰硼散均匀地撒在患部，外以消毒纱布包扎，1~2 天换药 1 次，1 周即好转。

☆以生理盐水清除局部分泌物，然后于患处撒上云南白药 1 克，用消毒纱布覆盖包扎。

☆杏仁适量，捣烂做成饼状，贴脐上，外用束腰带裹紧。

33. 小儿尿布皮炎

☆黄柏 100 克，苍术 100 克，滑石粉 200 克，香白芷 100 克。上药共研细末，取适量药粉外扑患处，每日数次。

☆10% 紫草油外涂，每日 3~4 次。

34. 小儿其他炎症

☆**小儿急性咽炎** 玄参、麦冬、天花粉各 30 克，山豆根、金银花、枇杷叶、大青叶各 40 克，射干 30 克，赤芍 20 克，生地黄 20 克，甘草 2 克。将上述各药共入大砂锅内用水浸泡 1 小时，然后煎煮约 50 分钟（开锅后计时），滤出煎液约 150 毫升，再同法煎煮 40 分钟，滤出煎液约 100 毫升，合并两次煎液加入蜂蜜 100 毫升，入锅内烧开即可。口服，3 岁以下者每次 10 毫升，每天 3 次；4~7 岁者每次 15 毫升，每天 3 次。5 天为 1 个疗程。

☆**小儿慢性咽炎** 金银花 15 克，生甘草 3 克，水煎含漱。

☆**小儿扁桃体炎发热** ①牡丹皮 10 克，赤芍 10 克，郁金 10 克，生石膏 15 克，青黛 5 克，牛膝 5 克，淡竹叶 5 克，通草 5 克，白茅根 12 克。水煎服，每日 1 剂，2 天为 1 个疗程。本方主治小儿扁桃体炎发热 39℃以上。②荆芥、防风各 5 克，薄荷 3 克，僵蚕 6 克，桔梗 6 克，甘草 3 克，连翘 6 克，金银花 6 克，板蓝根 10 克。以上为 1 岁小儿量，视年龄可适当增减。清水浸泡 30 分钟，煮沸 10 分钟即可。1 剂煎服 3 次，隔 3 时服 1 次，1 日内连用 2 剂，以热退痛减为度。若高热面赤、气喘口干、便秘、脉洪大者，可加麻黄 1 克，杏仁 3 克，生石膏 10 克。

☆**小儿慢性鼻炎** 藿香、苍耳子、连翘各9克，升麻6克，辛夷3克，青黛3克，水煎服，每日1剂，分2次服。本方对单纯性鼻炎有较好疗效。

☆**儿童病毒性心肌炎** 桂圆肉、枸杞子、大枣、小米适量煮粥食用，或者以羊肉、生姜、陈皮炖烂食用。本方适用于心慌、气短、乏力的患儿。用柚的四分之一果实煎服或榨汁饮用。

☆**小儿急性肾炎** 柚皮、车前子、白茅根、白扁豆、甘草各5~10克，每日1剂，每剂药煮2次，得药液200毫升左右，分3~4次饮服。另用薏苡仁、芡实、大枣各适量，与大米煮粥食用。

☆**夹炎（婴儿腋窝、腹股沟化脓性炎症）** 猪蹄壳适量，煅存性，研细末，兑冰片少许，调香油擦患处。每天早、晚各1次，3~5天痊愈。用药期间，乳妇忌食辣椒、生姜等。

☆**小儿髋关节暂时性滑膜炎** 蝉蜕、柴胡、白芍、牛膝、地龙、桂枝、钩藤、甘草各3克，山药6克，水煎服。每日1剂，分2次服。

35. 小儿盗汗与自汗

☆小麦25克，大枣5枚，龙眼肉10克，水煮，每日分2次服用。

☆泥鳅90~120克，用热水洗净泥鳅身上的黏液，开膛去内脏，用适量油煎至黄焦色，加水一碗半，煮至半碗，加盐调味。吃肉饮汤，每天1次，连服3天。

☆浮小麦、黑豆各20克，水煎，每日分2次服用。

☆猪肾（猪腰）1对，胡萝卜60克。猪肾去网膜，切成腰花，胡萝卜洗净，切片，按常法加调料炒熟吃。

☆将芹菜根加水，用小火熬到约1碗的分量，每天3餐后喝，连续1周。

☆泥鳅200~250克，用温水洗去黏液，去头尾、内脏，用茶油煎至黄色，然后加水适量，煮汤至半碗，加盐适量，喝汤吃肉。每日1次，年龄小者分次服食。

☆赤小豆60克，加适量清水在锅中炖熟后，再添加红糖10克，调匀。在1日内1次或分次吃下。同法连服半个月，小儿盗汗自然渐渐消失。

36. 小儿夜惊

☆适量石决明研为细末，过细筛，装瓶备用。每日用白开水和服4克，每日一次。一般连服一个月。

☆白芍30克，生龙骨30克，鸡肝1具，共炖汤，吃肝饮汤，每晚1次，连服5天。

☆青梅2500克。取青梅洗净，去核，捣烂绞汁，过滤后放于日光下晒稠，即为青梅浸膏。每次服0.8克，与白糖水调匀服之。

☆芙蓉嫩叶适量，鸡蛋1枚。将芙蓉叶洗净，捣烂，和入鸡蛋煎熟作饼，趁温贴敷脐上，冷则换之。

☆铅粉 0.3 克，调拌鸡蛋清，外敷贴两足心。或用代赭石 12 克研细粉，调拌食醋或姜汁，外敷贴涌泉穴。

☆赤蜈蚣（炙）1 条，僵蚕、天南星（炮）各 3 克，麝香 0.3 克，猪牙皂（略炒存性）3 克。上药共研极细末，贮瓶备用，勿泄气。以手沾生姜汁蘸药末少许擦牙，或用姜汁调药末呈稀糊状，滴入口内 2~3 滴。

☆金银花 9 克，猪胆汁 1.5 克，甘草 3 克。每日 1 剂，水煎服。

☆百合花 10 克，水煎，分 2~3 次服。

☆鱼腥草、黄荆条各 30 克，钩藤 10 克，水煎，去渣，分数次服，每日 1 剂。

☆生栀子 15 克，生石膏 20 克，代赭石 20 克，雄黄 2 克，鸡蛋 1 枚。使用时，将以上中药共研细末，再用鸡蛋清调和糊状，敷两足心涌泉穴。

☆生石膏 50 克，代赭石 2 克，朱砂 23 克，巴豆霜 2 克，共研细末。小于 6 个月的小儿服 0.2 克/次；6 个月~1 岁 0.25 克/次；1~3 岁 0.3 克/次；3~5 岁 0.5 克/次；5~7 岁 1 克/次。每 4 小时服 1 次，日服 3 次。

37. 小儿夜啼

☆陈茶叶（越陈越好）适量，把茶叶泡软，然后捣烂，捏成小饼，敷在小儿肚脐上，外用纱布包扎好。10 余分钟后，小儿的夜啼现象即可望停止。

☆葛根 5 克，蜂蜜适量。葛根研成细末，开水冲泡，加入蜂蜜饮服。

☆干姜 1~3 克，高良姜 3~5 克，粳米 100 克。先水煎干姜、高良姜，取汁去渣，再入粳米同煮为粥。

☆蝉蜕 9 克，鸡内金 15 克。将 2 味药微火焙脆研成极细末，每次 1 克，每日 3 次。

☆蝉蜕 5~7 只，去足，洗净，水煎取汁约 100 毫升，稍加白糖，装入奶瓶，待温后分 3~5 次喂完。

☆朱砂 1 克，黄连 6 克，钩藤 3 克。上药共研末，和匀。每次取 0.5 克，撒于母亲乳头上，让小儿吸吮，或用开水冲服。

☆蝉蜕 7 个，薄荷 1.5 克，槟榔 3 克，枳壳 3 克，灯心草 10 克，水煎，分 2 次服，每日 1 剂。

☆灯心草，新生儿用量 3 克，1~6 个月 6 克，1 岁 9 克。按上述年龄组，分别加水 100 毫升、200 毫升、300 毫升，用文火煎至半量，取药液代茶饮，每日 1 剂，分 3 次服完，3 天为 1 个疗程。

☆白茯苓 50 克，白菊花 80 克，钩藤 80 克，淡竹叶 50 克，灯心草 50 克，琥珀 20 克，五味子 10 克，打碎后装入一布袋中，夜间枕用，早晨将药袋装入塑料袋内密封，次夜继续用。一般 2~5 天即愈。

☆朱砂 0.5 克，五倍子 1.5 克，陈茶叶1克，共研成细末，用水调成饼状敷脐中，用干净纱布固定，1~3次便可痊愈。

☆牵牛子7粒，捣碎，用温水调成糊状，临睡前敷于肚脐上，用无菌纱布固定，一般当夜就能止哭。

☆用朱砂适量和水少许，共磨溶，以毛笔蘸朱砂涂于脐部，同时涂手足心，连续3~4天。

☆北沙参、麦冬、山药、蝉蜕各5克，寒水石、龙齿（先煎）、酸枣仁各6克，珍珠母10克（先煎），薄荷、生甘草各3克，水煎，分早、中、晚3次口服，每日1剂。3剂为1个疗程，直至痊愈。

☆麦冬8克，朱砂0.3克，灯心草0.5克。将上药盛于碗内，开水40毫升浸泡，待煮饭时蒸熟食之。

☆钩藤、薄荷、炒酸枣仁各4克，蝉蜕2克。将上药水煎3次后合并药液，分早、晚2次口服，每日1剂。若3剂不愈者，视为无效。

☆蝉蜕15枚，薄荷、远志各6克，茯神、灯心草各9克，黄连、龙齿各3克，水煎2次，取煎汁30毫升，加白糖适量，在下午或晚上服5~10毫升。另用朱砂少许抹于小儿双手心或双脚心，可试用。

38. 新生儿硬肿症

☆人参、附子各3~6克，水煎，鼻饲或口服，每日1剂，分2~3次。

☆韭菜（炙）200~500克，加水2.5~3升，煮沸至韭菜熟而发黄，取出，待汤水降温至40~42℃备用。在26~28℃室温下，让患儿除头、面部外，其他部位均浸泡在40~42℃韭菜汤水中，并用煮熟变软的韭菜为患儿轻轻揉擦皮肤，尤其是硬肿部位。沐浴5~10分钟，水温降至38℃时即停，擦干身体。最少沐浴2次，最多6次。

☆当归10克，桂枝5克，白芍、人参、炙甘草各6克，细辛、木通、大枣各3克，水煎，鼻饲，以棉服被保暖。

☆党参5克，生黄芪4克，制附子2克，桂枝、炙甘草各3克。每日1剂，水煎，分3~4次口服，3剂为1个疗程。若精神萎靡者，加郁金、僵蚕、石菖蒲各3克；若血瘀明显者，加桃仁、红花、丹参各4克；若小便不利者，加木通、泽泻、车前草各4克；若大便秘结者，加大黄1克，槟榔3克。

☆人参8克，麦冬6克，五味子、丹参各5克，川芎、制附子各4克，甘草、红花各3克。将上药水煎3次后合并药液，分多次口服，每日1剂，5剂为1个疗程。

☆冻牛肉250克。新鲜冻牛肉切片，温水洗过，立即往硬皮的局部包好，肉片干后再换，如此反复，治愈为度。

39. 婴幼儿黄疸

☆茵陈15克，生麦芽、丹参、金钱草各9克，赤芍、穿肠草各6克，通草、黄柏各3克。每日1剂，水煎1次15分钟，取汁 90~120 毫升，分 3~5 次服。阳黄者，加血竭、青黛（包煎）各 0.3~0.6 克。

☆新生儿迁延性黄疸：茵陈 15 克，丹参 15 克，车前子 6 克，甘草 3 克。每日 1 剂，水煎，取汁 80~100 毫升，分 3~5 次口服。

☆茵陈 15~30 克，栀子 6~9 克，黄连 3 克，郁金 12~15 克，白豆蔻 6 克，香附 15~30 克，紫苏梗 9 克，金银草 30 克，满天星 30 克，花斑竹 30 克。将诸药浸泡 5~10 分钟后用文火煎 10 分钟，取汁。视小儿年龄给药，每日服 4 次，4 小时服 1 次。

40. 小儿尿频

☆山药、熟地黄、煅牡蛎（先煎）各 10 克，小茴香、乌药、益智仁、升麻、麻黄各 3 克，水煎服，每日 1 剂，10 天为 1 个疗程。

☆麻黄 4.5 克，生石膏 12 克，杏仁 9 克，桔梗 9 克，怀山药 18 克，甘草 3 克。每日 1 剂，水煎服。

☆生木瓜（大者 1 枚）切片，泡酒 1 周。用时，每次用药 9 克。每日 1 剂，水煎，服 2 次。

☆鲜白茅根 30 克，生地黄 10 克，木通 6 克，生甘草、淡竹叶各 3 克。将上药加入适量清水浸渍半小时，煮沸后再煎 20 分钟，每日 1 剂，2 次分服或代茶频饮。一般服 5~10 剂即可。

41. 小儿遗尿

☆白果肉 30 粒（去衣壳），大枣 10 枚，水煎服，每日 1 剂。

☆黑胡椒粉适量，伤湿膏 1 张。每晚睡前，用黑胡椒粉填脐，伤湿膏贴盖，24 小时后取掉。7 次为 1 个疗程，一般用药 1~3 个疗程。

☆茶叶 5 克，大枣 10 枚，白糖 10 克，水 500 毫升，先将洗净的大枣煮烂，放入白糖、茶汁搅匀，即可饮用。1 次 20 毫升，每天可饮用 2~3 次。

☆鲜葱白 10 段（2 寸长），硫黄 12 克，共捣烂做成饼状。在小儿睡前敷于脐部，纱布覆盖后固定。每两日换药 1 次，连用半个月左右可见效。

☆补骨脂 30 克，研细末，装瓶备用。用时取 3 克，置于脐中，纱布覆盖，绷带包扎。2 天换药 1 次。

☆鲜猪小肚 1 只，益智仁 9~15 克。先将猪小肚切开洗净，再将益智仁放入猪小肚内，炖熟后将猪小肚、益智仁连同汤全部吃下，1 日 1 次，连服 3 日即可见效（注：猪小肚即为猪膀胱）。

☆茶叶 8 克，食盐 5 克，鸡蛋 5~10 枚，将茶叶、鸡蛋共放锅中加水煮约 8 分钟，将蛋壳击破，加盐再煮 15 分钟左右，取蛋去皮蘸酱油食用，煮好的鸡蛋可放置在冰箱内保存，随时取用，1 天 1 枚。

☆五倍子 30 克，肉桂 5 克，共研成粉末，用凉开水调匀，晚上睡前敷于患儿脐部，次日晨起去掉。每日1次，连敷1周。

☆何首乌30克，五倍子30克，共研末，用醋调匀，敷于患儿脐部，用纱布覆盖后固定。5天换药1次，连敷2~3次。

☆猪肝3个，白术250克，苦参180克，牡蛎250克。后3味共研末，与猪肝捣为丸如梧桐子大。每次服9克，每日2次。

☆生姜30克，炮姜、附子各6克，补骨脂12克，共捣烂如泥状，外敷肚脐处，敷料包扎，胶布固定，5天换药1次，连续用药2~3次即可。

42. 小儿白尿

☆**乳汁不节，损伤脾胃** 砂仁3克，白术、陈皮、车前子（包煎）各6克，薏苡仁、麦芽、山楂各10克，水煎，分3次服。

☆**饮食伤中，或病后中气下陷** 黄芪15克，党参、白术、陈皮各9克，当归、草薢、益智仁各6克，升麻、柴胡、炙甘草各3克，水煎，分3次服，数剂即愈。

43. 小儿泌尿道感染

☆**下焦湿热型** 尿频、尿急、尿赤、尿时涩痛，尿时哭闹不安，发热，食欲差，舌红苔黄、脉数。生地黄、黄柏、车前子、蒲公英、紫花地丁各9克，栀子

3~6克，木通3克。如尿血重者加小蓟、瞿麦、萹蓄各9克；热重者加黄芩9克；尿痛者加延胡索9克，甘草、青皮各6克。水煎服，每日1~2剂，或2剂服3日，每日2~4次。

☆**脾肾两虚型** 纳差、腹胀、肢体浮肿，腰痛、小便频、淋涩疼痛，时作时止，舌淡苔白、脉沉。黄芪、党参、茯苓各10~15克，白术、续断、菟丝子各10克，木通、车前子各3~6克。水煎，每日1剂，分2~3次服。

☆**虚实夹杂型** 低热、手足心热，腰腿酸软无力，尿少、尿黄、尿急、尿频，苔黄腻，脉弦滑而数。知母、生地黄、黄柏、牡丹皮、泽泻、山药、茯苓各10克，车前子、淡竹叶各3~6克。水煎，每日1剂，分2~3次服。

44. 小儿便秘

☆香蕉2根，大米50克，白糖适量。将香蕉去皮，捣泥备用。取大米淘净，放入锅中，加清水适量煮粥，待熟时调入香蕉、白糖，再煮一二沸即成，每日1剂，连续3~5天。

☆芒硝、丁香各等量，研为细末，外敷肚脐处，伤湿止痛膏固定，每日换药1次，连敷2~3天。

☆肉苁蓉10克，水煎服，每日1剂，分3~4次给药，一般服3日取效，连服7日获愈。

☆甘蔗汁 100 毫升，蜂蜜 50 毫升，大米 50 克。将大米煮粥，待熟调入蜂蜜、甘蔗汁，再煮一二沸即成，每日 1 剂，连服 3~5 天。

☆蒲公英 30~60 克，水煎后取浓缩液 50~80 毫升，每日 1 次顿服。年龄小、服药困难者，可分 2~3 次服。药煎好后，可加适量白糖或蜂蜜调味。

☆黄芪 15 克，黑芝麻、蜂蜜各 60 克。黑芝麻炒香研末备用。黄芪水煎取汁，调芝麻、蜂蜜饮服，每日 1 剂，连服 3~5 天。

☆用苦杏仁 5~10 克，雪梨 1 个，白砂糖 30~50 克，清水半碗，放炖盅内隔水炖 1 小时，食梨饮汤。

☆桃仁 5~10 克，新鲜牛血（或猪血）200 克，加清水适量煲汤，用食盐少许调味，饮汤食血。

☆用新鲜菠菜 200 克，洗净，待锅中水沸，加入适量食盐调味，再把菠菜置沸水中烫约 3 分钟取出，加麻油适量拌匀服食。

☆核桃仁 50 克，黑芝麻 30 克，两者分别在锅内用文火炒熟，然后一起捣碎，每日清晨服 1 汤匙，用温开水冲服。

☆胖大海 2 枚，沸水约 150 毫升，冲泡 15 分钟，待其发大后，少量分次频频饮服。一般饮服 1 天即可大便畅通。

45. 小儿痢疾

☆绿豆 3 粒，胡椒 3 粒，大枣 2 个。

先将大枣洗净、去核，与绿豆、胡椒共捣烂，敷于肚脐上。

☆鲜苦瓜 5 条。将苦瓜洗净榨汁，过滤。每日服 1~2 次。

☆绿豆 3 粒，巴豆 10 粒，大枣 2 枚。将绿豆、巴豆用布包好捶成细末，加大枣肉共捣烂如泥，贴于肚脐眼的下部。

☆绿茶 10 克，加水 1 碗，煎成浓茶水，饮用。

☆独头大蒜 30 克，鲜马齿苋 500 克，葱白、芝麻、盐各适量。蒜去皮捣如泥；马齿苋去掉老根，洗净，切成小长段，用沸水烫透，捞出沥干水分；芝麻炒香，捣碎；葱白洗净，斜切小片。将马齿苋用盐、味精拌匀，加入蒜泥、葱白、芝麻，即可食用。

☆冰糖 20 克，葵花子 50 克。将葵花子用开水冲烫后，煮 1 小时，加冰糖。服汤，每天 2~3 次，可连续服用。

☆鳝鱼 1 条，红糖 6 克（炒），黄酒 9 毫升。鳝鱼去肚杂，切碎，以新瓦焙干，和红糖研末，温黄酒送服。

46. 小儿脱肛

☆石榴皮、五倍子、明矾等分共研粗末，煎水外洗肛门处，每日 2~5 次疗效亦佳。

☆大枣 500 克，陈醋 1000 毫升，共置砂锅内用慢火煮至醋干为止，候凉，装瓶备用。1~3 岁每次服 5 枚；4~7 岁每次服 7 枚。每日 2~3 次，疗程不限。

☆黄芪 15 克，党参、五倍子、诃子、白术、金樱子、谷芽、山楂各 10 克，升麻 3 克，甘草 6 克。每日 1 剂，水煎服，分 2 次服用。此外，加服甲鱼头粉 3 克，每日 2 次。

☆五倍子 12 克，煅牡蛎、煅龙骨各 12 克，枳实 3 克，云南白药 3 克。前 4 味药共研成极细末，与云南白药混合即成。先以 3% 温盐水坐浴再外涂石蜡油，再将药末均匀薄薄地撒在其黏膜面上，然后手法复位后休息 1 小时，一般用 3~5 次可好转。

☆棉花根 50 克，白术、升麻各 9 克，防风 3 克，水煎，分 2 次服，每日 1 剂，连服 3 日。

☆槐花 24 克，置锅内加水 400 毫升，煮取 200 毫升，滤去药渣，入鸡蛋 1 枚（去壳），搅匀，加油盐适量调味，饮汁吃蛋。每日 1 剂，可连服 10~15 剂。

☆糯米 100 克（水浸泡 1 小时后取出），当归身 7 克，升麻 5 克，共放入 1 小段（约 25 厘米）洗净的猪大肠内，两端用线扎牢，置锅内，加水适量，文火煮 1~2 小时后取出，除去猪大肠及药渣，糯米饭用食盐少许调味，早晨空腹服食。

☆便后清洁肛门，将药粉（五味子、煅龙骨、煅牡蛎、诃子各等分，研末，过筛）均匀撒于脱出的肠黏膜上，厚约 1~2 毫米，将脱出肠黏膜纳入肛门内，每次大便后必用。并用补中益气丸 1/4~1/3 丸，1 日 2 次口服。

☆以温淡盐水坐浴，再外涂蜡油，然后将云南白药与五倍子、煅牡蛎、煅龙骨、枳实各等分，研细末，均匀薄薄地扑在黏膜上，手法复位后卧床休息 1 小时。

☆新鲜生姜 1 片，贴在百会穴上。另取锥形艾炷放在姜片上，点燃灸之，不能耐受时取下再换上 1 个艾炷，如此反复 3~5 次即可。

☆乌梅 5 个，以文火焙干（勿烧焦），研成细末，加入冰片 0.2 克，再研匀，以花生油调成糊状，涂于患处即可缩回，每次大便脱出后，洗净揩干，涂药 1 次，连用 3~5 日。

47. 小儿疝气

☆川厚朴、连钱草、艾叶各 9 克，槐树枝 20~30 厘米，葱白 7 根。将上药加水半脸盆，煮沸后将药液倒入盆内，趁热熏洗患处 30 分钟，每日 1 次。一般 2~5 天即可好转。

☆肉桂 1 克，升麻 3 克，吴茱萸 3 克，橘核 2 克，荔枝核 2 克，川楝子 2 克，青木香 1 克（以上为 1 日量），水煎 2 次，早晚各服 1 次，半个月为 1 个疗程。

☆黑色大蜘蛛（去头去足焙干）10 克，桂枝尖 20 克，共研成细末，过筛瓶装密封备用，每次以每千克体重 0.2 克的用量用开水或稀饭送服，早晚各 1 次，连服半个月为 1 个疗程。

☆小茴香 30 克，水煎熏洗患处，每天 2 次。

48. 小儿多动症

☆生牡蛎 15 克（先煎），桂枝 6 克，白芍 10 克，生姜 5 克，甘草 8 克，浮小麦 20 克，大枣 2 枚，水煎服，30 天为 1 个疗程。本方对控制多动症，提高注意力有一定的作用。

☆鹿角粉（冲服）、益智仁各 6 克，熟地黄 20 克，砂仁 4.5 克，生龙骨 30 克，炙龟甲、丹参各 15 克，石菖蒲、枸杞子各 9 克，炙远志 3 克。每日 1 剂，水煎。连服 2 个月为 1 个疗程。

☆生牡蛎、珍珠母、女贞子各 15 克，白芍、枸杞子、首乌藤各 10 克。将上药加水浸泡 1 小时，煎 2 次，每次 20 分钟，将 2 次煎出的药液混合，每日 1 剂，分 3 次服。阴血不足、头目眩晕、面色苍白、舌红面干者，加熟地黄 10 克；脾虚唇淡、舌胖嫩者，加茯苓 15 克，白术 6 克；心血不足、精神不振、失眠多梦者，加炒酸枣仁 15 克。

☆百合 20 克，炒酸枣仁 20 克，莲子心 5 克。将上述 3 味药水煮取汁饮服，每日 1 剂，适量常服。

☆白术 10 克，云茯苓、大枣、龙骨、牡蛎、生地黄、白芍、地骨皮各 12 克，鸡内金 8 克，甘草 6 克，胡黄连 4 克，浮

小麦 30 克。每日 1 剂，水煎，分 2~3 次服用。服 6 剂后上方加太子参、炙龟甲各 12 克，用 5 剂的量研末为丸，如梧桐子大，每次服 10 粒，每日 3 次，两个月为 1 个疗程。

☆熟地黄、黄芪各 15 克，白芍 12 克，龙骨 20 克，五味子、远志、石菖蒲各 6 克。将上述药物用水煎服，每日 1 剂，分 2 次服用。治疗时间最短者 1 个月，最长者 6 个月。

☆白芍、天麻、珍珠母（先煎）各 10 克，枸杞子、女贞子、首乌藤、柏子仁、生牡蛎（先煎）各 15 克，大枣 5 枚。将上药水煎 3 次后合并药液，分早、中、晚 3 次口服，每日 1 剂，10 剂为 1 个疗程，直至痊愈为止。若疲倦乏力、纳少便溏者，加白术、茯苓、党参各 10 克；若阴血不足、面色萎黄者，加鸡血藤、全当归、熟地黄各 10 克；若夜寐不安者，加远志、炒酸枣仁各 10 克。

49. 小儿"冰箱病"

☆生姜 6 克，葱白 3 茎，胡椒粉 1 克。先烧开水，将生姜、葱白入水中，煮沸而成姜葱汤。再用姜葱汤送服胡椒粉，或将胡椒粉放入姜葱汤中，趁热饮下。本方适用于以腹痛、腹泻为主要症状者。

☆桂皮 6 克，山楂肉 15 克，红糖 30 克。将桂皮切细块，山楂洗净，二者同放锅内，加清水适量，用武火煮沸后，改用

文火煮 30 分钟，去渣留汁，加红糖少许搅匀，代茶热饮。本方适用于以寒为主伤胃者。

☆草果 5 个，官桂 10 克，羊肉 500 克，胡豆、粳米各 500 克，马思答吉（香料）5 克，食盐、芫荽各适量。将羊肉洗净，同草果、官桂、胡豆（捣碎、去皮）放入铝锅内加水适量，先武火煮沸，后文火熬成汤滤净，下粳米、马思答吉、食盐调匀，继续置文火慢熬。在粳米粥内，放入芫荽叶，将羊肉切块，盛入碗中，分碗盛满。食用时，吃肉喝粥。本方适用于以寒伤腹痛之症状者。

☆生姜 1 大块，醋、红糖若干。将生姜洗净切片，以醋浸淹 1 昼夜。用时，取 3 片，加红糖适量，以沸水冲泡，温浸片刻，代茶频饮。本方适用于以呕吐为主者。

50. 小儿羸瘦症

☆**脾虚羸瘦** 白术、茯苓、人参、炙甘草、桔梗、法半夏、神曲、麦芽、山楂、白扁豆、橘皮、怀山药、莲子各等分，共研细末，以蜜水泛为小丸，每服 5 克，日服 3 次。或仅研细末，瓶贮，每次服 3~5 克，日服 3 次，开水送服。

☆**肾虚羸瘦** 紫河车 1 个，麦冬、天冬、牛膝、黄柏、杜仲、熟地黄、炙龟甲各 30 克，共研为极细末，炼蜜成小丸，如绿豆大，每次服 5~8 克，开水送服，1 日 3 次，有良效。

51. 小儿肥胖症

☆干虾米 10 克，白菜 200 克，植物油 10 克，酱油 10 克，食盐 3 克，味精少许。先将干虾米用温水浸泡发好，再将白菜洗净，切成约 3 厘米的段。随后，将油锅烧热，放入白菜炒至半熟，再将发好的虾米、食盐、味精放入，稍加清水，盖上锅盖烧透即可。

☆西瓜皮 200 克，刮去蜡质外皮，洗净；冬瓜 300 克，刮去绒毛外皮，洗净；黄瓜 400 克，去除瓜瓤，亦洗净；食盐、味精各适量。将三皮切成条块状，置于容器中，用食盐、味精腌制 12 小时，即可食用。本方可共奏利湿减肥协同之效，对小便不利、四肢水肿者尤其有效。

☆鲜嫩黄瓜 750 克，猪瘦肉 100 克，当归 3 克，白糖 50 克，醋 30 毫升，食盐 2 克，生姜 10 克，菜籽油 50 克。先将黄瓜洗净削去两头，切成 3 厘米长的瓜段，再切成粗丝；生姜洗净切成细丝；当归洗净切成片；猪肉洗净后先用开水煮熟，捞出待凉后再切成丝；然后把肉丝、黄瓜丝放入盘内，加上白糖、醋、姜丝、食盐拌匀。另将锅置火上加入清油，烧至八成热时下当归片，待浸出香味时拣出当归不用，再将油倒在瓜丝上拌匀即可。肥胖儿常食之，不仅减肥，亦可红润肌肤。

52. 小儿杂症

☆**小儿囟门肿陷** 黄柏（研细末）、生半夏（研细末）各适量。囟门肿，用黄柏末，水调涂两足心即消；囟门陷，用半夏末，水调涂两足心，即起。

☆**小儿褶烂** 冰片2克，研成细粉，与普通痱子或化妆粉20克拌匀，扑在褶烂处，一日数次。

☆**小儿龟头炎** 威灵仙40克，加水500毫升，浓煎去渣，用药液温洗患儿阴茎龟头，每日洗5次以上，每日1剂。

☆**小儿睾丸鞘膜积液** 取母丁香40克，研成极细粉，将患儿脐部及其周围洗净擦干后，在脐眼内放入本品2克（高出皮块0.2厘米左右），用纱布覆盖固定，隔2日换药1次，20日为1个疗程。

☆**小儿传染性软疣** 蒲公英、白鲜皮、苦参各30克，野菊花、金银花、赤芍各20克，紫草15克，加水1000毫升，浸泡1小时后，煮沸20~30分钟，趁热熏洗患处，每日2~3次，每次约20分钟，一剂药可熏洗2~3天，7日为1个疗程，2个疗程可好转。

☆**小儿川崎病** 发热期治以清热解毒、凉血化瘀，以清营汤加减：水牛角粉3克（冲），金银花、连翘、石膏、板蓝根各15克，生地黄、麦冬、玄参、赤芍、牡丹皮各10克。恢复期治以益气养阴生津、清解余热，以沙参麦冬汤加减：沙参、麦冬、天花粉、丹参、赤芍、玄参、菊花各10克，芦根15克，淡竹叶、甘草各6克，煎服。

☆**小儿贫血** 南沙参、炒党参、丹参各15克，淫羊藿、仙鹤草、焦三仙各10克。水煎服，每日1剂，早晚分服。

☆**小儿血小板减少** 水牛角30~60克。水牛角削成薄片，加水煎2小时，每日2次分服，疗程2周至1个月。

☆**小儿丹毒** ①淡豆豉6克，炒酥研为细末，加香油调成糊状，外敷患处。②淡豆豉10克，加水适量，煎取浓汁，适量服用3~5日，其毒自下。

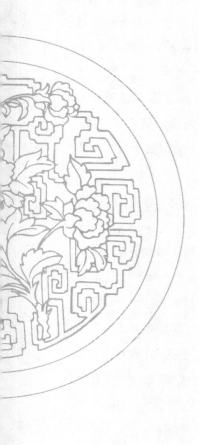

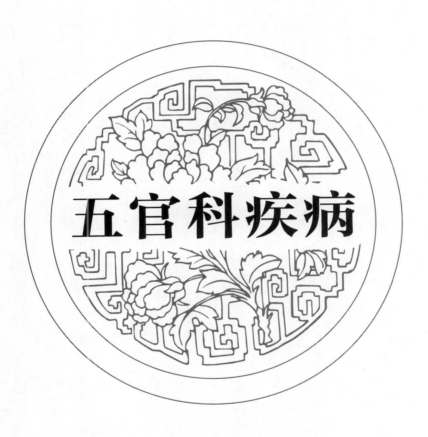

五官科疾病

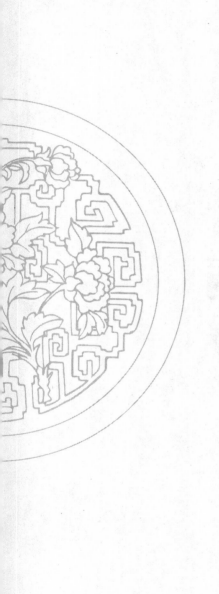

一、眼病

1. 麦粒肿与霰粒肿

☆1 小匙盐放入 1 茶杯开水中，待水温合适时用卫生棉球洗患处，每天 3 次，每次 5 分钟，3 日即好转。

☆黄连 15 克打碎，置瓶内再将人乳汁挤入，浸泡 1 天，滤出人乳汁，点涂患处，每天 3~4 次。

☆木通 3 克，滑石、瞿麦各 15 克，黄芩 9 克，连翘 12 克，大黄 6 克（后下），蝉蜕 4 克，生甘草 6 克，水煎服。炎症消退或接近消退时，为预防复发，可佐以扶正之品如黄芪、党参、怀山药、白术等。

☆鲜鸭跖草茎 1 段，洗净。手持斜度约 45 度于酒精灯上燃烧上段，顷刻间下段即有小珠泡液体沸出，随即将沸出液体滴于睑结膜及睑缘（麦粒肿局部肿胀及周围）。趁热涂之更好。滴药前睑结膜先用 0.9% 氯化钠溶液冲洗。涂药后患者有症状减轻的舒适感，无须冲洗药液或做其他任何处理。

☆野菊花 30 克，胡黄连 15 克，水煎，分 2 次服。

☆茶叶末适量。将茶叶研成细末用芝麻油调匀，涂于患眼皮肤红肿处，每日 2~3 次。本方主治麦粒肿初起。

☆石榴叶 10 克，绿豆 30 克，水煎服，每日 2~3 次。

☆黄连素 10 片，研成细末，用清水调成糊状，外敷双足心涌泉穴。每天换药 1 次，一般用药 3~5 天可治愈。

☆全蝎 50 克，焙黄研末。1 天 1 次，1 次 0.3 克，口服。

☆将完整的蛇蜕置于陈醋内浸泡，数日后取出煎成约 6 毫米 ×8 毫米的小块，贴敷患处，上盖浸有陈醋的棉片，固定。1 天换药 1 次，直至痊愈为止。

☆樟脑（中药店有售）1.2 克，加入红霉素眼膏 1 支，共调匀，用消毒棉签蘸药膏外涂麦粒肿处，每日 2 次。本方对于麦粒肿早期患者，用药 1~2 天可治愈。

☆丝瓜藤 30 克，鲜荸荠 30 克，茶叶 6 克，水煎服，每日 2~3 次。

☆霰粒肿 ①大贝母 12 克，海藻 15 克，清水适量煎沸，用煎沸的药液冲泡金橘叶 6 克，闷 15 分钟，代茶饮用，每日 1 剂。②夏枯草 20 克，蒲公英、金银花各 10 克，共置保温瓶中，用沸水 500 毫升冲入后闷泡 20 分钟，取汁分 4 次饮用。每日 1 剂。

2. 干眼症

☆生地黄、麦冬、玄参、炒白芍各 15 克，生甘草 5 克，薄荷 5 克，贝母、牡丹皮各 10 克。每日 1 剂，水煎，早晚服用。

☆生地黄 15 克，山药 15 克，枸杞子 15 克，牡丹皮 10 克，茯苓 10 克，泽泻 10 克，菊花 10 克。每日 1 剂，水煎，早晚服用。

☆苍术粉 3 克，当归粉 6 克。每日 1 剂，分 3 次用温开水冲服。一般服药 4~5 日，自觉症状及结膜损害均消失。

☆食盐 2 撮，加入 1 碗开水中，晾凉，用纱布浸盐水，湿敷患眼。

☆百合 10 克，山药 15 克，薏苡仁 20 克，大枣（去核）10 个，煮粥食用。

☆蒲公英、野菊花、金银花、大青叶各 30 克，加水适量，水煎，分早晚 2 次温服。每日 1 剂。

☆每晚嚼食两个核桃仁，可缓解症状。

☆黄柏、龙胆草各 10 克，决明子 15 克，水煎，分 3 次服。每日 1 剂。

☆鲜嫩红薯叶 100 克，羊肝 90 克，嫩炒当菜食，每日 1 次，连服 10 天左右。

☆鲜红薯 200 克，粳米 100 克，白糖适量，加水同煮粥，粥成时加白糖调味服食。

☆鲜鸡肝 1~2 个，在沸水中烫 20 分钟，蘸盐或酱油食。

3. 结膜炎

☆土茯苓 15 克，野菊花 15 克，地肤子 12 克，白鲜皮 12 克，生甘草 6 克，荆芥 10 克，防风 9 克，薄荷 9 克，水煎服，

1 日 3 次。

☆菊花 9 克，密蒙花 9 克，谷精草 9 克，栀子 6 克，金银花 15 克，连翘 15 克，川黄连 6 克，赤芍 9 克，桔梗 6 克，水煎服，每日 1 剂。

☆黄柏 30 克，菊花 15 克，加开水 500 毫升，浸泡两小时，用纱布过滤，外敷或洗涤患眼，每日两次，每次约 10 分钟。

4. 急性结膜炎

☆新鲜半枝莲适量，揉搓为丸塞鼻，左眼患病塞右鼻，右眼患病塞左鼻，每天 2 次，每次 30 分钟。

☆大黄、龙胆草、菊花各 9 克，水煎，分 2 次服，宜服 3~5 日。

☆活水蛭 3 条，置于 60 毫升蜂蜜中，6 小时后取浸液储瓶内备用。每天滴眼 1 次，每次 1~2 滴。

☆车前草 30 克，蒺藜 10 克，白菊花 15 克，谷精草 10 克，野菊花 20 克，蒲公英 30 克。水煎服。上药头煎二煎内服，三煎以汤先熏后洗。

☆活地龙 3~5 条，洗净，放入干净碗内，加白糖 10~15 克，待地龙浸出水后，用其点眼。每次 2~3 滴，每天 3~5 次。儿童用时，可用凉开水稀释。

☆木贼草 10 克，龙胆草 4.5 克，鲜生地黄 10 克，密蒙花 10 克，酒川芎 4.5 克，鲜苇根 15 克，赤茯苓 6 克，冬桑叶

6克，黄菊花10克，赤芍6克，蝉蜕4.5克，蒺藜10克，白薇6克，水煎服，早晚各1次。

☆黄连3克（打碎），人乳适量，冰片0.6克，一同放入干净杯中，盖好，隔水蒸透。取汁点眼，每天4~6次。或用黄连（或胡黄连）10克（研为细末），人乳适量，调成稠膏，敷涌泉穴，固定，每天一换。

☆夏枯草、菊花各18克，栀子15克，蝉蜕9克，甘草6克，水煎，分2次服。病重者，可日服2剂。

☆柴胡15克，麻黄10克，赤芍20克，蒺藜10克，吴茱萸5克。表证明显有热者加金银花15克，连翘15克，生石膏40克；白睛红甚者加桑白皮30克；脓性分泌物较多者加黄连8克，蒲公英15克；视物不清者加菊花15克；痒甚者加僵蚕10克，蝉蜕10克；羞明流泪者加栀子12克，龙胆草1克，谷精草10克，每日1剂，水煎，分2次服。

☆鲜蒲公英60克（干品9克），紫花地丁30克，野菊花50克（干品15克），菊花、板蓝根、大青叶各30克，功劳叶（土黄连）60克，夏枯草30克，栀子15~20克，黄柏20~30克，秦皮15克，任选1~3种，水煎两次，混合，过滤，趁热先熏后洗双眼，每天3~4次。或头煎内服，二煎熏洗。熏洗后涂敷眼药膏。

5. 慢性结膜炎

☆菠菜籽、野菊花各9克，水煎服。

☆苍术、桑叶、木瓜、牛膝各15克，防己12克，菊花、黄柏、甘草各9克，加水2000毫升，煮沸，再用文火煎20分钟，滤出药液注入搪瓷盆中。待药液温度适宜时浸泡双足20分钟，每日午、晚各1次。

☆生地黄、菊花、车前子、神曲、石斛、鸡内金、蒺藜、谷精草、木贼草各10克，桑叶3克，荸荠20个，水煎服，每日1剂，5天为1个疗程。一般服药1~2个疗程有效。

☆白茅根60克，切段，水煎代茶饮。本方适用于白睛遗留少许赤丝，迟迟不退、细脉。

6. 角膜溃疡

☆赤芍、黄芩、桑叶、菊花、牡丹皮、天花粉、泽泻、车前子各9克，金银花、连翘、玄参各12克，蒲公英15克，薄荷4.5克。每日1剂，水煎服。本方主治树枝状角膜溃疡。如结膜充血显著，加龙胆草、栀子各9克；胸闷胁痛者，加青皮、香附各9克；头痛目胀者，加生石决明、珍珠母各15克；睫状充血明显者，加桃仁、红花各6克；便秘者，加生大黄8克。本方用于实证患者，若久病心虚或年老体弱，溃疡久不愈合，宜加党参、生地黄、白术、当归等，酌去苦寒之品。

☆决明子、野菊花、龙胆草各 12 克，蒺藜 9 克，每日 1 剂，水煎服。

☆决明子 15 克，谷精草 30 克，蝉蜕 12 克，水煎，分 2 次服，每日 1 剂，并加用泼尼松片，每服 10 毫克，每日 3 次，连续用药 12~15 天即可好转。

7. 视神经萎缩

☆将羊肝洗净切片，上茏后素油爆炒，调以酱油、醋、料酒、姜常食。

☆生地黄 20 克，麦冬 10 克，生石膏 30 克，金银花 10 克，柴胡 10 克，当归 10 克，白芍 10 克，菊花 10 克，牡丹皮 10 克，栀子 10 克，丹参 18 克，赤芍 6 克，红花 3 克，水煎服，每日 1 剂，分 2 次服。

☆**气血不足型** 黄芪 20 克，党参、白术、茯苓各 12 克，生地黄、熟地黄、白芍、当归各 10 克，炙甘草、川芎、柴胡各 5 克，升麻 3 克，煎汁服。

☆**肝气郁结型** 当归身、白芍、枸杞子各 12 克，焦白术、柴胡、牡丹皮、焦栀子、白菊花各 9 克，茯苓 15 克，石菖蒲 10 克，甘草 3 克，煎汁服。

☆**肝肾阴亏损型** 熟地黄 15 克，当归、柴胡、五味子、泽泻、路路通、茯苓、牡丹皮、山茱萸各 10 克，葛根、枸杞子、白菊花、丹参各 12 克，石菖蒲 7 克，煎汁服。

注：以上 3 方均 1 日 1 服，上、下午

分服，30 日为 1 个疗程。

8. 青光眼

☆夏枯草 60 克，香附 60 克，甘草 12 克。将 3 味药均研成粉末，用水调服。每次 4.5 克，每日 2 次。

☆羚羊角 3 克，菊花 20 克，决明子 25 克，五味子 15 克，水煎，频频代茶饮。

☆槟榔 9~18 克，水煎服。服药后有腹痛、呕吐、恶心及轻泻等反应均属正常现象。若无轻泻应稍增加剂量。

☆木贼草 12 克，牡蛎 15 克，菊花 30 克，石决明 15 克，夜明砂 10 克。先把药用水浸泡 30 分钟，再放火上煎 30 分钟，每剂煎 2 次，将 2 次煎出的药液混合。每日 1 剂，早晚分服。

☆当归、地龙、黑地榆各 12 克，黑栀子 13 克，红花 10 克，川芎、桃仁、鸡内金、僵蚕各 6 克。每日 1 剂，水煎服。

☆羊肝 100 克，谷精草 15 克，白菊花 15 克，煎汤服羊肝。

☆蜂蜜 50 毫升，每日 2 次冲服。

☆浮小麦 50 克，大枣 10 枚，加水适量共煎汤。每日 2 次，早晚各 1 次，食枣饮汤。

☆原发性青光眼：当归、香附各 10 克，白芍、夏枯草各 30 克，川芎 5 克，熟地黄、乌梅、泽泻、钩藤各 15 克，车前草、珍珠母各 25 克，槟榔 6 克，荷叶、菊花各 20 克，甘草、琥珀（冲服）各 3 克，

水煎服。每日 1 剂，日服 2 次。

9. 老花眼

☆枸杞子、葳仁、蝉花各 10 克，煎汤饮，每周 2~3 次。

☆枸杞子、决明子各 10 克，绿茶 3 克，开水冲泡代茶饮。桑叶、菊花、淡竹叶各 15 克，水 1000 毫升，水煎，用消毒纱布蘸药液洗眼，每周 2 次。

☆500 克桑椹（鲜者加倍）捣成泥状与 500 克白糖共煮，待糖液起黄色并拔起丝时，倒在涂有麻油的石板（或不锈钢板）上，切成糖块，随时含服。此方对肾阴亏损者效果显著。

☆胡萝卜适量，切碎，与 250 克粳米共煮为粥，经常服。

☆枸杞子、桑椹、怀山药各 12 克，大枣 10 枚。每日 1 剂，水煎，分头汁、二汁，两汁相合，早晚分 2 次内服。

☆将菟丝子与黑芝麻碾碎，以 3:1 的比例用开水冲泡代茶饮用，频饮之。

☆鸡肝 1 具，洗净切碎，加粳米 400 克，淡豆豉 20 克，同煮烂服。

10. 沙眼

☆白矾 10 克，枯矾 5 克，龙胆草 15 克，杏仁 5 克，乌梅 5 克，菊花 100 克，水煎去渣，每日洗眼 6 次以上，15 天为 1 个疗程。

☆西瓜霜 30 克，霜桑叶、玄明粉各 15 克，用 2 碗清水煎，水过滤澄清即成。将制成的药汁放入面盆中，然后将头俯面盆上趁热先熏 5~10 分钟，趁温再洗 3~5 分钟。

☆夜明砂 9 克，鸡蛋壳 6 克，决明子、蝉蜕各 9 克，以米醋适量将药煎服，每天 2 次。

☆苦瓜 1 个（大而熟的），芒硝 15 克。将苦瓜去籽留瓤，装入芒硝，悬于通风处，数日后瓜外透霜，刮取备用。每用少许点眼，早、晚各点 1 次。

☆制炉甘石 9 克，海螵蛸 3 克，荸荠粉 15 克，青鱼胆 4 个，葳仁霜 9 克，制硼砂 3 克，梅片 7.5 克，珍珠 3 克，麝香 0.45 克。海螵蛸用童便浸 7 天，清水漂净，晒干去皮壳研粉。青鱼胆取出后晾干，不可见火，见火则失效。鱼胆越陈越好，点眼不痛。以上各药研细，用时点眼，每日 3 次，每次似粟米粒大小，点眼后闭眼数分钟。

☆生赤芍、黑玄参、白鲜皮各 9 克，广陈皮、淡竹叶各 4.5 克，生地黄 12 克，甘草 3 克，每日 1 剂，水煎服。风盛者，加荆芥、防风；热盛者，加黄连、栀子；湿盛者，加苍术、黄柏；瘀甚者，加红药、大黄。

☆黄柏 30 克，加水 500 毫升煮半小时，过滤，每日点眼 3~4 次，每次 1~2 滴。

11. 眼底出血

☆牡丹皮 6 克，野菊花 10 克，忍冬藤 18 克，鸡血藤 18 克，石决明 10 克，佩兰 10 克。每日 1 剂，水煎，早晚服用。

☆生蒲黄 10 克，纱布包好，水煎服，代茶频频饮用，一般服用 100 克后，可控制出血，瘀血也渐渐消散。

☆木耳 3~6 克，冰糖 5 克，加清水适量，慢火炖汤，于睡前 1 次顿服。每天 1 次，10 日为 1 个疗程。

12. 红眼病

☆鲜生地黄 100 克，捣烂，敷于眼部，每日 3 次，每次敷 30 分钟。原方加冰片少许，效果更佳。

☆鲜鱼腥草 20 克，加白糖约 10 克，用开水泡服或煎服均可，一般服 2~3 次即可明显止痒消肿，连服数次可愈。

☆柴胡 20 克，麻黄、蒺藜各 12 克，赤芍 30 克，吴茱萸 5 克，水煎服，每日 1~2 剂。另取菊花、黄连各 5 克，水煎滤取药汁，熏洗双眼。

☆桑叶（或菊花）、蒲公英各 60 克，煎水当茶饮。也可冷却后用来洗眼睛。此方服用 7 天左右可痊愈。

☆马齿苋、黄花菜各 50 克，水煎服，每天 2 次，3~6 天即可好转。

☆杭菊 10 克，密蒙花 10 克，黄芩 10 克，防风 10 克，枳壳 6 克，蔓荆子 6 克，桃仁 3 克，红花 3 克，生地黄 10 克，赤芍 6 克，甘草 3 克，水煎服，每日 1 剂，分早晚 2 次服，孕妇忌服。

☆淡黄棕色、个大、坚硬的胖大海 3~4 枚，用温开水将其泡散备用。用 0.9% 生理盐水冲洗患眼后，将泡散的胖大海完全覆盖患侧上下眼睑（每只眼 1~2 枚），用纱布固定。每晚 1 次，每次 20 分钟，可治疗红眼病。

☆鲜蒲公英 1 把，洗尽泥土，放入砂锅内，加 750 毫升水，水滚后，煮 3 沸，分成 2 碗。1 碗趁热熏洗双眼，1 碗在不凉不热时慢慢喝下，1 天 2 次，当天症状就基本消失。

☆决明子全草适量，水煎沸后 10 分钟，倒入茶盅，然后患眼睁开对准蒸汽熏 20 分钟，每日 3 次。

13. 夜盲症

☆龙胆草、黄连各 30 克，共为细末，饭后用熟羊肝趁热蘸药末食用。

☆夜明砂洗净、烘干，打极细末，每次用 6 克，和猪肝 50 克煮汤服，早、晚各 1 次，连服 1 周。

☆鲜枸杞叶 60 克，鲜猪肝 60 克，共煮汤，调味后食用。

☆决明子炒熟，猪肝烘干，打极细末，每次各用 6 克，和红糖水调匀频饮，每天早、中、晚各 1 次，连服 7~10 天。

☆胡萝卜 50 克，洗净，切成小块，大枣 10 克，大米 45 克，加水适量，煮粥，顿服，每日 1 次，以愈为度。

☆羊肝 100 克，切片，和枸杞叶 50

克煮汤服，加盐、姜调味，每日1剂，7天即可见效。

☆谷精草炖羊肝：羊肝100克，谷精草30克，将羊肝切片，放入瓦罐内，与谷精草共煮熟，调味食用。

☆鸡肝1具，菠菜100克，加盐、姜调味，每日1剂，当菜吃，7天即可见效。

☆石决明、夜明砂各15克，苍术30克，猪肝100克。前3味药加水500毫升，煎成200毫升药液，于早晨空腹时和晚上睡觉前，分2次煮猪肝服用。每日1剂，一般3剂可见效。

☆肉苁蓉、枸杞子各15克，菊花、巴戟天各10克，水煎2次，合并煎液，分2次温服，每天1剂。

☆决明子150克，动物肝脏500克。先将肝脏煮熟，切片晒干，与决明子共研成细末，每次服10克，每日3次。

14. 迎风流泪

☆苍术、菊花各10克，用500毫升沸水浸泡，待温度适合后洗眼，每日2次。如趁热用汽熏眼（熏时闭眼）则效果更佳。熏时不可靠太近，避免烫伤。

☆杭菊15克，枸杞子75克，羊肝60克，熟地黄20克，夜明砂12克，麦冬15克。先煎5味中药取汁，用汁煮羊肝至熟。任意服食饮汤。

☆猪蹄1只，冰糖3克，放适量水，

置高压锅内炖煮稀烂，1次连汤吃或分早晚2次吃，连吃7天，一般迎风流泪者可痊愈。若没有根治者，还可按照上述方法再吃7天。

☆白菊花20克，牡丹皮15克，水煎服，每日2次。

☆山楂30克，五味子6克，水煎服，每日2次。

☆梨1个，荷花15克，红糖10克，水煎，喝汤吃梨，每日1次。

☆苹果皮10克，白糖15克，水煎服，每日2次。

☆胡萝卜100克，松针30克，油炒，1次吃完，每日1次。

☆熟地黄15克，山药25克，枸杞子25克，女贞子15克，盐知母10克，菊花15克，五味子10克，夏枯草15克，木通10克，蒺藜10克，薏苡仁20克，干姜10克，细辛3克，水煎服，每日1剂。一般10余剂即可治愈。

15. 老年流泪

☆怀菊花、枸杞子各15克，生、熟地黄各12克，女贞子、墨旱莲、车前子、当归、川芎各10克，水煎，分2次服，每日1剂。

☆红花9克，苍术11克，杭菊花12克，加入500毫升沸水中浸泡，至水温热后用消毒棉洗眼。每日早晚2次，1周为1个疗程。

16. 老年白内障

☆珍珠母 20 克，菊花 3 克，枸杞子 9 克，煎服。

☆口服珍珠粉每次 1 克，每日 3 次，2 周为 1 个疗程。视力提高再服 2 周，以后改为每次 1 克，每日 1 次，维持半年。

☆枸杞子 7 粒，嵌入 1 只桂圆肉里，蒸服，每日 7 只。

☆桃仁 10 克，红花 6 克，川芎 6 克，熟地黄 15 克，白芍 10 克，蒺藜 6 克，夜明砂 10 克，青葙子 10 克，决明子 15 克，菊花 10 克，枸杞子 15 克，磁石 6 克，神曲 10 克，丹参 15 克，益智仁 10 克，桑椹 10 克，蝉蜕，水煎，分 2 次温服，4 个月为 1 个疗程。

☆车前子 20 克（1 次量），用布包煎（不要包得过紧）半小时，水以没过药包为度。1 剂药煎 2 次，第 1 次药液内服，第 2 次清洗患目，1 日 3 次。

☆熟地黄 15 克，何首乌 15 克，枸杞子 15 克，菟丝子 12 克，云茯苓 12 克，黄精 15 克，枳实 12 克，昆布 10 克，海藻 10 克，水煎服，每日 1 剂，分 2 次温服。

☆红花 10 克，猪肝 250 克，共剁为泥，加芡少许蒸丸服。此方对血虚兼瘀的眼疾有效；对白内障等眼手术后的充血情况有促其散尽之效。

17. 玻璃体混浊

☆决明子 15 克，白菊花 10 克，粳米 100 克，白糖 5 克。决明子炒香后与菊花同煎汁，去渣，取汁，与净粳米同入锅，加适量清水煮粥，食用时加白糖，每日 1 次。本方可治高血压伴玻璃体混浊。

☆枸杞子 15 克，熟地黄 50 克，粳米 100 克。先将熟地黄用水泡 1 个小时，再煎煮 2 次，去渣取汁。将枸杞子与粳米淘净，放入药液，文火熬粥。每日 1 次，连服 10 天。本方特别适合于高度近视引起的玻璃体混浊。

☆谷精草、墨旱莲各 9 克，白木耳 10 克，水煎服，每日服用 1 剂，每剂药煎 2 次，每日上、下午服。本方用于玻璃体出血，视力减退等症。

☆黑木耳、白木耳各 10 克，冰糖 5 克，以温水将木耳泡发并洗净，加适量水及冰糖，在碗中蒸 1 个小时。每日 2 次，吃木耳饮汤。

18. 眼疲劳

☆黑豆 500 克，炒熟待冷后磨成粉；核桃仁 500 克，炒微焦后去仁衣，冷后捣成泥。取以上两种食品各 1 匙，冲入煮沸过的牛奶 1 杯后加入蜂蜜 1 匙。早餐时服。

☆枸杞子 10 克，陈皮 3 克，桂圆肉 10 个，大枣 10 枚，莲子 20 粒，蜂蜜 2 匙。

枸杞子与陈皮一同放入用两层纱布制成的袋内,并与桂圆肉、莲子、大枣共煮,约1小时,使大枣、莲子软熟后,去枸杞子、陈皮袋,并加蜂蜜。当早点与午点,分2次吃。

☆枸杞子、黄菊花、桑椹各10克,大枣10枚,蜂蜜2匙。前4味加水煎,煮沸30分钟,取头汁,如上法,取二汁。每日2次,头、二汁相隔3~4小时,分开服,服时加蜂蜜1匙,并吃大枣,需常服。

19. 目赤肿痛

☆车前草18克,菊花15克,蜂蜜、桑叶、牡丹皮各9克,生甘草6克,水煎服,3剂可显效。

☆适量黄连浸入梨汁中,以梨汁点眼,1日数次,可连用3~5日。

☆鲜石榴嫩叶50克,加水1碗,煎至半碗,过滤去渣,澄清后洗眼。

☆白芍18克,菊花12克,加水400毫升煎至100毫升,分两次服。

☆猪胆1个(或鸡胆2个),白糖50克。将猪胆汁(或鸡胆汁)倒入碗内,上火蒸熟,加入白糖饮服。

☆车前子10~15克,水煎服,每日1剂。

☆蔓荆子9克,荆芥6克,蒺藜6克,冬桑叶6克,桑皮3克,煎汤趁热洗患眼,日洗2次,每日1剂。

20. 虹膜炎

☆玄参15克,猪肝500克,食油、葱、姜、酱油、白糖、黄酒、淀粉各少许。猪肝洗净,同玄参放在砂锅中,加水适量煮1小时,捞出猪肝切成小片备用。油锅烧热,葱、姜炝锅,放入猪肝片炒,烹酱油、白糖、黄酒,兑入原汤少许,收汁,勾入淀粉,汤汁明透即成。顿食或分顿佐餐均可。

☆荠菜根60克,煎汁服用。每日1剂,分2次温服。或用荠菜30克,煎汁点眼,每日2~3次。

☆金银花、蒲公英、黄芩、黄连、龙胆草、天花粉、大黄各30克,蜜桑皮、枳壳、生地黄、知母各20克,甘草5克,水煎服,每日1剂,10天为1个疗程。

☆野菊花、夏枯草各30克,水煎,分3次服,连服7~15天,即可显效。

21. 倒睫

☆苍术、厚朴、陈皮、甘草、白芍、芥子各等分,共为细末,水调为丸。每次服6丸,每日服2次。

☆五倍子12克,蜂蜜15克。将五倍子捣成细末,用蜂蜜调匀,成膏状。取适量药膏,涂抹于眼皮上(外侧),每日早、晚各1次。一般连续涂4~5天即可见效。

22. 眼部杂症

☆**视神经萎缩** 珍珠母 50 克（打碎先煎），苍术 18 克，人参 3 克，水煎，分早晚两次饭后服，每日 1 剂，连服 7 天为 1 个疗程，服用 2~3 个疗程。

☆**目糊起翳** 鲜木槿花 120 克，白玉簪花 6 克，猪肝 100 克，隔水蒸至肝熟，热汽熏眼并食猪肝。

☆**视物不清** ①石斛、山茱萸各 18 克，熟地黄、枸杞子各 24 克，水煎，每日 1 剂，分 2 次早晚服，久服必验。②女贞子 9 克，菊花、白芍各 6 克，生地黄、生蒺藜各 12 克，水煎服。

☆**肝虚目暗** 苏子适量，研细末，和蜜为丸，如黄豆大，每日服 2~3 次，每次服 10~20 丸，饭后米汤送服。

☆**眶上神经痛** 银柴胡、黄芩、半夏、荆芥、防风、香附、夏枯草各 20 克，甘草 5 克，水煎服，每日 1 剂，10 天为 1 个疗程。

☆**视网膜中央静脉阻塞** 生蒲黄、当归、丹参、赤芍、川芎、盐知母、菊花、夏枯草各 15 克，生地黄、陈皮各 20 克，甘草 50 克，水煎服，每日 1 剂，10 剂为 1 个疗程。

☆**视网膜静脉周围炎** 生地黄、山药、云茯苓、牡丹皮、泽泻、生蒲黄、知母、黄柏、藕节炭、墨旱莲、白茅根各 20 克，甘草 5 克，水煎服，每日 1 剂，

10 剂为 1 个疗程。

☆**视网膜出血** 连翘 18~21 克，文火水煎，分 3 次饭前服，连服 20~27 天。

☆**电光性眼炎** 将新鲜人乳直接挤入消毒的器皿中（或无菌滴眼瓶内），点入两眼，每隔 5~15 分钟 1 次，每侧 2~3 滴，滴后闭眼片刻。一般自觉症状可在 3~15 分钟减轻或基本消除。

☆**中心性视网膜脉络膜炎** 苍术、香附、赤芍各 15 克，栀子 18 克，姜半夏 10 克。湿热盛，加龙胆草、术通、黄芩各 10 克；脾湿重，加茯苓、陈皮、薏苡仁各 10 克；女性肝郁不舒，加柴胡、绿萼梅各 6 克；舌有瘀点瘀斑，加桃仁、牡丹皮、茺蔚子各 12 克。水煎服，每日 1 剂，30 天为 1 个疗程。

☆**中心性脉络膜视网膜病变** 益母草全草 120 克，加水 1000 毫升，武火煎 30 分钟取药汁，再加水 500 毫升，煎 30 分钟，两次药液混合，早晚 2 次分服。

☆**肾虚视力减退、视物模糊** 枸杞子 30 克，猪瘦肉 60 克，加水炖烂，早晚两次服，每日 1 剂。

☆**肾精亏损之云翳遮目** 枸杞子 12 克，熟地黄 24 克，白术 12 克，茯苓 15 克，水煎服，每日 2 次。

☆**肾精亏损、肝血不足之头晕眼花** 榛子仁、枸杞子各 50 克，水煎服，每日 1 剂。

☆**泪溢症** 菊花、山茱萸各 15 克，

当归、白芍、牡丹皮、黄芩、决明子、夏枯草、蒺藜各12克，车前子、防风、荆芥、木贼各9克，甘草5克。每天1剂，水煎3次，分早午晚服。药渣加水浓煎，滤取药液，趁热先熏后洗，再热敷患眼，早晚各1次，每次20分钟。7天为1个疗程，至症状消失，流泪停止。忌煎炸、香燥、酒类、辛辣饮食。

☆**急、慢性泪囊炎** 全蝎适量，在瓦片上焙干，研末备用，成人每次6~9克，小儿减半，以温白酒或黄酒（儿童用温开水）送服，每日1~2次，3天为1个疗程。

☆**眼肌无力** 黄芪500克，白术、红参各300克，当归200克，甘草150克，肉桂5克。上药烘干，研为细末，炼蜜为丸，每丸9克。每日2次，每次1丸，早晚空腹嚼服，50天为1个疗程。注：感冒或发热时停服此药。

☆**睑缘炎** 用消毒棉签蘸蜂蜜涂患处，每日3次，5日而愈。

☆**角膜软化** 金银花20克，当归、白芍、赤芍、车前子、天花粉各10克，青黛5克，槟榔10克，神曲、夜明砂、谷精草各15克，水煎服，每日1剂，20天为1个疗程。

☆**眼睑水肿** ①熟地黄、何首乌、益母草、白术、云茯苓、泽泻各20克，薏苡仁、木通、陈皮各10克，甘草5克，水煎服，每日1剂。②党参、当归、黄芪、白术各20克，白芍、薏苡仁、云茯苓、木通、陈皮各10克，水煎服，每日1剂，10剂为1个疗程。

☆**眼睑痉挛** ①奎宁粉40克，凡士林55克，羊毛脂5克。先将凡士林和羊毛脂熔化，稍冷却后，加入奎宁粉混合，充分研匀即可。用时取少许涂抹于眼睑皮上，勿涂入眼内。②川芎6克，远志10克，炙黄芪24克，柏子仁12克，石菖蒲10克，茯神10克，当归身10克，半夏10克，胆南星6克，杭白芍10克，酸枣仁（炒）10克，细辛3克，甘草4.5克。水煎服，每日1剂，日服2次。③白菊花15克，木贼10克，白芍10克，生地黄30克，茶5克，共煎汤服用，或以开水冲泡，以带盖之器皿闷熟，每日数次代茶饮，茶应用较好的茉莉花为宜。

二、耳病

1. 中耳炎

☆核桃油5毫升，冰片1.5克，黄连粉1克。先将核桃仁晒干研末，蒸熟加压取油，再将冰片、黄连粉研成细末，加到核桃油内拌匀，装瓶备用。先将耳内脓液用棉花签拭净，再用滴管将药油滴入耳内。每次滴入2~3滴，每日1~2次。

☆新鲜鸡蛋6枚，煮熟，取蛋黄放入

铁锅并用文火熬至油出备用。先用双氧水滴入耳中冲洗，脓物排净后，将蛋黄油滴入耳中（如凝固可加温熔化），每次3滴，每日2次。

☆枯矾6克，冰片1克，研成细末，黄柏6克，切成薄片，香油加热至沸，放入黄柏炸至焦黄后弃之，待油冷后加入枯矾、冰片末调匀。使用前先用双氧水洗净患耳，然后将药油滴入，每日3次，每次2滴。

☆冰片3克，麝香1克，鲜猪苦胆1个。将前两味药共研细末，取猪胆汁4毫升与上药配合，装入瓶内备用。用前将耳内脓物用药棉清洗干净，然后注入本品3~5滴，每日用药3次。

☆鲜桑叶数片洗净后，捣烂取汁，每次将1~2滴桑叶汁滴入耳道内，每日3次，2~3天即好转。

☆黄柏30克（生药），水煎为浓缩液20毫升。用此药液滴耳，每次2~3滴，每日3次，2~5天即好转。

☆广郁金1枚，麻油少许，冰片少许。取广郁金蘸麻油少许在清洁的玻璃片上磨取浓汁，再放冰片调匀，先用药棉拭净耳内脓液，再用此油滴耳，每日3次，一般用1枚即好转。

☆黄丹1克，冰片5克，白矾10克，分研细末，混合装瓶备用。先用双氧水清洗耳内积脓和污垢，后用消毒棉签擦干，再取上药适量，吹入耳内，每日1次，3天为1个疗程。

☆大黄6克，研极细末，浸入30克香油中，滴耳内，每次2~3滴，每日2~3次。

☆蜈蚣3条，麻油100毫升。把蜈蚣用麻油炸黑，去蜈蚣，取油滴耳，1日2次，至愈为止。

2. 化脓性中耳炎

☆大白菜根3~4个，芦根10克，薄荷3克。上3味水煎15~30分钟，趁热分2次服下。

☆硼砂、梅片、玄明粉各15克，朱砂10克，分别研极细末，混匀后备用。先用棉花将耳内脓液拭净，然后用喷粉器将药物均匀地喷入耳腔。每日喷药1次。

☆麝香1克，75%酒精10毫升。将麝香溶于酒精内，贮瓶密封7天。用消毒棉签将耳内脓液拭净，用滴管吸取麝香酊滴入耳内1~2滴，用消毒棉球塞于外耳道。隔日1次。孕妇忌用。

☆冰片1.5克，核桃油5毫升。将冰片研末放入核桃油内。先将患耳洗净，用消毒棉签蘸干，再用滴管将药液滴入耳内，每次2~3滴，每日1~2次，一般3~5日可好转。

☆紫草50克，放入500毫升麻油中浸泡12小时，然后用火将紫草烧至焦黑状滤取油液，待凉后装瓶备用。治疗时，先用3%双氧水把耳内脓液洗净，用棉签擦干，然后把药油滴入耳内 3~4 滴，每日 4~5 次，5 日为 1 个疗程。

☆虎耳草（鲜叶）数片，冰片适量。将虎耳草鲜叶捣汁，用纱布过滤，加入冰片适量，装入眼药水瓶内备用。用时，先用 3% 双氧水冲洗外耳道，将脓汁及分泌物清洗干净，然后将虎耳草滴耳液滴入耳内，每次 1~2 滴，每日 3 次。

☆生地黄、白芍、白术、大枣、磁石、生牡蛎、麦冬各 10 克，甘草 3 克，葱白 6 克。每日 1 剂，水煎 2 次，分 2 次服。

☆鲜蒲公英全草适量。将鲜蒲公英全草去枯叶，洗净、晾干、切成碎片，捣成糊状。取消毒纱布双层包住榨汁，盛于干净器皿。用滴管吸取，每日早、中、晚均滴入耳孔（先将耳道脓血清除干净）。3~5 岁，每日使用 3 株蒲公英；6~10 岁每日用 5 株；10 岁以上每日用 7 株。

☆鲜猪苦胆 1 个，白矾 60 克，将白矾研细装入胆内，阴干后取白矾研成细末，贮瓶备用。先用消毒棉将患耳脓液拭净，然后将少许药末吹入耳内，每日 1 次。

☆冰片 9 克，麝香 0.5 克，樟丹 12 克，枯矾 9 克，龙骨 15 克，共研极细末，装瓷瓶内密封备用。用时先取双氧水洗净患耳脓汁，拭干后吹上药末少许，每日用药 1 次。

☆海螵蛸 1 克，麝香、冰片各 0.3 克，黄连 1.5 克。将上药共研为细末，置于有盖的干净小瓶内，加注射用水浸泡备用。

如脓液中央有血液者，可加红花 0.5 克。用时，在耳垂后凹处轻轻挤压排出脓液，然后滴入 5 滴药液，患侧耳道向上，静卧 10 分钟再活动。每日滴药 3 次。

3. 耳鸣

☆九节石菖蒲 60 克，葱 500 克，盐 12 克放入洗净的猪肚内，两头扎紧，然后放入砂锅内炖至适度，去石菖蒲，将猪肚切开，2~3 天食完为宜。

☆葛根、黄芪、丹参各 30 克，蔓荆子、南柴胡、桃仁泥、红花、川芎、赤芍各 10 克，葱白 5 克，辨证加味治疗，服药 1~4 周，多能好转。

☆每日取石菖蒲 20 克、生甘草 10 克，先用冷水浸泡 1 小时，然后水煎分 2 次服用，每日 1 剂，10 天为 1 个疗程，一般 1~2 个疗程即可好转。

☆每日取路路通 15 克，先用冷水浸泡 1 小时，然后水煎成药液频饮，5 天为 1 个疗程，一般 1~2 个疗程即可好转。

☆每日取磁石 10 克，水煎服，1 日 2 次，连用 10 天为 1 个疗程，一般 1~2 个疗程即可好转。

☆瘦猪肉切片 200 克，鲜豆腐 200 克，大葱带须 250 克，石菖蒲 200 克，放进砂锅内共煮，熟后食肉、豆腐，饮汤，每次适量，1 次吃不完可分多次，连服 3 次显效，以后可根据好转情况间断应用。

☆白芍 20 克，熟地黄 40 克，山茱萸

20 克，麦冬 20 克，柴胡、栀子、白芥子各 9 克。上药水煎每日 1 剂，早晚服用。服用 1 个月可好转。

☆党参 30 克，黑胡椒 10 克（布包），白鸽 1 只（去毛及内脏），加水适量，稍加食盐，小火炖熟，饮汤吃鸽肉，连服 5~7 天。

☆盐适量，炒热，装入布袋中，以耳枕之，袋凉则换，坚持数次，即可见效。

☆煎服葵花子壳汤：葵花子壳 15 克，放入锅中，加水 1 杯煎服，日服 2 次。

☆1 个棉球浸入洋葱汁，放入外耳道，每天 2 次，可以消除耳鸣。注意不要把棉球放入深耳道，以免损伤鼓膜。

☆天麻、制半夏、白术各 10 克，蒺藜、珍珠母、合欢皮、首乌藤、茯苓各 15 克，水煎服。

☆麝香 0.5 克，全蝎 14 条，共研细末，贮于有盖瓶内。临用时，采鲜荷叶 1 张轻揉后，包少量药粉塞患耳 1 夜，翌晨取出，有一定疗效。

4. 神经性耳鸣

☆葛根 50~100 克（鲜品 250 克），猪前蹄或猪脊骨 250 克，水 500 毫升，文火煎至 250 毫升，加入适量食盐及调料，每日 1 剂，分早、晚 2 次服用，2 周为 1 个疗程。

☆大枣（去核）50 枚，蓖麻子（去壳）100 克，共捣烂，分成 2 包，蒸熟后，捂在耳朵上。左右耳一起捂，每次半小时，每日 2 次，连用 10~15 天。

5. 肾虚耳鸣

☆每日取熟地黄 50 克、黄柏 10 克、石菖蒲 10 克，将上药放入砂锅内加水 500 毫升，浓煎至 250 毫升温服，每日 1 剂，对阴虚火旺所致耳鸣、耳聋疗效较好。

☆猪肾 75 克，木耳 10 克，青豆 50 克，黄酒、酱油、食盐、味精、淀粉适量，葱花、姜末少许。猪肾用刀剖为两片，去掉中间白花，冲洗干净，切成长方形，淀粉拌匀。起油锅，烧至六成热，放入腰花翻炒，临熟盛出。另起油锅，爆香葱花、姜末，放入木耳、青豆煸炒，放入腰花，淋入调料继续翻炒，入味即出。

☆熟地黄 25 克，菟丝子、肉苁蓉、山茱萸各 15 克，骨碎补、黄柏、知母各 12 克，当归 10 克，水煎，分早晚两次温服，每日 1 剂。一般连服 5~7 剂见效。

☆磁石、木通、石菖蒲各等分，袋盛浸酒饮用。

☆鲜桑椹 2500 克，洗净，用布袋绞取汁，文火熬成薄膏。每次服 1 调羹，每日 3 次。

☆百合 90 克研成粉末，每次用温水冲服 9 克，每日 2 次，对阴虚火旺所致的耳鸣及听力减退疗效较好。

6. 老年性耳鸣

☆党参、黄芪各30克，当归、炙甘草、陈皮、白术各40克，柴胡、升麻各5克，枳壳15克。每日1剂，水煎服，10天为1个疗程。有效时，再服2~3个疗程。

☆石菖蒲30克，细辛3克，共研细末，抽烟时放入少量（不抽烟者，可把上药连荷叶切细，卷成香烟大小，点燃熏鼻孔10分钟左右）。

☆菊花6克，石菖蒲5克，远志2克，生白芍9克，开水泡茶喝。

7. 耳聋

☆蓖麻仁21个，皂荚半个，地龙1条，全蝎1只，远志、磁石末各10克，黄蜡熔化，棉裹，塞耳中。本方对神经性耳聋有效。

☆泥鳅鱼60克（洗净），鸡蛋适量。将蛋打碎和泥鳅鱼放于碗内，置锅内蒸熟，饭后食之，1天1次。吃到1000~1500克泥鳅时获特效，忌饮酒及辛辣饮食。

☆全蝎研末，每次用黄酒服5克，自感好转后即停服。

☆**突发性耳聋**　①葛根30克，升麻9克，白芍18克，每日1剂，水煎服，连服7~10天有效。②葛根适量研成粉末，用空心胶囊装后吞服，每粒含药0.5克，每日2~3次，每次3~4粒。1个月为1个疗程，一般1~2个疗程即可好转或痊愈。

☆**爆震性耳聋**　①爆震性耳聋是因巨大响声或短时间接触噪声造成的耳聋，以神经性耳聋为主。赤芍20克，当归、桃仁、红花、柴胡、川芎、桔梗、石菖蒲各10克，枳壳、牛膝各15克，生地黄20克，甘草5克。每日1剂，水煎，早晚服用。配合B族维生素治疗效果更佳。②芥菜籽30克，研细末，分别装在药棉球里，分塞耳朵内，每晚睡前使用，每日更换新的药棉球。本方具有开郁通窍的功效。

☆**链霉素中毒而致耳鸣耳聋**　①生石膏、生地黄各25克，白芷、菊花各10克，蒺藜、葛根各15克，白芍、代赭石各20克，水煎服，每日1剂。10天为1个疗程。②每日取鲜仙鹤草（连根）150克，加冷水适量，然后大火煎成浓汁频饮，每日1剂，连用10天为1个疗程。

8. 老年性耳聋

☆磁石90克（打碎先煎），石菖蒲20克，蝉蜕6克，砂仁、青蒿各15克，苍耳子、天麻各10克，辛夷9克。水煎服，每日1剂，分3次服，连服15~30剂。

☆活水蛭1只，放入掐去尖端的葱叶（未出土的葱叶）内，再将断口扎紧。3天后，收集葱叶内的液汁。用时将其液2滴滴入患耳内，数分钟后，即有温热感，片刻再将液汁取出。一般1次可获良效。如双耳皆聋，可先后依次滴治。

☆每次取磁石30~60克，捣碎，于

砂锅内煎煮 1 小时，滤汁去渣，再入粳米 60 克（或加猪腰子 1 只，去内膜洗净，切细），生姜、大葱少许，同煮为粥，可供晚餐时温热服食。

☆猪肾 1 对，去膜切开，再用人参、防风各 1.5 克，葱白 2 根，核桃肉 2 枚，加粳米同煮粥食。

☆黑豆 100 克，狗肉 500 克，橘皮 1 小块。将黑豆用干锅炒热；狗肉切小块，加上酒、姜片、盐，渍半小时；油爆香姜片，加狗肉炒之，加水煮沸后投入黑豆、橘皮，用文火煮 2~2.5 小时服食。

☆黑芝麻 30 克，鲜牛奶 200 毫升，白糖 10 克。先将黑芝麻洗净、沥干，入锅用小火炒熟出香味，趁热研成细末。将鲜牛奶倒入锅中，加入黑芝麻细末、白糖，用小火煨煮，将沸腾时停火，倒入杯中即成。早餐时随早点一起服食，1 次吃完。

9. 耳部杂症

☆**耳痛**　黑鱼 1 条（250 克左右），咸橄榄 4 枚，豆腐 500 克，加水煮熟食用。

☆**耳郭囊肿**　鲜鱼腥草（全棵，洗净泥土）100 克，冰片 3 克。上药同捣烂如泥，外敷患处，外盖纱布，胶布固定。24 小时一换，连用 5 至 8 天可愈。

☆**耳环孔发炎**　将患部用酒精、食盐水或新洁尔灭溶液冲洗干净，然后找两根大小适宜的茶梗（直径约 1 毫米，长 10~15 毫米），缓缓插入耳环孔内。感染

严重者加服适量抗生素，数日可愈。

☆**外耳道疖肿**　核桃仁 30 克，用食油 60 克炸枯，过滤去渣，再用油浸制小纱条（加入少许冰片），塞入外耳道疖肿处，每日换药 1 次。

☆**耳疖**　黄连 3 克，鸦胆子仁 1 克。将黄连研成细粉，鸦胆子仁捣碎，二药调匀。用时，在耳道底塞棉花，然后放药于患处，1 日换药 1 次，连用 3 天。

☆**内耳道瘙痒**　①制川乌 10 克，制草乌 10 克，酒炒川芎 10 克，鹅不食草 10 克。也可按以上比例，多配一些药物，碾成极细末，装瓶备用。治疗时用棉纱布包裹药粉适量，塞入耳道内，1 日 1 次。②防风 10 克，地肤子、苍耳子、白鲜皮各 9 克，龙胆草、泽泻、通草（孕妇慎用）各 6 克，车前子、当归各 9 克，柴胡 10 克，生地黄 9 克。水煎服，每日 1 剂。

☆**内耳眩晕**　①玉米须 100 克，用清水洗净，入砂锅加一碗水，煮 20 分钟，将药汁倒入碗内，再加一碗水煎 20 分钟，将二次药汁混在一起，分早餐前、晚餐后半小时各服一次，连服三日见效。②每天早上取枸杞子 40 克，加水 500 毫升，文火烧开，打入鸡蛋 2 个，鸡蛋熟后吃鸡蛋、枸杞子，喝汤，连用 4 天可见效，8~12 天可好转。③代赭石 50 克（先煎），法半夏 10 克，夏枯草、车前草各 20 克，水煎，分早晚 2 次服，每日服 1 剂，连服 3 日，有效继续服至痊愈，无效停服。

☆**旋耳疮** 煅石膏、黄柏各 15 克，枯矾 10 克，共研细末，以芝麻油调药粉适量成稀糊状，外敷患处。每日 1~2 次。

☆**脓耳** 鲜桑叶数片，捣烂取汁，每次滴入耳内 1~2 滴，1 日 3 次，2~3 日即好转。本方适用于中耳炎，症见耳痛、耳肿流脓等。

三、鼻病

1. 鼻炎

☆霜打后的丝瓜藤（离地 20 厘米左右的主藤），阴干后研成细末。每天早晚空腹时，取丝瓜藤末 6 克，用 100 毫升黄酒送服。15 天为 1 个疗程，中间休息 5 天。一般 3 个疗程可见效。

☆苍耳子、黄芩各 15 克，白芷、薄荷、辛夷、桔梗各 10 克，连翘 20 克，金银花 30 克，麻黄 10 克，水煎服，20 天为 1 个疗程。

☆沙参 10 克，穿山甲 10 克，辛夷 10 克，赤芍 12 克，黄芩 10 克，大黄 5 克，白芍 12 克，薄荷 12 克，陈皮 10 克，牡丹皮 10 克，防风 10 克，菊花 10 克，蔓荆子 10 克，鱼腥草 10 克，薏苡仁 10 克，冬瓜仁 10 克，苍耳子 6 克，香附 6 克，石菖蒲 6 克，麝香 0.2 克（冲服），水煎，分 2 次服。

☆采集新鲜的鹅不食草（即石胡荽）250 克，鲜五指草、苍耳子鲜果各 150 克，用冷开水洗净，捞起晾干水，然后分别放在石碓里捣碎捣烂，用洁净纱布将药包好，再用手拧取药液于碗中，按鹅不食草液 8 份、五指草液和苍耳子液各 1 份的比例混合即成。找 1 支空的鼻炎净塑料瓶，洗净后，装满药液用于滴鼻，余下药液用干净瓶子密封装好，置于阴凉干燥处待用。日滴鼻孔 2~3 次。

☆麻黄 10 克，苍耳子 10 克，细辛 3 克，打成粗粉，葱白 3 段切碎，加入 70% 酒精 120 毫升浸泡 5 天，过滤去渣，将药液用中火加温到沸腾，立即关火，目的是挥发部分酒精。然后按每 50 毫升药液加薄荷脑 0.5 克搅匀，密封放冰箱冷藏备用。使用时，用棉花或纱布卷蘸药液塞入鼻孔中，并仰卧 15~20 分钟，每日 2 次。鼻涕色黄呈脓性者，每 20 毫升药液加上庆大霉素注射液 8 万单位，用法同上。高血压、糖尿病、心脏病患者勿用。

☆消毒棉球蘸取新磨芝麻油涂于鼻腔，两次可使症状有所改善。

☆生地黄 12 克，玄参 12 克，白芍 12 克，丹参 9 克，麦冬 9 克，川贝母 6 克，甘草 6 克，白芷、辛夷（包煎）、薄荷（后下）各 3 克。水煎服，每天 1 剂。

2. 鼻窦炎

☆鲜墨旱莲 30~50 克，鲜鹅不食草

10 克，捣烂取汁滴鼻；或内服少许，药渣敷鼻梁上，每日 2 次，连用 3~4 天。

☆新鲜鱼腥草绞烂捣汁，过滤后每日滴鼻 3 次，每次每侧两滴。

☆藿香 100 克，鲜牛胆 1 枚。藿香焙干，研末，过筛。取藿香细粉适量，调入牛胆汁，制成玉米粒大小的丸。每次服 3 丸，每日 3 次，温开水送服。服药期间忌食绿豆及辛辣刺激性食物。

☆白芷 10 克，薄荷、细辛、菊花各 5 克，择净，捣成碎绒，制成卷烟吸，每日数次。

☆仰头，用棉签蘸取蜂蜜，顺着鼻孔滴进去，可多滴几滴，然后用手指轻轻按揉鼻子两侧。过一会儿，鼻子就通气了。每天可滴 2~3 次，4~5 天就可好转。

☆防风 9 克，辛夷 6 克，苍耳子 12 克（炒后捣碎），黄柏 6 克，加水 80 毫升，煎煮浓缩成 30 毫升，加防腐剂瓶装备用。每次滴鼻 2~3 滴，仰卧 15 分钟，每日 2~3 次。

☆冰片 9 克，细辛 9 克，丝瓜络 72 克，共研成极细末，装瓶备用。使用时先让患者将鼻涕擤干净，噙水 1 口，再取药粉适量，以管吹药粉入鼻腔内，每天 2 次，连续用 2 个月。有鼻衄史的患者禁用本法。

☆牛蒡子 20 克，先用冷水浸泡 1 小时，然后，用文火分别煎煮 2 次，每次 15 分钟。取药液，每日 1 剂，连服 7 天为 1 个疗程，一般 1~2 个疗程即可好转。

☆黄芩 9 克，天花粉 9 克，浙贝母 9 克，重楼 9 克，银花叶 12 克，苍耳子 6 克，甘草 6 克，煎服，每日 1 剂。头痛者加白芷 9 克；鼻窦有积脓者加败酱草 15 克；有血热现象者加当归尾 6 克、紫草 9 克；脓涕带血且鼻塞难通者加小蓟 9 克。

☆生黄芪 30 克，生白术 9 克，防风 9 克，苍耳子 9 克，辛夷 9 克，香白芷 9 克，薏苡仁 30 克，制附子 9 克，败酱草 15 克，甘草 3 克，水煎，早晚分 2 次服，每日 1 剂。

☆升麻 6 克，葛根 15 克，赤芍、黄芩、鱼腥草各 12 克，蒲公英 20 克，桔梗、白芷、苍耳子各 10 克，生甘草 6 克，水煎，早晚分服，每日 1 剂。

☆桑叶、辛夷、白芷、薄荷各 6 克，芦根 30 克，苍耳子 10 克。将上药煎成 200 毫升浓液，贮瓶待用。每天上、下午各服 100 毫升。

☆龙胆草 9 克，白芷 6 克，黄芩、栀子、夏枯草、车前子、苍耳子、辛夷、鹅不食草、鱼腥草各 10 克，芦根 30 克，水煎服，每日 1 剂。

3. 萎缩性鼻炎

☆生蜂蜜适量。先用温开水洗净鼻腔，再用棉签蘸适量生蜂蜜涂在鼻黏膜上，每日早晚各 1 次，至鼻腔无痛痒、无分泌及结痂、嗅觉恢复为止。

☆冰片 3 克，蜂蜜 100 克。将冰片研末，溶于蜂蜜中，搅匀。用棉签蘸药涂双侧鼻腔，1日3~5次，连续用至病愈。

☆活水蛭（蚂蟥）数条，蜂蜜50毫升。将水蛭浸泡于蜂蜜中，15天后去渣。每次用药蜜滴鼻2~3次，每次2滴，连用1个月为1个疗程。

☆沙参、麦冬、知母、生地黄、生石膏各30克，牡丹皮、玉竹、白及、当归、赤芍各15克，羌活、白芷、川芎、细辛、辛夷各10克，甘草6克，水煎后用鼻闻吸，每次20分钟，每日3次，15天为1个疗程，连续5~7个疗程巩固疗效。

☆香油30毫升，黄连3克，将黄连浸入香油中，每日取油滴鼻。每日3次，每次每侧2滴，15天为1个疗程。

☆将大蒜数头去皮捣烂，取汁25毫升，加甘油25毫升，混匀置瓶中，再将消毒棉球放瓶中浸泡数日，用其汁液滴鼻，每日数次。

☆1~2枚鸡蛋去黄，银耳10克，水发，文火煮烂，加鸡蛋清，边搅边煮，成银耳羹，每日食用。本方适用于萎缩性鼻炎伴口唇干燥。

☆新鲜柠檬1只，切片，用2片，加冰糖少许，沸水冲泡，代茶饮用。本方适用于萎缩性鼻炎伴口唇干燥容易出血者。

4. 过敏性鼻炎

☆生黄芪50克，加水100~150毫升，加盖隔水炖，每日2次口服，连服1个月。

☆无花果30克，无花果叶10克，鹅不食草、蜂房各15克，煮沸10分钟后熏鼻。每次30分钟，每日2次，7日为1个疗程，连续用1~2个疗程。

☆菊花、白芷各10克，大葱、香菜、鲜姜各50克。将大葱、香菜洗净切碎，鲜姜切丝，与上药水煎10分钟，去渣趁热服下。早晚各1次，连服3~5天。

☆黄芪30克，炒白术15克，陈皮10克，柴胡10克，当归10克，党参20克，桂枝6克，白芍10克，辛夷6克，细辛3克，地龙10克。加减治疗：鼻塞重者加苍耳子10克；喷嚏多者加蝉蜕、防风各10克；鼻流清涕者加五味子10克；大便溏者加诃子10克。每日1剂，水煎，分2次服。1个月为1个疗程，一般服药1~2个疗程，用药期间，停用其他一切药物，忌食辛辣食物及烟酒。

☆细辛2克，干姜、川椒各3克，姜半夏6克，防风、白芷、焦白术各9克，每日1剂，水煎服。一般1周后见效。

☆桂枝、炙甘草、生姜、杏仁各10克，白芍12克，大枣4枚（去核），防风6克，生黄芪15克，每日煎服1剂。

☆牡丹皮10克，先用冷水浸泡1小时，然后再放在火上煮15分钟，取煎液100毫升，每晚1次服用，10天为1个疗程。

5. 肥大性鼻炎

☆白菊花18克，蜂蜜15毫升。先将

菊花放蜜上蒸 2 小时，然后去菊花，用蜜滴鼻。每日 1 次，每侧 2 滴，7 天为 1 个疗程。

☆薄荷、牛蒡子、蝉蜕、菊花、柴胡各 20 克，黄芩、生地黄、连翘、鱼腥草各 15 克，辛夷、细辛、苍耳子、白芷各 2 克，生甘草 6 克，水煎后闻吸，每次 15 分钟，每日 3 次，10 天为 1 个疗程，连续 2~3 个疗程。

6. 鼻塞

☆升麻、黄芪、丁香各 5 克，羌活、葛根、防风各 3 克，麻黄 10 克，加水煎，放入葱白 2 根，药液温服。

☆石菖蒲 1 撮，皂荚叶 2 片。将上述药材揉成团，塞于两鼻孔，顷刻即通。

☆两枚鸡蛋煮熟后用柔软的布包好，紧贴在鼻翼的两侧，上下缓缓滚动，直至鸡蛋冷却为止。然后将鸡蛋再次煮至发烫，重复以上动作。

☆将葱白捣烂取其汁渗入药棉内，将药棉塞进鼻孔；或将大蒜瓣 1 个削成比鼻孔稍小的圆柱形，用薄层棉花或纱布包好塞入鼻孔。

☆辛夷 50 克，白芷 50 克，皂荚 10 克，薄荷 50 克，丁香 10 克，共研细末，装入瓶中随身携带，经常嗅闻。

☆将葱白 1 小把或葱头（洋葱）3~4 个切碎煎汤，用鼻吸热气；或将食醋烧开吸醋气，疗效都较好。

7. 鼻息肉

☆杏仁 6 克研末，加轻粉 6 克、雄黄 8 克、麝香 1 克，搅拌均匀密封备用，使用时以药棉蘸药粉少许，涂在息肉上，每天 1 次。

☆生藕节 60 克，乌梅肉 30 克，白矾 15 克，冰片 3 克，共研细末。取少许吹患侧鼻孔，每个小时 1 次，5 天为 1 个疗程，一般连续用药 1~2 个疗程即好转。

☆白矾 10 克，蓖麻仁 10 个，共捣烂，取适量塞入鼻腔患处。

☆生藕节、莲须各等量，洗净干燥后，摊在瓦片上文火焙枯，粉碎后过 80 目筛，混匀装瓶密闭。每用取 1 药匙，以卷纸吸入鼻孔，每日 2~3 次，疗程 2~4 周。

8. 鼻部干燥

☆玄参、麦冬各 15 克，生地黄、白芍、桑叶各 10 克，薄荷 3 克，川贝母 12 克，牡丹皮 6 克，枇杷叶 10 克，黑芝麻 12 克，甘草 6 克，水煎服，每日 1 剂，早晚分服。

☆蜂蜜 15 克，菊花 18 克，共入碗中，上锅蒸 2 个小时后，放凉，弃去菊花，用蜜滴鼻，每日数次。

9. 鼻出血

☆用侧柏叶 9 克，鸭蛋 3 个，和 1 把白茅根一起煎水取汁服用，连服 5 天。

☆韭菜 250 克，捣烂取汁，分 3 次温服。

☆白芍、炒栀子各 18 克，竹茹 12 克，加水 500 毫升，煎至 150 毫升，分两次服。

☆仙鹤草 15 克，白茅根 12 克，蒲黄 9 克，大蓟 12 克，水煎服。

☆海带 30~50 克，冷水浸泡洗净，切细，水煎服，可酌加冰糖或白糖调味。每日 3~4 次，连服 5~7 天。

☆紫苏梗 60 克，防风 30 克，共研成细末，每次服 6 克，用温开水送服。另外用紫苏叶浸于清水内揉软，塞入鼻腔，出血即止。

☆蒲公英 15 克，白茅根、芦根各 20 克，放入砂锅，加水足量，浸泡透后，煎煮 30 分钟，滤去药渣即成，代茶饮，早晚 2 次分服。服药期间忌食辛辣食物，忌饮酒。

☆生大蒜 2~3 瓣捣烂，摊在干净布上，如钱币大，贴于足底涌泉穴，包扎固定 8 小时左右。左鼻出血贴左足，右鼻出血贴右足，两鼻出血左右足俱贴之。少数人脚心敷蒜会起水疱，可暂停敷贴，待水疱破后皮肤复原再敷贴，一般不会再起水疱。

☆鲜白茅根 50 克，鲜芦根 100 克，冰糖 50 克，水煎服，每日 1 剂，分 3 次服完，连服 1 周。

☆鲜莲藕 500 克，鲜鸭梨、鲜荸荠（去皮）、鲜生地黄各 250 克，一同榨出汁液，每次饮 100 毫升，每日 3 次，空腹饮用。

☆2 枚鸡蛋去黄留清，白糖 50 克，调匀，以沸水冲熟，1 次食完，每日服两次。本方适用于小儿鼻出血。

☆取脱脂药棉捏成棉球浸入醋中，然后将棉球塞入患侧鼻腔内，一般能在 2 分钟内止住鼻内出血。

☆鲜嫩葱叶 1 根，剖开，用棉球反复摩擦葱叶内膜，使葱液渗湿棉球，然后将棉球塞入出血鼻孔，即可止血。

☆鼻部撞伤性出血：墨旱莲鲜品适量，洗净捣烂，绞汁，取汁液，滴入鼻孔内 1~2 滴。再以本品适量，煎水内服，鼻出血可止。

10. 嗅觉不灵敏

☆取蜜桑皮 9 克，煎水代茶饮，每日 1 剂，至病愈。

四、口腔病

1. 口腔炎

☆金银花 15 克，紫草 9 克，菊花 15 克，蒲公英 15 克，生甘草 45 克，水煎，每日数次含漱。天南星研成细末，以食醋调和成糊状，涂敷于两足心，并用纱布固定。每日 1 次，过夜即洗去，连敷数日。

☆生大黄 9~24 克，煎取 150~500 毫升（每剂最多使用 2 天），供漱口用，每天 4~6 次。

☆北细辛 10~15 克，研细末，以水调成糊状，加少量蜂蜜或甘油调匀放在纱布上，贴于脐部，外加胶布固定，连贴 3 天，病痛可望减轻，溃疡面可愈合。

☆黄连 6 克，黄芩 10 克，生地黄 6 克，赤芍 8 克，石斛 8 克，牡丹皮 9 克，栀子 6 克，金银花 10 克，石膏 12 克，淡竹叶 10 克，甘草 5 克。每天 1 剂，水煎，煎 2 次后混合，分 3 次服。

☆吴茱萸、胡黄连、麻黄各 6 克，五味子 12 克，苍术 18 克，炙甘草 30 克，加水 1000 毫升，煎至 500 毫升，分早晚 2 次服用，每日 1 剂。一般患者 2~3 剂即可好转。

☆复发性口腔炎：鱼腥草 50 克，丁香 20 克，水煎漱口。

☆烂嘴角：将约 30 克绿豆洗净，在冷水中浸泡 10 分钟，用适量的冷水加热煮沸，水沸后再煮 5 分钟，用刚煮好的汤冲一枚鸡蛋，趁热空腹喝下，早晚各服 1 次。

2. 口疮

☆胡萝卜的根须收集起来洗净，用沸水煮 10 分钟，汤凉后，用它含漱口，每天 2 次。

☆土元（土鳖虫）3 只，冰片 5 克。将土元焙干，与冰片共研细末，撒在口腔内、舌头溃烂处，每日数次，孕妇忌服。

☆麦冬 15 克，生地黄 20 克，石斛

30 克，水煎 2 次，混合后分 3 次服，每日 1 剂，连服 4 剂。

☆蚕沙 15~30 克（中药店均有出售），加水适量，入砂锅中煎水后滤出药液，代茶饮，每日 1 剂。

☆决明子、知母各 10 克，开水冲泡代茶饮。

☆生地黄 30 克，牛膝 10 克，每日 1 剂，水煎，分早晚 2 次服用。

☆绿豆 60 克，生地黄 30 克，水煮后去生地黄、食绿豆饮汤，每日 1 剂。

☆金银花 10 克，生甘草 3 克，开水冲泡代茶饮。

☆莲子 30 克，白萝卜 250 克，共煮沸，每日 2 次，喝汤食莲子。

☆干姜 9 克（炒黑），黄连 15 克，共研为细末，用药末搽患处，每日 3~4 次。

☆明矾 5 克，加水 100 毫升，含漱 1~2 分钟，每日 4~5 次。

☆白萝卜籽、芥菜籽各 30 克，葱白 15 克，放一起捣烂，贴于足心，每日 1 次。

☆青黛散、珠黄散、冰硼散，3 药任取 1 种敷患处，每日 4~5 次。

☆将细辛 10 克，捣碎，加适量温开水调成糊状，填入脐窝，上敷塑料薄膜，外用纱布盖上，胶布固定，24 小时后取下，4 小时后再敷。

3. 复发性口疮

☆生地黄 15 克，黄芩 9 克，淡竹叶

15克。3味药加水煎取汤汁，调入白糖。每日1剂，分2次饮用，或代茶频饮。

☆明矾10克，加开水200毫升溶解。每次用15~20毫升漱口2~3分钟，每日3~5次。一般治疗3~7天可好转。

☆鲜苦瓜160克（干品80克），以开水冲泡代茶饮。每日1剂，一般3~5天可显效，15天左右可愈。

4. 鹅口疮

☆红糖适量，以手指蘸糖，轻轻擦口腔患处，随蘸随涂，每日数次，一般2~3天即好转。

☆熟透樱挑去核，榨取原汁3~5毫升，置杯内隔水炖。凉后分1~2次灌服，每日1~2剂，连服3~5天。

☆滑石10克（包煎），黄芩6克，藿香7克（后下），木通5克，白豆蔻5克，射干4克，薄荷3克（后下），石菖蒲3克，连翘8克。每日1剂，水煎服，病愈为止。湿重者，加苍术、佩兰（后下）各6克；热重者，加黄连5克，栀子7克。

☆芒茎的鲜嫩笋芽5~6个，第2次淘米水。挖取芒的鲜嫩笋芽5~6个打烂，与第2次淘米水适量煎汤取汁而成，可以洗口腔，每日3~4次。

☆箭头砂、枯矾、明牙硝各15克。上药共研极细末，贮瓶备用。每用少许吹入患处，1日吹3次。

☆五倍子、明矾各等量，打碎，文火炙炒如枯矾状，离火研细末，加冰片少许拌匀。取少许涂敷患处，每日1~3次。

☆寒水石9克，黄连、青黛、乳香、生石膏各15克，冰片、硼砂各6克，共研细粉，每次取少许喷撒患处。

☆板蓝根10克，水煎后以药液反复涂擦口腔，每日5~6次。

5. 口腔溃疡

☆萝卜汁100毫升，兑入100毫升白开水，用于漱口，每日数次。

☆鲜苦瓜160克（干品80克），开水冲泡，代茶饮。每日1剂，一般3~5天见效。

☆鲜石榴1~2个，取籽捣碎，开水浸泡过滤，待冷后，1日含漱数次。

☆核桃8~10枚，砸开后去肉取核桃壳，用水煮沸20分钟，以此水代茶饮用，当天就可以见效，疼痛减轻，溃疡面减少，连服3天基本痊愈。

☆蜂蜜30克，硼砂3克，将其拌匀，涂敷患处；每天3次，连用3~5天。

☆茵陈蒿30克，水煎服。每日1剂，分3次服。5天为1个疗程。

☆蚕沙10~20克（各地中药店皆有售），加水煎煮后代茶饮，一般连服3~5日显效。忌辛辣、油炸食物，忌饮酒。

☆白矾10克，白糖5克，放入瓷器皿内，用慢火加热，待熔化成膏后，稍冷即可使用。用棉签蘸取此膏涂于患处，每日 1 次。使用后，溃疡处疼痛增剧，口流涎水，一般 3~5 分钟疼痛即可消失。

☆冰片 75 克，儿茶 100 克，枯矾 50 克，共研细末贮干净瓶备用。每次取适量涂于口腔黏膜溃疡面，30 分钟内局部保持干燥，然后可漱口。每天涂药 2~3 次，一般患者 2~3 天可治愈。

☆仙鹤草 30 克（干品），水煎 15 分钟，取汁漱口后内服，每天 3 次。此为 1 天量，5 天为 1 个疗程。急性发作者 1 个疗程内能好转；慢性患者 2~3 个疗程可愈。

☆防风 15 克，升麻 5 克，栀子 15 克，黄柏 15 克，黄连 10 克，生地黄 15 克，当归 15 克，甘草 6 克。上述药水煎两次，每次 20 分钟，每日 2 次口服。

6. 复发性口腔溃疡

☆黄连、黄柏、栀子、黄芩各 10 克，石斛 15 克，肉桂 5 克，水煎服，每日 1 剂，药液放凉后，慢慢呷服。5 天为 1 个疗程。

☆女贞子 10 粒含口中，使口津液渍入药中，待 10 分钟后，慢嚼使药液充分浸润溃疡面，再徐徐咽下，每日 5~6 次。再以女贞子 30 克，生地黄 20 克，紫草 10 克，黄柏、苏叶各 5 克，水煎，分 3 次服，每日 1 剂。

☆乳香 9 克，没药 9 克，大黄 15 克，煅石膏 30 克，冰片 3 克，儿茶 9 克，黄柏 15 克，细辛 6 克，五倍子 15 克，B 族维生素片 150 毫克，泼尼松 150 毫克，共研细粉末瓶装备用。用消毒棉签蘸药粉少许，涂于口腔溃疡处，徐徐含化，每日 3~4 次，睡前加涂 1 次。用药后 1 日痛止，3 日溃疡处愈合，最长者不超过 4 天。

7. 口干舌燥

☆枇杷叶、生地黄、熟地黄、天冬、麦冬、石斛、炙甘草、黄芩、枳壳、茵陈各 6 克，每日 1 次服下。

☆黄芪、山药各 30 克，太子参、茯苓各 20 克，沙参、玄参、麦冬、玉竹、乌梅各 15 克，五味子 10 克。每日 1 剂，文火水煎，早晚分服。

☆北沙参 15 克，玄参 10 克，黄芪 18 克，麦冬 15 克，乌梅 12 克，玉竹 15 克，五味子 12 克，枸杞子 18 克，怀山药 25 克，茯苓 12 克，水煎服，每日 1 剂，早晚各服 1 次。一般连服 1~3 周即可改善症状。

☆太子参、南沙参、川石斛、麦冬、京玄参、天花粉各 10 克，玉竹、乌梅、甘草各 6 克，葛根、白扁豆、山药各 15 克。每日 1 剂，水煎，2 次分服，7 天为 1 个疗程。

☆生地黄 15 克，枸杞子 15 克，黄精 20 克，石斛 12 克，玄参 12 克，山茱萸 12 克，天花粉 15 克，葛根 15 克，用水 800 毫升浸泡半小时，煎至 400 毫升左右，每日 1 剂，分 2 次服下，连服 20 天为 1

个疗程。

☆枸杞子 9~12 克，玄参 10~15 克，甘草 6 克，泡水代茶饮，每日 1 剂，早晚各服 1 次。

☆自制润燥生津汤：北沙参 20 克，玄参 15 克，山药 30 克，五味子 10 克，乌梅 30 克，茯苓 15 克，玉竹 12 克，太子参 12~15 克，天冬、麦冬各 12 克，枸杞子 10 克。每日 1 剂，文火煎 2 次，早晚各 1 次。

☆莲子、芡实、枸杞子各 30 克，桂圆 20 克，小米 100 克。将莲子、芡实捣碎，桂圆去壳和小米同入砂锅，加水以文火煮粥，代早餐食用。

☆麦冬 10 克，胖大海 6 克，甘草 3 克，泡水代茶饮。

☆白茅根、芦根各 10 克，泡水代茶饮。

☆枸杞子 10~30 克，煎汤饮，每日 1 剂。

8. 口臭

☆紫苏子 10 克，煮水漱口，每日 3 餐后各漱 1 次。

☆丁香 4 克，薄荷 2 克，开水浸泡 30 分钟，滤去药渣装入干净瓶中备用。用 50 毫升温开水兑入 1 毫升上述药液，摇匀后漱口。

☆把 10 克明矾溶于 100 毫升清水中，待明矾完全溶化后，再将 10 个压破的橄榄泡入明矾溶液中，30 分钟后即可使用，用此液漱口，每天 3~4 次，每次 10~15 分钟。两天即可痊愈。

☆大黄 10 克，香薷、藿香、益智仁、砂仁、草果、山姜、高良姜、山奈、甘松、香附、桂皮各 10 克，共研细末，每日早晚各擦牙 1 次。

☆佩兰叶 30~50 克，水煎服或用热水浸泡代茶饮。

☆藿香（鲜品尤佳）15 克，苍术 10 克，加水煎取药液 500 毫升后，再放入冰片 1 克溶化，每天含漱 3~4 次。

☆鱼腥草 250 克，加盐、醋、味精、香油等凉拌，常吃可治因胃热导致的口臭。

☆每日取黄连 6 克，用开水浸泡取汁（约 100 毫升），加白糖 20 克搅匀，分 2 次饮服，早晚各 1 次。嗜茶厌糖者，则在每日泡茶时，放入黄连 6 克一同浸泡，缓缓饮服之。

9. 舌病

☆**舌炎**　①露蜂房 9 克，干姜 4 克，玄参、生地黄、山茱萸各 20 克，土茯苓、怀山药各 30 克，川连、桔梗各 3 克，五倍子、淡竹叶各 6 克。随症加减，儿童剂量酌减，每日 1 剂，水煎服，7 日为 1 个疗程。②用 5 个左右的茄子切下茄子蒂，洗净，风干。将干茄蒂放入水中熬，直至水变成淡淡的茶色，茄蒂汁就熬成了。口舌发炎的老人，可以用熬好的汁，每天早晚漱口各1次，漱口时还需要把汁在嘴里含一会儿。③太子参、麦冬、玄参各9克，每天1剂，泡茶呷服，1周左右即有明显效果。如果舌质发红和有较严重的花斑，可每天用西洋参3克隔水蒸后饮汁代茶，效果也较好。

☆**胃阴不足所致之舌光少苔** 石斛、山药各18克，麦冬15克，冰糖30克，水煎，每日1剂，分2~3次，宜服3~7剂。

☆**舌出血** ①海螵蛸、蒲黄各等分，炒研细末涂敷患处。②蒲黄适量，用温开水调成糊状，含于口中，每日数次。本方治舌体肿大、强硬疼痛，不能进食之症。

☆**舌体血管瘤** 生地黄、连翘、茯苓、丹参各10克，栀子、赤芍、牡丹皮、半夏、橘红各5克，生甘草梢3克，鲜芦根30克，每日1剂，水煎服，15天为1个疗程。

☆**沟纹舌** 丹参、桃仁、川芎、赤芍、生地黄、知母、玄参、沙参、玉竹、甜杏仁、地骨皮、甘草，以上这些药物，各用10~20克，水煎，每日1剂，分2次服。

☆**地图舌** 陈皮6克，半夏10克，茯苓12克，甘草3克，生山药15克，百合15克，天花粉15克，蒲公英15克，鸡内金10克，水煎服，1日1剂，7天为1个疗程。

10. 唇疗

☆鲜蒲公英适量，捣烂敷患处，干则更换，主治疔疮走毒。

☆10%大蒜液适量，湿敷于患处，每2小时换1次，直至痊愈，用于风热外盛型唇疗。

☆鲜白菊花瓣适量，捣烂敷患处，每日3次。

☆六神丸适量，研碎，醋调后，涂敷患处。每日换药1次，至愈为止。

☆地丁草50克，水煎2次取汁混合，分2次内服，药渣捣烂敷患处。

☆硫黄、蟾酥各等分，洗净，捣烂敷患处。

☆菊花叶、童便各适量。将菊花叶捣烂取汁，混合童便服下。若病重时菊花根捣烂取汁，服法同前。本方主治唇疗初起，肿痛未溃。

☆芭蕉叶适量，晒干，烧存性，瓶装备用。使用时患处常规消毒，用蜂蜜（或麻油、米醋）拌匀，敷于患处，外覆消毒纱布，1日1换。

☆冰片2克，僵蚕3克，黄柏6克，共研细末，敷患处。

11. 其他唇病

☆**嘴唇疱疹** 将煮沸的茶叶水冷却后，涂在嘴唇上的疱疹处；或者将小袋茶叶放入水中煮沸后取出冷却，敷在嘴唇疱疹处。过 4~5 天后，炎症即可逐渐消失。

☆**嘴唇干裂**　①熟石膏 50 克，过 80 目筛，加蜂蜜 50 克、冰片 3 克，搅匀装瓶备用。每日涂患处 2~3 次。一般 3~4 天可治愈。②生地黄 20 克，玄参 20 克，麦冬 15 克，天冬 15 克，天花粉 15 克，沙参 15 克，桔梗 15 克，射干 10 克，百合 30 克，玉竹 15 克，金银花 20 克，连翘 20 克，甘草 6 克，水煎服，每日 1 剂。③桃仁 20 克，研细末，锅内炼猪大油，取油汁 20 毫升，趁热纳桃仁细末，搅匀，放冷成膏。用时涂患处，每日 3 次，至愈止。

☆**唇疮**　将苹果连皮切成 6~8 瓣，放入冷水锅内煮，待水开，即将苹果取出，连皮吃下。每天 1 次，每次 1 个，连吃 7~10 个可愈。

☆**唇风**　生鸡蛋 2 枚，煮熟取出蛋黄，放入至 5 毫升麻油中炸黑去渣；再放入生大黄 6 克炸黑去渣；蜈蚣 5 条烘干碾碎后入油内调匀，用油外擦患处，每日 3~4 次，轻者 3~5 次即愈。忌辛辣物。

12. 喉痛

☆寒水石 30 克，人中白 30 克，白矾 15 克，硼砂 10 克，川黄连 5 克，西牛黄 5 克，青黛 5 克，冰片 5 克，蛤蜎数条。将寒水石、人中白、白矾、硼砂、川黄连、西牛黄共研细末，与蛤蜎混合，捣碎，置烈日下暴晒后，再研细过筛，放乳钵内与青黛、冰片共研，置密闭瓶中备

用。取适量外涂，每日数次。

☆鲜藕适量，洗净，榨汁 100 毫升，加蜂蜜 20 克，调匀服用，每日 1 次，连服数日。

☆白莲、麦冬各 12 克，冰糖适量，加水炖服，可代茶饮。

☆无花果（干）30 克、冰糖适量煮服，每日 1 次，连服数日。

☆沙参 12 克，桑椹 15 克，冰糖适量，加水同煮，饮汁食桑椹。

☆青果（橄榄）4 枚，芦根 30 克，水煎，清水两碗煎至 1 碗，去渣代茶饮。

☆玄参、麦冬各 12 克，甘草 3 克，桔梗 6 克，开水泡冲，代茶饮。

☆绿豆 20 克，百合 15 克，冰糖适量，加水同煮，饮汤食百合与绿豆，每日 1 次，连服数日。

13. 咽炎

☆将鲜藕节切下，埋于食盐中。咽痛时，取 1 片含服。

☆金银花、桔梗、麦冬、胖大海各 10 克，甘草 6 克，开水冲服，分次代茶饮用。

☆鲜嫩丝瓜切片放入大碗中，捣烂取汁，1 杯 1 次，顿饮。

☆知母 30 克，栀子 20 克，牛膝、大黄、黄芩各 15 克，蒲公英 25 克。上药加水 1500 毫升左右，水煎至 1000 毫升左右，放入脚盆中，浸泡双脚，每日浸足 2 次。

1剂可用3天，7天为1个疗程。

☆金银花、连翘、玄参、麦冬、桔梗各10克，乌梅、甘草各6克，胖大海3枚，水煎服。

☆挂金灯3克研成细末，加入冰片0.3克共研细，用吸管或纸卷成管将药末吹喉部，1日2次。

☆鲜白萝卜1个，青果10个，冰糖少许，煎水代茶饮，日服2次。

☆生鸭梨2只，食盐适量。将梨洗净去核，不去皮，切成块状（如大枣大），加食盐3~4克，放置15分钟。每次将1块含于口中，嚼细慢咽，每日4~6次。

☆胖大海洗净，放入茶杯中，加入蜂蜜适量，用开水冲泡，加盖3分钟后即可饮用。

☆每天用3~5克绞股蓝（干品）加适量冰糖，开水冲泡当茶饮，日饮2~3次。

☆苋菜洗净，捣烂取汁，加白糖调匀，日服2次。

☆麦冬、牡丹皮、白芍、玄参、桔梗、郁金各10克，生地黄15克，薄荷5克，贝母、甘草各6克，水煎服。

☆醋15毫升，加水30毫升，煮沸后加入金银花5克、桔梗2克，共煮3~4分钟，滤出药液；另取生鸡蛋1枚打一个孔，倒出蛋清加入醋、药汁搅匀，放火上熬成膏，用时用筷子挑1小块入口，每隔20分钟含化一次。

☆雪梨去皮、核，切成碎块，罗汉果

洗净，二者共放锅中，加适量水，煮30分钟即可饮用。

14. 急性咽炎

☆青果7~8个煎汁，加米粒大小白矾3~4块、冰硼散0.2克，含咽漱口，每日数次。

☆大黄3克，甘草1.5克，冰片0.3克，共为细末，吹患处，每日3~4次。病重者，可每日5~6次。

☆甘草12克，玄参30克，金银花18克。上药研末，以6克为1剂，泡茶饮，每日1剂。

15. 慢性咽炎

☆金银花50克，开水250毫升，代茶频频饮服。坚持服用半个月，即可缓解或消除病症。

☆冰片20克，研成细粉后拌入300克蜂蜜中，每天服用5~6次，每次1小勺，噙在口中，浸润口腔后部及咽喉部，慢慢咽下。

☆女贞子、蒲公英各9克，合欢皮、墨旱莲各12克，陈皮3克，延胡索6克，水煎服，每日1剂，分3次服。

☆海带300克，白糖适量。海带洗净切丝，用沸水烫一下捞出，加白糖腌3日，每日早、晚各食30克，可佐餐。

☆玄参15克，沙参15克，玉竹12克，知母10克，桔梗10克，黄柏6克，薄荷 6 克，甘草 6 克，水煎服，每日 1 剂，服时可在药液中加入蜂蜜 30 克。

☆黄花菜 30 克，石斛 20 克，麦冬 15 克，泡茶饮用，每日 1 剂。本方对癌症化疗后引起的口干咽燥和胃肠不适也有较好的疗效。

☆麦冬、白莲子各 1 克，冰糖适量，加水同煲后代茶饮用。

☆麦冬 15 克，桔梗 15 克，胖大海 10 克，甘草 10 克，板蓝根 20 克，山豆根 15 克，蜂蜜 50 克。将上述中药（除蜂蜜外）用 1000 毫升的冷水浸泡 50 分钟，然后煎煮 30 分钟，将药汁倒入盛有蜂蜜的杯子里分 3 次服用。也可将煎好的药汁与蜂蜜混合装入保温杯中，代茶饮。每天 1 剂，7 天为 1 个疗程，连服 2~3 个疗程。

16. 咽喉肿痛

☆金果榄 9 克，冰片 0.3 克，共研细末以吸管（或卷纸管）将药末吹入喉中。

☆凤尾草 30 克，女贞子叶 30 克，加水浓煎，取汁 1 碗，加入红糖适量，频频含服。每日 1 剂，一般 1~3 剂可愈。

☆铜锤草全草 150 克，绞榨取汁，配蜂蜜或人乳 2~3 匙，徐徐咽下。

☆新鲜芦荟 1 片（以种植 1 年以上最佳），去外皮，把茎肉切成细粒，放入碗中加入冰糖，再放进微波炉里加热 2 分钟，取出连汤带渣一并食用。重症者可连续服用 2~3 天。

17. 白喉

☆每次口服黄连粉 0.6 克，每日 4~6 次，并配合 1% 的黄连溶液漱口，用药后体温在 1~3 天内能恢复正常，假膜平均 2.6 天消退，咽拭培养平均 2.8 天转阴。

☆马兰 25 克，加水煎取药液 1 茶杯，分 2 天服完，也可加佐料炒，当菜吃。

☆玄参 9 克，甘草 3 克，芦根 15 克，加水煎服，连服 3 天。

18. 扁桃体炎

☆胖大海 6~8 枚，放入碗内，冲入沸水，闷盖半小时，趁温热徐徐服完，间隔 4 小时，再如法泡服 1 次，一般 2~3 天即可愈。胖大海药液要保温，趁温热服下，不可冷服。

☆鲜萝卜 1 个，青果 10 个，白糖少许，水煎服。

☆玄参 15 克，大青叶 15 克，黄芩 15 克，薄荷 5 克（后下），水煎，每日数次含漱。

☆玄参 15 克，沙参 15 克，玉竹 12 克，知母 10 克，桔梗 10 克，黄柏 6 克，薄荷 6 克，甘草 6 克，水煎服，每日 1 剂。服时可在药液中加入蜂蜜 30 克冲服。

☆陈皮少许（不得多于 10 克），用开水冲泡，代茶饮用，每日 2~3 次，直到痊愈。泡茶饮完后最好连茶一起吃掉。或者陈皮加上姜汤，取生姜及陈皮各 5 克，砂糖少许，加 400 毫升的水，煎汤，分 3~4 次饮用。

☆生大黄 15 克（小儿剂量 10 克），加沸水 250 毫升冲泡，候温慢慢咽服。每隔 1 小时冲泡 1 次，1 剂可连泡 4 次。

☆化脓性扁桃体炎 ①金银花、连翘、玄参、赤芍、天花粉各 15 克，当归、防风、白芷、陈皮、浙贝母、穿山甲、皂角刺各 10 克，肉桂、生甘草各 5 克，每日 1 剂。②合欢花 10~15 克，白糖 6 克，合欢花水煎，加入白糖温服，每日 1 剂。

19. 急性扁桃体炎

☆鲜鱼腹草 100 克，洗净捣烂，用米泔水 1 碗煮沸，加适量白糖或冰糖每日 2 次，慢慢呷服。

☆新鲜车前草 2.5 千克或干品 1 千克，加水浓煎至 5000 毫升。成人每次 200 毫升，小儿酌减，首次加倍，每日 3 次，5 日为 1 个疗程。

☆鸡内金 100 克，青黛 2 克，冰片 2 克，共研细末贮干净瓶内备用。每次取药粉适量，分别吹撒在患者咽部。

☆取锅底灰 20~30 克于碗中，稍加研细，打入土鸡蛋 1 个，加白糖适量，用筷子抽打成糊状，再倒入沸水冲调成黑色的鸡蛋糊，候温，顿服，每天 2~3 次。

☆山豆根、锦灯笼各 30 克。将上药水煎取汁，每日 1 剂，每天 2~3 次口服。

☆金银花 10 克，甘草 6 克，用水煎 10 分钟，取药汁，频频含漱，每日数次。

☆硼砂、雄黄、人中白、蒲黄、黄柏、枯矾、薄荷、儿茶、甘草、龙骨、冰片各等分，共研细末，过筛，用吹管吹至患处。

☆紫金锭 30 克，三七 15 克。将紫金锭、三七研成极细末，分 3 次醋调敷于颈前喉结上方凹陷处，然后用纱布、胶布固定，并用醋经常保持湿润，隔日换药 1 次，连用 2~6 次。

☆板蓝根 60 克，山豆根、玄参各 10 克，桔梗 9 克，生甘草 6 克。高热者加金银花 30 克，蒲公英 20 克；便秘者加大黄 6 克。每日 1 剂，水煎 2 次混匀，分 2 次服用。

☆金银花 15 克，连翘 10 克，射干 10 克，山豆根 10 克，每日 1 剂，水煎分 2 次服。

☆明矾 10 克，加凉开水 200 毫升（半杯），使其溶解，每次取 15~20 毫升，漱口 2~3 分钟（含漱，药液勿吞下）。每日 3~5 次，一般治疗 3~7 天即愈。

20. 声音嘶哑

☆双花（金银花）30 克，麦冬 20 克，开水冲泡，代茶频饮。

☆川贝母、葶苈子、山豆根各 10 克，煮水约 100 毫升，分 2 次口服。

☆白萝卜捣汁 200 毫升，加白糖 30 克，或加生姜汁 1 滴，调匀后，每日 1 剂，分早、晚 2 次服。

☆荆芥穗、杏仁、桔梗各 10 克，水煎至 100 毫升，不拘时间，在 1 天内频频下咽，可用于外感风寒，头痛恶心。

☆青蒿 60 克（干品），加清水 1000 毫升，浸泡半小时，旺火煎或用开水冲泡代茶饮，每日 1 剂，分 2~3 次服用。一般 2~3 剂即可痊愈。

☆薄荷、菊花各 10 克，加盐少许，频频含漱，漱口应深至于咽部。

☆雪梨 1 个挖去心，加川贝母 2 克，蜜糖 30 克同蒸，待熟后食之。此为 1 日剂量，分早、晚 2 次服用。

☆半夏 20 克，鸡蛋 2 枚取蛋清，食醋 100 毫升。半夏加水 500 毫升，煎 20 分钟后去渣，加入食醋，待药液稍冷时加入鸡蛋清搅匀即成。每日 1 剂，不拘于时间，徐徐含咽服用。

☆蜂蜜 30 克，白糖 15 克，鸡蛋 1 枚，搅匀后，用沸水冲服，每日早晚各 1 次。

☆麦冬、胖大海、青果各 10 克，以滚开水浸泡约 200 毫升，不拘时间频频润喉，适用于因声带发音劳累、语言或歌唱时间过久引起的音哑。

☆石菖蒲 6 克，甘草、桔梗、玄参各 5 克，胖大海 1 枚。此为 1 日剂量，开水冲泡后代茶频频饮服。

☆牛蒡子、金银花、连翘各 10 克，水煎至约 100 毫升，不拘时间，在 1 天内频频下咽。本方适于突然伤热音哑、咽喉灼热瘙痒，声带红肿充血。

☆鲜生姜 200 克，切碎如大米粒，加蜂蜜适量拌匀，以淹没姜末为度，置有盖容器内，每次半匙，口含，缓缓吞咽。始见蜜甜，渐至姜辣，待蜜味将尽，姜辣缓减后，嚼细吞食，每日 3~5 次，至咽喉爽利，发音正常止，忌其他辛辣饮食。

☆百合 30 克，麦冬、紫菀各 10 克，水煎至约 100 毫升代茶饮。本方适用于口干咽燥、舌红烦渴，尿黄便秘、干咳音哑等症。

21. 喉咙发痒

☆用鲜鸡蛋 1~2 枚去壳，青葱 4~5 根切碎，加水适量同煮，饴糖调味，吃蛋喝汤，每日 1 次。

☆麦冬 15 克，白莲子 15 克，冰糖适量，加水适量同煲后代茶饮用。

☆百合 20 克，香蕉 2~3 只去皮，冰糖适量，加水同煲，每日 1 次服食。

☆无花果 25 克，冰糖适量，加水煲之饮用，每日 1 次。

22. 咽部异物感

☆茯苓 20 克，清半夏 10 克，陈皮、麦芽、党参各 25 克，苍术、白术、青皮、枳实、厚朴、槟榔、山楂、神曲各 12 克，桔梗 8 克，生姜、炙甘草各 5 克，水煎，每日 1 剂，晨起 1 次服完。15 天为 1 个疗程。

23. 声带息肉

☆焦山楂 50 克（无时，购回山楂片炒焦即可），加水煎 2 次，取药液 1500 毫升，凉后慢慢含咽服用。15 天为 1 个疗程。

☆北沙参 10 克，川百合 10 克，大白芍 10 克，白射干 6 克，生甘草 5 克，苦桔梗 10 克，天花粉 10 克，青果 10 克，凤凰衣（鸡蛋壳内膜）6 克，木蝴蝶 6 克，水煎服，每日 1 剂。

☆僵蚕（炒）、乌梅各 15 克，煎服，每日 1 剂。

☆全瓜蒌 15 克，僵蚕、桔梗、石菖蒲、海浮石各 12 克，水煎服，每日 1 剂，15 天为 1 个疗程。

☆海带 500 克，洗净盐分，切成小块煮，加入冰糖 500 克，浸渍 1 天后即可食用，每日 2 次，每次适量。

☆空心菜 250 克，洗净切碎，加 10 个去皮荸荠，一同用水煮半小时，吃菜与荸荠，并喝汤。

☆冰糖 50 克，梨 2 个。将梨洗净切块，同冰糖共放入锅内加水煮烂，每日分 2 次服用。

☆咸橄榄 5 个，淡竹叶 5 克，乌梅 2 个，绿茶 5 克，白糖 10 克，用水共煮，饮汤，日服 2 次。

☆鲜荸荠 20 个，洗净去皮，切碎捣烂，用干净纱布绞汁，不定量饮用。

24. 口角流涎

☆藿香 15 克，栀子 6 克，甘草 3 克，生石膏 30 克，防风 12 克，黄芩 10 克，牡丹皮 10 克，连翘 10 克，每日 1 剂，水煎，早晚服用。

☆黄芪 10 克，党参 6 克，炙甘草 6 克，白术 10 克，陈皮 6 克，当归 6 克，升麻 3 克，柴胡 3 克，生姜 3 片，大枣 2 枚，乌梅 10 克，炮姜 10 克，每日 1 剂，水煎，早晚服用。

五、牙病

1. 牙痛

☆蒺藜根 30 克，晒干，焙枯存性，每次取少许放于齿痛处含之，每天 3~5 次。

☆苍耳子 6 克焙黄去壳，研细末，与生鸡蛋拌匀炒熟服，每日 1 次，连服 3 天。一般 1 次止痛，3 次治愈，极少数无效。

☆蜂房适量，加纯酒精适量，点火燃烧，待蜂房烧成黑灰时，用手指蘸灰涂于患牙，一般 4~5 分钟可止痛。

☆生石膏 30 克，鲜生地黄 12 克，牡丹皮 10 克，黄连 9 克。上药每日 1 剂。

☆骨碎补 15 克，切碎，开水浸泡，含漱，一般含漱 5~7 次可止痛。

☆板栗树根皮30~50克，泡刺藤30克，生地黄15克，加水适量煎至蒸汽大出时，加白醋少许，取药汁含漱，即可止痛。

☆鱼腥草、车前子、威灵仙、两面针各15克，生石膏30克，菊花6克，水煎服，每日1剂，以愈为度。

☆三七5克，打碎，放适量开水，待出味后，将水含在口腔内约2分钟后咽下，药渣可反复泡水多次，多次含服，药渣可细嚼吞下。

☆杏仁1个，放在火上点燃，吹灭后将灰吹于痛处，连续2~3次。

☆啤酒花1枚放入嘴中，用牙咬住，连嚼数枚，嚼碎后咽下。

☆麻黄12克，桂枝12克，川芎12克，石膏30克，大黄10克（后下），白芷9克，龙胆草10克，煎煮取汁约300毫升，每次用药150毫升，其中一半漱口，一半喝下，要用力猛漱牙痛部位，每口药汁漱半分钟，每日用药2次。

☆黄荆根1小段，洗净捣烂咬于患牙处，15~30分钟后吐掉。切勿将药吞入，一般多于3~5分钟后见效，复发可反复应用。

☆竹叶20片（竹扫帚即可），鸡蛋2枚，先用水将竹叶煮沸40分钟，然后打2个荷包蛋，吃蛋喝汤，以喝汤为主，每日早晚各1次，孕妇忌服。

☆干辣椒芯2个，把辣椒籽去掉，白酒（二锅头）倒在小杯里浸过辣椒芯，浸泡10分钟，然后含在嘴里，坚持5~10分钟。

☆外敷皮蛋（即松花蛋）的泥和内服皮蛋治牙痛，效果很好。取皮蛋的泥（粘在皮蛋外边的泥），以水调成糊状，敷在疼痛的牙齿上，一般3~5分钟止痛，15~20分钟去掉，再连续吃3~4枚皮蛋。

☆用筷子蘸上一点味精，放到疼痛的牙齿上，疼痛会很快消失。

2. 虚火牙痛

☆冰糖100克，清水1碗放入锅内，下冰糖煮溶，至只剩半碗水即成，1次饮完，每日2次。

☆生地黄18克，牛膝9克，熟附子、肉桂各3克，水煎服。若兼表证者去肉桂加桂枝5克，荆芥、防风各9克。

☆山茱萸15克，女贞子10克，牛膝10克，墨旱莲6克，五味子10克，食盐25克，水煎服，每日服1剂，连服2天，即可有效。

☆熟地黄60克，玄参60克，菊花60克，生石膏10~30克，升麻0.5~5克，蜂蜜60克。取水3000毫升与上药同煎，煎成300毫升，徐徐服之。

3. 风火牙痛

☆牛奶子（也叫木半夏）根1小块，洗净后置于病牙处，取侧卧位，使唾液浸泡药块，液汁作用于牙根，数分钟后可见效。过多的唾液应吐出来，不要咽下肚。

☆白菜根疙瘩1个。将菜疙瘩洗净，捣烂后用纱布挤汁，左牙痛滴入左耳，右牙痛滴入右耳。

☆露蜂房20克，煎浓汁含漱，每日数次。

☆生地黄50克，鸭蛋2个，冰糖5克。用砂锅加入清水2碗浸泡生地黄半小时，将鸭蛋洗净同生地黄共煮，蛋熟后剥去皮，再入生地黄汤内煮片刻，服用时加冰糖调味，吃蛋饮汤。

☆甜瓜（香瓜）皮6克，水煎，冷后含漱。

☆五倍子15克，煎浓汁含漱，每日数次。

☆二锅头倒入碗内，放生鸡蛋1~2枚，白酒的液面浸没鸡蛋的2/3，用火柴点燃，用木筷翻动鸡蛋几次，约20分钟左右，鸡蛋熟后去皮趁热入口，在牙痛处反复咀嚼再咽下，一般5分钟左右即见效。

4. 龋齿疼痛

☆生地黄20克，放入100毫升白酒中浸泡24小时，待酒色发红后，含酒置于龋齿处，含不住时吐出，连含数次即可止痛。

☆先将蛀牙洞里的食物残渣剔干净，然后填满味精，盖上豆腐衣1块，闭口咬合10分钟，疼痛即可缓解，乃至消失。

☆花椒15克，白酒50毫升。将花椒泡在酒内10~15天，过滤去渣，棉球蘸药酒塞蛀孔内可止痛，一般牙痛用药酒漱口亦有效。

☆桃树枝、菜油适量。剪取桃树枝，以棉皮条裹其一端，蘸菜油于灯上熏热，置痛齿上炙其一端，如是数次，虫死痛止。

☆韭菜籽1撮，以碗盛之，用火烧烟，外用小竹梗下截劈为四瓣，以纸糊如喇叭样，引烟熏其蛀齿。

☆独头大蒜1个，剥去蒜皮，将蒜捣成泥。将蒜泥敷于虎口穴上，男敷左，女敷右，然后用贝壳盖上，并用布带固定，待敷药处略有烧灼感时，揭去贝壳与药膏，随即起一水疱，用针刺破不再敷药，牙痛可止。

☆味精与温开水1:50溶化后含漱，然后吐出，连续数次，牙痛会减轻或消失。

5. 其他牙痛

☆**顽固性牙痛** 鲜车前草2株，冰糖10克。先将鲜车前草洗净，切碎，加适量水，文火煎2次，取汁，混合，然后将冰糖打碎溶化后，药汁分3份，1日3次服之。以7天为1个疗程。

☆**神经性牙痛** ①荜茇、白芷、细辛、防风各5克，高良姜8克焙黄研成细末，贮瓶备用。牙痛时以药棉蘸药粉少许，塞入对侧鼻中，并深呼吸2分钟，痛止取出。

②仲秋时节从野外采摘车前草，连根拔起，洗净晒干，择2株车前草配以2块似核桃大的冰糖煎煮，文火煎，1日3次，1茶杯汤水口服，7天为1个疗程，一般2个疗程就可好转。

6. 牙龈肿痛

☆1枚鸡蛋去黄留清，加等量白酒搅匀，喝一口，含口中，5分钟后吐掉，1日2次，1日1枚蛋，2~3天消炎止痛。

☆丝瓜500克，鲜姜100克。将鲜丝瓜洗净，切段，鲜姜洗净，切片，两味加水共煎3小时，日饮汤2次。

☆核桃树根100克（干品减半），加水适量，浓煎，候温，含漱（即口含药液，15分钟后吐掉，如此重复多次）。每日3次，轻者1日治愈，重者3日可愈。

☆菊花、生甘草、海螵蛸各30克。先将海螵蛸捣碎，再连同菊花、生甘草一起放入锅内，加水800毫升后浸泡30分钟，随后以大火煎15~20分钟至药液浓缩成500毫升，早晚饭前1小时各服1次。

7. 牙龈萎缩

☆南瓜根30克，绿豆60克，加水煎服，每日1剂，每日2次，于饭后1小时服用。

8. 牙龈出血

☆花椒10粒，醋150毫升，浸2天后口含，1次3分钟，1日2次，连用5天有特效。

☆西红柿每天吃2~3次，两周后见效。

☆威灵仙10克，研末，加用蜂乳适量，调糊状，外敷人中穴，用胶布固定，外敷10~20分钟奏效。

☆地骨皮150克，大黄炭90克，先加水1000毫升，浸泡2小时，加热至沸15分钟后取出药液，再加水500毫升，煮沸15分钟取药液，合并两次药液过滤去渣，再加食醋200毫升，混匀装瓶，每天含漱25~50毫升，每日3~5次，连续用完即可。

☆芦根15克水煎，每日1剂，分3次口服。一般服2~3天即可显效。

9. 牙龈炎

☆鲜车前草30克，鲜薄荷15克，绿皮鸭蛋1个，将前两味药煎煮后滤去药渣，鸭蛋去壳入药液煮熟，加少许盐调味，吃蛋饮汤，每天1次。

☆芦荟剪成小块，去掉周围的小刺，从中剖开，将含汁内面贴在牙龈表面。白天贴几个小时换1次，晚上睡觉贴上，第2天早晨换下，连用数日可见效。

☆石斛6克，天冬9克，玄参9克，淡竹叶9克，甘草2克，板蓝根9克，生地黄12克，木通15克，水煎服，每日1剂。

10. 牙髓炎

☆地骨皮30克，加清水500毫升煎至50毫升，过滤后，以消毒药棉蘸药液填入已清洁好的牙洞内，止痛有特效。用药期间忌烟、酒、辛辣食物。

11. 牙周炎

☆金银花 20 克，加水煎服，每日 1 剂，分早、晚 2 次服用。连服 3~5 日即可。

☆忍冬藤 20 克，鹅不食草 20 克，青木香 10 克，水煎，每日数次含漱。

☆白酒、鸡蛋。将白酒 100 毫升倒入瓷碗内，用火点燃后，立即将鸡蛋打入酒中，不搅动，待火灭蛋熟，晾凉后 1 次服下，1 日 2 次。

☆适量干荔枝，去壳后，放入口中，咬于病齿上，让其生津，再吐出涎液，每次 20~25 分钟，每日含 3~4 次，连含 3~5 日即可。

☆滑石粉 18 克，甘草 6 克，朱砂面 3 克，雄黄 1.5 克，冰片 1.5 克，共研为细面，早晚刷牙后撒患处。或以 25 克药面与 60 克生蜜，调和后早晚涂患处。

☆生地黄、连翘各 12 克，牡丹皮、升麻、当归、大黄各 10 克，黄连、淡竹叶各 6 克，生石膏 30 克（先下），天花粉 15 克，每日 1 剂，水煎，分 2 次服。

☆刀豆壳 10 克，冰片少许。将刀豆壳烧炭，加入冰片研末，然后将药液涂抹于患处。

☆生地黄 20 克，玄参、黄芩各 10 克，紫花地丁 30 克，生石膏 2 克（先煎），生大黄 8 克（后下）。咽痛加射干 8 克；口干加天花粉 9 克；牙龈肿胀、化脓加连翘 15 克；尿黄加车前草 15 克。每日 1 剂，水煎，分 2 次服。

☆先用 50 克骨碎补，水煎浓缩至 500 毫升，反复漱口；另取骨碎补研细末，细棉签蘸药末涂患处，1 日 4~6 次。阴虚内热，无瘀血者不宜使用。

☆金银花 9 克，淡竹叶 9 克，玄参 9 克，连翘 9 克，生甘草 4.5 克，水煎服，每日 1 剂。龈衄加生地黄、白茅根；溢脓加皂角刺、炒山甲。

☆食醋 50 毫升，加凉开水 100 毫升，含漱。

☆金银花、连翘各 20 克，乳香、没药、怀牛膝各 12 克，菊花、山楂片各 3 克，板蓝根 30 克，水煎服。1 天 1 剂，早晚分服。

12. 牙垢与牙石

☆海螵蛸 50 克，研成细末，掺入牙膏内刷牙，每日 2 次，可除黑色牙垢。

☆升麻 3 克，羊胫骨灰 6 克，白芷 2.5 克，石膏 4.5 克，麝香少许，共研细末。本方治牙齿黄黑。

☆将白矾 50 克研成粉末，每次用牙刷蘸一些刷牙，每日 2 次，可除黄色牙垢。

☆食醋口含在口腔鼓漱 2~3 分钟吐出，再用牙刷刷牙，最后温水漱口。

☆地骨皮、郁李仁、生地黄、杏仁各 30 克，升麻 45 克，藁本、露蜂房各 1 克，麝香 2 克。将上药捣细过筛为散，每次用

3 克，以纱布包裹，常含咽津。本方适用于牙黄黑枯燥无泽者。

☆生菜洗净后用少量的食盐拌匀生吃慢嚼。本方适用于垢齿，烟熏齿黑等。

13. 护齿与固齿

☆羊胫骨灰、升麻各 9 克，生地黄、黄连、石膏各 3 克，白茯苓、人参各 1.5 克，麝香少许。以上药物，共研细末，每日临睡前取适量用之刷牙。

☆食盐、川椒、墨旱莲各 60 克，白矾、枯矾各 30 克，白盐 120 克。先将墨旱莲、川椒煎水，滤去渣滓，然后用药液拌炒食盐、白矾、枯矾，干后研细末。每天早晚取适量用以刷牙，漱口。

☆红茶、绿茶或乌龙茶等，每日泡 1~2 杯，饮用并取茶水漱口。

☆取双层纱布包裹松脂，入沸水中煮，取浮在上面的松脂，置于冷水中，待冷凝结成块状后取出研成粉末，入白茯苓末调匀。每日以此漱口或刷牙。本方适用于牙齿松动、容颜早衰者。

☆菠菜、花生、胡萝卜、紫菜、莲藕、葡萄各适量。将菠菜用开水焯一下，与葡萄、莲藕一起绞汁，胡萝卜单独绞汁，花生烤熟后加水制成花生糊，将紫菜水发取汁，将以上各汁调匀后饮用。常服本方具有保护和促进牙齿洁白坚固的作用。

☆生大黄、熟大黄、生石膏、熟石膏、骨碎补、杜仲、青盐、食盐各 30 克，明矾、枯矾、当归身各 15 克，共研为细末，晨起先将此药末涂擦牙龈上，然后洗脸，最后用冷水漱吐。

☆茶树根 50 克（鲜品），生鸡蛋 3 枚。把树根洗干净，切成小片，放入碗中，把鸡蛋打破（去蛋清），放在树根上，加入清水，覆盖住树根和鸡蛋，再放进碗里蒸 1 小时。1 日 1 碗，分早晚两次吃完，喝汤、吃鸡蛋（去掉树根），连服 3 天，牙齿可坚固。

☆骨碎补 30 克，炒杜仲 15 克，川续断 15 克，金樱子 15 克。将上述药水煎，含漱后咽下，每日 6~10 次，可连用 10 天。

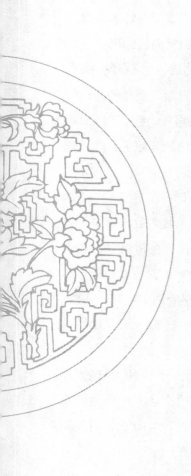

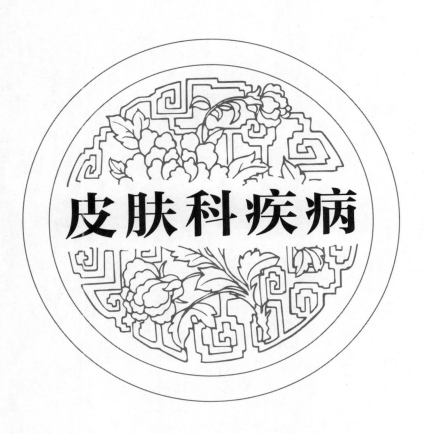

皮肤科疾病

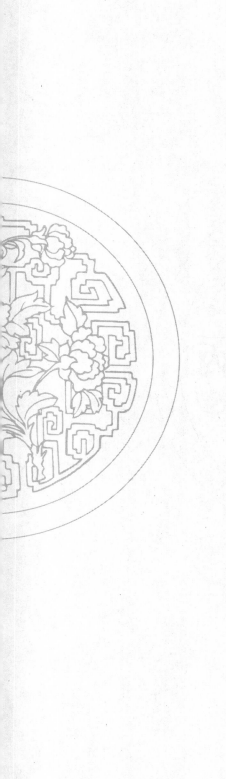

1. 头皮瘙痒

☆韭菜、大葱各适量。将两样洗净，切段，上锅加油爆炒。佐餐。四五片桐叶放入 1.8 升的水中煎，用此药液抹在头皮上，干了后再洗发。15 克桑根放入约半杯的水中煎 10 分钟，将煮汁擦在头皮上，经过数小时后再洗发。

☆菊花叶 30 枚放入 1.8 升的水中，煎至液体呈现绿色为止，待冷后洗头。如果没有菊叶，则可以用桃叶代替，洗过头后，任其自干。

☆鸡蛋 1 枚，取其蛋清、猪胆汁少许，冲以清水约半面盆。彻底洗头，忌用肥皂，每晚 1 次，1 周后头皮瘙痒必能全除。治愈后，每日再洗 1 次，可以断根。

☆竹沥适量，青盐少许。将青盐研极细，均匀和入竹沥，用之洗发。

☆将一大匙（约 5 克）的硫黄粉放进一脸盆的温水中，仔细洗头，8~10 分钟后，要用温水淋洗干净。

2. 头癣

☆川黄连 50 克，花椒 25 克，共置瓶中，加入 75% 酒精 200 毫升，浸泡 1 周后备用。使用时棉签蘸取药液均匀涂擦患处，每日 3~4 次，10 天为 1 个疗程。

☆川楝子烤黄研成细末，用熟猪油或凡士林调成 50% 油膏。先将患者头发剃光或剪短，用清水洗净疮痂，再以 50% 明矾水清洗 1 遍，擦干，涂油膏（厚 2~3 毫米），每日 1 次，连续 10 天为 1 个疗程，一般 2~3 个疗程可愈。

☆新鲜独头蒜 2~3 头，去皮捣烂成膏状，兑入适量蓖麻油或芝麻油，搅拌均匀后涂敷头癣处，每天 1 次。10~15 天可好转或痊愈。如果患病较重，可延长用药时间。

☆荆芥、防风各 3 克，生半夏、生百部各 6 克，轻粉 1.5 克，共研成细粉，用黄酒调擦患处。

☆槐花花蕾炒研为末，用菜油调成稀膏状备用。用时直接用膏涂搽于患部（不需剃发和剪痂），每日 1 次，至愈为止。一般 2~3 次即可见效。

3. 体癣

☆鲜生半夏挖出后剥去外皮，用醋 3~4 滴，置碗底内磨取汁，涂患处，1 日 3 次。磨后将手洗净，以免入口中毒。

☆将雄鸡睾丸一端切开少许，备用。用睾丸切开的横断面轻轻摩擦癣处，即有一种软性滋润像豆腐渣一样的东西，留在皮肤上。1 颗睾丸可用两三天（可贮放冰箱中，以免腐化）。如此每天摩擦 4~5 次，连续使用鸡睾丸 3 颗，即能发生效力。

☆五月初，取鲜皂荚，打烂入锅煮汤煎浓，沥出易水再煎，2~3 次后出渣，以汁共归 1 锅，慢煎成膏。涂患处。

☆杉木油少许，取碗 1 个，用绳索

把碗口捆成"十"字形，后用卫生纸盖碗口，上放杉木锯末，堆成塔状，从尖端点火燃烧，待火烧至接近卫生纸时，即除去灰烬和残余锯末，取碗中杉木油留用。先将癣面洗净，用刀片刮去痂皮，再在癣面铺上一薄层棉花，用火或烧红的木炭稍烘一下，取下棉花，将杉木油搽上。

☆斑蝥1个，大枣1枚。斑蝥去头、翅、足，在灯焰上烧，米醋内淬，如此2~3次，就烧成存性黑灰，研为细末，大枣汤泡剥去皮核，与斑蝥末一处同研烂。先以手抓或布擦体癣，然后搽上药，不可侵好肉，恐有毒。

☆杏仁15克，米醋25毫升，将杏仁捣碎倒入醋内，然后加热煮沸，趁热用棉花球蘸药液洗擦患处，1日洗擦1次，连用3天，隔1~2天，再连用3天。

☆鲜艾叶适量，揉成团涂患处，至局部感到灼热为止。每天1~2次，3~5天可愈。

☆新鲜墨旱莲（又名黑墨草）适量，用力不停地擦患处，一直擦到有辣痛感为止。每日擦3次，连擦数日，即可取效。

☆水银、巴豆适量，先将巴豆研末，与水银调成糊状，以不粘手可揉成小丸为宜。用热水洗澡，洗过后，马上将药丸往患者全身搓，一面搓一面就着火炉或火盆烤，务使皮肤发热，一则免药丸凝硬不好搓，一则使药力完全渗入皮肤，待全身全搓好后，穿上衣服休息（夜晚行之较佳），

避风寒，不论轻重，数次即愈。

☆豆粒适量。以长形铁皮筒装满豆粒，两头封盖，一头铁盖上钻小孔若干，用细铁丝缚定斜向悬架，于炭火盆上烧灼，有孔一头向下，下接以碗，黑豆灼后有油滴下，色如胶漆，用上药涂搽患部。

☆明净硫黄（细末）500克，白面、荞面240克，白附子（细末）120克，上硫黄、荞面、白面，共合一处，用清水微拌，木器内压成片，单纸包裹，风中阴干，为极细末，用附子研匀，调敷于面上。

☆楸叶100张，花椒、明矾各9克。楸叶漂净，与花椒放锅内，滚煮1小时许，将楸叶、花椒捞弃，澄清后再加明矾，文火细熬，至起大花（泡）止，放院中露1宿，凝结成膏，摊于布上或脱脂棉上。将上药贴于患处，1周即愈。

☆荸荠15只，好陈醋60毫升。荸荠洗净，去皮，切片，浸入醋中慢火熬煎（忌用钢铁器）10分钟，待荸荠将醋吸收变硬时入碗内捣成糊状，装瓶封严备用。用纱布摩擦以局部发热为度，然后再敷本药适量，用纱布包好，每天1次。轻者3~5天，重者稍后一点时间可愈。

☆椰子半个（连肉），将炭火烧红后，放在椰肉里，然后再将椰子放火炉上焙烤，使椰子内外均受到火力，有油质流出后即成。以棉花蘸涂患处。如果癣部已长成坚厚的疙瘩，可用滚热的椰油来涂敷，其热度由患者在应用时调节。

☆**圆癣经年不愈** ①羊蹄根（败毒菜根独生者）9克，川白芍6克，白梅肉适量。羊蹄根，捣碎，入川白芍煎，白梅肉捣匀，以井水1盏，滤汁澄清。天明空腹服之。不宜食热物。②铜钱1枚，置于火中烧红，并趁热投入存有30毫升米醋的器具之中（醋精不行），使之发出"吱"的响声。然后取指头大的山姜1块，蘸此米醋使劲擦患处，一直擦到有灼热感为止。每日擦3次，连擦3~4日即好转。③蕺菜生叶10枚。取蕺菜生叶，加少许盐，放入研钵中磨，将磨出汁液即成备用。将汁液抹于患部，1天2次。

☆**股癣** ①山西陈醋（越陈疗效越佳）300毫升，放入铁锅内文火煎煮浓缩至100毫升，装入无菌大口瓶内，再将苦参20克、花椒10克，用清水洗净后放入浓缩醋内，浸泡20天后即可使用。搽药之前，先用酒精棉球擦洗病变部位，再用消毒棉球蘸药醋涂于患区。每日早晚各1次，坚持20天左右，可有明显效果或痊愈。②谷糠适量，放于干净的铁板上，放入1块烧红的木炭，使谷糠燃烧冒烟，一会儿板上有黄色的谷糠油析出，用棉签蘸取此油少许，涂在不易治愈的顽癣患处，每日涂3次左右，忌食酒、鱼、虾、辣椒。

4. 手足癣

☆盐3千克。蒸热倒在布上。将足裹紧，以足踏盐，令脚心热，以踏至盐不热为度。每晚1次。

☆生大黄100克放入1000毫升米醋中浸10天，以药液洗患手，每次浸洗20分钟，每日2次，1周为1疗程，儿童治疗时间酌减。

☆生大黄、新鲜仙人掌适量，洗净、捣烂，取汁涂于患处，每日2~3次，5~7天可愈。

☆韭菜100克切碎、蓖麻子肉（去壳）50克，共捣烂，用热饭和匀敷患处。

☆松柏树叶500克配5~8倍水，煎煮约40分钟，起锅，滤去松柏树叶，待略凉后备用。每天就寝前用以洗脚，浸约20分钟。如此2~3天后即可断根，较严重的，浸的时间加长，也可完全治好。

☆0.25千克干花椒放入搪瓷盆内，倒入2.25升食用醋并进行搅动，直至花椒全部浸没在醋中。1星期后，每天将患手浸泡于此溶液，每天2~3次，每次10~15分钟，连续10~15天。

☆阿司匹林1片，牙膏适量。将阿司匹林1片压成细粉末，再用牙膏（不要用药物牙膏）调成糊状，将手脚洗净、擦干，敷在患处。

☆花椒10粒、大蒜1头。将花椒炒焦研成细粉，大蒜捣成蒜泥和花椒粉调匀，涂患处，1小时后取下。隔日1次。

☆藿香正气水适量。先将患足用热水洗净擦干，然后用消毒药棉把藿香正气水

涂于足趾间患处。每天早、中、晚各涂 1
次，连用 5 天。

☆新鲜鸡蛋 1 枚，打破后将蛋壳下软
薄膜块撕下，贴在洗净的足癣破溃处，保
留 12 小时，连续贴 3~5 次。米醋 1000 毫
升，将醋倒入盆内，加水 500 毫升，用来
浸泡手足，1 日 2 次，每次 1 小时。

☆五倍子 60 克，白及 30 克，老陈醋
适量。将五倍子、白及分别捣细末，先将
五倍子粉与陈醋混合，呈稀汤状，置锅内
文火煎熬，之后入白及粉末，调成糊状，
贮瓶中备用。用时取膏涂癣上（如膏稠时
可用陈醋调稀），涂上药后，局部初觉痛
痒，但不久即消失，1~2 天即出现脱痂现
象。脱后再涂直至癣消失为止。如有皮损
不宜使用此法。

☆苦参 15 克，黄柏 10 克，胡黄连 7
克，米醋 150 毫升，共置于玻璃瓶内，再
入米醋浸过药面 3 厘米，摇匀，浸泡 3 天
可用。用时，将棉签蘸醋液涂抹患处数回，
每日 3~4 次，一般 2~3 天即收效。

☆艾草 150 克加水 3~4 碗，煮沸 5~6
次，装入大口瓶内，用双层纱布缚瓶口，
将手心放瓶口熏，如药已冷再加温后使
用，每日 3 次，每次 30 分钟，1 剂药用
3 天。

☆猪胰子 1 具，去油，花椒 10 克，
将上药浸入白酒 250 毫升中 2~3 日，取猪
胰不时搽手，微火烘之，自愈。

☆苦参 100 克，全蝎 30 克，蜈蚣 10

条，冰片 20 克，凡士林 500 克。先将苦
参、全蝎、蜈蚣研成细末，再将凡士林加
热熔化，再放入冰片，倒入药粉共调匀，
放冷后成膏。先用温热水浸泡患处 20 分
钟，使角化层软化，刮除角化层，然后擦
干皮肤涂上药膏。皲裂严重者可包扎固定，
每日换药 1 次。一般 2~3 天均取效。

5. 甲癣

☆生大蒜头、糯米饭各适量。将二者
拌和捣匀，涂于指甲上，24 小时更换。

☆鲜大蒜瓣捣如泥，以 0.3 厘米宽的
医用胶布条捻成索状沿甲板围绕 1 圈，类
似筑堤状，再将蒜泥堆于甲板上铺匀，其
上覆以胶布贴于甲周皮肤上，注意外贴之
胶布勿连接成环状，免因捆扎式压迫指趾
端末梢循环致坏死。每日更换 1 次，直至
甲板软化并自行脱落后继续包敷蒜泥 3~5
次即愈。若甲癣累及多个指、趾，可分次
治疗，于每晚睡觉时包敷，白天解除。包
敷蒜泥时蒜素刺激稍疼但能耐受。

☆陈醋（山西老陈醋最佳）500 毫升，
煮沸浓缩至 100 毫升，再将苦参 50 克、
花椒 30 克洗净晾干后加入浓缩的醋液内，
浸泡 1 周，即可使用。用时先以热水将病
甲泡软，再用小刀轻轻刮削病甲（以不出
血不疼痛为度），然后用消毒棉球蘸药液
浸润病甲 5~10 分钟。每晚睡前进行。3
天后同法刮削病甲，继续用药，至病甲恢
复正常。

6. 牛皮癣

☆秦皮 50~100 克，加半脸盆水煎，煎液洗患处，每天或隔 2~3 天洗 1 次。药液温热后仍可用，每次煎液可洗 3 次。洗至痊愈为止。

☆侧柏叶、苏叶各 120 克，蒺藜秧 240 克。上药共研粗末，装纱布袋内，用 2500~3000 毫升清水煮沸 30 分钟。用软毛巾蘸汤液擦洗患处，或擦洗后加热水浸浴。

☆蝮蛇 1 条，人参 15 克，白酒 1000 毫升。将蝮蛇置于干净器皿中，用白酒醉死，加入人参，经 7 日后不拘时候，频饮，随量。

☆官桂、高良姜、细辛各 1.5 克，斑蝥（研碎）10 个，白酒 90 毫升，甘油 30 毫升。前 4 味用白酒浸渍 7 天，每天振摇 1 次，浸出有效成分，滤取清汁，为缓和白酒的局部刺激，加入甘油。先将患处用温水洗软，再用药水涂擦，每日或隔日 1 次。

☆蜈蚣 1 条，白酒 100 毫升，将蜈蚣放入酒中浸泡数小时，煮沸，温洗患部。葱白 7 根，紫皮蒜 20 克，白糖 20 克，冰片 1 克，蓖麻子仁 15 克。共捣烂如泥，涂抹患处，每日 1 次。

☆大黄、黄柏、黄芩、苦参各等分。将上药加水煎煮 30 分钟取汁。涂洗患处，每日 3~4 次。用于治风湿热型牛皮癣，症见局部有成片丘疹肥厚，并有部分皮损潮红、糜烂、湿润和血痂等。

☆巴豆 4 个，斑蝥 2 个，细辛、肉桂、白芷各 1.5 克，樟脑 0.9 克，共研细末，加酒精 300 毫升，装入密闭容器内浸泡 2 天。过滤去渣，每日涂患处数次，治愈为止。

☆重症牛皮癣：巴豆 4 个，斑蝥 2 个，研细，与生姜 60 克（去皮），共研成膏，外敷患处。待起水疱时取下，将水疱用消毒针刺破，放出浆液，外涂香油，用纱布外敷即可。

7. 花斑癣

☆生姜 250 克洗净切成薄片，在日光下晒干。然后放入酒瓶内用白酒浸泡并密封 2~3 日，再将泡好的白酒涂抹于患处，1 日 3 次，勿断，三五天就好。

☆补骨脂 40 克，用 95% 酒精 300 毫升，浸泡待呈碘酒色后即可使用。每日涂患处 4~5 次，连涂 2~3 天。

☆大黄 1 克，枯矾、红辣椒各 3.5 克，猪油 70 克，砂糖 50 克。将上 3 味药共研为细末，与猪油、砂糖同捣烂，待沐浴后，以细麻布包擦至痛为止，数次可愈。

☆生麦芽 40 克，加入 75% 酒精 100 毫升在室温下浸泡 1 周，或密闭后于 70~80℃ 水中浸泡 3~4 日。取以上浸液过滤，为橙黄色澄明液，外搽患处，每日 2 次，早晚各 1 次，一般用药 4 周左右。一般用药 3 日症状好转。

☆**顽癣** ①杏仁 50 克，捣烂，与醋 100 毫升调匀，加热。洗净患处，再以药液搓洗患处，每日 2 次，连用 5 天。用药期间不得饮酒。②麻黄 5 克，加水 1 小碗，武火煎沸 5 分钟，每日 2 次，温服。一般服 3 剂后瘙痒大减，连服 10 剂。

8. 酒渣鼻

☆生茭白适量。茭白捣烂，每晚睡前敷于患部，次日晨洗去。同时，每日用茭白 100 克水煎服。

☆枇杷叶、栀子仁等分。枇杷叶去叶背之绒毛，同栀子仁捣碎研末。每服 6 克，温酒 10 毫升送下，日 3 次。

☆硫黄 120 克，烧酒 1500 毫升。将硫黄放砂钵内，以烧酒煮，煮干为度，取起备用。每用少许，放手内化开敷涂。

☆蛤粉（文蛤粉）25 克，轻粉 10 克，青黛 7 克，川黄柏 7 克，石膏（煅）25 克，香油 50 毫升。上述前 5 味共研极细末，用香油调匀，用时加冷水使稠。先温水洗面，然后将药涂于鼻上，早晚各 1 次。

☆银杏（又名白果）3 枚，酒糟少许。银杏去壳，与酒糟共捣烂如泥状。每晚睡前涂鼻，次晨洗去。

☆橘核（末）3 克，核桃仁 1 个。将橘核微炒至黄，晒干，研为末，核桃仁也研碎为末，共调以温酒。敷于鼻子上。五倍子 2.5 克，氯霉素 5 片（每片 0.5 克），

复合维生素 B、维生素 B6 各 4 片，共研为细末，再取木鳖子仁 1 克，捣碎研末与前药末混合均匀，每晚取药末适量，用少许冷水调成糊状，涂于患处，次日早晨用清水洗掉。

☆荸荠适量，将鲜荸荠切成两半，然后用切面贴鼻尖、鼻翼两侧部位涂擦，直到把荸荠的白粉浆涂满鼻子的表面，每天坚持涂抹，1 个月后鼻部的红斑逐渐消退，瘙痒也不复存在。

☆硫黄、大黄各等分，研成细面，将药面拌匀，每次量为 5 克，倒入酒盅中，加凉水适量调成糊状，每晚临睡前用毛笔或笔刷涂鼻部，次晨洗脸时洗去。

☆荞麦面烧成灰，用香油调匀，外敷患处。每日两次，可连用至痊愈。

9. 皮肤过敏

☆鹌鹑蛋 1 枚，打破生饮。

☆用海螃蟹煎汤洗患处；或将其捣烂，涂敷患处。

☆番茄 150 克，青椒 180 克，蜂蜜 10 克，水 300 毫升。将番茄和青椒分别捣碎取汁，与蜂蜜一起兑入热水中饮用。

☆**海鲜过敏** ①开水 500~600 毫升，冲泡紫苏叶 10~12 克，饮服。②加水煮虾壳饮服，并用虾壳煎水擦，每日 2~3 饮。

☆**花粉过敏** 花椒 25~30 粒，用 100 毫升开水闷泡 4~6 小时，装入干净瓶中备用。用时取花椒水涂患处，每日 3~4 次。

☆**黄金引起的皮肤过敏** 生地黄 15 克，赤芍 10 克，甘草 8 克，蒲公英 15 克，紫花地丁 15 克，苦参 8 克，蒺藜 12 克，蝉蜕 8 克，薄荷 8 克，金银花 12 克，白鲜皮 12 克，木通 8 克，水煎洗患处。

10. 漆过敏

☆香樟树枝叶适量（1~2 千克），加水煎沸 10~20 分钟后，取汁，待温，沐浴或浸洗局部，每日 2 次。轻者 1 剂显效，3 剂左右可愈。

☆板栗树皮或根皮 2 份，蟹壳 1 份，各煅炭研细末存性，用麻油调匀敷患处。每日 1 次。

☆新鲜梨树叶 80~100 克洗净，水煎。加食盐少许熏洗患处，每日 2~3 次。

☆鸡毛 1 把，加水 1000 毫升，煮沸之后再煮 15 分钟，去鸡毛取液，候温，洗擦患处 15~20 分钟。1 次告愈。

☆生地黄 30 克、牡丹皮 10 克、赤芍 10 克、知母 10 克、生石膏 30 克、金银花 10 克、连翘 10 克、淡竹叶 10 克、生甘草 6 克，水煎服，每日 1 剂。

☆先用新鲜的乌桕木叶 250 克水煎洗患处，再用鲜韭菜（连根）250 克捣烂绞汁涂患处。先洗后涂，每日 3 次。次日好转，3 日痊愈。

☆芒硝 20~100 克放入容器内，以适量开水冲搅溶化，用净毛巾浸湿熏洗患部，每日 3 次。

11. 皮肤瘙痒

☆海带 60~90 克，猪骨 150~250 克，加水炖至熟烂，以盐调味，分两次食用。

☆鲜韭菜、淘米水按 1∶10 配好，先泡两小时，再连韭菜一起烧开，去韭菜用水洗痒处或洗澡，1 次见效，洗后不要再用清水洗，每天 1 次，连洗 3 天不再痒。

☆苦参 250 克，水煎取汁，临洗前兑入 4~5 滴猪胆的胆汁，搅匀，湿洗患处，每日 1 次。

☆2~3 个猪蹄骨熬汤，水开后再多熬 3~4 分钟，所得水盛满 1 大碗（1000 毫升左右）。每天晚饭后或睡前用卫生棉或洁净布条蘸水，在皮肤瘙痒处搽洗。连续搽洗 4 次，症状会基本消失。病情严重可多搽洗几次。

☆苹果切成片，在瘙痒处涂擦，可使皮肤爽滑舒适，每天擦几次，3 天后瘙痒可止。

☆1 瓶米酒、1 小块生姜，用刀把生姜尽量切至最薄，把米酒倒在 1 个小杯里，将切好的生姜浸在这杯米酒里，大约 5 分钟，拿起生姜涂在瘙痒的部位，就可以止痒。

☆将白醋与甘油按 3∶7 的比例混合，每天 1 次或每星期 2~3 次，浴后立即涂抹患处皮肤。

☆绿豆 100 克，猪油 1 匙，冰糖适量，加水共煮至绿豆开花即可服用，每天服 1

剂，分几次服下，一般服 1 周即可减轻瘙痒感。

☆黑芝麻 500 克，核桃仁 250 克。黑芝麻炒熟，与核桃仁共研末，每次取 2 食匙，白糖水送服。每日服 3 次，连服 15 日。

☆忍冬藤或根，加少许食盐水煎，待凉后洗患处（全身痒可用其洗澡），每日 3 次。

☆明矾 25 克、花椒 10 克，加水 1 茶杯，煎 5 分钟，待凉去其渣，用药棉涂患处。

☆大枣 20 枚，绿豆 100 克，猪油 1 匙，冰糖适量，加水共煮至绿豆开花即可服用，每天服 1 剂，分几次服下，一般服 1 周即可减轻瘙痒感。

☆荆芥穗 30 克，碾为细面，过筛后装入纱布袋内。将纱布袋内药粉均匀撒布于患处，然后用手掌来回反复揉搓，摩擦至手掌与患部发生热感为度。如果患处范围较大，可分几次进行。轻者用药 1~2 次，重者用药 2~4 次即可奏效。

☆苦参 100 克，加入食用白醋适量，浸泡 3~5 天即成。每日洗浴时，加苦参醋液 30~50 毫升于浴液中，或用棉签蘸药液外搽瘙痒处，每日 2~3 次，连用 5~7 天。

☆鸡蛋大小的毛芋头 2~3 个，清洗干净，不削皮、不切断。取猪排骨 100~150 克，清洗干净后，在锅里加少许盐炒半熟，连同毛芋头放入锅中炖煮至猪排骨熟透，然后再放入 12~15 枚大枣煮熟。不吃

毛芋头，只吃猪排骨，喝大枣汤即可。

☆术后刀疤发痒：新鲜黄瓜 250 克，芒硝 200 克，加水 400 毫升，煎 10 分钟，取出过滤。用汁外擦，每日 3 次。每次配方可用半个月。备用时应保存在低温处（或冰箱内），以防药液变质。坚持治疗 3~6 个月，瘢痕会慢慢消失，痒症会自愈。

12. 老年皮肤瘙痒

☆猪皮 250 克，薏苡仁、淮山药各 50 克。炖成胶状，分 2 次在 2 日内服完。

☆糯米 120 克，大枣 30 枚，白糖、猪油各 30 克，煮粥，分 3 次口服。注：上二方可交替使用，每隔 1 周服 1 剂。

☆猪血 300 毫升，猪板油 100 克。将猪血和猪板油上锅蒸熟服食，两天 1 次，连服 3 次为 1 个疗程。

☆蜈蚣 15 克，全蝎 20 克，僵蚕 10 克，穿山甲 40 克，朱砂、雄黄各 5 克，大黄 10 克。前 4 味药分别研成细末，混合后用米糊为丸，用朱砂、雄黄为衣。每服 10 克，黄酒或温开水送服。体壮者可服至 15 克，体虚者可用归脾丸（每次 1 丸）同服。

☆莴苣叶 2500~3000 克，加些莴苣皮更好，洗净后分两锅烧煮，待沸后续煮 2 分钟即成，先把第 1 锅凉着，待第 2 锅煮成后，将水滤出，倒入浴盆内，再将第一锅水掺入，温度保持在 50~60℃，以不烫

伤皮肤为度,如全身痒的话可从头部至双腿擦洗,待水温稍有降低,即如平时洗浴一样全身泡洗,每日晚睡前泡洗1次。

☆甘草10克,放入100毫升50%酒精中浸泡7天,过滤取渣,再加等量甘油、蒸馏水各1份,混合均匀,洗澡后擦瘙痒处。

☆生地黄、当归、赤芍、白芍各30克,金银花、大青叶、白鲜皮、地肤子各15克,白芷、野菊花、防风、甘草各10克,黄芪、蒺藜、丹参各20克,每日1剂,水煎服,连服10剂,多有良好效果。

☆生地黄100克,猪肉50克,共剁碎,隔水蒸熟食之。

☆艾叶、防风各60克,雄黄、花椒各6克。煎成洗剂500~1000毫升,待药液温度适宜时擦洗患处,1日2次,午睡及晚间擦洗为佳,擦洗后勿洗澡。

☆何首乌30克,阿胶15克(烊化),大枣5枚,甘草9克,防风10克,水煎服,每日1剂,5剂为1疗程。

☆苦参、白鲜皮、蛇床子、蝉蜕、红紫草、防风各10克,水煎取汁,放入盆中,待温时足浴,每日1剂,每日2次,每次10~30分钟,连用5~7天。

☆艾叶20克,首乌藤、当归、荆芥、防风、胡麻仁各30克,苦参、蛇床子、地肤子、白鲜皮、薄荷各20克,川椒、冰片各6克。加水2000毫升,煮沸15分钟取下。先趁热熏患处数分钟,待冷至

40℃时再洗擦患处,每日1剂,每剂可用两次,但第2次使用时宜加温,一般连用药3~6剂可愈。

☆新鲜葛笋叶适量,切成小段,加适量水煎成汤,捞出笋叶,用笋叶汤擦洗痒处。每日2次,约1周即愈。

☆生地黄30克,当归10克,赤芍10克,牡丹皮15克,黄芩15克,金银花15克,连翘15克,制何首乌15克,玄参15克,苦参15克,乌梢蛇15克,蒺藜15克,僵蚕10克,地肤子15克,白鲜皮15克,制大黄10克,生甘草10克。每日1剂,水煎3次取汁混合均分3小碗,早、中、晚各服1碗。连服15剂为1疗程。

☆新鲜木豆根枝叶500克,加水1000毫升,煮沸15分钟后,去渣取液,候温,擦洗患处,每日1次,每次15~20分钟,连洗3次,即可见效。

13. 神经性皮炎

☆土茯苓65克,乌梅60克,猪板油50克,水煎土茯苓、乌梅,取浓汁150~200毫升,猪板油提炼取油。油煎馒头干或炒菜食用,后送服药汁,每日1剂,每日1次,3次为1个疗程。

☆茄子适量,削成截面,在患处摩擦,1周后可见效。

☆花椒10克与50毫升白酒浸泡1周后,用洁净的棉球蘸药液外搽患处,每日早晚各1次。

☆艾蒿、韭菜各 200 克，花椒 100 克。以上诸药加水煮沸，温热后洗患处，每日 1~2 次。

☆鸡蛋 3 枚置于瓶内，加醋 500 毫升浸没，浸泡 7~10 天后取出，去蛋壳，将鸡蛋与醋搅匀，装入有盖容器内。每天用此液涂擦患处 2~3 次，坚持 7~10 次即好转。

☆青核桃皮 250 克，75% 酒精 500 毫升，将青核桃皮浸泡于酒精内 15~30 天，用药液擦患处，每日 3~4 次。

☆艾叶、防风各 60 克，雄黄 0.6 克，花椒 9 克，苦参、百部各 1.5 克，共煎液洗患处。

☆生地黄 100 克切碎，加水 1000 毫升，煎熬 1 小时，过滤约得 300 毫升，1 次顿服。采取间歇服药法，即每次连续服药 3 日，共服 4 次，第 1 次服药后停药 3 日，第 2 次服药后停药 7 日，第 3 次服药后停药 14 日，总计 36 天为 1 疗程。满 1 个疗程后停药 1 个月可开始第 2 个疗程。

☆鸦胆子适量，去硬壳，取肉捣烂，用白酒调和擦患处，每日 2 次。适用于神经性皮炎反复发作者。但可引起皮肤起疱，需谨慎使用。

☆生韭菜、大蒜各 30 克，共捣成糊状，微加热，用力搽患处，每日 2~3 次，连用 1 周。

☆肉桂 200 克，研细面，按患处面积，取适量药面用醋调糊状敷患处，2 小时后去掉，如不愈隔 1 周再涂 1 次，连续 1~3 次可好转。

☆用热水把患处洗净，取杏仁 15 克，捣碎，与 250 毫升醋混合，然后加热，趁热用棉花蘸药液擦洗患处，每天 1 次，连用 2~3 天，隔 1~2 天再用 2~3 天。

☆何首乌 18 克，当归、荆芥各 5 克，芝麻、苦参、生地黄各 15 克，白芍 12 克，水煎服，每日 1 剂，连用 10 剂。

☆生地黄 30 克，牡丹皮、赤芍、苍耳子、白鲜皮、苦参、地肤子、黄芩、生甘草各 9 克，水煎分 3 次服，每日 1 剂。

☆鲜丝瓜叶适量，洗净捣烂，用之搓擦患处，至皮肤发红为度，隔天 1 次，7 次为 1 个疗程。

14. 脂溢性皮炎

☆生大黄 100 克，冰片 20 克，食醋 250 毫升。将大黄、冰片共研细后，浸泡入食醋中，24 小时后即可应用，每日涂患处 3 次。

☆黄芪 15 克，当归 10 克，生地黄 10 克，熟地黄 10 克，黄连 3 克，黄芩 6 克，黄柏 6 克，茯苓 10 克，薏苡仁 15 克，地肤子 15 克，萆薢 15 克，萹蓄 10 克，水煎服，每日 1 剂，7 天为 1 个疗程，可连用 2~3 个疗程。

☆棉花根 50 克，水煎，每晚用来洗头，能去屑止痒。

☆生地黄 15 克，玄参 12 克，何首乌

10 克，白花蛇舌草 20 克，墨旱莲 12 克，牡丹皮 10 克，当归 10 克，赤芍 15 克，麦冬 10 克，车前草 15 克，生薏苡仁 15 克。水煎服，每日 1 剂。可配合用透骨草、红花、皂角刺、千里光各 30 克，煎水外洗，每日 1 次。

☆益母草 100 克，加水煎煮半小时后，取汁 400 毫升，其中 200 毫升口服，另 200 毫升加入 1 小匙醋（约 5 毫升），用消毒纱布蘸湿后，温敷患部（如为头皮部皮炎，应洗净头发后，用上述药剂均匀淋于头皮部，用手轻轻按摩，保留 10~20 分钟后，再用清水洗净），每天 2 次，每次 10~20 分钟。

☆白芍、山楂、白花蛇舌草、生石膏各 30 克，柴胡、黄芩、枳实各 10 克，大黄、生甘草各 6 克。每日 1 剂，水煎 2 次，分 2~3 次服。

☆制何首乌、当归各 25 克，黄芩、杏仁、丹参、白鲜皮各 15 克，升麻 10 克，生甘草 3 克。每日 1 剂，水煎 2 次，分 3 次温服。

15. 接触性皮炎

☆石膏 100 克，水煎取液 1000 毫升，候温，浸泡患处。每日 2 次，每次 15 分钟。治疗期间禁食辛辣及刺激性食物。

☆人中黄 30 克，石膏 30 克，连翘 15 克，升麻 15 克，知母 15 克，玄参 20 克，牛蒡子 15 克，黄连 10 克，淡竹叶 10 克，

赤芍 10 克，甘草 10 克，荆芥 10 克，蝉蜕 6 克。每日 1 剂，水煎服。

☆蒲公英、金银花各 30 克，生地黄 15 克，连翘 20 克，白鲜皮 12 克，荆芥 10 克，蝉蜕 8 克，生甘草 5 克。每日 1 剂，头煎加水 400 毫升，轻煎，取汁 200 毫升；二煎加水 300 毫升，取汁 150 毫升，两煎混合，分 3 次服；三煎之液放凉湿敷患处。局部焮红肿甚，为血热甚，加赤芍、牡丹皮各 10 克；水疱密集、糜烂、渗液重者，加茯苓 20 克，泽泻 10 克，车前子 30 克。

☆泽泻、木通、茯苓、金银花、连翘、牛蒡子、白芍各 9 克，知母、防风、苍术各 6 克，蝉蜕、甘草、荆芥各 3 克。每日 1 剂，水煎服。

☆水牛角 30 克，牡丹皮、连翘、知母、赤芍、玄参各 10 克，黄连、栀子、淡竹叶各 9 克，全蝎 3 克，黄芩 12 克，黄柏 6 克，生地黄（酒炒）8 克，金银花 15 克，石膏 24 克。每日 1 剂，水煎服。

16. 日光性皮炎

☆青黛 15 克，海螵蛸 50 克，煅石膏 200 克，将上药共研末，用食用油调匀，敷患处，每日 2 次。

☆槐花 20 克，金银花 15 克，连翘 10 克，生地黄 10 克，牡丹皮 10 克，青蒿 10 克，薏苡仁 15 克，生石膏 15 克，水煎服。

☆千里光 50 克，大黄 30 克，浸入 70% 酒精 400 毫升中浸泡一周后备用。用时可用棉签蘸药液涂擦患处，每天 3~4 次。适用于轻度日光性皮炎。

☆苦参、川椒、白矾、地肤子、蛇床子各 30 克，水煎取汁，先熏后洗患处，每日 1 剂，熏洗 3 次，每次约 20 分钟。

☆石膏 20 克，生地黄、金银花、连翘、大青叶、车前子（包煎）、六一散（包煎）各 15 克，龙胆 8 克，薏苡仁 30 克，牡丹皮、天花粉、甘草各 10 克，水煎服，每日 1 剂，早晚分服。适用于重症日光性皮炎。孕妇禁用。

☆黄芪 30~60 克，桃仁 10~15 克，红花 3~10 克，皂角刺 10~30 克，赤芍 10~20 克，炒穿山甲 5~10 克。上药每日 1 剂，水煎，早晚分服。残渣再煎，冷却后，早晚 2 次洗患处。适用于植物性日光皮炎。

☆苦参、白矾、白芷、甘草各 10 克，山楂 20 克，连翘、黄柏、薄荷各 15 克，水煎服，每日 1 剂，早晚分服。

☆生石膏 15 克，大黄 12 克，薏苡仁 10 克，知母 6 克，太子参 10 克，甘草 3 克，水煎 3 遍，共得煎液 600 毫升，冷却后分 3 次服用，一般连服 1~2 周可愈。

☆鲜桃叶 100 克，洗净晒干后切碎，装瓶，将陈醋 150 毫升、白酒 100 毫升倒入瓶中，密封备用，浸泡 7 天后取滤液涂擦患处，患者即感凉爽舒适。每日 3~4 次，3~5 日即可好转。

17. 异位性皮炎

☆连翘心、栀子心、莲子心各 3 克，玄参、生地黄、车前子、蝉蜕、通草、甘草梢各 6 克，山药、茯苓、黄芪、五灵脂各 9 克。水煎服，每日 1 剂。

☆沙参、玉竹、天花粉、生地黄、白鲜皮、荆芥各 12 克，薏苡仁、党参、黄芪、赤小豆各 15 克，炒牡丹皮、丹参、茯苓皮、五灵脂各 10 克。水煎服，每日 1 剂。主要适用于儿童期异位性皮炎。

☆生地黄 30 克，牡丹皮、黄芩、泽泻、白鲜皮、甘草各 10 克，车前子（包）、地肤子各 15 克，茯苓 1 克。水煎服，每日 1 剂。

18. 虫咬性皮炎

☆马齿苋适量，洗净，捣烂，加红糖少许拌匀，外敷患处，每日换药 2~3 次，连续 2~3 日即可。

☆**面部毛囊虫皮炎** 百部 30 克，苦参、蛇床子、生地榆、黄柏各 15 克，槟榔、大风子各 10 克，煎水取汁，候凉后冷湿敷，每次 20 分钟，每日 2 次，15 次为 1 疗程。

☆**面部隐翅虫皮炎** ①苦参、忍冬藤各 15 克，薄荷叶、赤芍、芒硝各 10 克，水煎取汁，候冷后湿敷患处，每次 10~15 分钟，每日 3~4 次。②黄柏 10 克，玄明粉 3 克，水煎取汁，待药液冷却，用纱布浸取药液湿敷患处，每日 4~6 次，每次 15 分钟。

☆**面部螨虫性皮炎** 大黄粉、硫黄粉各 6 克，甲硝唑 2 克（研末），用 100 毫升凉开水，共放干净瓶内摇匀备用。洗脸后用药水涂搽患处，每日 3 次。

19. 其他皮炎

☆**稻田皮炎** 茶叶、明矾各 60 克。两药泡水，洗患处。

☆**剥脱性皮炎** 生地黄 10 克，当归 10 克，白芍 10 克，红花 10 克，桃仁 10 克，秦艽 10 克，蝉蜕 10 克，荆芥穗 10 克，防风 10 克，僵蚕 10 克，川芎 6 克，水煎 2 次，分次早晚服，每日 1 剂。

☆**药物性皮炎** 苦参 50 克，白鲜皮 50 克，蛇床子 30 克，艾叶 30 克，荆芥 30 克，黄柏 30 克。上药为 1 剂用量。将全部药倒入锅内，加水 5000 毫升煎沸 20 分钟，将药液滤入大盆中，用毛巾蘸药液反复轻轻地擦洗，尤其有药疹部位要多擦洗，洗至药液凉后再用干毛巾抹干药液即可。每天洗两次，每剂药可连续煎煮两天。

☆**皮肤淀粉样变** 全蝎 6 克，皂角刺 6 克，防风 10 克，苦参 10 克，白鲜皮 30 克，蒺藜 20 克，当归 20 克，丹参 15 克，鸡血藤 30 克，首乌藤 30 克，水煎服，每日 1 剂，早晚服用。

20. 硬皮病

☆人参 6~8 克（另煎兑入，或沙参 30 克），核桃、炙黄芪各 10 克，桔梗 6 克，桂枝 4.5 克，生地黄、熟地黄各 12 克，天冬、麦冬、白术、茯苓各 15 克，生甘草、五味子各 6 克，水煎日服 1 剂。

☆党参 15 克，山药 30 克，白术 15 克，黄芪 30 克，赤芍、白芍各 15 克，当归 15 克，牛膝 12 克，生地黄、熟地黄各 15 克，柴胡 12 克，伸筋草 12 克，穿山甲 10 克，鹿角胶 12 克，鸡血藤 20 克。服中药 26 剂，配合中药外洗，口服维生素 E，静滴复方参麦注射液（10 天），局部按摩。

☆凡皮损处于浮肿期，透骨草 12 克，石菖蒲、川乌、草乌各 10 克，蕲艾叶、红花、伸筋草、桂枝各 15 克。加水 5000 毫升，煎煮 30 分钟，趁热熏蒸，患处外敷毛巾持续 10~15 分钟，每日 1~2 次。适用于卫弱肺虚，寒阻肌肤型。

☆当归、肉桂各 60 克，干姜、红花、花椒各 30 克，樟脑、细辛各 15 克，浸泡于浓度 95% 酒精 1000 毫升内，1 周后，外揉搽至患处发热为度，每日 2~3 次。

☆川楝子 60 克，花椒 30 克，用食盐炒后用布包好，趁热敷患处，每日 1~2 次，10 天 1 个疗程。

☆麻黄 10 克，乌梢蛇 15 克，生地黄 30 克，当归 15 克，赤芍 15 克，川芎 10

克，陈皮 10 克，甘草 6 克。水煎服，每日 1 剂或隔日 1 剂，半年为 1 个疗程。

21. 皮肤溃疡

☆海螵蛸、大黄、甘草各 100 克，研末过筛，外撒于患处。

☆生黄芪 15 克，当归 30 克，金银花 30 克，甘草 6 克。以米酒煎浓汁服。各种皮肤溃疡无论阴证、阳证，初起溃后均可，但糖尿病溃疡者不可用酒煎服。

☆干木耳、白糖各等量。木耳焙后研细末，加入白糖拌匀，以温水调成糊状。用时先将患处洗净，去除坏死组织，再取药调敷患处，每日换药 1 次，至愈为度。

☆花生油、红薯粉适量，冰片少许。将 3 味放器皿内，搅拌成糊状，瓶装备用。溃疡周围皮肤给予常规消毒，创面用双氧水棉球反复擦洗，然后取药糊涂布于创面，覆盖消毒纱布固定。每日或隔日换药 1 次。一般用药 10~15 天可获良效。

☆黄芩 200 克，加入清水 1500 毫升，武火煎沸后以文火煎至 700 毫升，取二层洁净纱布过滤，再将药液以文火浓缩为500 毫升，冷后装瓶备用。治疗时以洁净纱布浸透药液，保持湿润。一般用药 3~5天后溃疡面渗出明显减轻。

☆少量红薯粉与少量花生油，一起搅拌后做成块状，直接贴敷在疮面上，盖上塑料薄膜，用胶布固定。第 2 天揭开，皮肤呈红色嫩肉状，贴敷 1 次即可愈合。

22. 湿疹

☆鲜土豆洗净去皮，切细后捣烂成泥状，敷患处，外用纱布包扎。每天更换 2次，连用 2 天，患部即呈明显好转，几天后疹退而愈。

☆鲜橄榄 100 克，捣烂，加适量水煎，使药液呈青色为度。用消毒棉花吸药液敷患处。

☆地肤子、白鲜皮各 15 克，白矾 9克。水煎熏洗患处，每日 2~3 次。

☆赤小豆研成细粉状，用鸡蛋清调匀后搽患处，每日 2 次，连用 3 天。

☆松香 400 克，铅丹、铅粉、白矾各200 克，共研细末，外敷患处。

☆猪胆汁拌黄柏末晒干，研磨成细粉，备用。湿者干敷；干者鲜芦荟汁调敷，每日两次，3~7 日可愈。

☆新鲜鸡蛋 10 枚洗净煮熟，将蛋黄放入铁勺内于炭火上熬炼取油脂（10 枚鸡蛋取 10~15 毫升油脂），去渣后将蛋黄油直接抹患部，每天 1 次，一般用药后局部发红、渗液、瘙痒等症状即减轻，经3~5 次涂抹后即可痊愈。

☆黄柏、苦参、艾叶、百部、防风各10 克，上药水煎后纱布蘸取外洗。每日 3次，一般连洗 10 天即可见效。

☆黑豆油 30 毫升，黄蜡 15 克，共溶化成膏状。每天 2 次，外用 1 周。

☆食盐 6 克，明矾 15 克，开水冲化洗患处。

☆绿豆粉加冰片少许，涂患处。每天1~2次，数次可愈。

☆密陀僧、黄柏、甘草各10克，冰片2克，研细末，外敷患处。

☆鲜九里香（千里香）枝叶250~300克，水煎洗患处，每日2~3次。

☆南瓜蒂1个，烧灰研末，将患部用温水洗净，将南瓜蒂灰末调香油少许擦之。

☆麻黄6克，连翘9克，赤小豆24克，生姜3片，大枣4枚，每日1剂，水煎服。一般10剂左右可愈。

☆手部慢性湿疹：吴茱萸30克，苦参18克，海螵蛸21克，硫黄6克，共研细末，香油调敷患处，隔日换药，3次为1疗程。一般连用1~2个疗程即可治愈。

☆疮疡湿疹：桂枝50克，紫花地丁300克，水煎去渣，兑入200毫升食醋，作全身浸浴。

23. 急性湿疹

☆苍术15克，薏苡仁、地骨皮各30克，苦参、蛇床子、黄柏、防风各12克，牡丹皮、泽泻各9克，水煎服，每日1剂。湿疹发于上部者加桑叶10克，发于下部者加牛膝、车前子各10克。亦可水煎1~2遍服用，3遍温洗患处。

☆当归、川芎、荆芥、蛇床子、苍术、黄柏各9克，赤芍、地肤子、白鲜皮、苦参各15克，连翘12克，金银花、

蒲公英各24克，土茯苓30克，甘草6克，水煎服用，每日早晚分服。

☆炉甘石60克，冰片2克，共研成细末，贮瓶备用，若渗出液少或无渗液，用麻油调匀涂擦患处，渗出液多者撒之，每日2次。

☆五倍子30克，加水500毫升，煎煮1小时，去渣浓缩成50毫升，冷却后加甘油5毫升。外敷患处，每日3次。

24. 脐部湿疹

☆龙骨、枯矾各3~6克，共研为细末，撒脐中，每次适量，1日2次。

☆牡蛎、炉甘石粉等量，每次适量敷脐部，1日2次。

☆赤石脂适量，研为末，敷于患处，1日2~3次。

☆荆芥适量，葱适量，荆芥煎汤外洗，煨葱贴。1日2次。

☆黄柏9克，研为末，每次适量敷患处，1日2~3次。

☆龙骨1.5克，黄柏、枯矾各6克，共研细末，撒于脐上，1日2次。

☆槟榔、黄柏、苍术各适量，共研细末，撒脐上，1日2次。

☆龙骨6克，醋泡焙研为末，敷于患处，1日2次。

25. 风疹

☆鲜西红柿汁15毫升，白糖5克，

拌匀，1 次服下，每日 2 次。

☆鲜龙眼树叶、新鲜鸡毛各 500 克，熬水擦洗全身，1 日 2~3 次。

☆梨皮 15 克，绿豆 6 克，水煎服，每日 2~3 次。

☆麻黄 3 克，乌梅肉 6 克，甘草 9 克，取上药加水 300 毫升同煎，武火煎沸后，改用文火续煎 10 分钟，药汁一次服完，每剂煎服 2 次，每日 1 剂。

☆荞麦叶 15 克，甘草 1 克，水煎服，每日 1~2 次。

☆银翘散加减：金银花、连翘各 15 克，淡竹叶、牛蒡子、桔梗、荆芥、大青叶、赤芍各 10 克，蝉蜕、薄荷、甘草各 6 克，芦根 30 克。每日 1 剂，分 3 次服。

26. 荨麻疹

☆芝麻 30 克，黄酒 15~30 毫升。芝麻打碎，放杯中加入黄酒，加盖，放锅中隔水蒸 15 分钟。每晚睡前服食芝麻酒。连食 1 周。

☆蚕沙 60 克，水煎 2 次，分早晚 2 次温服，每日 1 剂。另取蚕沙 120 克，水 2500 毫升，煎汤熏洗患处，每次 20 分钟，每日 2 次，洗时避风。

☆红薯藤（干品）50 克，水煎，加红糖适量饮用，每日 1 剂，5 日为 1 个疗程。

☆枣树皮 60 克，红糖 30 克，水煎，1 日 1 剂，1 次服下，连服 3 日见效。

☆食醋 100 毫升，白酒 50 毫升。共

调匀，涂患处。每日 3 次，当日见效，3 日左右多可痊愈。

☆鲜桃树叶适量，反复摩擦患部，至愈为止。

☆辣椒树根 50 克，防风 10 克，红糖少许炖服，每日 1 剂。轻者 2 剂，重者 4~5 剂可愈。

☆土茯苓 30 克，薏苡仁 15 克，米醋适量，煎服，每日 1 剂。

☆苍术和苍耳子（中药店有售）各 25 克，加水 300 毫升，煎 30 分钟，待冷却后外洗患处，1 天可洗多次。1 天煎 1 次药液，连用 3~5 天，即见效。

☆麻黄 3 克，苦参 15 克，地肤子 20 克，白鲜皮 15 克，上药共水煎，日服 1 剂，连服 7 天。

☆生芝麻 180 克，捣烂，装于薄布袋中，频擦患处。

☆败酱草 30 克，水煎洗患处，每日 2~3 次。

27. 急性与亚急性荨麻疹

☆甜酒酿 100 毫升，加水 100 毫升煮沸，每次加蝉蜕粉 3 克，搅匀温服（小儿酌减）。每日 2 次，10 日可好转。

☆通草 15 克，苍术、苦参、知母、荆芥、防风各 10 克，生石膏、胡麻、生地黄各 20 克，当归尾、蝉蜕、甘草各 5 克，牛蒡子 6 克。水煎服，每日 1 剂，6 剂为 1 个疗程。

☆亚急性荨麻疹：百部、蛇床子、苍耳子、地肤子各 30 克，川椒 15 克，水煎 1500 毫升，趁温热洗患处，每日 3 次。

28. 顽固性荨麻疹

☆浮萍、防风、蝉蜕各 20 克，白鲜皮、胡麻仁各 15 克，甘草 10 克。加水泡 15 分钟，煮沸 20 分钟。每日 1 剂，2 次分服。

☆熟地黄 9 克，当归、白芍各 20 克，何首乌、黄芪各 30 克，防风、川芎各 12 克，甘草 30 克，蝉蜕 10 克，荆芥、蒺藜各 12 克。水煎服，每日 1 剂，每晚或早晚分 2 次服。

☆荆芥、防风、苍耳子、蒺藜各 9 克，苦参、炒栀子各 3 克，苍术、赤茯苓、胡麻 15 克，蝉蜕、生姜皮各 6 克。每日 1 剂，水煎分 2 次服用。

29. 其他荨麻疹

☆**风寒外袭型荨麻疹**　米醋 100 毫升，木瓜 60 克，生姜 9 克，3 味共入砂锅煎煮，醋干时，取出木瓜、生姜食用，早晚 2 次食完，每日 1 剂，痊愈为止。

☆**寒冷型荨麻疹**　桂枝 15 克，白芍 30 克，大枣 10 克，炙甘草 10 克，生姜 3 片，苍耳子 12 克，桑叶 5 克。水煎服，每日 1 剂，服药后卧床盖被出微汗效佳。

☆**食物过敏所致的荨麻疹**　山楂 30 克，淡竹叶、麦芽各 15 克，甘草 6 克。

水煎，不拘时频饮，直到疹退。

☆**肠胃型荨麻疹**　①苍术 9 克，陈皮 6 克，茯苓 9 克，泽泻 9 克，荆芥 9 克，防风 9 克，羌活 9 克，木香 3 克，乌药 9 克，生姜 3 片，大枣 5 枚。每日 1 剂，水煎服，分早晚两次服用。②三七 1~1.5 克，去骨鸡肉 100 克。三七切成薄片，用鸡油或猪油炸黄，加入鸡肉拌匀，放入碗中，再加水适量，用文火蒸炖 1 小时，加入少量食盐调味，食肉饮汤，1 次服完，每天或隔 1~2 天服 1 剂，连服 2~3 剂。

☆**丘疹型荨麻疹**　薏苡仁、赤小豆各 50 克，大枣 15 个，红糖 30 克。每日 1 剂，水煎服，连续服用 3~7 日，丘疹即可消失。

☆**巨大型荨麻疹**　冬瓜皮 100 克洗净切碎，水煎取汁，代茶频饮。每日 1~2 剂。

30. 带状疱疹

☆ 60~80 克的全瓜蒌 1 个，洗净后切成数块，与 75 克左右的冰糖合在一起加水煎煮 2 次，取汁共约 350 毫升，早晚分 2 次服用，连服 6~8 日见效，小儿则用量减半。

☆未成熟的青柿子数个，捣烂，取汁涂于患处。早、中、晚各 1 次，一般连涂 3 天可好转。

☆仙人掌、糯米粉各适量。刮去仙人掌外面的刺，和糯米粉混合捣烂，外敷患处，每日 2 次。5 天为 1 个疗程。

☆桑螵蛸（蛹未出者更好）适量，放文火上焙焦，加香油适量调匀，用洗净的羽毛蘸药涂患处，每日 3~4 次。

☆鲜空心菜去叶取茎，在新瓦上焙焦后，研细末，用茶子油拌成油膏状。患处用浓茶汁洗涤拭干后，涂搽此油膏。1 日 2~3 次。

☆芦荟叶液抹在患处，再撒上云南白药；对个大化脓的疱疹就先撒上云南白药，再把芦荟叶撕开贴上，包扎起来。每天换 1 次药，10 天左右可好转。

☆蒲黄、青黛、滑石各等分，共研细末。患处如渗液可用干粉外扑，无渗液者用香油调涂。

☆鲜满天星 100 克，洗净捣烂，滤取药汁。将药汁均匀涂于患处，每日 5~6 次，连用 7 天可好转。

☆大叶金钱草适量，放瓦片上煅灰研末，麻油调搽局部，每日 2~4 次，冬天外用敷料包扎。

☆黄芩 10 克，连翘 20 克，板蓝根 25 克，延胡索 25 克，僵蚕 20 克，柴胡 15 克，香附 15 克，川楝子 15 克，薄荷 15 克，陈皮 15 克，甘草 15 克。水煎服，每日 1 剂，每日服 3 次。另外可外涂 2% 龙胆紫，6 天为 1 疗程。

☆鲜番薯叶洗净后切碎，与冰片末一起捣烂，敷在患处。

☆当归适量研成细粉，依年龄大小，

每次口服 0.5~1 克，4~6 小时 1 次，白开水送服。一般服药后 1 天即可止痛，第 3 天就有部分疱疹枯萎，第 4 天结痂。

☆将王不留行用文火炒黄直到少数开花，研碎，过筛取细末。如患处疱疹未溃破，用麻油将药末调成糊状外涂；如疱疹已溃破，可将药末直接撒布于溃烂处，每日 2~3 次，连用 2~5 天。

☆青黛 10 克，冰片 2 克，共研细末，香油调匀涂于患处，溃破处直接撒入药粉。每日涂药 1 次。

31. 带状疱疹后遗症

☆以鲜黄瓜叶捣烂，连续涂敷。需用芙蓉叶研末，以蜜调拌，敷患处，每天换 1 次。

☆用老茶树叶研细末，以浓茶汁调涂，每日 2~3 次。

32. 下肢慢性溃疡

☆新鲜樟树皮适量，刮去外皮，烘干后研细末，过 80~100 目筛。先用 3% 双氧水清洗疮面，去除腐烂组织。取樟树皮粉适量加维生素 AD 丸，加油调拌，敷于溃疡面，再用纱布或绷带轻扎。每日换药 1 次，一般 15~25 日即好转。

☆百草霜 60 克，香油 30 毫升，鸡蛋 1 枚去黄留清，和成膏状，摊于两层纸之间，并用针扎无数小孔，做成夹纸膏，贴患处（将有孔的一面靠患处），外用纱布固定，发痒后取下。

☆煅炉甘石6克，没药（醋炙）、乳香（醋炙）各18克，轻粉15克，樟脑12克，当归30克，黄蜡150克，白蜡180克，猪脂2000克，前6味为细末研匀，将黄蜡、白蜡加入猪脂内溶化，搅匀，将锅取下，倾入容器内晾温，兑入上列药粉，搅和均匀即得。取大于疮面之油纸2张，上面1张用针刺成数十小孔，取适量药膏夹于2纸之间，有针孔者贴于疮面，每日换1次。

☆地骨皮250克，水煎汤，先熏蒸溃疡面，后反复清洗疮面，每天1次，每次30分钟左右。连用至痊愈。鲜螃蟹3只，熟鸡蛋黄3个。共捣泥，敷于患处。

☆海螵蛸适量。先将海螵蛸放在火上烤干，直至呈淡黄色为止，去掉外面的硬壳，将骨研成极细的粉末，装瓶备用。使用时，先将疮面洗净，擦干，撒上海螵蛸粉，直到溃疡面撒满为止，盖上纱布。每隔2~3天换药1次，直到溃疡面没有渗出液后再上药1~2次。

☆绿豆60克，大黄30克，甘草15克，蜂蜜适量，前3味药共研细末，用蜂蜜调敷患处，外用纱布包扎，1日更换1次药。

☆蛋清、蒸馏水各40毫升，生理盐水420毫升，用6~8层纱布或0.5厘米的脱脂棉浸溶液，取出敷于局部。每隔1~2小时更换1次或连续湿敷。

☆蜈蚣、五倍子各10克。上药共研细末，用淡盐水洗净溃疡面后，撒上药末，加纱布包扎，两天换药1次，结痂不必除去。用药3~5天可显效。

☆绿豆60克用文火略炒后研为细末，老陈醋适量，调成糊状外敷。3天换药1次，每次换药前用醋调好绿豆粉，不能久放，一般治疗6个星期，溃疡痊愈。

☆玄参、当归各30克，金银花、炙黄芪各15克，赤芍、川白芍、怀牛膝各9克，甘草3克，日1剂，水煎服，连服2个月。

33. 白癜风

☆白芷100克，研为粗末，加入70%酒精500毫升，浸泡10天，过滤，加入氮酮50毫升备用。用棉签涂搽药液于患部，每日2次，涂药后适度日晒患部。个别顽固病例，另取白芷6克研末，每日分2次冲服。

☆鲜骨碎补150克或干品50克去毛，切片浸泡于600毫升75%酒精中，密闭浸泡10天，然后用药棉蘸浸液外涂患处，每日3~5次，一般半月左右见效。

☆墨旱莲90克，白芷60克，何首乌60克，蒺藜60克，紫草45克，紫丹参30克，苦参30克，苍术24克，上药共研为细末，密闭收贮，每日服3次，每次6克，开水送服。

☆蒺藜20克，蒲公英5克，加工成

粉剂，每日 3 次，每次 4 克左右，饭后用温开水送服。

☆细辛 6 克，白芷 3 克，雄黄 3 克。研细末，用醋调，外搽患处。

☆蒺藜 6 克、猪肝 100 克，加 500 毫升水煮汤，用适量食盐调味，喝汤吃猪肝。

☆白芷 9 克、胖头鱼头 1 个，加水熬汤，用盐调味服之。

☆蒺藜 10 克，研细末，1 日 2 次，外敷患处，一般 5 天开始奏效。

☆麝香 10 克，研细末，加用大蒜捣成泥状，外搽患处，1 日 2~3 次。一般用 15 天可好转。

☆老生姜 100 克，苦参 150 克，50% 酒精 100 毫升。苦参研细末与生姜混合捣成糊状，用酒精调匀外涂患处，每日 3 次。一般用药 3~6 周可好转。

☆鲜乌梅 50 克，加 75% 酒精浸泡 2 周，过滤去渣，加二甲基亚砜适量制成乌梅酊，搽患处，1 日 3 次，每次搽 5 分钟。

☆补骨脂配 30%，乌梅 60%，毛姜 10%，放入 85% 酒精，药物与酒精 1：3 配制，浸泡 2 周后，过滤去渣即为消斑酊。用棉签蘸取药液外搽患处，每日数次，每次搽 1~5 分钟。

☆明矾、硫黄各 40 克，共研细末，加用达克宁软膏调糊状，外搽患处，1 日 2 次，7 天为 1 疗程。

☆补骨脂 10 克，1 日 1 次，水煎服

（阴虚火旺、大便秘结者忌用）。

☆艾叶 30 克，川椒 20 克，共研末，加用克霉唑软膏适量调糊状，外敷患处，1 日 3 次。

☆乌梅 20 克，补骨脂 20 克，赤芍 20 克，牡丹皮 20 克，六月雪 10 克，取上述各药用 90%~95% 乙醇泡 10~15 天，即可使用。每日 3~4 次，用药棉蘸药水擦白块部分，擦至皮肤发热为度。勿晒太阳，忌辛辣食品。

34. 紫癜

☆仙鹤草 50~100 克，白及 7.5~15 克，大枣 5~10 枚，水煎服。如有贫血可加党参 7.5~15 克，当归身 7.5~15 克，熟地黄 7.5~15 克。

☆连翘 20 克，加水用文火煎取 150 毫升，分 3 次餐前服，忌辛辣食物。

☆黑芝麻 15 克捣碎，新鲜鸡蛋 1 枚去壳，加白糖、食盐少许，共煮熟服食，连用 7~10 天。

☆黄鱼鳔 150 克。将黄鱼腹中白鳔洗净，放入锅内加水适量，用文火炖煨一日，要经常搅动使其溶化。全料分作 4 日量，每日 2 次分服，服用时需要加热。补气止血。用于治疗出血性紫癜、鼻出血、齿出血等症。

☆花生米衣 25 克，大枣 15 枚。花生米浸泡搓下外衣，加枣共煎，每日早晚分 2 次服，7 天为 1 个疗程。适用于紫癜、

鼻出血、血友病及各种出血症。

☆吃鱼时将鱼鳞刮下，洗净后放入锅内，加入少量料酒和醋及适量清水，先用大火烧开，煨 15 分钟左右，再改用小火焖 50 分钟，去渣，将汁液倒入盆中，冷凝后即成鱼鳞胶，形如凉粉，也可做成鱼鳞汤等。早晚空腹各服 1 次，5 天为 1 个疗程，连用 3 个疗程。

☆甘草 20 克，大枣 150 克，水煎，每日 1 剂，吃枣饮汤，7 天为 1 个疗程。

☆急性紫癜：紫草 15~50 克，紫花地丁 15~25 克，生地黄炭 15~25 克，赤芍 10~20 克，牡丹皮 7.5~15 克，侧柏叶 25~50 克，藕节 15~25 克，水煎服，每日 1 剂。

35. 过敏性紫癜

☆桑叶、黑芝麻各 60 克，牡丹皮 30 克，大枣 15 枚。加水 1500 毫升，煎至 400 毫升，分 2 次服，每日 1 剂，连服 3~7 天。

☆甘草 20 克，大枣 150 克，水煎，每日 1 剂，吃枣饮汤，7 天为 1 个疗程。

☆石膏、寒水石、滑石各 30 克，通草 10 克，藿香 20 克，每日 1 剂，水煎分 3 次服，2 周为 1 疗程。

☆兔肉 500 克，大枣 100 克，红糖适量。将兔肉洗净，切块同大枣、红糖共放锅内隔水炖熟，每日分 3 次服用。

☆白茅根 30 克，生槐花、干生地黄、天花粉、石斛各 15 克，板蓝根、玄参、牡丹皮、茜草根各 9 克，地榆、紫草根各 6 克，每日 1 剂，水煎服。

☆牡丹皮、桃仁各 10 克，丹参、虎杖、黄花各 30 克，红花 12 克，当归 15 克，甘草 10~15 克，每日 1 剂，水煎，分 2 次服。咽部红肿者，加金银花 30 克，连翘 12 克。

☆滑石、牡丹皮、泽兰、车前子、板蓝根、赤芍、连翘、紫草各 10 克，浮萍、荆芥穗各 6 克。每日 1 剂，水煎服。风重（痒、伴风水）者，加防风、柴胡；腹痛者，加生蒲黄、五灵脂、延胡索；便血者，加槐花、三七粉；尿血者，加赤小豆、小蓟、生侧柏叶；便干者，加酒大黄。

☆紫草 50 克，生地黄 30 克，丹参、赤芍、茜草、甘草各 20 克，牡丹皮 15 克，每日 1 剂，水煎服。感染发烧者，加金银花、蒲公英；腹痛者，加玄参、川楝子；剧痛不止者，加用氢化可的松 100 毫克静滴，腹痛立即停用；便血者，加大黄粉 2.5 克（吞服），每日 3 次；血尿者，加白茅根、小蓟；紫癜反复出现，伴气虚症状者，加黄芪、党参。

☆紫草 12 克，生地黄 15 克，茜草 10 克，益母草 15 克，白花蛇舌草 30 克，炒荆芥穗 9 克，连翘 12 克，赤芍 9 克，生蒲黄 6 克，大枣 10 枚。每日 1 剂，水煎服。若高热不退者，加生石膏 30 克，水牛角 30 克；腹痛者，加延胡索 12 克，莶茇 6 克，川楝子 12 克；便血者，加地榆炭 15 克，三七粉 2 克；腹痛伴血者或痛有定处者，加桃仁 9 克，芒硝 10 克；关节肿痛者，加防己 10 克，络石藤 15 克，松节 9 克；恶心呕吐者加竹茹 9 克或左金丸。

36. 血小板减少性紫癜

☆羊胫骨 500 克，大枣 150 克。将羊胫骨砸碎，洗净，加水炖煮一个小时，然后放入洗净的大枣再煮 20 分钟即成，每日分 3 次服用，10 天为 1 个疗程。

☆霜降后经霜打落之柿叶，晒干研细末，早、晚各服 3 克，15 天为 1 疗程，一般服用 1~2 个疗程后仍无效者，即不必再服。

☆野菊根茎 30 克，鲜精猪肉 30 克，同煮，去渣食肉喝汤，每日 1 剂。

37. 紫癜风

☆五倍子（捣为细末）0.3 克，轻粉 6 克，砒霜（研细，注意，砒霜剧毒，切勿吸入或内服，也不建议自己制作此药，若一定要用，需从正规途径购买，并在医生指导下使用）1.5 克。上药同研匀细，以醋调为膏，盛以瓷盆。每浴罢，取少许匀揩患处。

38. 结节性红斑

☆当归、川白芍各 10 克，乳香、没

药各 6 克，茜草、羌活、木瓜、苍术、黄柏各 10 克，威灵仙、牛膝各 15 克，生甘草 6 克，每日 1 剂，水煎。头 2 煎分早晚服，第 3 煎温洗，湿敷。

☆桃仁、红花、香附、当归尾、赤芍、青皮、茜草、王不留行、牛膝、泽兰各 9 克。每日 1 剂，水煎服。

39. 银屑病

☆干蟾蜍烧灰研末，用猪脂调和外涂患处。

☆石榴皮 500 克，炒炭研末，加麻油 150 克，调成稀糊状，用时摇匀，用毛笔蘸药均匀外搽患处，每日 2 次。

☆大蒜瓣 1 个，用竹片切开，用其新鲜切面搽抹患处，以除掉表面鳞屑而略见小出血点为止，再将土大黄研为细末，用香油调成糊状，涂于患处，每日 1~2 次。

☆何首乌、生地黄各 15 克，胡麻仁、苦参各 12 克，僵蚕、黄柏、苍术、当归、白鲜皮各 9 克，甘草 3 克。若偏血燥者，加用蝉蜕、蒺藜各 9 克，水煎服，每日 1 剂，分 2 次服。

☆五倍子 100 克，放瓦片上焙干后研末。取药粉 10 克，用醋调匀后涂于患处，每天 2 次，7 天为 1 疗程。

☆苦参、蛇床子各 50 克，青矾、白矾、五倍子、黄柏、苍耳子各 21 克，白芷 18 克。偏血热者，加用海桐皮、荆芥各 21 克；偏血燥者，加用当归、紫草各

21克，水煎洗，每日1剂，日洗3次。

☆硼砂、硫黄、熟石膏各50克，冰片、生天南星、铅粉、穿心莲粉各15克，密陀僧21克，枯矾18克，白胡椒3克。均研细末，混匀后过80~100目筛，装瓶密封备用。使用时，根据皮损面积大小，取适量的药粉与牙膏调匀，于每日晚间，患处经中药洗浴后，将调好的药膏涂搽于患处。一般15天见效，两月内皮损消失。

☆白花蛇舌草、乌梢蛇各60克，三七粉、苦参各50克，白鲜皮、土荆皮、赤芍、丹参、当归各30克。将上药共研为细末，装入0.3克胶囊。用药头3天每日1粒，用药第4~6天，每日3次，每次2粒，以后为每日3次，每次2粒，均为饭后服用。20天为1疗程。

☆头部银屑病：地肤子、苦参各20克，冰片10克，水煎取汁，再兑入芒硝、硼砂各10克，洗头，1~3天1次，1个月为1疗程。

40. 黄水疮

☆大黄45克，五倍子15克，共研细末，用鸡蛋清调成糊状，涂患处。

☆茯苓15克，苍术、荆芥、蒲公英各10克，防风、黄芩、半夏各5克，当归5克，水煎服，4剂可治愈。

☆苦杏仁适量，用瓦焙干，研成细末，加香油调涂患处。

☆嫩柳树叶尖洗净煮水，待稍凉不烫，用纱布蘸液体涂搽患处。或用老柳树皮烧成灰，用香油调涂患处。

☆大黄10克，黄柏3克，黄连1克，煅石膏6克，共研末，用香油调涂患处。

☆复方新诺明片、痢特灵片、扑尔敏片、泼尼松片各等分，研末备用。有渗出者可直接将适量药粉撒于疮面上，渗出较少者可用适量麻油调药末敷疮面。每日换药1次，连用3~4日。

☆嫩柳树叶尖洗净煮水，待稍凉不烫，用纱布蘸液体涂搽患处；或用老柳树皮烧成灰，香油调涂患处。

☆金黄散适量，用白开水调敷患处，每日4~6次，药干后用白开水点润。一般用药1小时后灼痛可止，经过1~3天可疮消病愈。

☆大枣2枚，明矾25克。将枣烧焦，研成末；明矾置于汤匙中，烧化成液，放凉，亦研成末。两者混合，滴香油数滴，调成糊状，涂于患处，每日3次。

☆冰硼散3克与青黛粉3克拌匀。先用淡盐水将脓痂泡软洗去，擦干，撒上药粉，每日1次。若脓疱疮已遍及全身，可将冰硼散按1：2000的比例用开水溶解洗澡，洗后在患处再撒上适量冰硼散，连用2~5日即见效。

☆丝瓜梗30克炒炭存性（注意不要炒焦），研为细末；明矾10克，用20毫升蒸锅水溶解，与丝瓜梗末和雄黄末6克调和，调成糊状。用时以棉签蘸药糊涂于患处，每日 3~4 次。一般敷后 2~3 天即见脓疱疮收干结痂，4~7 天可愈。

☆黄柏、大黄、蒲公英各 10 克，煎水半盆，凉后浸入毛巾或纱布块，取出拧至不滴水为度，敷于患处，每 5~10 分钟将敷布浸洗 1 次。适用于大片糜烂有渗液者。

41. 褥疮

☆砂糖 500 克，加少许高锰酸钾，用 250 毫升水溶解，加热至黏稠状，待凉至温热后直接涂在患处，厚度约 4 毫米，用纱布包扎，每 5 天换 1 次。

☆艾条、云南白药各适量。先用 3% 双氧水清洗疮面，然后点燃艾条在疮面附近熏灸，以患者皮肤微微温热为度，再把云南白药撒在疮面上。轻者一两天 1 次，重者每天 1 次，一般两三天疮面便开始结痂。

☆马勃适量，研成极细粉末状，经干热灭菌后，留置消毒容器中备用。治疗时先以生理盐水清洗疮面，拭干后将适量马勃粉直接撒在疮面上，盖上消毒纱布，每天应用 4~6 次为宜。

☆等量的黑木耳、白砂糖，黑木耳研成细末，与白砂糖和匀组成木耳散，加温开水调成糊状外敷。在使用本品时，要注意黑木耳与温开水的比例，刚开始时是灭菌期，黑木耳散与水的比例是 1∶2，经换药 1~2 次后，化验检查分泌物培养无细菌生长，即进入愈合期，此时，黑木耳与水的比例为 1∶8~1∶10。

☆先用酒精在脓疱疮处清洗干净后并擦干，再喷洒适量西瓜霜，不要包扎，每日换药 2 次，一般 3~5 天就可见效。

☆先将生鸡蛋放冷水里浸泡 5 分钟，这样蛋壳内的那层皮就好剥了，然后把蛋打开，倒出蛋清、蛋黄，剥下蛋壳内的凤凰衣（蛋壳内膜），贴在洗净消毒的疮面上即可，一两天即好。

☆云南白药 5 瓶，维生素 B_2 100 片（研末），痢特灵 100 片（研末），香油 100 毫升。将以上药物与香油调成糊状，涂于患处，然后用纱布覆盖，保持清洁干燥，每天换药 2 次，一般 1 周即可治愈，重者 2~3 周可痊愈。

42. 漆疮

☆丝瓜、食盐各适量，一起捣碎，敷患处。

☆泥鳅数条，放入碗内，加适量白糖，泥鳅便吐出黏液，以此黏液涂患处，每 2~4 次，3~7 日可愈。

☆香樟树枝叶适量（1~2 千克），加水煎沸 10~20 分钟后，取汁，待温，沐浴或浸洗局部，每日 2 次。轻者 1 剂显效，3 剂左右可愈。

43. 疥疮

☆硫黄 500 克，雄黄、川椒各 125 克，蛇床子、大风子（去壳）、木鳖子（去壳）、樟脑、苦参各 60 克，猪板油 500 克。川椒、蛇床子、苦参、大风子、木鳖子分别烘干，共研细末过 120 目筛；硫黄、雄黄共研末过筛，与上药拌匀；将猪板油于锅内加热煎油，去渣取油待凉，然后加入以上药末调匀，同时加入樟脑末搅匀，瓶装备用。使用时，先将患部洗净擦干，再涂上药膏。每日 1 次，连用 3 天可显效或治愈。

☆蛇床子、百部各 250 克，两药研成粗末，以冷开水浸润 30 分钟后，稍微沥一下，然后加入 75% 乙醇（酒精）400 毫升，密封浸渍 15 天，取浸出液放置，倾取上层清液，分瓶灌装。用时先以温水洗澡，再以药液擦全身，每日 1 次，5 天为 1 个疗程。

☆雄黄、冰片、吴茱萸各 10 克研成粉，取 1 瓶清凉油与药粉搅成膏状，分次涂于患处，在涂药期间忌食腥味和酸辣等食物。

☆川椒、百部、五味子、黄柏、野菊花、金银花各 30 克，蛇床子、地肤子、苦参、秦皮、白鲜皮各 60 克，硫黄 20 克。每日 1 剂水煎，取浓缩液浸泡外洗患处，每日 2~3 次，15 日为 1 个疗程。

☆苦参 30 克，花椒 10 克，硫黄适量，水煎洗患部，每日 1 次，连用 1 周。

44. 对口疮

☆蒲公英捣成泥状，调入鸡蛋清后敷之，一般 7 日左右即可。

☆新鲜茄子蒂 14 个，生何首乌 60 克，水煎内服，连服 3 剂，每日 1 剂。

☆桃树嫩叶一把，捣烂敷患处。

☆生栀子适量，捣烂，用鸡蛋清调敷患处。

☆生何首乌 30 克，蒲公英、金银花各 9 克，茶叶、甘草各 3 克，水煎内服，每日两次，3 日换药，连服 3 剂。

☆金银花 30 克，蒲公英 9 克，穿山甲、皂角刺、当归、赤芍、陈皮、浙贝母各 9 克，乳香、没药、甘草各 6 克，水煎服。

☆黄芪 18 克，金银花、野菊花、皂角刺、天花粉、黄柏、赤芍各 12 克，白芷、穿山甲各 9 克，大黄、黄连、甘草各 6 克，水煎服。

45. 臁疮

☆陈牛皮 1 块（牛皮越陈越好），烧灰存性，研极细末，每次用适量，撒敷于患处。

☆鲜乌蔹莓叶适量，生猪脂 90 克。前者捣烂，或晒干研末，莓药末 30 克，同生猪脂 90 克，捣成膏。膏摊纸上，贴敷患处，宽布条扎护，每日换 1 次。

☆海螵蛸适量，放炉火上焙干，至淡黄色为止，研细末，撒于溃疡面上，纱布包扎，两天换 1 次药。

☆杏仁霜 15 克，轻粉 3 克，雄猪脊髓、黄柏各适量。杏仁去皮尖，纸压去油，取霜、轻粉，和匀将雄猪脊髓同捣。先用黄柏煎浓汤洗净拭干患处，再敷上药，包好，数日即愈。

☆用葱盐汤洗净患处，擦干，取马勃粉适量，用冷水调匀，外敷患处。

☆桑白皮 600 克，炒糯米 900 克，共研细末，每次开水调服 30 克，日服 3 次，一般服完 1 剂即愈。

☆桉树叶适量，洗净后加水煎煮 5 小时，倒出药汁过滤，再将药汁用小火熬成膏状，装瓶备用。使用时先用树叶煎水洗患处，再用消毒棉球揩干后将药膏擦于患处，外盖消毒纱布，3 天换药 1 次。一般治疗 15~20 天见效。

46. 冻疮

☆螃蟹壳适量，烧成灰烬，加蜂蜜适量，调成糊状，涂于患处，每天 2~3 次。

☆芒硝（民间称皮硝）10 克，温水500 毫升。将芒硝放温水中溶化，洗患处，每日早晚各 1 次，一般 3~5 天即愈。

☆松子仁 30 克，捣烂加菜油调成糊状，敷患处，每日 1 次。

☆冬瓜皮 100 克，川椒 20 克，桂皮20 克，加水 1500 毫升，煎至 1200 毫升，待水温自然降至不烫手时，浸泡患处，每天 3~4 次。

☆芝麻 15 克，花椒 9 克，杏仁 10 个，混合后在锅内炒黄，研成细末，用猪油调匀，涂于患处；或用鲜山药加蓖麻子仁数

粒，一同捣烂敷患处。可治疗冻疮溃烂。

☆紫草 100 克，芦根 100 克，加水1500 毫升，煎至 1000 毫升后，滤出煎液，使煎液自然冷却至不感烫手为宜，浸泡患处，每天 3~4 次。

☆用尖辣椒煎水擦洗皮肤，可促进血液循环，防治初期冻疮。也可用尖辣椒 6克，切成细末，在 30 毫升的 60 度白酒中浸泡 10 天，去渣过滤，即成辣椒酒。冻疮初起，局部红肿发痒时，以辣椒酒涂擦，每日 3~5 次，有较好疗效。

☆当归 12 克，桂枝 12 克，淫羊藿 12克，姜黄 12 克，细辛 3 克，生姜 4 片（后下），水煎服，每天 1 剂。伴畏寒怕冷者加附子 6 克（先煎），巴戟天 9 克，鹿角霜 9 克；伴气血两虚者加党参 12 克，北黄芪 12 克；伴冻疮溃烂且久治不愈者加白蔹 12 克，肉桂 6 克，北黄芪 6 克。

☆北黄芪 15 克，当归 15 克，川芎12 克，丹参 15 克，吴茱萸 12 克，生姜 4片（后下），赤芍 12 克，白芍 12 克，鸡血藤 15 克，透骨草 20 克，水煎服，每天1 剂。

☆**顽固性冻疮** ①桑寄生 30 克，水煎半个小时，晾温后将患处放进药汤中泡洗 10 分钟，此药汤不要倒掉，可以连续使用 3 天，每天温热后即可使用。②在复发初期，根据冻疮局部大小剪下适量宽度的风湿止痛膏，贴在冻疮部位即可，24小时更换 1 次。一般连续贴 2~3 天冻疮即

可痊愈。

47. 红斑狼疮

☆**雷公藤制剂** 雷公藤糖浆每次10~20毫升，或雷公藤片每次3~5片，每日3次（相当于生药30~60克/日）。

☆**二参二地汤** 生地黄、熟地黄各15~30克，知母12克，山茱萸15克，玄参10~15克，牡丹皮20克，赤芍、白芍各20克，茯苓20克，牛膝15克，墨旱莲30克，白花蛇舌草30克，丹参30克，重楼10克。每日1剂，水煎服。

☆**虎菊汤** 虎杖、野菊花、南天竹、功劳叶、生地黄各30克，生甘草、秦艽各15克，苦参、穿心莲、紫草、知母各30克，栀子9克，每日1剂，水煎连服20剂。

☆**地冬玄芷汤** 生地黄30克，麦门冬、玄参各15克，荆芥、天花粉各9克，黄连、白芷各5克，升麻、甘草各6克，水煎服，每日1剂。服药期间忌腥荤烟酒。

☆**归梅汤** 菝葜、土茯苓各60克，紫草根、乌梅、地骨皮各90克，当归12克，藏红花2克，胡黄连3克，生薏苡仁25克，先煎前2味，水煎内服，每日1剂，10天为1疗程。

☆**加减秦艽汤** 黄芪30克，黄精15克，鸡血藤30克，秦艽30克，乌梢蛇5克，丹参30克，莲子心12克，玉竹9克，白人参6克，白芍15克，当归15克，女贞子30克，熟地黄30克，川黄连5克，水煎服，每日1剂。

☆**毒热炽盛型** ①生玳瑁、生地黄炭、赤芍、牡丹皮各15克，金银花炭、石斛、天花粉各20克，白茅根、玄参各30克，水煎服，每日1剂。②北沙参30克，石斛、党参、丹参、鸡血藤、秦艽各15克，玉竹、当归、乌梢蛇各10克，生黄芪、玄参各25克，水煎温服，每日1剂，连服10天为1疗程。

☆**脾肾两虚型** 生黄芪、淮山药、菟丝子、鸡血藤、丹参、秦艽各15克，云茯苓、淫羊藿、白术、仙茅、乌梢蛇、车前子（布包）各10克，水煎温服，连服1个月为1个疗程。

48. 毛囊炎

☆生大黄30克，加水400毫克，煎沸取汁约300毫升，每日外擦患处数次甚效。

☆黄连、生甘草各6克，黄芩、牡丹皮、赤芍、金银花、重楼、连翘各10克，三颗针15克。先将上药用适量清水浸泡30分钟，再放火上煎煮30分钟，每剂煎2次。每日1剂，早晚各服1次。

☆秋日熟透老茄蒂，晒干焙焦研成细末，用麻油调成糊状敷患处。每日1~2次，7天为1个疗程。一般敷药4天疮即破溃流脓液，再敷结痂，1周后脱落痊愈。

☆何首乌10克，茄花7朵（无茄花时茄子叶适量也可），水煎300毫升，早晚各服 150 毫升，连服 7 天，不再复发。

☆氯霉素 1 克，水杨酸 5 克，加 70% 酒精至 100 毫升。用棉球蘸此药水涂抹患处，每日 2 次。一般 1 次见效，3~5 次治愈。

☆少许五倍子（焙干研成细末）和少许冰片，用醋调成糊状，敷在患处。

☆**毛囊角化** ①蒺藜、当归各 30 克，熟地黄、白芍各 15 克，川芎、桃仁、红花、三棱、莪术、牛蒡子、僵蚕、蝉蜕各 10 克。水煎服，日 1 剂，半月 1 疗程。②王不留行、透骨草各 20~30 克，红花、明矾各 10~15 克。上药加水适量，煎 2 次，两次煎液混合倒入盆内，趁热先熏后洗患处，每次 20~30 分钟。第 2 次浸泡时，将药液加热至热感明显即可。每日 1 剂。洗后外涂去炎松尿素软膏，至痊愈为止。

49. 瘰疬

☆**瘰疬搭背** 蝮蛇 1 条，香油 5000 毫升。先将香油放入瓷罐内，而后把蝮蛇放入浸泡，封口，埋地下。百日后取出，晒半干，捣成膏状物。敷患处。

☆**蛇盘瘰疬，围接项上** 荞麦（炒，去壳）、海藻、白僵蚕（炒，去丝）等分。研为末，白梅浸汤，取肉减半，和丸绿豆大。每服 60~70 丸，日服 5 次。

☆**颈部瘰疬，连珠未破口者** 猪肺 1 个，海带 120 克。猪肺用竹刀劈开，水内洗净。海带用手撕开用水洗净，忌用铁器。二味同煎煮熟。连汤与肺分 3~4 次服食都

可。忌生冷食物。

☆**瘰疬结成颗块，疼痛，穿溃，脓水不绝，不计远近** 薄荷 1 束如碗大（阴干），皂荚 10 个（长 36 厘米，去黑皮，涂醋，炙令焦黄），酒 2000 毫升，黄芪适量。薄荷、皂荚，捣碎，以酒浸 3 宿，取出暴晒，再浸 3 宿，如此取酒尽为度，焙干，捣罗为散，以饭和丸，如梧桐子大。每于食前，以黄芪汤下 20 丸，小儿减半服之。

50. 瘢痕

☆三七粉适量，用食醋调成膏状，外敷患处。每天 3 次，一般需连续用药 20~30 天。

☆生附子、密陀僧、煅牡蛎、川芎、茯苓各 15 克，共研细末，芝麻油调成糊状，外敷瘢痕处，每日 3 次。

☆五灵脂 1500 克。研细末，炼蜜为丸，每丸 3 克。每次半丸至一丸半，每日 2 次，温开水送服。

☆鹰屎 100 克，僵蚕 75 克，共研为末，调蜜涂敷。或用鹰屎、白附子各 50 克，共研为末，调醋涂敷。每天 3~5 次。

☆蒺藜、栀子各等分，共研为末，加醋调匀，涂于瘢痕处，每天数次。

☆香附、柴胡、川芎、赤芍、穿山甲各 9 克，熟地黄、当归各 12 克，夏枯草 15 克，梨树根 45 克。上药用清水浸泡 30 分钟后，煎煮 30 分钟，每剂煎 2 次，将

2 次煎液混合。每日 1 剂，早、晚各服 1 次，食道粘连者可日服 3~5 次。

☆鸡蛋 5~7 枚煮熟，取黄炒黑，涂于瘢痕处，每天涂 3 次。

☆春夏用大麦麸，秋冬用小麦麸，筛粉，调芝麻油涂敷，每天数次。

☆透骨草、刘寄奴各 3 克，伸筋草 7 克，木通、紫草根各 7 克，松节 4 克，茜草、地榆、昆布各 6 克，香油 30 毫升。香油浸上药 2 天，用文火将药炸成焦黄色，去渣备用，用时微加温，直接涂于皮损处。

☆藤黄 30 克，虻虫、水蛭各 15 克，蜈蚣 60 克，五倍子 800 克，黑醋 2500 毫升，蜂蜜 180 毫升，红花 30 克，熬膏外用，涂瘢痕处，每天 3 次。

51. 寻常疣

☆三七粉，每次服 2 克，每日 2 次，温开水送服。

☆乌梅、香附、木贼各 30 克，水煎，熏洗患处，每日 1 剂，每剂洗 3 次，连洗 7 天。

☆新鲜艾叶揉至出汁，在疣表面摩擦至皮肤微热或微红（但不要擦伤皮肤），每天 2 次。

☆鲜芋头 1 个切开，取断面轻轻涂寻常疣的表面。断面黏液擦干后，再用小刀将已搽干的断面切去一小层，用新的断面再涂搽寻常疣表面，如此 2~3 次，每日 2

遍，连用 4~6 天。生芋头对皮肤有刺激，注意不要擦健康皮肤。如引起皮肤炎肿反应，即以生姜捣汁，轻轻擦拭可解。

☆大黄、硫黄各等分，共研细末，凉开水调涂患处，每日 1 次。

☆鲜荸荠数枚，将荸荠洗净切开，用荸荠肉摩擦疣子，每次擦至疣体角质发软，微有疼痛感并露出针尖般的血点为止。每日涂擦不少于 5 次，连用 10 天即可见效。

☆当归尾、熟地黄、赤芍、白芍、桃仁、红花各 10 克，川芎、白术、炮山甲、制何首乌、甘草各 6 克，夏枯草、板蓝根各 15 克，水煎服，每日 1 剂，15 天为 1 个疗程，必要时连服 2 个疗程，可酌加白酒温服。孕妇、体弱及有出血倾向者禁用，妇女月经期停用。

☆豌豆 50 克，白酒 100 毫升。将豌豆研碎，浸泡于白酒内 24~48 小时后过滤，取酒汁涂搽疣体部位，每日 5~10 次。

52. 扁平疣

☆先将患处皮肤洗净，取新鲜生鸡蛋内膜，用有蛋清的一面贴敷患处，早晨、晚上各 1 次，每次两小时，连贴 5~7 天。

☆板蓝根 30 克，紫草 20 克，香附 20 克，桃仁 20 克。上药水煎 30 分钟，过滤，用棉花浸入药液擦洗患处，每日 3 次。治疗需要 10~30 分钟。每服可使用 3~4 天，擦洗前需加热。

☆牛蒡子（炒）60克，研末。每次服3克，每日2次，服时酌加白糖。10天为1个疗程。

☆生薏苡仁500克，研细末，加入白糖500克，拌匀，每日服3次，每次1匙（约15克），温开水冲服，15天为1个疗程。

☆将白胡椒15克，五倍子7克和薄荷2克共同研磨成细粉，加适量的醋调和均匀，每天涂抹在患处2~3次。

☆乌梅20克，研成细末，同蜂蜜调成糊膏，涂抹疣部，每日1次。

☆鸦胆子一粒打开外壳，在患处细细擦抹。每天1粒，多次擦抹，直至去掉扁平疣。

☆把苦瓜剖开，取出瓜子，放进酸菜水内浸泡1夜，次日早晨取出，切成丝或片状，加入适量调味品，放入油锅爆炒1分钟当菜食用，1日3次，每次100克，多者不限，连用20天左右。

☆板蓝根、马齿苋、苦参、紫草各15克，赤芍8克，红花5克。加水煎煮后取药液500毫升，先用药液蒸汽熏患处约10分钟，待药液温度不烫时，用纱布蘸取轻轻擦洗，温敷患处，以皮肤发红为度，每日2~3次，5天为1个疗程。

☆大青叶30克，生薏苡仁30克，地榆30克，苍术35克，每日1剂，水煎服。并用药渣泡洗病变部位。治疗6天为1疗程。服药期间禁食辛辣刺激食物。一般治

疗1~2个疗程均取良效。

53. 跖疣

☆菟丝子苗、芹菜各30克，青黛10克。共捣烂敷患处，每日1次。

☆生姜适量。生姜切碎后浸泡在米醋中，用瓶装好。数日后涂擦疣。

☆紫皮茄子叶1张，刷去茄叶表面上的尘土，用手轻轻揉搓取其汁，即可在疣面上来回涂擦数次，每日1次，3~5日自行脱落，不留痂痕。

☆木贼、香附各30克，煎液。浸泡后擦洗患处半小时以上，每日2次，再加热，每剂可连用2~4次，用药至疣完全消失为止。

54. 手足皲裂

☆白及10克，凡士林100克。先将白及研细末，再将白及粉加入凡士林中调匀成软膏，每天3次外涂患处，连用至愈。

☆当归、紫草各60克，忍冬藤10克，麻油500克。将上药浸入麻油内，浸24小时后，文火煎至药枯焦，去渣留油备用，每日搽数次，至愈为止。

☆生大黄15克，甘草30克，香油250克。先将大黄、甘草切碎后放入香油中，以文火炸，待炸至药呈焦黄色，过滤去渣备用。用时取适量药液外搽患处，每天3次，连用10天。

☆柏树胶、松香各 30 克，共研成细末，混合均匀，贮瓶备用，治疗时将药粉撒于胶布上，用文火烊化，紧贴于裂口处，每天 1 次，连用至愈。

☆白蔹、白及各 30 克，大黄 50 克。先将上药炒黄研成细末，贮瓶备用，治疗时取药粉少许加适量蜂蜜调成糊状外用。

☆白鲜皮 15 克，当归 15 克，龙胆 15 克，紫草 15 克，苦参 15 克，五倍子 10 克，白及 10 克，黄柏 15 克，威灵仙 15 克，地榆 15 克。以上诸药放在菜油（植物油）中浸泡 3~7 天（以油淹过药为准），用时用棉签蘸药油外搽皲裂部 1~2 次。

☆白及与凡士林按 1:4 的比例，自制成软膏，每天早晚 4 次外涂手脚皮肤皲裂处。

☆生地黄 30 克、香油 60 克、黄蜡 60 克。先把香油加温，再把生地黄放入炸枯，取出生地黄，等香油稍凉放入黄蜡即成膏状。治时，先用温水泡手 10~15 分钟，后将药膏涂患处。1 日 1~2 次。

55. 鹅掌风与鸡爪风

☆用塑料袋装醋，将手泡在醋中 1 夜。数次可愈。

☆海带和肥猪肉各 120 克。海带浸泡洗净，切丝，肥猪肉切成薄片，与海带丝共入白开水煮熟，不能放油盐等调味品。每天 1 剂，分 2 次，于饭后约 1 小时将海带丝、猪肉连汤同食。一般连服 10 天左

右可愈。服食期间，忌食辣椒及葱、姜、蒜等刺激性食物，并忌烟酒。

☆点燃大麦芒，用其烟熏手掌。7 天内手不沾水即愈。

☆豆腐泔水 2 碗，透骨草 6 克。用豆腐泔水煎透骨草，数沸后稍温。用此水洗手并浸泡，每日 1 次，数日即愈。

☆豆腐浆两大碗，川椒 25 克，透骨草 25 克。将川椒、透骨草用豆腐浆熬五六滚，待温凉适宜时，洗患处约两小时，洗后痒止，洗两三次可愈。

☆雄黄 30 克、冰片 6 克、猪油少许。先将雄黄、冰片捣成细末，再将猪油化开烧烫，调和成膏，装入药盒，密封备用。每天洗完手后将药膏涂在患处数次，涂好后两手狠搓，直到感觉发热，连用 1 周即可痊愈。

☆鸡爪风 黑木耳 120 克，苎麻根 120 克、血余炭 30 克（中药店有售），糯米 500 克，黄酒适量。将苎麻根炒焦，其余 3 味晒干，共研为细末，用水和匀，上笼蒸熟。每日早晚各 1 次，每次 9 克，黄酒送服。

56. 甲真菌病（灰指甲）

☆凤仙花（俗称指甲花）数朵，加少许白醋，捣烂成泥状，敷在患甲上，1 小时后洗净，经两次治疗，一般都可见效。

☆生大蒜头、糯米饭适量。先将大蒜头捣烂与糯米饭和匀，涂于指甲上待 24

小时后换下。

☆ 15 个蒜瓣捣成泥状，放入 150 毫升食醋中，搅匀。将病指伸入蒜泥醋液中浸泡，每天 3 次，每次 15 分钟。

☆凤仙花、蜂蜜各 150 克。上药调匀成膏，厚厚涂于病甲下，外用油纸覆盖，纱布包扎，每日换 1 次，连用至愈。

☆地肤子、蛇床子、紫荆皮各 50 克，大黄、黄柏、丁香各 15 克。水煎上述药，每日浸泡 15~20 分钟。

57. 化脓性指头炎

☆蒲公英、野菊花各 30 克，水煎取汁，每日浸敷患指 3 次，每次 30 分钟，连用 3 天以上。

☆乳香 15 克，白矾、花椒各 6 克，葱白数根。上药煎水，用水洗患处。

☆蜈蚣 1 条（焙干研末）、松香 18 克（研末），混匀，倒入盛有开水的杯中，粉末在热水中即自然溶成胶状，黏结成团。从水中取出胶状黏团，趁热用手捏塑成指套的形状，套在患指上，冷却后固定成型，即为"蜈蚣套"。指套的长短粗细依患指而定。蜈蚣及松香的用量可依患指大小按比例增减。已形成脓肿而尚未破溃者，套上蜈蚣套后少则 3 天，多则 1 周，可自行破溃，拔出脓汁。破溃前每日取下指套 1 次，将患指用温开水洗净。脓肿破溃或已切开引流者，每日早晚两次取下指套，用温开水或生理盐水将患指及指套内的脓

液洗净，10~20 日可愈。

58. 其他手部疾病

☆**手指疼痛** 艾叶、紫苏叶、川椒各 12 克，肉桂、山奈、透骨草、伸筋草各 15 克，细辛 3 克，川草乌 6 克，加水煎煮 10 分钟后，用药液熏洗双手，每天 2 次，每次 10 分钟。如果皮肤有破损处，则不宜用此法。

☆**指头疔** ①青木香鲜叶、鲜天葵草各 30 克，洗净、切碎，甜酒糟适量。一起捣烂敷患处。②辣椒嫩叶适量，洗净，捣烂如泥，敷于患处（注意：中间留 1 小孔，以便排毒），包扎，每日 1 换，连敷 3~4 次，即可取效。此药要用在疔疮破口流脓之前；破口流脓之后再用此药就无效了。

☆**手部慢性湿疹** 吴茱萸 30 克，苦参 18 克，海螵蛸 21 克，硫黄 6 克。以上诸药共研细末，香油调敷患处，隔日换药 1 次，3 次为 1 疗程。一般连用 1~2 个疗程即可治愈。

59. 手脚脱皮

☆川乌、草乌、天南星适量，研成细末，用食醋调成糊，涂敷两足心，用纱布固定，每日 1 次，过夜即洗去，连敷数日。

☆鲜柏树枝叶加水煮沸，温热时浸泡手掌，坚持 1 个月后，可见效或治愈。

☆当归 15 克，紫草 30 克。用香油 200 毫升炸焦，过滤去渣留油备用，用油搓手，每日 3 次，以愈为度。

☆艾蒿 50 克，柳叶 50 克（鲜干均可），放在脚盆里，放 3000 毫升水文火煮开，待温度适宜时，将手脚放入泡洗 30 分钟，凉后不要倒掉，留下次加温继续泡洗，一般 3 次见效。

☆黄芪、白芍各 12 克，当归 10 克，陈皮、甘草各 5 克，桂枝、生姜各 3 克，大枣 4 枚，饴糖 30 克。水煎服，每日 1 剂。其药渣加水适量，煎后温洗手、足 15~20 分钟，每日 1 次，6 天为 1 疗程。一般 1~2 疗程即收效。适用于少年儿童春秋季手足脱皮症。

☆陈皮 30 克，金毛狗脊 30 克，麻黄根 10~15 克，细辛 10~15 克，枯矾 15 克，煮水泡手。每天 1 剂，每次浸泡 10~15 分钟。一般用药 5~10 剂可见效。

☆蒺藜、生甘草各 100 克，浸入 75% 酒精 300 毫升内，一周后即可过滤备用。使用时以医用棉签蘸此药液涂搽患处，每日 2~3 次，一般连用 3~4 天即愈。

☆生姜 50 克，二锅头白酒 100 毫升，把生姜切成片泡在白酒中 24 小时后，用姜片反复擦手，每日两次，连擦 1 周后，即可治好手掌脱皮。

60. 鸡眼

☆青壳鸭蛋 7 枚，白醋浸泡 1 周，每日取 1 枚煮熟食，7 天后鸡眼可自行脱落。

☆蓖麻子 1 枚，去外壳，灰火内埋烧，以炸开为度。热水泡洗患处，刮去老皮，蓖麻子用手捏软，趁热敷于患处，外以胶布固定，3~5 日换药 1 次。

☆葱白 1 根、独头紫皮蒜 1 个，去皮洗净，共同捣烂如泥，敷在鸡眼上。一般 4~5 日后，鸡眼处将变黑，再隔 1~2 日即脱落，1 次未愈可继续使用。

☆荞麦面 30 克，荸荠 1 个（捣烂），加水和匀，敷鸡眼处，用布包扎好，数日内鸡眼连根齐落。

☆补骨脂 30 克，95% 的酒精 100 毫升。将捣碎的补骨脂与酒精一起放入干净的容器中，密封，每日振动数次，7 天后过滤取汁备用。用法：先用温水浸泡鸡眼，待变软后用小刀修去硬皮，以不出血为度。用棉签蘸补骨脂酒涂于患处。每晚洗脚后涂 1 次，一般用药 1 周后鸡眼可自行脱落。

☆芦荟和少许盐水，研成药糊备用。每天晚上用热水泡脚后，取适量药糊涂于鸡眼上，用无毒塑料薄膜覆盖，再用胶布固定好。每日 1 次，10 天为 1 个疗程。

☆地骨皮 6 克，红花 3 克。共研细末，加适量麻油、面粉调成糊状，密封备用。外敷时先把患者老皮刮掉，然后把药涂于患部，用纱布包扎好，两天换药 1 次。

☆半夏茎晒干研碎备用，先将鸡眼浸温水中泡软，削去角化组织，敷上半夏末，用胶布固定，过 6 天左右即可脱落。未脱落者可继续敷药。

☆把一块长 2~3 厘米、宽 2 厘米大小（以覆盖皮损为宜）的鲜豆腐块敷在鸡眼处，然后再用薄塑料布覆盖，最后用胶布固定周围，最好穿上袜子以防挤碎。每晚临睡前换 1 次。每次换敷前，先用热水泡脚，并刮去软化的角质层。连用此方 3 次后症状消失。

☆鸦胆子 10 克，用小铁勺将鸦胆子炒熟，剥皮取仁后，压成粉末备用。每天晚上用热水泡脚后，去除鸡眼表面硬皮，将药粉涂于鸡眼上，用纱布包扎好。3~5 天鸡眼即可拔出，如未拔出可继续敷药。

61. 瘊子

☆木贼 40 克，香附 40 克，水煎后洗患处，每日洗 3 次，共洗 7 天即可。

☆数十粒枸杞子浸泡于白酒中，月余后，用枸杞子蘸酒涂在瘊子上，每天坚持数次。

☆将 2 厘米厚姜片放在瘊子上，然后用艾条熏，熏至有灼热感为止，再敷上芦荟叶（剖开，果肉面向里），叶子边缘用胶布封住，每日 2~3 次，直到瘊子脱落为止。

☆黄豆芽适量，加水煮熟。连汤淡食，吃饱为止。服用期间，每日 3 餐以黄豆芽充饥，不吃其他任何粮食及油料。3 天为 1 疗程，至第 4 天改为一般素食，仍以黄豆芽为菜，1 周内可愈。

☆鲜鸡蛋 2 枚，陈醋适量。将鲜鸡蛋煮熟，敲碎去皮，浸入陈醋中 24 小时，每日晨空腹吃 2 个，并饮陈醋 2 匙，连服 10~20 天。瘊疣一般 10 天自行脱落。

☆鲜荸荠 1 个，将荸荠切开，用荸荠肉摩擦瘊子。每日不少于 5 次，每次擦至疣体角质发软、脱掉，微有疼痛感觉并露出针尖般的血点为止，连用 10 天可除。

☆牛倒嚼沫适量。用干净小碗，取牛在倒嚼时从口边流出的唾沫黏液，及时涂擦瘊子。每日 2~3 次，连续 7 天，10 天后瘊子自消。

☆刺瘊：白矾不限量。用温水溶化后，稍加水浸泡瘊子，每日数次。

62. 痱子

☆陈醋 500 毫升加入装有 100 升热水的浴缸中，水温在 38~40℃最合适，浸泡时间 15~20 分钟。

☆枇杷叶 50 克，加适量水煎汤后倒入洗澡水中，洗澡。

☆桃叶 50 克，加水 500 毫升，将其熬到只剩一半水量时，用煮过桃叶的水直接涂擦痱子。

☆鲜蚕豆皮剥下晒干，放在铁锅中炒焦后沏水当茶喝，每日 2 次，每次 100~200 毫升。

☆鲜嫩黄瓜 1 条洗净切片，于洗澡后或睡前涂搽患处，每日 2 次。

☆十滴水涂于患处，让其自然风干。

涂药处的皮肤略有灼热痛感，每日涂抹。

☆芦荟叶5厘米，去刺、洗净、切开，用汁液搽患处，每日早晚各1次。

☆新鲜马齿苋100克放在1500毫升水里烧开，用煮过马齿苋的水擦洗瘊子，早晚各1次。

☆大黄10克、冰片3克，加入75%酒精100毫升，浸泡两三天后外涂患处。

☆苦瓜切片，用带汁的苦瓜肉擦瘊子处，早晚各1次。

63. 其他皮肤疾病

☆**黑痣**　①蔓荆子100克。将蔓荆子炒透，研成细粉，加入少许精面，水调匀即成。夜夜涂之。②乌梅肉，轻粉。将乌梅烧灰存性，加轻粉，用香油调匀。点痣上，或涂敷黑痣处。

☆**扁平苔藓**　①丹参、黄芪各30克，当归、党参、延胡索、泽兰各12克，白术、五灵脂、生蒲黄各10克，莪术15克，每日1剂，水煎，早晚分服。②桃仁、红花、当归、川芎、生地黄、赤芍、牡丹皮、丹参、白鲜皮、地肤子各10克，龙胆15克，栀子10克，泽泻10克，柴胡9克，玄参15克，蒲公英20克，甘草6克，每日1剂，水煎，早晚服用。

☆**鱼鳞病**　生黄芪15克，黄精10克，山药10克，生地黄10克，枸杞子10克，当归10克，苍术10克，白鲜皮10克，桂枝5克，红花10克，丹参10克，生麻黄5克，蝉蜕6克，威灵仙6克，甘草5克，熟地黄15克，黑芝麻15克，制何首乌10克。水煎2次，分4次服，2日内服完，老人、儿童酌减。

☆**头虱**　百部100克，白酒500毫升。将百部切碎，浸入白酒中，密封3个昼夜。然后于临睡前，取药酒将患者头发全部揉匀湿透，再用布巾包裹束紧，2小时后取下。在治疗的同时，将患者卧具、衣物及梳子等煮沸或曝晒2次。每晚1次，连用3个晚上。酒精过敏者慎用或禁用。

☆**染发过敏**　苦参30克，地肤子30克，白鲜皮30克，蛇床子30克，蒲公英30克，鹤虱20克，黄柏15克，枯矾15克，加水煎至1000毫升，待药液稍凉后洗患处，每日1次，每次持续洗40分钟。

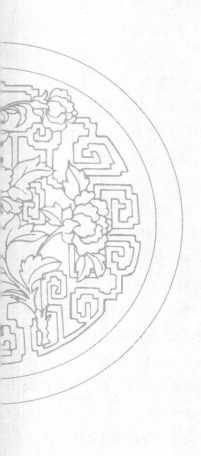

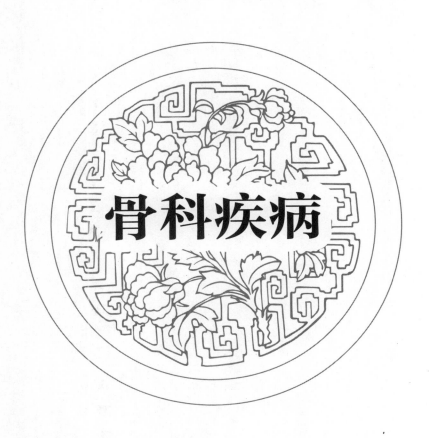

骨科疾病

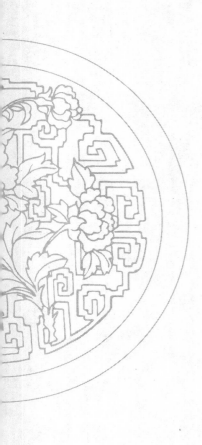

1. 颈椎病

☆当归、红花、三七粉各等分。共研为细末，每服3克，每日3次，温开水送服。10天为1疗程。

☆黄芪30克，党参、当归、葛根各15克，地龙12克，川芎12克，穿山甲、秦艽、防风、桂枝各10克，白芍20克。头痛加天麻10克；恶心、呕吐加竹茹、半夏、陈皮各10克；心悸、失眠加酸枣仁、柏子仁各15克。水煎服，早晚2次服，每日1剂。

☆白芍30克，甘草15克，酸枣仁、牡蛎各10克，威灵仙、延胡索各12克。将药加水煎煮2次，取药汁混合，每日分2次饮服。

☆全蝎6克，蜈蚣2条，鹿衔草、川芎、当归、自然铜、乌梢蛇各15克。将药加水煎煮2次，取药汁混合，每日饮服2次。

☆白芍30克，木瓜13克，鸡血藤15克，葛根、甘草各10克。每日1剂，水煎分2次服。

☆苍术、炒白芍、茯苓各20克，川芎15克，桔梗、干姜、厚朴、甘草各10克。制成合剂，每次饮30毫升，日3次，2周为1疗程。

☆白芍、丹参、葛根各30克，钩藤（后下）、首乌藤、茯苓各20克，僵蚕、法半夏、天麻、桂枝、生甘草各10克，

全蝎6克。每日1剂，水煎，分2~3次口服。10天为1个疗程。疗程间停药2~3天，再行下1个疗程。

☆当归、葛根各20克，赤芍15克，川芎、桃仁、红花各10克，鸡血藤30克，川牛膝18克，桂枝6克，地龙、威灵仙各12克，全蝎6克。每日1剂，水煎服。30天为1个疗程。

2. 肩周炎

☆伸筋草、生姜、川芎、威灵仙各15克，羌活12克。水煎后取汁；再将麦麸300~400克入锅内炒黄，趁热拌入药汁，加米醋1汤匙，盛于纱布袋中，趁热敷患处。每日1次，10天为1个疗程。

☆吴茱萸、薏苡仁、莱菔子、菟丝子、紫苏子各30克。先将30克食盐放在铁锅里炒黄，再加入上药拌炒，将药炒至微变色为度，然后倒在一块布上，包缠好后热熨患肩。一边熨，一边作肩关节上举、后伸、内收、外展、内旋等动作，直至熨药温度降低为止。3小时复炒以上药物，再熨烫1次，每天3次，同法连续治疗两天，第3天将以上药物水煎熏洗患肩2次。

☆桂枝10克，透骨草20克，伸筋草15克，片姜黄15克，川芎15克，威灵仙15克，羌活12克，将上药放入药锅内加水煎煮取汁，再用麦麸300~400克放锅中炒黄，趁热将煎好的药汁拌入，加陈醋1匙，盛入纱布袋中，趁热敷熨肩关节痛

处。1 日 1 次，一般 10 天为 1 疗程。

☆玉竹、桑寄生各 30 克，鹿衔草、白术、茯苓、怀牛膝、白芍各 15 克，炙甘草 9 克。每日 1 剂，煎 2 次分服。

☆鲜枇杷叶适量，烤热后外敷患处，每日 2 次，使用此法 1 个月，肩周炎疼痛即可缓解甚至痊愈。

☆山茱萸适量，每次用 30 克，放砂锅中，加水煎煮后饮用，每天 1 剂，分 2 次温饮。疼痛缓解后，每天用 10 克左右，洗干净，与大米同煮粥食用。

☆黄芪 100 克，赤芍、防风各 10 克，桂枝 5 克。畏寒甚，桂枝加至 10 克，并加制川乌 10 克（先煎）；活动受限明显，加羌活 5 克，威灵仙 10 克；局部疼痛明显，加乳香、没药各 10 克；体虚气弱，加党参、白术各 15 克；血虚者，加当归、白芍、鸡血藤各 15 克。水煎，每日 1 剂分 3 次温服，5 天为 1 个疗程。

☆生姜 500 克，大葱根 50 克，花椒 250 克，小茴香 100 克，白酒 150 毫升。先把生姜和葱根切碎捣成糊，然后将 4 味混在一起拌匀，置于铁锅中用文火炒热，加白酒拌和，再装进纱布袋中，敷于患处。温度以能耐受为度，上盖毛巾，再盖上棉被。

☆当年夏秋时节采摘晾干的枸杞子 50 克。加入高粱酒或苞谷酒（即度数高的好酒）500 毫升，密封，浸泡 15 天即可。每天早上、下午各饮 1 次，每次 25 毫升，

有良效。忌睡前饮。

☆川乌、草乌各 90 克，樟脑 90 克，米醋适量。上药研末，取药末适量，用醋调成糊，匀敷压痛点，厚约 0.5 厘米，外裹纱布，然后用热水袋热敷 30 分钟，每日 1 次。

☆老生姜 1000 克，葱白 500 克，米酒 250 毫升。姜、葱捣烂后，用米酒炒热敷痛处，冷后加热再敷，每日 3 次，每次敷 30 分钟。

☆威灵仙、防风、苍术各 15 克，晚蚕沙 30 克，黄酒 120 毫升。前 4 味药共研为细末炒热，加黄酒拌匀再炒数分钟，装入布袋，热熨患处半小时，每日 2 次，5~7 日为 1 个疗程。

3. 骨质疏松

☆山楂、大枣、莲子、薏苡仁各适量。加水煎取浓汁去渣，然后加入粳米、冰糖适量煮粥而成，频服或顿服。海带 150 克，猪骨 1000 克，放入高压锅内，加水 2000 毫升，大火烧开，小火炖烂，加葱、姜、胡椒、味精、盐等调味，常吃能有效防止骨质疏松。

☆黑豆 20~30 克，猪骨 200~300 克（猪排骨 150~200 克）。将黑豆洗净、泡软、与猪骨同置深锅中，加水煮沸后，改文火慢熬至烂熟，调味后饮用。

☆何首乌 6 克。将何首乌切成薄片，沸水冲泡。代茶饮用，至味淡为止。每日

2 剂。

☆菟丝子 10 克, 红糖适量。将菟丝子洗净后捣碎, 加入红糖, 沸水冲泡即成。代茶频饮。

☆羊肉 25 克, 鲜山药 100 克, 糯米 100 克。将羊肉、山药切块, 入锅加 800 毫升水, 小火煮烂, 入糯米煮成粥即成。早晚餐食用。

☆大枣 50 克, 花生米 100 克, 红砂糖 50 克。将大枣用温开水泡发, 花生米入开水锅中略煮一下, 放冷, 剥下红皮。将泡发的大枣和花生米皮衣同放在煮花生米的水中, 再加适量冷水, 用小火煮半小时左右, 捞出花生米皮, 加红糖, 待糖溶化后即成。代茶温饮, 每日 1 剂。

☆当归 10 克, 熟地黄 10 克, 大枣 5 枚。3 药共入砂锅内, 注适量水, 煎煮取汁。代茶饮。

☆鲜牛奶 100 毫升, 红茶、精盐各适量。将红茶用水煎汁, 去除茶渣。再把牛奶煮沸, 与浓茶汁混和, 加入少许精盐, 搅匀即成。每日清晨空腹饮用。

☆杜仲、补骨脂各 20 克, 枸杞子、熟地黄各 15 克, 女贞子、菟丝子、茯苓、当归、龟板、川断、鹿角胶（另冲）各 10 克, 黄芪、川芎、牛膝各 6 克, 大枣 6 枚。每日 1 剂, 煎汤口服。连服 10 个月。

☆黑芝麻 200 克, 桃仁 200 克, 白糖 50 克, 粳米 100 克。将黑芝麻、桃仁分别拣净, 与粳米、白糖一同入水锅, 大火煮沸后转用小火熬至粥成。早晚餐食用。

4. 骨质增生

☆白鲜皮藤 30 克, 白皮鸡蛋 1 枚, 加水 500 毫升, 煎煮 30~50 分钟, 喝汤, 吃鸡蛋, 每日 1 次, 15 日为 1 疗程。1 个疗程后休息 5 天, 续行第 2 个疗程。

☆川芎末 6~9 克, 山西老陈醋适量, 药用凡士林少许。将川芎末加老陈醋调成浓稠糊状, 然后混入少许药用凡士林调匀。随即将配好的药膏涂抹在患者增生部位, 涂好后盖上 1 层塑料纸再贴上纱布, 用宽胶布将纱布四周固封。两天换药 1 次, 10 次为 1 个疗程。

☆茯苓 50 克, 干姜 10 克, 炒白术 100 克, 泽泻 15 克, 升麻 12 克, 制硫黄粉 3 克（另包, 分 3 次冲服）, 炙甘草、通草、生姜各 30 克。水煎服, 每日 1 剂, 10 天为 1 个疗程。

☆麝香 0.1 克, 藤黄 1.5 克, 朱砂、梅片各 1.5 克, 壁虎 1 条（焙干取一半）, 以上诸药共研为细末, 用胶布将药面贴于患处, 每日 1 次。

☆补骨脂、核桃仁、杜仲各 200 克, 研极细末, 加大蒜 300 克（煮熟）共混合, 炼蜜为丸, 每服 10 克, 每日 3 次, 30 天为 1 个疗程。使用过程中, 少数病例有皮肤过敏现象, 停药后可自动消失。

☆被虫掏空的老柳树洞中的木屑 5 千克, 1 次用 1 千克。把柳木屑放在锅内用文火炒黄，拌上热醋。将拌上醋的柳木屑装入事先缝好的布袋中，敷在患处，以不烫伤皮肤为宜。每天热敷3~5次，5天更换1次木屑。一般10天后病情可减轻。

☆每日取牡丹皮（牡丹的根皮）40克，先用冷水浸泡1小时，然后用文火分别煎煮两次，每次15分钟。两次煎液合在一起，分3次饮用，7天为1个疗程。

5. 骨髓炎

☆海马1个，阿胶15克，芒硝50克，黄蜡50克，乳香、没药、血竭、儿茶各15克，母鸡1只。母鸡去内脏存毛，将上药装入鸡腹内，封好用黄泥外糊1厘米厚，晾至半干，用桑柴火烧烤，先用文火后改武火，烤至鸡熟，需3~4小时鸡熟后剥去泥土，将药取出研成细末备用。早晚各服1次，以红糖水送服，每次3~5克。1剂为1个疗程。一般连用1~3个疗程。

☆蜜桶花60克，当归30克，川芎20克，雷公藤、金银花、白芷、黄芪、虎杖、川续断、党参、威灵仙各15克，甘草10克，苏木9克。上药加水500毫升，煎至300毫升，每日1剂，分早、中、晚3次温服。

☆三七、土鳖虫、血竭、乳香、没药、当归、牡丹皮、红花、桃仁、甘草、川大黄、石斛、生姜、乌药、枳壳、苏木、秦艽、紫草、赤芍、金银花各10克。上药共研细末，每次服5克，黄酒送服。

☆鲜烟叶100克，鲜鱼腥草100克，盐少许。三味共捣烂，涂于患部，每日换药1次。

☆红升丹9克，汉三七9克，川黄连6克，黄柏18克，没药6克，乳香6克，麝香0.6克。共研为极细末，瓶装密闭备用。先以生理盐水冲洗伤口干净，后将药捻引入，外敷纱布块包扎固定。流脓日久，气血两虚，舌淡脉弱者，加鹿角霜、黄精各30克；高烧口渴，舌红脉数者，加天花粉20克，麦冬15克；苔腻，纳差，食欲不振者，加苍术10克，陈皮15克。

☆金银花、熟地黄各20克，黄芪、野葡萄根各30克，鹿角片、川芎、重楼各10克，当归8克，补骨脂15克，白芷5克，炙甘草5克。每日1剂，水煎服。

☆蜈蚣60克，淫羊藿30克，肉桂10克。研成细粉过100目筛，制成复方蜈蚣散。每日取本品10~20克，分2~3次温开水送服。

6. 骨结核

☆炙马钱子、穿山甲珠、附子、全蝎、䗪虫、黄芪各50克，鹿茸10克，白花蛇100克，蜈蚣100条。上药研细末为1料，每日3次，每次服1.5克。隔2日，如无惊厥抽搐反应可递增至2克，至每次2.5克为止。

☆皂角刺120克（以新鲜者为佳），老母鸡1只（1.5千克以上）。将老母鸡去毛及内脏，洗净，将皂角刺戳满鸡身，放锅中文火煨烂，去皂角刺，食肉喝汤。2~3天吃1只，连服5~7只为1疗程。一般1个疗程即能治愈或改善症状。

☆巴豆（子仁饱满，去硬壳），黄蜡（亦称蜂蜡，纯净而不含杂质）。取铜勺，放火上，勺内加黄蜡适量，使其熔化，后离火稍凉，使其不凝固，入巴豆仁后不爆裂为度。将巴豆仁入黄蜡中用竹筷搅拌，使每粒巴豆着蜡均匀。然后把巴豆拨出，摊于瓷盘上，粒粒分开，不使其相互粘连。冷凝后，收入瓶内，备用。每日两次，早晚空腹服用，每次5~7粒，温开水送下。须囫囵吞下，切勿咬破，免招泻肚。

☆乌梢蛇干燥后去头、皮，研成细末，黄酒冲服。每次3克，每日3次。连服5周为1个疗程。疼痛剧烈者，加龙骨粉；窦道形成久治不敛者，每10份乌梢蛇粉加龙骨粉2份，鹿角霜粉1份。服法同前。

☆红参、银柴胡、炒鳖甲各9克，当归、秦艽、紫菀、地骨皮、炙甘草、黄柏、钩藤各6克，法半夏5克。上药加水500毫升，煎至300毫升，每日1剂，分早、中、晚3次温服。

☆龟炭粉250克，大枣（去核）250克。龟炭的制法是，将活龟用绳绑紧，黄泥封固，放在火上煅焦后，去泥，捣碎，研成细末。两味共捣和为丸。早晚各服12克。

☆大白萝卜5千克，藏红花60克，丁香花30克。将大白萝卜洗净，切碎，纳入无锈锅内煮沸，去渣，续加温熬至黑色膏药样即可。另以藏红花、丁香花加水1500毫升，熬至500毫升。与上膏放在一起再煎至稠厚如膏药。埋于地下1米，6个月后即可使用。用时，将膏药摊布上敷于患处，或填充空洞处。每日或隔日换药1次。

☆烟丝100克，槟榔100克，牡蛎（先煅末）50克，白芷50克，姜汁、面粉各少许。共研面，以姜汁加面粉调如糊。敷于患处，每日更换1次。

☆鲜姜（或干姜）适量。将姜洗净，捣烂，加水煮沸1小时。趁热把毛巾浸入其中，稍拧半干敷于患处，如此反复至局部发红为度。每日早晚各1次。

☆芜菁菜子（即大头菜子）适量。将菜子捣碎，研成细末，以纱布包裹，敷于患处，日换1次。

7. 坐骨神经痛

☆丹参30克，白酒500毫升。将丹参洗净切碎浸入白酒中，密封瓶口，每日振摇1次。浸泡15日即可饮服。每次20毫升，每日2次。

☆生黄芪30克，木瓜、延胡索各20克，赤芍、白芍、全当归、怀牛膝各15克，海风藤、防风、苍术各12克，土鳖虫10克，川桂枝、甘草各6克，水煎内服，每日 1 剂，每剂分早晚服，10 剂为 1 个疗程。一般服 2~3 个疗程可见效。

☆柴胡、桂枝、杭白芍、茴香、茯苓、熟附子各 9 克，当归 15 克，延胡索、泽泻、川楝子各 6 克，甘草、生姜各 3 克，每日 1 剂，每剂煎 3 次，连服 3~5 剂。

☆食用细盐 500 克，炒热后加艾叶（药店有售）50 克，用布包好敷患处至盐凉，1 日 1 次，连用 5~10 天有效。盐可每天反复使用。

☆牛膝 30~50 克，苍术 20 克，黄柏 10 克。取上药加水 800 毫升，浸泡 30 分钟后，用武火煎沸，再用文火煎煮 20 分钟，至剩余药汁 250 毫升。每剂煎服 2 次，每日 1 剂。

☆生乌头 25 克，醋适量。将生乌头加醋调成糊状，入砂锅熬至酱色，摊于布上，贴于疼痛部位，每日换药 1 次。

☆当归 10 克、白芍 10 克、木瓜 10 克、秦艽 10 克、威灵仙 10 克、红花 10 克、枳壳 10 克、独活 10 克、玄参 10 克、白芷 6 克、桑寄生 15 克、豨莶草 10 克、甘草 6 克、白术 10 克。水煎服，每日 1 剂。

☆猪后脚 1 只，白酒适量，冰糖 0.5 千克。先将猪脚洗净剁成小块，然后将猪脚、冰糖、白酒一同放入锅内，用文火熬煮至酒干食用。1 次吃不完，可分多次吃。饮酒者，边饮酒边吃，连吃 3~5 个猪脚。

☆当归、川芎、地龙、木瓜各 5 克，肉桂、海桐皮、桂枝、羌活、麻黄各 3

克，生地黄 9 克，红花 2 克，红糖 60 克，共研细粉，用大曲酒泡药，7 天后服用，每次 25~50 毫升，1 日 2 次。

8. 股骨头缺血性坏死

☆当归、山茱萸、淮山药、独活各 12 克，熟地黄、生地黄、赤芍、川芎、补骨脂、毛姜、淫羊藿各 9 克，附子、肉桂各 6 克，仙茅 4 克。上药加水 500 毫升，煎至 300 毫升，每日 1 剂，分 3 次温服。1 个月为 1 疗程。治疗早期，儿童患者配合石膏固定，不负重行走。

☆当归 12 克，生地黄、熟地黄各 9 克，赤芍 9 克，川芎 9 克，山茱萸 12 克，附子 6 克，肉桂 6 克，补骨脂 9 克，骨碎补 9 克，山药 12 克，淫羊藿 9 克，仙茅 4 克，独活 12 克。每日 1 剂，水煎服。1 个月为 1 个疗程。

☆黄芪、鸡血藤各 30 克，仙茅、淫羊藿、巴戟天、木瓜各 5 克，牛膝 12 克，当归、川芎、盐炒黄柏、路路通各 10 克。上药加水 500 毫升，煎至 300 毫升，每日 1 剂，分早、中、晚 3 次温服。寒湿者，加细辛 3 克；湿热者，改盐黄柏为生黄柏，加苍术 10 克、生薏苡仁 30 克、木通 6 克；痰瘀者，加白芥子 10 克，僵蚕 15 克。

☆股骨头无菌性坏死：当归 10 克，延胡索 10 克，陈皮 10 克，郁金 10 克，独活 15 克，白芷 10 克，肉桂 10 克，骨碎补 15 克，续断 10 克，狗脊 15 克，怀牛膝 6 克，透骨草 10 克。上药可煎汤内服，每日 1 剂，早晚服。亦可共碾为药末炼蜜为丸，每丸重 10 克，日服 3 丸。可再加乳香 6 克、没药 6 克共研细末，用白酒调外敷于痛处。若气血凝滞者，可酌加土鳖、血竭；寒湿较重者，可加苍术、威灵仙；病程日久，体质虚弱者，可加黄芪、白术、紫河车，以健脾祛湿、补益气血。

9. 腰椎间盘突出

☆羌活、郁金、延胡索、秦艽各 20 克，乌药 12.5 克，水煎服，两次分服。

☆核桃仁 200 克，黑芝麻 150 克，菟丝子 30 克，杜仲 50 克（炒炭），香附 20 克。共捣成药粉，炼蜜为丸，共 50 丸，每日 1 丸，淡盐水送服，50 天服完。

☆穿山甲 6 克，海马、木香各 10 克，五灵脂、王不留行各 12 克，共研细粉，用蛋清调敷患处，两天 1 次。

☆牛膝、杜仲各 10 克，当归、川白芍各 12 克，甘草 10 克，白术 20 克，装入布袋内煮沸，放在患处（注意不要烫伤皮肤），每日 1 次，每次 20 分钟，连用 7~10 天。

☆葛根、透骨草各 30 克，川牛膝、川椒、莪术、丹参、细辛、艾叶各 20 克，羌活 15 克，水煎取汁，另加醋 250 毫升。每天泡脚 2 次，每次 40 分钟。

☆独活、党参、川断、菟丝子、桂枝、仙茅、淫羊藿、狗脊、黑芝麻各 12 克，桑寄生、鸡血藤、黄芪、青风藤各 20 克，白芍、甘草各 10 克。每日 1 剂，水煎服。

☆全当归、菟丝子、杜仲、川续断、鸡血藤、骨碎补、白芍各 60 克，延胡索、威灵仙、木瓜、细辛、狗脊各 45 克，核桃仁、黑芝麻各 200 克，广木香、香附各 30 克，蜂蜜适量。将上药分别研为极细末，过 120 目筛，混合均匀，炼蜜为丸，每丸重 8 克。每次服 1 丸，每日 3 次，取黄酒或白开水送服。1 料为 1 个疗程。

☆当归尾、泽兰各 12 克，赤芍、川楝子、延胡索各 9 克，制川乌 6 克（先煎）。每日 1 剂，水煎，分 2 次服，还可取药渣以布包热熨腰部，或加水煎，以药汤洗腰部。

☆独活 10 克，秦艽 10 克，防己 10 克，五加皮 10 克，川白芍 10 克，川乌、草乌各 10 克，威灵仙 15 克，赤芍 15 克，川续断 15 克，桑寄生 20 克，川牛膝 20 克，细辛 3 克。每日 1 剂，水煎服。1 个月为 1 疗程，一般服用 1~2 个疗程。

10. 关节扭伤

☆鲜大葱 60 克，花椒 12 克，冰片 0.6 克。将葱白捣烂如泥，花椒、冰片研细面，三药拌匀。患处用水洗净擦干，将上药敷患处，用纱布包扎固定，每 24 小时换药

1 次。一般 3~5 天自觉症状消失。

☆在鸡蛋上打 1 个小孔，让蛋清由小孔流入容器内，加栀子粉适量，调成糊状，湿敷于患处，然后盖上纱布和绷带包扎固定好，2~3 日换药 1 次，连续 2~3 次即可治愈。

☆鲜榕树叶、蓖麻叶适量与生姜 2~3 片一起加入适量的白酒拌匀。取药适量，外敷患处，每日 1 次。

☆鹅不食草（鲜）适量，洗净捣烂，用白酒调和，敷在患处，用纱布包之。

11. 腰扭伤

☆生牵牛子 9 克，炒牵牛子 9 克，白酒适量，广木香 6 克，三七 6 克。将生牵牛子与炒牵牛子一起研末，分成 4 小包。广木香与三七放入白酒内制成药酒液，冲服牵牛子粉。早饭前及晚睡前温水服一小包。一般两天可愈。

☆土鳖虫 4 只，焙黄研成粉，用热黄酒 1 小杯送服，早、晚各 1 次。

☆土鳖虫 10 克，川牛膝 10 克，桃仁 10 克，红花 10 克，木香 10 克，鹿角霜 15 克，川续断 15 克，当归 12 克，川芎 9 克，鸡血藤 30 克。水煎服。

☆生大黄 30 克，丹参 20 克，槟榔 15 克，生姜 10 克，三七 6 克（研末冲服）。将上药水煎 3 次后合并药液，分早、晚 2 次用黄酒送服。每日 1 剂。

☆红花 9 克，桃仁 9 克，羌活 9 克，

赤芍 9 克，炒杜仲 15 克，川续断 9 克，木瓜 9 克，小茴香 9 克，补骨脂 9 克。以黄酒为引。每日 1 剂，水煎，分两次服。饭前服用。

☆牡丹皮、杜仲、赤芍、川续断、延胡索各 15 克，泽兰、牛膝、红花、桃仁、苏木、台乌药各 10 克，三七、乳香、没药各 9 克，生甘草 6 克。每日 1 剂，水煎，分 2~3 次口服。

☆**急性腰扭伤**　①酒糟适量，烟叶 4 克，一起捣烂外敷在扭伤患处，用绷带固定，卧床休息 1 日，2~3 天后去掉。此方有消肿止痛、舒筋活络的功效。②车前子 15 克，麻黄 6 克，荆芥、土鳖虫、牛膝各 9 克，甘草 6 克。每日 1 剂，水煎服，分 2 次服。

12. 踝关节扭伤

☆五倍子 50 克、栀子 30 克微炒，石膏 20 克。上药共研为细末，用蜂蜜、醋、酒少许，调成糊状，涂于患处。隔热换药 1 次。

☆将败酱草适量用清水洗净，加少许食盐，捣成糊，直接敷于扭伤处，用纱布或绷带包扎即可。每天换药 1 次。

☆桃仁、赤芍、当归、红花、土鳖虫、桑枝、桂枝、鸡血藤、伸筋藤各 20 克，加清水 5000 毫升浸泡半小时后，煮沸 20 分钟，待温度适宜时，洗浴和擦洗患处。

13. 跌打损伤

☆茜草根 120 克，白酒 750 毫升。将茜草置白酒中浸泡 7 天，每次服 30 毫升，每日 2 次。

☆四块瓦、大血藤、蛇毒草、过江龙、金银花各 20 克，水煎兑入米酒适量，每日 1 剂，日服 3 次，连服 1 周。

☆大罗伞、接骨木、乌龙摆尾叶、西红柿、大血藤叶、小血藤叶各适量（鲜品），捣烂外敷，每日换药 1 次，直至痊愈。

☆活蟹 1 只，高粱酒 30 毫升，面粉、葱各 30 克，生姜 10 克，共捣烂，用面粉拌和，敷于伤处，1 日 1 次。

☆鲜韭菜 1 把，连根大黄 1 根，生白矾少许，将上药捣成糊敷于患处，纱布包扎，24 小时后取下即可。

☆杨梅树根 20~25 克，鲜鸭蛋 2 枚。把杨梅树根洗净切碎，加水适量，浓煎去渣，打入鸭蛋，饮汤食蛋，每天 1~2 次。

☆两块樟脑碾碎后，用白酒浸泡，待溶化后，涂抹患处，干后再涂，反复涂抹。

☆鲜万年青根适量，加红糖适量捣烂，敷患处，每日 1 次。

14. 软组织损伤

☆乳香、没药、土鳖虫、三七各 50 克，纯蜂蜜 2 千克。中药研粉，将蜂蜜放在铝锅内煎熬，然后加入药粉用木棒搅拌，待药蜜均匀后随即离火。放进 24 厘米×50 厘米的绷带，浸透后装入盘内，备用。使用时于患处敷用此药纱条 3~5 层，绷带包扎，每隔 5 天换药 1 次。

☆黄连、红花、大黄、乳香、没药各 20 克，冰片 5 克。共研细末，用松节油调成糊状，敷于患处，用纱布绷带包扎好。

☆紫草研粉，以花生油适量沾匀紫草粉外敷患部。药层厚 0.6 厘米，范围超过创伤面 4 厘米。外盖纱布并包扎，加花生油适量保持药物湿润。每天换药 1 次。

☆芙蓉叶 200 克，赤芍、黄柏、生大黄、姜黄各 50 克，黄芩、天花粉各 80 克，生栀子 60 克，刘寄奴 100 克。共研细末，加血竭粉 40 克，凡士林调膏，外敷患处，用无菌纱布及绷带固定，同时进行功能锻炼。

☆白芷粉适量与食醋搅匀成糊状，加冰片粉末少许拌匀，敷于患处，用敷料覆盖，胶布固定。每天换药 1 次。表面损伤者忌用。

☆栀子适量，研成粉末，用鸡蛋清调和成膏状，敷于局部患处，表面盖一层薄塑料纸，外加敷料，贴胶布条或加绷带包扎固定。多卧床休息，每天换药 1 次，一般 3~7 天可逐渐肿消疼止。

☆当归 30 克，菊花、白芍各 40 克，桑枝 50 克，乳香 20 克，没药 35 克。一般于伤后 3~4 天开始煎水熏洗。

☆早稻秆 1 把（2~2.2 千克）于干净地面上烧灰存性，即时加适量童便（取 9 岁以下健康男童小便，头尾不用，选中间之尿，随用随取）调成灰糊，趁热及时敷于患处，以绷带固定。1 日 1 换，至肿消不痛为止。

☆血竭 30 克，广地龙 30 克，加入 95% 酒精 300 毫升，密封浸泡一周后即成血竭酊。用时，纱布蘸药液湿敷患处，保持湿润 15~30 分钟，每日 2~3 次，连续使用 2~3 天，即能达到很好的疗效。

☆木瓜 60 克，土鳖虫 30 克，谷糠 60 克，川椒 20 克，乳香 30 克，没药 30 克，地龙 50 克，樟脑 20 克，冰片 20 克。将上药研末敷患处，或水煎敷患处均可。

☆急性软组织损伤：复方丹参片 40 粒，研成极细末，加入 50~60 度白酒适量，调成糊状。将糊剂敷于患者的病变部位，厚度 0.1~0.3 厘米。上面盖油纸，保持湿润，再用胶布固定。每日换药 1 次。一般敷药 2 次见效，最多 8 次可收到理想的治疗效果。

15. 肋软骨炎

☆制乳香、制没药各 9 克，生黄芪 30 克，杜仲（盐炒）、红花、丹参各 12 克，蒲公英 15 克，板蓝根 12 克，连翘、广郁金各 9 克，山楂 12 克，每日 1 剂，水煎服。

☆丹参、蒲公英、金银花各 30 克，延胡索、当归尾、柴胡、郁金、桂枝各 15 克，川红花、桃仁泥、粉甘草各 10 克。每日 1 剂，水煎，分 2~3 次口服。

☆柴胡 12 克，赤芍 15 克，当归 10 克，川楝子 12 克，延胡索 18 克，夏枯草 15 克，威灵仙 15 克，桃仁 10 克，红花 10 克，莪术 10 克，乳香 6 克，没药 6 克，全瓜蒌 15 克。每天 1 剂，水煎，分两次服。

☆云南白药 1/3 瓶，清凉油适量，调成软膏状备用。先将生姜切片烤热，蘸白酒涂擦患处，然后将药膏涂在患处，再用骨刺止痛膏贴在上面，每日 1 次，每次 20 分钟，连用 3~7 天。

☆桃仁、红花、赤芍、川芎、薤白、青皮、木香、枳壳、乳香、没药、乌药各 9 克，当归、熟地黄各 15 克，灵芝 12 克，瓜蒌 30 克。水煎服，每日 1 剂，早晚分服。一般患者服药 10 剂左右，症状即可消失。

☆金银花 15 克，蒲公英 15 克，黄芪 15 克，紫花地丁 10 克，黄柏 12 克，桔梗 12 克，连翘 9 克，乳香 9 克，没药 9 克，防风 3 克。水煎服，每日 1 剂，一般 2~3 剂即见效。为巩固疗效，愈后当按原方续服 3~5 剂。

☆夏枯草、生牡蛎各 30 克，玄参、制黄精各 20 克，威灵仙 15 克，大贝母、赤芍、淡昆布、淡海藻各 10 克，柴胡 6 克。每日 1 剂。水煎分 2 次服。

☆**非化脓性肋软骨炎** ①板蓝根、鱼腥草、贯众各 30 克，虎杖 18 克，紫草 15 克，牡丹皮 18 克，赤芍 21 克。每日 1 剂，水煎服。肝郁气滞者，再加入柴胡 10 克，香附 12 克，郁金 15 克，青皮 18 克，陈皮 18 克，枳壳 5 克，川芎 21 克，川楝子 18 克；气滞血瘀者，加桃仁 12 克，生地黄 24 克，当归 18 克，红花 10 克，丹参 24 克，川芎 21 克，郁金 18 克，香附 18 克，乳香 10 克，没药 10 克；痰瘀阻滞者，加薤白 12 克，半夏 10 克，郁金 12 克，丹参 21 克，枳壳 12 克。②丹参、蒲公英、金银花各 30 克，延胡索、当归尾、柴胡、郁金、桂枝各 15 克，川红花、桃仁泥、粉甘草各 10 克。每日 1 剂，水煎，分 2~3 次口服。若咽喉肿痛者，加大青叶、牛蒡子各 20 克；若腹胀者，加枳实，香附、厚朴各 10 克；若大便秘结者，加生大黄、白术各 15 克。

16. 腰腿痛

☆艾叶 50 克、炒黄的蟹壳 50 克，浸白酒 500 毫升，3 日后用酒涂腰部，1 日 2~3 次，7~10 天可治多年腰痛。

☆紫苏 10 克，鸡蛋 4 枚，水煎，服汤食蛋，每日 1 剂。

☆甜瓜子 100 克，用白酒浸泡半月后取出，焙干研成细末，每次 5 克，每日 2 次，用黄酒送服。

☆补骨脂（炒）、杜仲（炒断丝）、胡桃肉各 40 克，山药粉适量。将补骨脂、

杜仲研为细末，胡桃肉捣烂，用山药粉和匀为丸，淡盐水送服。

☆骨碎补 100 克，狗脊 150 克，核桃肉（或花生）50 克，大枣 10 枚，与切碎的猪尾巴 1 条加盐少许同煮食。能饮酒者以酒送服，每天 1~2 次，一般 2 天见效，3~5 天可愈。

☆在 1500 克的麦麸里加入 500 毫升的老陈醋，搅拌均匀，然后用锅炒热。再趁热将麦麸倒入布料缝制的袋子里，扎紧袋口后，立即热敷疼痛处，凉后继续炒热再敷，每小时敷 1 次，1 次大约 30 分钟。

☆续断 7 克、牛膝 9 克、杜仲 9 克水煎服，每日 1 剂，7 日为 1 疗程。

☆黑豆、桑寄生各 200 克，川续断 100 克，放在米酒 500 毫升中浸泡 7 天。每次饮 1 小杯，每天 2~3 次。红花椒 50 粒、小茴香 30 克，煨熟后研细末，炼蜜为丸，每次服 3~6 克，1 日 2 次，连服 3 日。

17. 肾虚腰痛

☆山药、熟地黄各 15 克，茯苓、牡丹皮、泽泻各 9 克，用水煎服。

☆茴香籽、红糖各适量。将茴香籽炒熟，研成面，取茴香面 1 汤勺，红糖适量，冲水服下。每天早晚分 2 次服，1~2 天可见效。

☆冬虫夏草 30 克，枸杞子 30 克，黄酒 1000 毫升。浸泡 7 日，每日 2 次，每次服 10~20 毫升。

☆杜仲 50~100 克，切得越细越好，加油盐炒黑，加水煮服，1 周连服 3 次。

☆附子、川乌、天南星、朱砂、细辛、干姜各 3 克，雄黄、樟脑、丁香、麝香各 1.5 克，鸡血藤、透骨草各 5 克。共研为细末。应用时，每取上述药末用生姜汁调匀，稍烘热，放在手掌中对准腰痛处反复揉按 20~30 分钟，每日 2~3 次。

☆猪腰子（猪肾）1 对，剔去白筋，切成薄片；取杜仲、补骨脂、小茴香各 10 克，研成细末。把猪腰片平铺在蒸笼上，再将药粉均匀地撒在上面，置锅中蒸熟，分早、晚 2 次服。肾阳虚腰痛者，连用 5 天可见效。

☆猪肚 1 个，洗净切片，加杜仲 64 克，煮熟后加作料吃猪肚并喝汤。

☆黑豆 64 克，陈皮 5 克，小茴香 3 克，生姜 10 克，猪腰子 1 对，炖熟后加作料食用。

☆枸杞子 10 克，鲜鸡蛋 2 枚。鸡蛋破壳入碗中搅散，加精盐、味精、淀粉，用冷鲜汤调散成糊状。枸杞子用温开水去泥沙，开水浸泡。将装蛋糊之碗入笼，用旺火蒸约 10 分钟，再撒上枸杞子蒸 5 分钟，最后淋上熟猪油和酱油即成。每日服用 1 次。

18. 风湿性腰痛

☆黑豆 64 克，陈皮 5 克，小茴香 3 克，生姜 10 克，防风、独活、巴戟天、

茯苓各 9 克，桑寄生 15 克，秦艽 12 克，用水煎服。

☆食盐 500 克，小茴香 150 克同炒，布包熨患处，冷却后可再炒，可多次使用。

☆全当归 18 克，两面针根皮 18 克，怀牛膝 15 克，甘草 15 克，50 度白酒 500 毫升。先将当归、牛膝混合浸于 500 毫升白酒中 1 周，再将两面针根皮、甘草研成粗粉，加水 1000 毫升，煎煮至 250 毫升左右，滤取药液，然后将药酒和药液混合备用。每日早晚各服 10~15 毫升，重者稍加量。一般服本方 1 剂即可取效。

☆车前草 7 棵、葱白连须 7 根、大枣 7 枚、黄油 1 瓶，洗净研碎调匀，每次服 4~5 汤匙，每日服 3 次，连服 7~15 日。

☆川乌 15 克，附子 15 克，当归 12 克，羌活 15 克，独活 15 克，透骨草 20 克共碾为粗末，加食盐 250 克，用醋拌炒热后布包熨患处。

19. 腰肌劳损

☆狗脊、骨碎补各 20 克，牛膝、杜仲、当归、续断、益母草各 5 克，桃仁 9 克，乳香、没药各 10 克。水煎，每日 1 剂，分 2~3 次服，每次服 200 毫升。

☆威灵仙 15 克，杜仲 20 克，猪腰子 1 对。将猪腰子剖开去血膜，再把药物碾碎后放入腰子内包紧。煮熟后去药渣，加作料吃腰子并喝汤。

☆宽筋藤 30 克、海风藤 30 克、木瓜 5 克、威灵仙 15 克、秦艽 12 克、丝瓜络 15 克、乳香 10 克、丹参 25 克、当归 15 克、没药 10 克。每日 1 剂，水煎分 2 次服。偏寒者加乌头；偏湿者加防己、生薏苡仁、苍术；偏热者加知母、葛根；痛甚者加三七。

☆延胡索 15 克，马钱子 6 克，徐长卿、杜仲、牛膝、安息香、卷柏各 10 克，重楼 8 克。马钱子用麻油炸黄，研细；其他药合研细末，与马钱子混匀；过 80 目筛，装瓶备用。每次 3 克，日服 2 次，温开水冲服。12 天为 1 个疗程。根据伤痛的轻、中、重结合病程的长短应用 1~2 个疗程。

20. 骨刺

☆夏枯草 50 克，浸入 1000 毫升醋中 2~4 小时，之后煮沸 15 分钟，先熏后洗患处 20 分钟，每日 1~3 次，每剂可用 2 天。

☆当归、红花、杜仲各 45 克，川牛膝、玄参各 30 克，共研成末，加入白酒 1000 毫升内，浸泡两个星期即可。每日早晚各饮 1 盅。

☆熟地黄、狗脊、牛膝、赤芍、威灵仙各 9 克，丝瓜络 15 克，鹿角胶（烊化）6 克。每日 1 剂，水煎服。

☆生天南星、生半夏、生草乌、细辛各等分，鸡蛋清适量。先将前 4 味药研为

极细末后，装入瓶内备用，用时，以鸡蛋清调药粉成糊状，外涂患处，卧床休息。每日换药 1 次。另可用黑膏药或凡士林等，在火上烤化，掺入药粉适量调匀，趁热贴患处，外用绷带或者胶布固定。3~5 天换药 1 次。

☆徐长卿 200 克，川芎 20 克，骨碎补 100 克，威灵仙根 100 克。加高度白酒 2500 毫升和冷开水 2500 毫升浸泡 5~7 天后，每天早晚各饮 50 毫升，40 天饮完为 1 个疗程。

☆采集法国梧桐叶若干（干鲜皆可），洗净，加适量水煎开后，加进食醋 500 毫升，煮 30 分钟。待稍凉时浸泡患处，1 日洗 3 次，1 次 30 分钟，连续浸洗。

21. 跟骨骨刺

☆熟地黄、鸡血藤各 30 克，肉苁蓉 20 克，牛膝、白芍、黄芪各 15 克，杜仲、当归各 12 克，淫羊藿、红花、生姜各 9 克，木香 3 克，水煎服，每日 1 剂，连服有效。

☆白芥子粉适量，加醋调成稠膏状，敷于患部。

☆生大黄、川芎、栀子、姜黄、蒺藜、红花、桃仁各 50 克。炮穿山甲、全蝎、郁金、生牡蛎各 30 克，冰片 15 克，陈醋适量。将上药研为极细末，过 100 目筛后装瓶密封备用。用时，取药末 40 克，以醋调成膏状，外敷于痛处，覆以塑料

薄膜，外用胶布固定。隔日换药1次。10天为1个疗程。

☆将患处用温水洗净，取中成药小活络丸6克，调蜂蜜研化，涂患处，外敷纱布，绷带固定。白天行走不限，每2日换药1次，6日为1个疗程，治疗2~3个疗程即可见效。

☆在患处涂麻油，把白醋倒在纱布上（要湿透），然后敷在患处，再在纱布上盖上塑料薄膜，用热水袋捂1小时，每天2次。

☆川芎45克研成细粉，分装在布装里，每袋装药粉15克左右，将药袋放在鞋里，直接与痛处接触；每次用1袋，每天换药1次，3个药袋交替使用。换下的药袋晒干后仍可再用，一般用药7天后疼痛减轻，20天疼痛消失。

22. 足跟痛

☆苏木、透骨草、红花，重楼各30克。水煎汤加食醋泡洗患处。

☆熟地黄12克，山药25克，山茱萸12克，桑寄生12克，牛膝9克，木瓜12克，白芍25克，甘草10克。每日1剂，水煎服。15日为1疗程。

☆大黄、黄柏、威灵仙、独活、牛膝、透骨草各30克，芒硝5克，陈醋250毫升。上六味药物用纱布包好，加冷水约3000毫升，煎开约半小时后取出药包，把药液倒入盆内，加入芒硝、醋搅

匀。熏洗时先以热气熏蒸，并用毛巾蘸药交替热敷痛处，待水温降至50~60℃时，将患足浸入盆内浸洗。若水温下降可加温再洗，每次洗约1小时。每日1~2次。

☆艾叶20克，海桐皮30克，肉桂15克，制川乌20克，制草乌20克，威灵仙20克，透骨草30克，红花15克，川牛膝20克，川黄柏20克，冰片15克，三棱20克，莪术20克。上药（除冰片外）放入较大容器内，加水浸没半小时至1小时，再加水适量，煮沸后再煮15~20分钟，去渣留汤。加入冰片搅匀，趁热将患足置于盆上熏蒸，待药汤降温适度，放入患足外洗，时间超过半小时。每日1次，每剂用2次，10次为1个疗程。

☆苏木、白附子、麻黄、当归、川芎各30克，水煎浸洗脚部，同时用手搓揉足跟，以利药液浸入肌肤。每次15分钟，每日2次。

☆乌梅适量去核加入醋少许捣烂，再加入少许盐，搅匀，涂敷在患足处，用纱布盖好，胶布固定。每天敷1次，连用一段时间。

☆夏枯草50克，用食醋1000毫升，浸泡2~4小时，然后煮沸15分钟，先熏后洗患足30分钟，每日1~3次，每剂可用两天。

☆仙人掌适量，刮去其两面毛刺，然后剖成两半，用剖开的一面敷于患足痛处，外用胶布固定，敷12小时后再换半

片，冬天可将剖开一面烘热再敷患处，一般宜晚上敷，治疗期间宜穿布底鞋，适量活动，使气血经脉畅通。

☆未成熟的番木瓜1个（长度与患者的鞋子一样），投入火灰中煨八成熟，切成两片，去净核，待适温时把患脚轻轻踩入木瓜肚内，每次20分钟，直至瓜凉为止。日踩两三次，一般踩2~3天可愈。

☆茄子秆根（入泥部分根茎连地面以上3厘米）250~500克，斩碎；生姜100~150克，切片，两种药加水同煎沸20分钟左右，去渣，倒入盆内，待适温时浸洗患脚20~30分钟，直至水凉为止。每日2~3次，连洗4~5天。

☆花椒10克，吴茱萸10克，五味子10克，共研末。按足跟大小缝制小布袋，将以上药末装入布袋内，封口，放入患侧鞋内，足跟踩在药袋上，每5天更换袋内药末1次，15天为1个疗程。治疗期间每晚用热水泡脚。

☆鲜威灵仙5~10克捣烂，以陈醋调成膏状，先将患足用热水浸泡5~10分钟，擦干后敷药以纱布包扎。每天换药1次，连用6~7日见效。

23. 骨折

☆马钱子、枳壳、甘草、童小便。每500克生马钱子加甘草30克，同置缸内用冷水浸泡，每日换水1次，15天后将马钱子毛刮净，切片晒干，用细沙炒成黄色。再浸在童小便中（冬季2~3天，夏季4~5天）然后用流水冲干净，阴干碾细。枳壳（生熟皆可）用童小便浸泡2~3天，取出用水洗净阴干碾细。将马钱子粉与枳壳粉按1:2混合即可，也可制为蜜丸。成人日服2次，每次1克，极量1日2克，儿童酌减，同时进行断骨复位，小夹板固定。孕妇、高血压、高烧及精神病人慎用。服药量大时，出现肌肉抽搐，患处跳动感，头晕可大量饮水。

☆铁棒锤3克，见血飞根皮、头顶一颗珠各9克，地仙桃6克，苎麻根及头发炭各少许。上药共捣烂备用。以头发炭平铺在伤处，上盖纸1层，纸上涂抹已捣好的药；药上再盖上层纸，然后以布包扎，每日换药1次。

☆**骨折早期** ①川红花12克，京赤芍10克，全当归12克，正川芎10克，泽兰叶10克，土鳖虫10克，制乳香、没药各10克，青皮10克，降香8克，生香附8克，秦艽10克，每日1剂，水煎服，早晚分服。上肢骨折者加桑枝、桂枝各10克，下肢骨折者加牛膝15克。②塘鲤鱼500克、骨碎补15克、葱白5根、生姜5片、黄酒30毫升。先把骨碎补加水煎煮后，去渣留汁，接着加入洗净并去掉鳞和内脏的塘鲤鱼以及葱白、生姜、黄酒，继续煎煮至熟，熟后分餐食之。

☆**骨折中期** 猪骨头500克、接骨木50克、黑豆125克。其制作和服法为：

先把接骨木加水煎煮后，去渣留汁，接着加入猪骨头和此前已浸胖的黑豆（若无此豆亦可用黄豆代之），用小火煮烂并酌加食盐、味精等调料后，分餐食之。

☆**骨折后期** ①枸杞子15克、龙眼肉15克、大枣10枚，加水用小火煎煮后，再加点冰糖，即可食用。②猪肾（去白筋）2只，佐以姜、葱、盐、酒等调料，加水煮熟后，适量食之。③胎盘1只，洗净焙干研末后，每日清晨空腹时服3克（以温开水稍加白糖送服）。

☆**跌倒骨折** ①洗净泥沙、剔去硬结的新鲜乌蔹莓根500克，糯米饭半碗，白酒适量。前两者手捶成膏，或在秋冬时采根洗净切片晒干，研成粉末，密封。前药敷患处（如是药末，用时以白酒调成糊状敷于患处），一般敷药12~24小时。如局部感灼热应立即换药，否则容易发疱。②败龟甲（涂醋炙令黄）90克，百草霜、木鳖子仁、当归（微炒）、川椒（去目）、蛇床子、松脂各60克。上诸药，捣细罗为散。每用之时，先以好酒200毫升，煎至100毫升，下火。停火稍冷，然后入药末30克，于火上重煎。以匙搅成膏，摊于纸上贴之。③南五加皮120克，乌骨公鸡1只，黑皂布1块，毛竹片适量，新砖1块，鸡蛋清适量。南五加皮捣成末状，公鸡连皮带血放入石臼内，加药末捣成泥状。将泥状药摊在黑皂布上，箍于伤处，外用毛竹片捆缚。过1周后去除箍药，再

取新砖1块，用刀刮下砖灰，用蛋清调和，摊于布上，捆于伤处。捆缚后切勿转动，以防伤骨错动。如果伤处皮破血出，先以松香180克、白矾30克研末敷患处，然后用药。

☆**负重或压轧而致骨折** 土鳖虫1个，乳香、没药、龙骨、自然铜各等分，麝香少许。土鳖虫阴干，临时旋研入药。乳香、没药、龙骨、自然铜火煅醋淬各等分，麝香为末。每服1克，入土鳖虫及麝香末，以酒调下。须先正骨，乃服药。

☆**闪挫损伤而致骨折** 牛蹄甲1个，乳香、没药各3克，黄米粉适量。中间2味为末，入蹄甲内烧灰。以黄米粉糊和成膏敷之。

☆**打损骨折** ①接骨木15克，乳香5克，赤芍、川当归、川芎、自然铜各30克。上药研为末，用黄蜡120克溶入其中，搅匀，候温软，揉成丸如大龙眼。如打伤筋骨及闪挫疼痛不堪忍者，用药1丸。②生绿豆适量，黄酒适量，土鳖虫4个。将生绿豆捣成碎末，砂锅炒制成紫色，并趁热用黄酒调作糊状。将土鳖虫4个焙干，研末备用。将绿豆糊于损伤处厚敷，用布包扎，将骨接好，外用柳木板夹定缚住，不可移动。然后将土鳖粉末用黄酒送下，盖暖睡稳，其骨便会渐自接上。③夜合树120克，芥菜子30克。前味去粗皮，取白皮，锉碎，炒令黄微黑色。后味炒，然后共研为细末。酒调，

临夜服。粗滓置疮上，扎缚之。此药专接骨。

☆**撞击骨折**　下窟鸟、古铜钱1个。用下窟鸟（即鹯也），取骨烧存性，以古铜钱烧红醋淬7次，为末等分。酒服3克，不可过多。病在下空腹服，在上食后服。须先夹缚固定，乃服此。

☆**伤折后肿胀疼痛难忍**　松木节、樟木节各300克，川椒（去目）30克，桑白皮（锉）、五加皮、白矾各60克。上药捣筛为散。每次用药90克，以水2000毫升，煎沸，渐渐用淋熨痛处，立效。

☆**骨断粉碎**　①五加皮120克，雄鸡1只（重1500克，黑者更妙），雄鸡连毛带骨、皮血与五加皮捣烂。敷患处用布包好。贴24小时揭去，切不可太过久，内自完好，神效无比。再用五加皮150克，酒煎服，尽量饮，醉睡为妙。②头发（烧灰）90克，干蝙蝠（烧灰）3个，代赭石（烧令紫色），红蓝花（入盐一分炒令黄）各30克，刺猬皮45克（烧灰）。上诸药，捣细罗为散。敷疮口上，其血立止为效。③大黄（冬天120克，夏天180克，春秋150克），初出窑石灰（冬天180克，夏天120克，春秋150克）。大黄研末，石灰必须在锅内干炒成红色，再加上糯稻草灰60克，共调酒为膏。以膏包伤处，轻症7天见效。

☆**接骨麻药秘方**　生天南星7克，生半夏7克，川乌7克，草乌7克，荜茇7克，蟾酥6克，胡椒15克，细辛15克。将以上各药共碾为极细粉末，装入小口瓷瓶内，用黄蜡封口，备用。需要用药麻醉时，取麻药5克，冲进酒精一两，拌匀后擦于患处，过三分钟后就起麻醉效果，任接骨者抽动患处而患者不感痛苦。注意事项：①此药不能擦到破皮处，若擦到破皮处反而会增加患者痛苦。②此方有剧毒，只可外用，不可内服。

☆**骨折后关节僵硬**　①上肢洗方：伸筋草、透骨草各30克，荆芥20克，防风20克，红花20克，刘寄奴20克，桂枝20克，苏木20克，川芎20克，威灵仙20克，千年健25克。②下肢洗方：伸筋草、透骨草各30克，三棱20克，莪术20克，秦艽25克，海桐皮25克，牛膝20克，木瓜20克，红花20克，苏木20克。根据骨折部位选用上肢洗方或下肢洗方，每日1剂，水煎取液，趁温熏洗患处，每剂可重复熏洗3~4次。

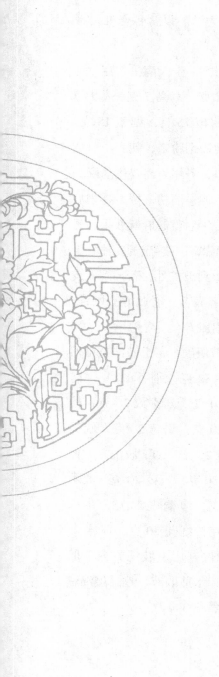

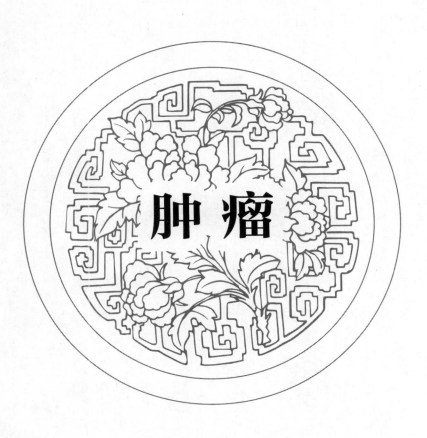

肿瘤

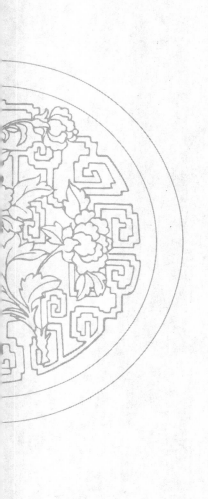

1. 脑瘤

☆威灵仙、重楼各10克，木瓜9克，三七粉3克。前3味药水煎，冲服三七粉，每日1剂。

☆生地黄、熟地黄各10克，山茱萸15克，山药、泽泻、云茯苓、菊花、怀牛膝、钩藤各10克，白芍30克，玄参15克，生牡蛎30克，枸杞子15克，生龟甲20克，女贞子15克，生代赭石30克，水煎服，日1剂。

☆醋鳖甲（先煎），山甲珠10克（先煎），牡蛎（先煎）、茯苓各30克，石菖蒲1克，川贝母、浙贝母、僵蚕、地龙、川芎、肉桂各15克，蜈蚣2条，附子（先煎）、远志、全蝎、干姜各10克，葶苈子、丹参各10克。以上为基本方，可随症加减。如气虚无力，加党参30克，黄芪60克；纳差，加白术、薏苡仁各20克。每日1剂，水煎服，30天为1个疗程。休息1周后，再服下1个疗程。注意：4味先煎的药物，要先煎2~3小时。

☆熟地黄、山茱萸各15克，云茯苓、菟丝子、益智仁、泽泻各10克，附子6克，肉桂3克，牛膝、鹿角胶各10克，车前子（包）20克，补骨脂10克，山慈菇、白花蛇舌草各30克，水煎服，日1剂。

☆生黄芪30克，当归9克，赤芍、白芍各12克，瓜蒌皮、王不留行子、夏枯草、海藻、薜荔果各15克，生牡蛎、

魔芋（先煎）各30克，蜂房、香白芷、补骨脂各12克，水煎服，日1剂。

☆鱼脑石、石决明、生牡蛎、蜂房、蛇蜕、全蝎各60克，威灵仙120克，将药共研细末，水泛为丸，如绿豆粒大小，每次服用3~6克，每日3次。

☆当归、川芎、赤芍、桃仁、红花、三棱、莪术、猪苓、土鳖虫、白术各10克，生地黄、泽泻、石菖蒲各15克，茯苓20克，蜈蚣2条，水煎，每日1剂，分3次服（主治各种脑瘤）。

☆夏枯草20克，海藻15克，昆布25克，丹参12克，全蝎2克，桃仁泥9克，川芎6克，石决明30克，水煎，每日1剂，分3次服。

☆麝香1克，桃仁、大枣、赤芍各15克，红花、黄酒各10克，老姜各15克，川芎20克，葱2根，三七8克（研细末）分6次吞服，水煎，每日1剂，分3次服（主治脊索瘤）。

☆魔芋30克，煎3小时，分3次口服，每日1剂。

☆田螺、明矾各适量。田螺去盖，配明矾捣如泥，外敷患处。

☆鲜金剪刀草根适量。将上药洗净，放少量食盐共捣烂，敷于头部之肿瘤患处，24~36小时后取下即可，一般敷1次。

☆龟甲胶、鹿角胶、枸杞子、熟地黄各15克，补骨脂18克，巴戟天20克，当归15克，何首乌、黄芪、潞党参、金

毛狗脊各 30 克，半枝莲、白花蛇舌草各 25 克，水煎，每日 1 剂，分 3 次服。

☆夏枯草、山豆根、赤茯苓、白茯苓各 9 克，白芷、白鲜皮、白花蛇舌草、莪术各 15 克，生薏苡仁、马齿苋、败酱草各 30 克，露蜂房 3 克。水煎服，每日 1 剂，早晚分服。功能清热化湿，解毒散结。

☆丹参、白芍、墨旱莲各 12 克，何首乌、生地黄、女贞子各 15 克，旋覆花、竹茹、天葵子、紫草、牛膝各 10 克，生代赭石 30 克（先煎），珍珠母 20 克（先煎），广皮（新陈皮）5 克，蜈蚣 1 条，蛇蜕（焙干）3 克，水煎服，每日 1 剂，早晚分服。

☆石斛、夏枯草、玄参、墨旱莲各 120 克，瓦楞子 180 克，紫草 90 克，青黛 120 克，海藻、昆布、生地黄、白芷、牡蛎、石决明各 60 克，苍耳子、辛夷、全蝎、桃仁、橘络各 30 克，金银花 90 克，蜈蚣 20 克，蜂蜜 150~250 克。上药除蜂蜜外，加水适量煎取汁，然后加蜂蜜熬成膏备用，每次服 6 克，每日 3 次。

☆丹参、菊花、夏枯草、石菖蒲、莪术、半枝莲、益母草各 15 克，茯苓 12 克，三棱、枸杞子、党参各 10 克，山慈菇、淫羊藿、鹿角各 9 克，水煎服，每日 1 剂，早晚分服。

☆土茯苓 30 克，夏枯草 12 克，昆布、海藻各 9 克，牡蛎 30 克（先煎），红花 3 克，丹参 12 克，三七 3 克（冲服），干地黄 18

克，玄参 12 克，墨旱莲 3 克，防风、白芷、苍耳子、荆芥各 9 克，钩藤、忍冬藤各 12 克，水煎服，每日 1 剂，早晚分服。

2. 鼻咽癌

☆陈葫芦 250 克，麝香 30 克，冰片 30 克。将葫芦炒灰存性，研末，再加入麝香、冰片混匀，把少数药粉吹入鼻咽部，每日数次。

☆石上柏 60 克，瘦猪肉 60 克。加入清水 6~8 碗，煎至 1 碗半，分 1 次或 2 次服之，每日 1 剂，20 天为 1 疗程。

☆新鲜苦瓜 250 克，百合 50 克。先将苦瓜洗净、去瓤及籽，切片。与百合用沸水焯后共炒，加调味品即成。佐餐当菜，每日随意服食。

☆山豆根 15 克，麦冬 10 克，半枝莲、石上柏、白花蛇舌草各 20 克，天花粉 10 克。每日 1 剂，水煎服。

☆太子参 30 克，玄参、麦冬、生地黄、女贞子各 15 克，石斛 10 克，天花粉 20 克，水煎服，每日 1 剂，开始放疗即服中药。

☆西洋参 6 克（切碎），银耳 50 克（水发）。上 2 味择净，入砂锅加清水适量，用小火煨炖 1 小时即成。早晚 2 次分食。

☆马勃 9 克（包煎），射干 15 克，金荞麦、重楼各 10 克，水煎服，每日 1 剂。

☆白花蛇舌草 60 克，半枝莲 30 克，金果榄 9~12 克。水煎服，每日 1 剂。

☆蜈蚣 3 条，炮山甲、土鳖虫、地龙、三七各 3 克，将药焙干，共研细末，用米醋调成悬浊液服，每日 1 剂。

☆射干 60 克，水煎服。或捣敷或醋调磨搽敷患处。

☆紫草根 30 克。水煎服，每日 1 剂。

☆麝香 1 克，牛黄 1 克，猴枣 1 克，白醋 0.5 毫升，珍珠 2 克，凤凰衣（鸡蛋壳内膜）3 克，朱砂 3 克，共研细末，每日 3 次，每次 0.5 克，冲服。

☆山苦瓜 10 克，甘油 20 克，75% 乙醇 25 克。先将山苦瓜切碎，浸泡于乙醇中，添蒸馏水 50 毫升，搅匀后用纱布滤除药渣，加入甘油制成滴鼻剂，每日滴鼻 3~6 次。

☆葱白、皂荚各 3 个，鲜鹅不食草 6~9 克，麝香 0.15~0.2 克。将葱白、皂荚、鲜鹅不食草捣烂绞汁，加入麝香，以棉花蘸药汁塞耳，亦要将药汁滴耳用。

3. 恶性淋巴瘤

☆白花蛇舌草、僵蚕、昆布、夏枯草、煅牡蛎、煅瓦楞子各 30 克，山慈菇、三棱、莪术、白术各 15 克，炮山甲、黄药子各 9 克，全蝎 6 克，水煎，每日 1 剂，分 3 次服。

☆当归、川芎、赤芍、山慈菇各 10 克，生地黄、玄参、海藻、昆布、夏枯草各 15 克，牡蛎、重楼各 10 克，水煎，每日 1 剂，分 3 次服。

☆生地黄、熟地黄、枸杞子、玄参、山药、山茱萸、丹参、茯苓、菊花、半枝莲各 25 克，水煎，每日 1 剂，分 3 次服。适用于放疗、化疗后。

4. 喉癌

☆太子参、生地黄、女贞子各 15 克，沙参、牡丹皮、墨旱莲、白芍各 10 克，甘草、冬虫夏草、川贝母各 5 克，木蝴蝶 3 克；青果 1~2 枚（另含咽），每日 1 剂，水煎 2 次，每 2 小时少量呷服 1 次。

☆牛蒡子 10 克，甘草 6 克，升麻 10 克，生地黄 15 克，玄参 15 克，连翘 10 克，黄芩 10 克，桔梗 10 克，青皮 10 克，葛根 10 克，白花蛇舌草 30 克，栀子 9 克，每日 1 剂，水煎，分 2 次服。

☆蛇莓、半枝莲、丹参、夏枯草、生牡蛎、石见穿各 30 克，山豆根、急性子、浙贝母、海藻、昆布、僵蚕各 15 克，威灵仙 20 克，黄药子、射干各 12 克，生甘草 10 克。将上药水煎 3 次后合并药液，分 3~4 次服，每日 1 剂。1 个月为 1 个疗程。痰火壅盛者，加牛蒡子、桔梗、鱼腥草、紫苏子、旋覆花、天花粉各 15~20 克；津伤痰凝者，加麦冬、代赭石、莱菔子、白英、玄参、百合各 10~12 克；气血亏虚者，加太子参、生黄芪、黄精、全当归各 10~15 克。

☆紫雪散、水牛角、羚羊角、生石膏、寒水石、升麻各 30 克，玄参 60 克，每日 1 剂，水煎服。

☆薏苡仁适量，煎汤，饮服，每日 2 次。

5. 食管癌

☆柿饼 2 枚，细嚼嚼化，常服。韭菜挤汁 20 毫升，蒸鸡蛋 2 枚，每日分 2 次吞服，常服。

☆露蜂房、全蝎各 20 克，山慈菇、白僵蚕各 25 克，蟾蜍皮 15 克，酒 450 毫升。将药捣碎，酒浸于净器中，7 日后开取，每次空腹饮 10~15 毫升，日 3 次。

☆大黄鱼鳔 100 克。将黄鱼鳔洗净，沥干，用香油炸至酥脆，取出，压成粉末，等冷装瓶备用。每次 5 克，每日 3 次，温水送服。

☆水蛭 10 克，海藻 30 克，共研细末，每服 6 克，黄酒送服。

☆白花蛇舌草 120 克，白茅根 120 克，赤砂糖 250 克，水煎服，每日 1 剂。

☆干蟾皮 0.3 克，山药粉适量，水泛为丸，如绿豆大，每次 4 丸，1 日 3 次。

☆龙葵、万毒虎、白英、白花蛇舌草、半枝莲各 100 克，每日 1 剂，水煎服。

☆山豆根、旋覆草、郁金、陈皮各 10 克，代赭石、草河车、瓜蒌各 20 克，莱菔子、刀豆子各 15 克，水煎，每日 1 剂，分 3 次服。

☆活壁虎 5 条，白酒 500 毫升。以锡壶盛酒，将壁虎放入，两天后即可服用。

每次服 10 毫升（慢慢呷之），早、中、晚饭前半小时服。

☆白花蛇舌草、蒲公英各 30 克，半枝莲 12 克，山豆根 6 克，山慈菇、黄药子、露蜂房各 10 克，三七粉 9 克，斑蝥去头足 1 克，蟾酥 0.5 克，水煎，每日 1 剂，分 3 次服。

☆僵蚕 15 克，玄参、夏枯草各 30 克，大枣 150 克，麦冬 30 克，莪术 10 克，金银花 15 克，壁虎 5 条，甘草 10 克，每日 1 剂，水煎服。

☆夏枯草、海藻、海带、川楝子、石斛、姜半夏各 15 克，煅牡蛎、南沙参、北沙参、代赭石各 30 克，姜竹茹 12 克，广木香、公丁香各 6 克，当归、旋覆花、川厚朴各 9 克，急性子 3 克，水煎，每日 1 剂，分 3 次服。

☆黄芪 30 克，党参 15 克，白术 9 克，山药 30 克，白芍 15 克，熟地黄 20 克，当归 11 克，赤芍 12 克，急性子 3 克，白花蛇舌草 40 克，焦麦芽、焦神曲、焦山楂 9 克，生甘草 6 克，每日 1 剂，水煎服。

6. 肺癌

☆灵芝 100 克，猪苓 150 克，木耳 50 克，共磨成细末，每日服 2 次，每次服 6 克。

☆宝珠山茶 10 朵，红花 15 克，白及 30 克，大枣 12 枚，煎水 1 碗服之，渣再服。

☆重楼 10 克，半枝莲 15 克，赤芍、白芍、白花蛇舌草各 10 克，龙葵 30 克，三棱、莪术、茵陈、当归、丹参、郁金各 10 克，水煎服，每日 1 剂，早晚分服。

☆白花蛇舌草、猫爪草各 20 克，黄芩 15 克，猪苓、大蓟各 20 克，三七 6 克（冲服），延胡索、黄芪、党参、薏苡仁各 20 克，壁虎 2 条（研为末冲服），水煎服，每日 1 剂。

☆冬虫夏草 10 克，大枣 10 枚（去核），甲鱼 1 只（中等大小），鸡汤适量。先将甲鱼宰杀、去头，除去内脏后塞入虫草、大枣，加鸡汤（浸没甲鱼为度）及各种调料，放锅中隔水蒸 1.5~2 小时即成。佐餐当菜，随意饮食。

☆甜杏仁 10 枚，牛乳 100 毫升，大枣 5 枚，粳米 50 克，桑白皮 10 克，生姜 3 克。杏仁用水浸泡，去皮尖，加入牛乳绞取汁液，大枣去核，生姜切片，备用。先煮桑白皮、姜枣，煎取汤液，加米煮粥，临熟时点入杏仁汁，再继续煮至粥成，每日 2 次。

☆鲜百合、鲜藕、枇杷（去核）各 30 克，白花蛇舌草 50 克，淀粉、白糖各适量。先将白花蛇舌草加水煎取 500 毫升汁液，将鲜藕洗净切片，与鲜百合、枇杷肉一并放入锅内合煮，待熟时放入适量淀粉调匀，服时加少许白糖。

☆夏枯草、海藻、海带、生牡蛎、石见穿、徐长卿各 30 克，牡丹皮 9 克，瓜蒌 15 克，生地黄、野菊花、王不留行子、铁树叶、白英、望江南、鱼腥草、蒲公英各 30 克，水煎服，每日 1 剂。

☆向日葵茎（干品）300 克，金钱草（干品）100 克，洗净后加水 1500 毫升，煎 1 小时后，滤渣加水再煎 1 小时，合并药液，浓缩当茶饮用。适用于肺癌患者放化疗后，尿少色黄而痛，或出现血尿等症状。

☆紫草根 60 克，人工牛黄 10 克，重楼 60 克，前胡 30 克，鱼腥草 50 克。将紫草根、重楼、鱼腥草、前胡制成浸膏，干燥后粉碎，加入人工牛黄调匀。每次 15 克，日服 3 次。

☆垂盆草、白英各 50 克。水煎服，每日 1 剂。抗癌消肿，对晚期肺癌的保守治疗有效。

☆紫河车（干鲜均匀）适量，洗净焙干研末，每日 3 次，第 1 次 5 克，温开水送服。可预防或治疗肺癌放化疗后血细胞减少症，对提高免疫力有益。

☆牡丹皮、生地黄各 12 克，鱼腥草、蒲公英各 30 克，丹参、王不留行、野菊花各 12 克，五味子 9 克，夏枯草、海藻、海带各 15 克，水煎服，日 1 剂，早晚服。

☆鱼腥草、沙参、玉竹各 50 克，鸭子 1 只。将鸭子洗净去毛，内脏，与前 2 味药同入锅内。文火煎煮 1~2 小时，食肉饮汤。

7. 肝癌

☆党参、白术、炙黄芪、茯苓、炒白

扁豆各9克，薏苡仁15~30克，橘皮6克，炙甘草3克，每日1剂，水煎服。

☆茵陈30克，黄柏、栀子各10克，猪苓30克，泽泻12克，水红花子、丹参各30克，莪术10克，白花蛇舌草30克，每日1剂，水煎服。

☆八月札、石燕、马鞭草各30克，每日1剂，水煎服。

☆鹅血200克，蘑菇适量，调料适量。蘑菇洗净，放锅内加水适量煮熟，加鹅血、调料，煮至鹅血成豆腐块状，服食。

☆天仙藤30克，乳香、没药、醋延胡索、吴茱萸、干姜各6克，小茴香15克，共研细末，每服9克，好酒服。

☆活蟾蜍3只，黄酒500克。将蟾蜍用黄酒共煮沸后半小时，去蟾蜍取酒，贮藏备用，每日3次，每次10毫升，连服30天，休息30天后再服，3个月为1个疗程。

☆预知子、石燕、马鞭草各30克，每日1剂，水煎服。

☆龙葵60克，功劳叶30克，每日1剂，水煎服。

☆大蟾蜍1只。将蟾蜍剥去皮，刺破皮棘，反贴肝区，20天后取下。如皮肤起疱，可涂龙胆紫，同时服蟾皮粉，每次1克。

8. 肝癌疼痛

☆活蟾蜍1只，雄黄30克。蟾蜍去除内脏，将雄黄放入腹内，加温水少许调成糊状。将蟾蜍腹部贴至肝区疼痛明显处，然后用纱布包扎紧，固定之。冬天24小时换药1次，夏天6~8小时换药1次。

☆干燥鼠妇60克，加水适量，水煎2次，混合后分4次口服，每日1剂。

☆将活鳖（雌雄均可）洗净，投入砂锅或铝锅沸水中，煮5~10分钟后，将鳖剖开，取出胆囊，挤出胆汁。鳖在250克以下，胆汁为1次用量；250克以上的鳖，胆汁为2次用量。1日1次空腹服。

☆雄黄、明矾、青黛、皮硝、乳香、没药各60克，冰片10克，血竭30克，共研细末，分成7包，每次1包，用醋和猪胆汁各半调成糊状外敷，每日1次，每次敷8小时，药干后蘸醋及猪胆汁。

☆阿魏60克，雄黄30克，芒硝60克，马钱子3克，麝香1克，先将前4味中药研细入葱白捣如泥状。将右胁肝痛明显处的皮肤上涂一层麝香，然后将前述药泥敷在上面，外以纱布包扎固定，每周一换。

☆山柰、乳香、没药、大黄、姜黄、栀子、白芷、黄芩各20克，小茴香、公丁香、赤芍、木香、黄柏各15克，蓖麻仁20粒。上药共研细末，取鸡蛋清（或蜂蜜）适量，混合拌匀成糊状。敷期门穴（在胸部，当乳头直下，第6肋间隙，前正中线旁开4寸）。痛剧者6小时换药1次，痛轻者12小时更换1次。可持续使用。

☆**蟾蒜外敷方** 用活蟾蜍3只，剥取蟾皮；再将大蒜 1 头，捣碎研细涂于蟾蜍皮上，局部外敷。治肝癌剧痛而用杜冷丁无效者。

9. 原发性肝癌

☆半枝莲、独脚莲、重楼各 15 克，丹参、三棱、莪术各 10 克，白花蛇舌草30 克，每日 1 剂，水煎服。

☆新鲜白花蛇舌草，每次 120 克，洗净榨汁，弃渣留汁。年龄在 50 岁以上的患者，可将蜂蜜 30 克，和入汁中；50 岁以下患者，则用开水冲食盐少许，和入汁中。再用瓷碗或茶缸盛之，隔水炖熟，取出温服。

☆夏枯草、海带、八月札、漏芦、丹参、党参、茵陈、车前子、铁树叶各 15克，海藻、当归、炙穿山甲、炙鳖甲、三棱、莪术、郁金、白术各 12 克，赤芍、桃仁、王不留行子、川楝子、生香附、木香、白芍各 9 克，白花蛇舌草、薏苡仁各30 克，甘草 6 克，水煎，每日 1 剂，分 3次服。

☆三棱、莪术、赤芍、延胡索、紫草根、猪苓各 15 克，当归、丹参、鳖甲各 12克，川芎、大黄各 9 克，白花蛇舌草、半枝莲、蒲公英各 30 克，水煎，每日 1 剂，分 3 次服。

☆黄芪、龟甲、鳖甲各 15 克，泽泻、党参、白术、茯苓各 10 克，当归 20 克，白花蛇舌草 45 克，半枝莲 15 克。

☆人参、三七、银耳、乳香、没药各15 克，麝香、牛黄、熊胆各 3 克，生薏苡仁 100 克，土茯苓 50 克，水煎，每日1 剂，分 3 次服。

☆丹参 10~30 克，赤芍 15~30 克，三棱、莪术、桃仁、土鳖虫、广郁金各 10克，泽泻、半边莲各 30 克，茯苓 15 克，水煎服，每日 1 剂。适用于原发性肝癌合并腹水者。

10. 胃癌

☆铁树叶 150~200 克，大枣 10 个，共煮汤服，疗程 1 个月。

☆花生米、鲜藕根各 50 克，鲜牛奶200 毫升，蜂蜜 30 毫升，捣烂共煮，每晚服用 50 毫升。

☆向日葵梗心（向日葵秆剥去外皮之白心）5~6 克。加水煎汤，日饮 1 次，连续服用。

☆高粱地上根（即茎下靠地面处生出的根）、红糖各适量。将高粱根洗净，加水煎汤。服用时加红糖饮，每日早晚各 1 次。

☆核桃树枝 30 厘米长（约食指粗），鸡蛋 2 枚。将核桃树枝截为八九段，水煎好，去渣，用此水再煎煮鸡蛋 2 个。分 2次将鸡蛋吃下，连续服用。吃鸡蛋后不吐，继续服用就会有效。如吐则无效，应停服。

☆白茅根 9 克，重楼、白花蛇舌草各10 克，每日 1 剂，水煎服。

☆党参、鸡内金各25克，砂仁、藿香、厚朴、半枝莲、白糖各30克，烘干磨成细末，过筛，每日3次，每次10克，开水送服。

☆胡荽60克，半枝莲、半边莲、黄毛耳草、薏苡仁各30克，白玉簪花根1.5克，每日1剂，水煎服。

☆瓜蒌、橘皮各25克，莪术、炒枳实、香附各20克，木香、黄连、当归、木瓜、清半夏各15克，柴胡12克，炒白芍30克，甘草10克，每日1剂，水煎服。

☆半夏、白术各30克，血竭、木香各9克，瓦楞子30克，雄黄6克，共研细末，分成30份，每服1份，日3次。

☆生牡蛎30克，炙山甲10克，薜荔12克，郁金9克，赤芍10克，丹参12克，失笑散（包）12克，夏枯草10克，石斛12克，姜半夏9克，陈皮6克，广木香6克，太子参10克，每日1剂，水煎服。

11. 胃癌术后

☆**丁香梨** 梨去皮，用竹签均匀扎15个小孔，每孔内放入1粒丁香，再把梨放入盅内，封口，蒸30分钟。冰糖加少许水溶化，熬成糖汁，将梨从盅中取出，抠去丁香，浇上冰糖汁，每日服1剂。

☆**荜茇烧黄鱼** 将鱼洗净，荜茇、橘皮、胡椒、砂仁各10克装入鱼腹，并将葱、盐、酱油各适量，待素油烧热时入锅煎熟，加入适量炖羹食用。

☆**大蒜鹅血汤** 鲜大蒜100克，鲜鹅血250克，先将大蒜洗净切碎，鹅血放入沸水中烫熟，切成厚片，再将油入锅内烧至七成熟时，入大蒜炒片刻，加清水适量至煮沸时，入鹅血略煮片刻，加生姜、盐、葱花、味精等作料即可食用，每日1次，空腹食。

☆**枝莲蛇草饮** 半枝莲30克，白花蛇舌草60克，蜂蜜20克。将前2味混合入锅，加水适量，用慢火煎煮2小时后去渣，取汁加入蜂蜜即可饮用。

☆**核桃树枝煮鸡蛋** 核桃树枝截为8~9段，水煎去渣，用汁煮鸡蛋至熟，每日2次，每次吃1个。

☆**山药扁豆鸡金粥** 山药20克，白扁豆30克，鸡内金10克，粳米100克，加水煮粥，待粥煮至浓稠时加适量红糖调味食用。每日早晚服食。

12. 大肠癌

☆太子参12克，姜半夏、当归各6克，炒白术、茯苓、苦参各9克，生薏苡仁、藤梨根各30克，无花果15克，猫人参（猕猴桃科大籽猕猴桃的根）60克，水煎服，每日1剂。

☆大活鲫鱼1尾，蒜适量。鲫鱼去肠留鳞，大蒜切成片，填满鱼腹。鱼用纸包泥封，烧存性，研成细末（或为丸），每服5克，以米汤送下，每日2或3次。

☆鲜桃花瓣10克（或干品2克），粳

米 30 克。桃花瓣与粳米煮稀粥，隔日服 1 次，连服 7~14 天。

☆浸发海带 250 克，豆腐丝 100 克，酱油、盐、白糖、味精、香油、姜末各少许。将浸泡的海带洗净，用开水烫一下，取出切成细丝，放在盘内，把豆腐丝及全部调料倒入盘中，加少许香油拌食。

☆黄芪 30 克，黄精、枸杞子、鸡血藤各 15 克，槐花 12 克，败酱草、马齿苋、仙鹤草、白英各 15 克。水煎服，每日 1 剂。

☆白花蛇舌草、仙茅各 120 克，水煎服。白英、猪殃殃各 60 克，败酱草、铁扁担各 30 克，水红花子 15 克，每日 1 剂，水煎服。便秘者，加土大黄 15 克，望江南 30 克；便血者，加茜草根 30 克；腹胀者，加莪术 9 克。

☆大血藤 15 克，白头翁 9 克，半枝莲 30 克，白槿花、苦参、紫河车各 9 克，每日 1 剂，水煎服。

☆夏枯草、海藻、海带、玄参、花粉、川楝子各 12 克，牡蛎、贯众炭、白花蛇舌草 30 克，蜂房、丹参、白英各 15 克，水煎，每日 1 剂，分 3 次服。

☆水蛭 3 克，焙干研粉，开水吞服，每日 1 次。

13. 肾癌

☆猪苓、肿节风各 30 克，石见穿 15 克，蜈蚣 6 克，水煎服。

☆新鲜马齿苋 150 克，绿豆 60 克，煎汤服食，每天 1~2 次。

☆半枝莲 15 克，白花蛇舌草 25 克，猪肉末 50 克，白菜心 50 克，粳米 100 克，盐 6 克，味精 25 克，麻油 20 克，煮粥食用。

☆牡蛎 15 克，穿山甲片 12 克，全蝎、青皮各 6 克，五灵脂、桃仁、杏仁各 9 克，木香 4.5 克，另鳖甲煎丸 12 克（吞服），水煎，每日 1 剂，分 3 次服。

☆白英、龙葵、蛇莓、半枝莲、仙鹤草、大蓟、小蓟各 30 克，瞿麦 20 克，黄柏 15 克，延胡索、竹茹、淡竹叶各 10 克，土茯苓 24 克，水煎，每日 1 剂，分 3 次服（主治肾盂癌中、晚期患者或手术后复发者）。

☆水蛭 3 克，土鳖虫、三七粉（吞服）各 6 克，乳香、没药各 10 克，大黄、赤芍、延胡索各 12 克，红参 10 克（嚼服），甲珠 15 克，生地黄、黄芪各 30 克，水煎，每日 1 剂，分 3 次。

☆三七粉 6 克（吞服），阿胶、小蓟各 12 克，山茱萸 5 克，生地黄、山药、茯苓、半枝莲、白花蛇舌草各 30 克。水煎，每日 1 剂，分 3 次服（主治肾阴虚型肾癌）。

☆肉桂、三七粉（吞服）各 6 克，人参 10 克，熟地黄、山茱萸各 15 克，制附片（至少先煎半小时，至无麻感为度）、山药、茯苓、淫羊藿、丹参、半枝莲、白花蛇舌草各 30 克，水煎，每日 1 剂，分 3 次服（主治肾阳虚衰型肾癌）。

☆薏苡仁 60 克，汉防己 12 克，八月札 20 克，石上柏 15 克，猪苓、夏枯草、石见穿各 30 克，水煎，每日 1 剂，分 3 次服（主治肾癌术后伤口久不愈合）。

14. 膀胱癌

☆地榆炭 100 克，食醋 500 毫升，煎至 300 毫升，每日 1 剂，分多次服完。

☆生薏苡仁 30 克，赤小豆 20 克，煮粥晨服。常服。

☆香菇 10 个，冬笋 100 克。香菇用温水泡发后去蒂，切片，冬笋切片，备用。锅内油热时，放入香菇、笋片翻炒，调入鸡汤、食盐，煨至汁液将干时即可出锅，佐餐食用。

☆鲜蘑菇、猪瘦肉各 100 克，食盐适量。先将猪瘦肉、鲜蘑菇切成片，加水适量作汤，用少许食盐调味，佐餐食用。

☆龙葵、白英、白花蛇舌草、土茯苓各 30 克，蛇莓 15 克，海金沙、灯心草、威灵仙各 9 克，水煎，每日 1 剂，分 3 次服。

☆干蜀葵 40 克，女贞子、桑寄生、白花蛇舌草、茯苓、猪苓各 30 克，沙苑子、鸡内金各 20 克，泽兰 12 克，甘草梢 10 克，每日 1 剂，水煎，分 3 次口服。头晕、气短、疲倦乏力者，加生黄芪 30 克，党参 15 克，何首乌 20 克。

☆猪苓 30 克，汉防己 12 克，大黄、芦荟各 6 克，茯苓、虎杖各 30 克，龙胆 12 克，半枝莲、白花蛇舌草各 30 克，水煎服，每日 1 剂。

☆生牡蛎 60 克，昆布、海藻、僵蚕各 15 克，木鳖子 1 克，炮甲片 10 克，山慈菇 12 克，半枝莲 30 克。水煎，每日 1 剂，分 3 次服。

☆党参 15 克，黄芪、女贞子、桑寄生、白花蛇舌草各 30 克。每日 1 剂，水煎服。

☆白英、半枝莲各 30 克，蛇莓 15 克，肿节风、猪苓各 30 克，薏苡仁 60 克，汉防己 12 克，水煎服，每日 1 剂。

☆生地黄 12 克，知母 12 克，黄柏 12 克，木馒头（薜荔）15 克，蒲黄炭 15 克，半枝莲 30 克，重楼 12 克，大蓟 12 克，小蓟 12 克，蒲公英 30 克，车前子（包）30 克，每日 1 剂，水煎服。

☆猪苓、茯苓、白术、生黄芪各 15 克，泽泻、海金沙、海藻各 18 克，桂枝 10 克，生地榆、生薏苡仁、白花蛇舌草各 30 克，水煎，每日 1 剂，分 3 次服（主治晚期膀胱癌）。

☆膀胱癌尿血：鲜白茅根 60 克，三七粉 6 克。先将新鲜白茅根洗净，切小段，放入砂锅，加水煎煮 30 分钟，过滤后去渣取汁，用小火在砂锅内浓缩至 200 毫升，备用。每日 2 次，每次取白茅根药汁 100 毫升冲服三七粉 3 克。

15. 前列腺癌

☆马鞭草60克，水煎服，日1剂。小茴香6克，威灵仙9克，花椒24克，每日1剂，水煎服。

☆黄柏、知母、木通各10克，赤芍、牛膝、炮山甲各15克，生牡蛎30克，刺猬皮15克，水煎服，日1剂。

☆射干30克，黄芪20克，蒲公英、仙鹤草、白英各25克，琥珀5克（冲服），水煎服，日1剂。

☆刘寄奴9克，麦冬60克，生地黄30克，车前子9克，每日1剂，水煎服。

☆当归、白芍、瞿麦、石韦、天葵子、大黄、榆白皮、栀子、木通、炙甘草、火麻仁各30克，每日1剂，水煎服。

☆夏枯草30~60克，败酱草、金钱草、王不留行、龙葵各30克，薏苡仁根60克，水煎服，日1剂。

☆王不留行30克，当归、川续断、白芍、丹参各6克，水煎服，日1剂。

☆川楝子1.5克，白花蛇舌草、半枝莲、萆薢、薏苡仁各30克，水蛭2克，1日1剂，水煎服。

☆朱砂（另研）7.5克，钟乳粉15克，滑石10克，将药共研细末，为丸，如梧桐子大，每次10丸，每日3次，空腹时用灯心汤送下。

☆黄芪60克，三棱30克，莪术20克，土茯苓60克，1日1剂，水煎服。

16. 阴茎癌

☆山慈菇30克，丝瓜络500克，海藻3克，每日1剂，水煎服。

☆黄芪30克，当归15克，茯苓30克，牡丹皮12克，砂仁10克，每日1剂，水煎服。

☆瞿麦、萹蓄、金银花、车前草、马鞭草各30克，每日1剂，水煎服。

☆土茯苓30克，白鲜皮1克，金银花、薏苡仁各30克，防风6克，木通9克，木瓜15克，皂荚子10克，每日1剂，水煎服。

☆土茯苓60克，苍耳子15克，金银花12克，白鲜皮、威灵仙各9克，龙胆6克，水煎服，1日1剂。

☆猪殃殃。煎汤外洗，不拘时量。

17. 乳腺癌

☆芦笋300克，每日2次，连续食用。

☆南瓜蒂（即瓜把）适量。将已熟透的南瓜长时期阴干（时间越长越佳，一般两年即可用），然后将蒂采下，用时入炭中煅烧至红，立即取出，急速以瓷碗盖其上（为使其存性），15分钟晾凉，研为细末即成。每次服两个蒂，清晨空腹以烧酒冲服（不能饮酒者可酌饮，若用水服则无效），共服2或3次。

☆蟹壳烘烤后研成粉吞服，每次5克，每日2次。

☆鲜一枝黄花120克，黄酒500毫升，将一枝黄花浸黄酒中，早晚各服1次，每次20~30毫升。

☆青橘叶、青橘皮、橘核各25克，黄酒适量。以黄酒与水各半各煎，每日2次温服。

☆螃蟹2只，枸杞子、柑橘、李子各4个。螃蟹煮熟佐餐，每日分食。其他3味加水煎汤代茶饮，可连续服食。

☆花生米、薏苡仁、赤小豆、大枣各30克。先煮赤小豆至熟，再下花生米、薏苡仁、大枣共煮熟烂，分次食用。

☆鲫鱼鳞、鲤鱼鳞、黄酒各适量。将两种鱼鳞用文火稍加水熬成鱼鳞胶，每服30克，温酒兑水化服。

☆蜈蚣2条，焙干研细，和鸡蛋2枚同炒食，连食10日。治乳腺纤维瘤。

☆黄鱼脊翅10~20条，陈酒适量。将黄鱼脊翅贴在石灰壁上，勿令沾水，越久越好。用时火炙为末。每服5~10克，每日2或3次，陈酒送服，可连续服用1个月。

☆大活鲫鱼、食盐各适量。鲫鱼去头尾及内脏杂物，只取鱼肉，加食盐少许，捣烂。敷于患处，每日更换3或4次。

☆全蝎6克，蜈蚣1条，核桃1个。将核桃一开两半，一半去仁，将两药放内捆住，放火上烧，冒青烟为度，研末，开水冲服。

☆麝香0.5克，生半夏、丁香、木香各3克，研细末，薄棉纱裹，塞对侧鼻孔内。

☆当归45克，夏枯草15克，橘核12克，白芷9克，僵蚕6克，牡丹皮6克，丹参15克，爵床草30克。每日1剂，水煎服。

☆生天南星、生草乌、商陆根各等分，以米醋磨细涂患处。用于乳腺癌初起。

☆海藻30克，海带30克，女贞子15克，金银花15克，茯苓12克，太子参9克，枸杞子12克，决明子30克，丹参15克，川石斛12克，陈皮15克，熟地黄15克，每日1剂，水煎服。

☆柴胡、黄芩各15克，紫苏子、党参、夏枯草各30克，王不留行90克，牡蛎、瓜蒌、石膏、陈皮、白芍各30克，川椒5克，甘草6克，大枣10枚，每日1剂，水煎服。

18. 卵巢癌

☆太子参、丹参、茯神、黄芪、天冬、半枝莲各12克，炙甘草、白术各9克，干地黄15克，鸡血藤、炒麦芽各18克，人参24克（另煎），薏苡仁30克，每日1剂，水煎服。

☆生黄芪、升麻、潞党参各15克，炒白术、全当归、生薏苡仁各12克，陈皮、柴胡、广木香、炙甘草各6克，每日1剂，水煎，早晚分服。

☆白花蛇舌草60克，夏枯草45克，

半枝莲、半边莲各30克，橘核、海藻、昆布、红花、桃仁各15克，土鳖虫、川楝子、三棱、莪术各10克，生薏苡仁25克，生甘草8克。每日1剂，水煎，分2~3次口服。30剂为1个疗程。气血两虚者，加太子参30克，生黄芪40克，当归20克，怀山药15克，炙鳖甲12克；面赤发热、口干心烦者，加川黄连、黄芩、柴胡各10克；淋巴结转移者，加玄参、生牡蛎各30克；四肢不温、腰部酸痛者，加官桂15克，制附子10克，杜仲、川断、桑寄生、狗脊各12克；大便秘结者，加生大黄（后下）10克，番泻叶12克。

19. 子宫颈癌

☆槐蕈（槐树上生长的香蕈）6克，水煎服，可连续用。

☆红苋菜200克。用4碗水煎煮1碗，温服，每日2或3次。

☆大蒜15克，去皮捣烂，泡水取汁，加蜂蜜调服，每日3次服用。

☆鲫鱼鳞、鲤鱼鳞、黄酒各适量。将两种鱼鳞用文火稍加水熬成鱼鳞胶。每服30克，温酒兑水化服。

☆黑木耳10克，六味汤（当归、白芍、黄芪、甘草、陈皮、龙眼肉各3克）。黑木耳水煎，日饮2次。六味汤早晚空腹煎饮各1次。

☆兔肉250克，蘑菇50克，兔肉洗净切块，一起清炖，待烧熟后入生姜末、葱白、味精、细盐等调味品，分2次食用。

☆大田螺数枚，冰片末少许。取食用大田螺洗净，除去螺盖，倒于清洁容器内1夜，即可得浅绿色水液。加冰片细末，调成糊状备用。用前冲洗阴道，拭去宫颈局部坏死组织后即将田螺冰片糊剂敷于坏死面，再用带线棉球塞于阴道内。每日1次，10次为1个疗程。一般需3个疗程以上。

☆淡菜50克，瘦猪肉100克，水炖熟烂，加少许食盐、葱白、醋调味，分2次食用。适用于子宫颈癌并伴有出血的病人。

☆香菇30克，老鸭1只，拔毛洗净，加水炖煮，至鸭熟烂，加入少许食盐、葱花调味，分次食用。

☆柴胡、川芎、当归、白芍、熟地黄、椿皮、白果各6克，水煎服，每日1剂。适用于晚期子宫颈癌。

☆败酱草30克，土贝母15克，土茯苓、金银花各20克，炒槐花15克，半枝莲、白花蛇舌草各24克，白芍、香附、茯苓各15克，柴胡9克，每日1剂，水煎，分2次服。同时服用云南白药，每日2克。脾湿带下者，加山药、萆薢各24克；中气下陷者，加黄芪15克，升麻、白术各10克；肝肾阴虚者，加生地黄、玄参各15克；便秘者，加火麻仁24克；腹胀痛甚者，加沉香6克，枳壳、延胡索各

15 克。

☆白花蛇舌草 30 克，半枝莲、海带、海藻、全当归、杜仲、川续断各 25 克，蜈蚣 3 条，全蝎 6 克，败酱草、夏枯草各 20 克，香附 15 克，茯苓 12 克，柴胡 10 克，生甘草 5 克，每日 1 剂，水煎，分 2~3 次口服。2 个月为 1 个疗程。脾虚者，加淮山药、白术、草薢各 15 克；气血两亏者，加何首乌、鸡血藤、阿胶（烊化）各 15 克；腹胀腹痛者，加生枳壳 10 克，延胡索 10 克，沉香 5 克；大便秘结者，加生大黄 10 克，火麻仁 20 克。

20. 子宫颈癌疼痛

☆生鳖甲 30 克、乳香 15 克、没药 15 克。将生鳖甲洗净后晾干，并与晒干或烘干的乳香、没药一起研为细末，瓶装，防潮，备用。每日 3 次，每次取 10 克，用温开水送服。

☆蒲黄 10 克、五灵脂 10 克、乌骨鸡 1 只。先将蒲黄、五灵脂分别拣杂，晒干或烘干，研碎，放入多层纱布袋中，扎紧袋口，备用。将乌骨鸡宰杀，去毛及内脏，入沸水锅中焯透，捞出，用清水过凉，把药袋装入鸡腹，再将鸡入砂锅，加水适量（以浸没鸡身为度），大火煮沸，烹入料酒，改用小火煨煮至乌骨鸡熟烂如酥，取出药袋，滤尽药汁，加葱花、姜末、精盐、味精、五香粉，再煨煮至沸，淋入香油即成。佐餐当菜，随意服食，吃鸡肉，

饮汤汁，当日吃完。

21. 皮肤癌

☆黄柏、黄芩各 9 克，大黄 6 克，藁本、菊花、金银花、川芎、蔓荆子各 18 克，半枝莲 60 克，红花、桃仁各 10 克，水煎，每日 1 剂。

☆胆矾、丹砂、雄黄、白矾、磁石各等分。共碾细末，外用。每日 1 次或隔日 1 次。

☆麝香 0.5 克，冰片 6 克，大黄 10 克，蟾酥 1 克，雄黄 4 克，乳香、没药各 10 克，血竭 6 克，白芥子 8 克。上药共研细末和匀，用黄酒或白酒调成糊状药膏，清洗皮肤患处后，将药膏遍涂肿块处，厚度 2 毫米。2~3 天换药 1 次。

☆蟾酥 10 克，磺胺软膏 40 克。取蟾酥溶于 30 毫升清洗液中，再加磺胺软膏调匀，每次适量外敷于癌瘤处。

☆金黄散涂敷患处，每 4 天换 1 次。

☆密陀僧、炉甘石各 60 克，梅片 15 克，猪板油 25 克。将药共研细末，与猪板油 25 克捣匀捶成软膏，外敷患处，每日换药 1 次。

☆丹参、白鲜皮各 20 克，当归、赤芍、莪术、重楼各 15 克，桃仁、生何首乌、僵蚕各 10 克，山慈菇、土茯苓、半枝莲各 30 克，蜈蚣 3 条，川芎 5 克，水煎服，日 1 剂。

☆蒲葵树子 50 克，母鸡 1 只。将蒲

葵树子捣碎，水煎数小时后，放入整只干净的母鸡同炖至肉烂。吃肉饮汤，分3或4次服食。

☆生地黄、茯苓各12克，白花蛇舌草、半枝莲各30克，紫花地丁15克，当归、赤芍、浙贝母、僵蚕、干蟾皮、三棱、莪术、王不留行、金银花、泽泻各9克，甘草4.5克。水煎，每日1剂，分3次服。

22. 白血病

☆猪肝、野百合花各等量，将猪肝烤干后和干燥的野百合花共研成细末，每次3克，1日3次，加入适量白糖温水送服。

☆蒲葵子50克，大枣6枚。上述两味加水共煎汤。每日分2次服，连服20剂为1疗程。

☆穿山甲15克，土鳖虫10克，昆布、海藻、鳖甲各30克，水煎服，日1剂。

☆龙胆、黄芩、栀子、木通、当归、生地黄、柴胡、猪苓、泽泻各10克，鸡血藤、丹参各30克，水煎服，日1剂。

☆香菇50克，去皮冬笋250克，酱油、白糖、香醋、盐、湿淀粉、花生油各适量。将冬笋切片，香油烧热，把冬菇与笋同放锅内翻炒20分钟。然后加少许汤、调料、淀粉再炒，汤汁稠浓即成，常服。

☆瘦猪肉150克，切成肉片，同榧子30克一起煮汤食用。

☆黄连、芦荟各12克，龙胆9克，

青黛6克（入胶囊吞服），大黄9克，莪术、黄药子、夏枯草各15克，柴胡6克，水煎服，日1剂。

☆紫河车（胎盘）1具，洗净切块，大蒜50克，去皮洗净，加生姜末5克及适量的盐、葱、酱油、味精，煮汤食用。适用于白血病化疗时头昏眩晕、神疲乏力、身体消瘦等症。

☆黄鱼白（即黄花鱼肚里的白脬）适量。将黄鱼白焙干，研成细末内服，每次3克，每日3次。治颗粒型白血病。

☆生石膏30克，生地黄15克，青黛6克（装入胶囊吞服，不入煎剂），黄连9克，重楼12克，虎杖、丹参各30克，苦参15克，牡丹皮、金银花各12克，水煎服，日1剂。

☆无花果6~12个，水煎或空腹时生食，每日3次。

☆羚羊骨18克，水牛角、白花蛇舌草、半枝莲、山慈菇各30克，玄参15克，紫草根、30克，土鳖虫12克，青黛末15克，水煎服，日1剂。

23. 黑色素瘤

☆牛黄50克，冰片40克，黄连90克，硼砂120克，雄黄60克，绿豆100克，柿霜适量。共研为细末，炼蜜为丸，每丸重1.5克。每次1丸，每日3~4次，含化。20日为1疗程，连用2~3个疗程后停药，1个月后再服用。

☆五倍子粉、黄柏粉、青黛、枯矾末、生肌散各 2 份，珍珠粉 1 份。将药粉混匀过筛备用，每用少许，局部外敷。

☆熟地黄 10 克，龟甲 15 克，黄柏 10 克，知母 1 克，山药 10 克，山茱萸 9 克，牡丹皮、枸杞子各 10 克，石斛 15 克，炙甘草 6 克，每日 1 剂，水煎服。

☆猕猴桃 250 克，狗肉 500 克，鸡蛋 2 枚或猪肉适量，猕猴桃根 120 克。先用猕猴桃和狗肉共炖汤服，后每天用猕猴桃根、鸡蛋或猪肉适量炖服，30 天为 1 个疗程。

☆黑木耳 39 克，木贼 30 克，玄参 12 克，牡蛎 30 克，夏枯草 60 克，橘红 12 克，重楼、半枝莲各 12 克，白花蛇舌草 60 克。水煎 2 次，早晚分服，每日 1 剂。

☆龙胆 6 克，黄芩 9 克，栀子 6 克，泽泻 10 克，木通、车前子各 6 克，当归、生地黄各 10 克，柴胡 5 克，萆薢 10 克，茵陈 15 克，滑石 10 克，甘草 6 克，每日 1 剂，水煎服。

☆当归、黄芪各 15 克，黄芩 9 克，生地黄 15 克，熟地黄 9 克，天冬、麦冬各 10 克，天花粉 9 克，红花、桃仁各 6 克，川芎 10 克，白芍 15 克，何首乌 20 克，甘草 6 克，每日 1 剂，水煎服。

24. 其他肿瘤

☆**毛细血管瘤**　白毛藤（白英）的根或全草 60 克，水煎代茶饮。每日 1 剂，

连服 10 天为 1 个疗程，一般多在 3 个疗程内见效。

☆**甲状腺瘤**　海带、海藻、牡蛎各 30 克，僵蚕、山慈菇、夏枯草、郁金、炮山甲各 10 克，玄参 15 克，黄药子、金橘叶各 6 克，水煎服，每日 1 剂。

☆**阴道癌**　黑木耳 10 克，六味汤（当归、白芍、黄芪、甘草、陈皮、龙眼肉各 3 克）。黑木耳水煎，日饮 2 次。六味汤早晚空腹煎饮各 1 次。

25. 其他癌肿疼痛

☆制川乌 15 克，蜂蜜 30 克。加水 1000 毫升，文火煎煮 60~80 分钟，得煎液 100 毫升；如法再煎，两次煎液合并，分上、下午 2 次服用。尤其对消化道癌的止痛效果更好。

☆柴胡、枳实各 10 克，延胡索 15 克，白芍、当归、三七各 20 克，青皮、桃仁各 8 克，甘草 3 克，水煎成 200 毫升，冲兑入水蛭粉 3 克，分 2 次口服。疼痛不甚者每日 1 剂；疼痛剧烈者每日 2 剂，分 4 次口服。

☆**摩擦法**　鲜姜 30 克，香附 5 克。将生姜捣烂，香附研成细末，放入茶杯中，冲入开水搅匀。用毛巾蘸药液在胃脘部轻轻摩擦 20 分钟，每日 3 次，3 日为 1 个疗程。对胃癌所致疼痛有明显的缓解作用。

☆**涂擦法**　朱砂、乳香、没药各 15

克，冰片 30 克。将上药捣碎，放入盛有 500 毫升米酒的瓶内，密封浸泡 3 天，经沉淀取出澄清液装瓶备用。使用时用棉签蘸药涂于痛处，涂药范围比疼痛范围稍大些。稍干后再涂，连用 3~4 遍，10~15 分钟疼痛消失或明显缓解。止痛维持时间 2~4 小时，适宜各种癌痛。

☆**敷脐法** 乳香、没药、鸡屎藤各 20 克，浸入 100 毫升酒精中，泡 20 天后备用。穿山甲 100 克研细末，放入备用浸液中搅匀，再加冰片少许，调敷于脐部，5~7 天换药 1 次，一般用药 2 天后疼痛减轻。对胃癌、肝癌所致疼痛有明显的缓解作用。

26. 化疗呕吐

☆猪肚（胃）或羊肚半只，去脂膜，开水焯过后切丝，慢火煨汤，快熟时加鲜姜片 50 克，再煮 10 分钟即可。吃肉喝汤。

☆大麦 100 克，泡半天后煮粥，加入少量的苏打、糖及盐，以喝米汤为主。

☆猪或羊腔骨约 500 克，慢火煨烂，白萝卜 200 克切块，干姜、橘皮各 50 克加入，再煮约 20 分钟，加盐及调料，频频喝汤。

☆橘皮、佛手各 50 克，文火炖约 30 分钟；藕粉 50 克，冷水泡开后加热煮开，稍加白糖调味，喝汤。

27. 肿瘤放化疗期间

☆龙眼肉 30 克，每日 3 次食用，可

用于减轻化疗药物带来的副作用。

☆党参 10 克、大枣 20 枚、糯米 250 克、白糖 50 克。先将大枣洗净，与党参同煮 30 分钟，然后将参、枣分开，糯米洗净，加适量水放入小盆中，隔水蒸熟，扣于盆中，把党参、大枣摆在上面。另用砂锅将药汁与白糖熬成浓汁，浇在枣饭上食用。

☆大枣 10 枚，龙眼肉 20 克，薏苡仁 40 克，加水适量熬成粥，早晚食用。对肿瘤、贫血、身体虚弱或因放疗、化疗引起血红蛋白低下、白细胞减少及血小板减少者，均有较好辅助疗效。

☆鲜猪蹄 1 只，黄豆 25 克，干银耳、食盐各 10 克。先将猪蹄、黄豆煮熟，再加入银耳用文火同煮 5~10 分钟，加盐调味，连汤服用。

☆灵芝、百合各 25 克，南沙参、北沙参各 15 克，水煎，每日 1 剂，2 次分服。

☆紫河车（胎盘）1 只，洗净切块，大蒜 50 克，去皮洗净，加生姜末 5 克及适量的盐、葱、酱油、味精，煮汤食用。补气养血，解毒抗癌。适用于白血病化疗时头昏眩晕、神疲乏力、身体消瘦等症。

☆生大蒜 15 克，分 3 次食用，可配合放疗、化疗治疗乳腺癌。晚期乳腺癌病人若能坚持服用大蒜，可使病情明显缓解，延长寿命。

☆菊花 30 克煮水，蒸茄，用麻油、米醋拌蒸熟的茄子食用。可缓解癌症患者

发热或在化疗、放疗后出现热象。

☆中上段食管癌、肺癌、乳腺癌等放化疗后损伤肺组织可引起肺纤维化，发生放射性肺炎，出现呛咳或干咳，痰少质黏，低热，胸部不适等。可用冰糖6克，大白萝卜1个，将白萝卜掏出部分肉质后，纳入冰糖，隔水炖熟（或置饭锅上蒸熟）后嚼食，还可以百合30克、银耳15克（水发后）共煮烂熟，加冰糖（或白糖、蜂蜜）10克。每日1剂，分2次服用。

☆宫颈癌、外阴癌等接受放疗患者可出现放射性直肠炎，肛门有下坠感，疼痛，时有便血，劳累后病情明显，可伴乏力，腰骶部酸痛等。食疗可以无花果生吃，每次2~3个，每日2次；或小蓟（鲜品）30克，香椿头30克，炒菜吃；还可用马齿苋，开水烫过后，拌麻油、酱油作菜吃。

☆直肠癌、外阴癌、宫颈癌放疗后亦可出现放射性膀胱炎，有尿频、尿急、尿痛、淋沥不尽，甚则血尿，或有小腹疼痛、腰酸、身热等。可多喝淡绿茶水、新鲜果汁、绿色蔬菜汁，还可嚼食鲜芦根等。

☆其他各种癌症放化疗后出现身倦乏力、口干舌燥、身热、心烦、白细胞下降，可用西洋参3~5克切片煎汤或泡茶饮，或口含咽津，待参片浸软后嚼烂咽下；或以银耳6克（水发），百合1克，水煮烂熟，加冰糖10~15克，饮服，每日1剂。其他如燕窝、蜂王浆、花粉、蜂蜜等，皆可选用。

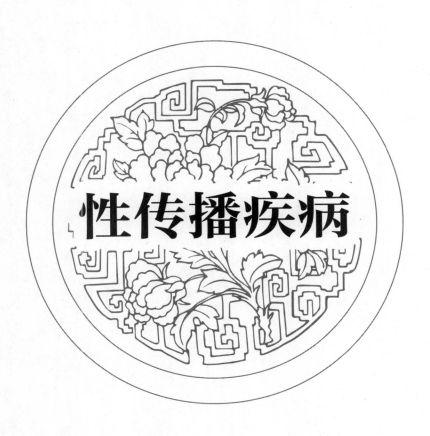

性传播疾病

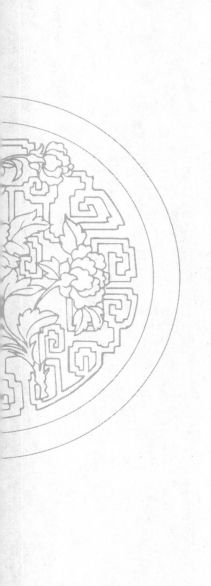

1. 梅毒

☆矾红、松香各等分。将上药研为细末，用香油调敷。先用苍术30克，川椒9克，煎水熏洗患处，然后敷药，盖油纸，再以绢条扎坚硬。3日1换。

☆当归、金银花、生甘草各30克，白芍、防风、乌梢蛇、蝉蜕各20克，蒺藜12克，天花粉、白鲜皮、大胡麻各15克，土茯苓120克，每日1剂，水煎，分2次服。

☆土茯苓、金银花各9克，川白芍3克，茯苓、防风各6克，木通、大黄各4.5克。每日1剂，水煎，分2次服。

2. 淋病

☆木通6克，车前子15克，生甘草10克，滑石20克，蒲公英20克，马齿苋20克，王不留行15克，川楝子15克。1日1剂，早晚水煎服。最短口服7剂，可连服30剂。

☆龙胆20克，栀子、当归、黄芩、泽泻、车前草各15克，柴胡、滑石、黄柏、萆薢各10克，白花蛇舌草30克，水煎服，每日2剂，药液分4次服，每6小时1次。

☆蛇床子、地肤子、苍耳子、五倍子、苦参、枯矾各25克。每日1剂，水煎，取液外洗或局部坐浴，每日2~4次。

☆三白草、白花蛇舌草各50克，车前草、金钱草、鱼腥草各20克，蒲公英、金银花、白茅根各30克。便秘、腹胀加大黄、枳实；腰腹绞痛加白芍、甘草；尿血加小蓟、生地黄；伤阴重用白茅根，加生地黄、知母。水煎服，每日1剂，7天为1疗程。

☆败酱草100克，加水2000毫升，煎半小时，去渣待凉，分2次冲阴部，每日1剂。车前子15克，水煎服，每天1次。

☆葱白1把，郁金30克，水煎服。琥珀30克，研为细末，每服6克，灯心草适量煎汤送服。黄芩30克，水煎服，每天1剂，连服6剂。

☆苎麻根25克，水煎服，每日1次。

☆干柿20克，灯心草25克，水煎服。土牛膝连叶30克，酒煎服，每日1剂。

☆韭菜（捣汁）15毫升，用白酒50毫升空腹送服。其渣煎汤洗阴部。

☆侧柏叶、柳梢各15克，煎汁，露1夜，空腹温服。

☆苦参20克，虎杖30克，夏枯草30克，栀子15克，延胡索15克，萆薢30克，萹蓄30克，滑石30克，甘草10克，每日1剂，水煎服。

☆金银花15克，黄柏10克，萆薢12克，白茅根20克，茵陈12克，淡竹叶10克，灯心草4把，淮山药12克，车前子10克，薏苡仁20克，甘草6克，每日1剂，水煎服。

☆土茯苓30克，生薏苡仁30克，茵陈30克，白茅根30克，滑石20克，生甘草梢10克，黄芩10克，黄柏5克，黄连10克，栀子10克，金银花20克，连翘20克，每日1剂，水煎服。

☆虎杖50克，王不留行30克，草薢20克，刘寄奴20克，海金沙（包煎）10克，黄连10克，黄柏10克，连翘10克，焦栀子10克，甘草梢10克，远志10克，石菖蒲10克，肉桂（后下）6克，琥珀末（冲服）4克，每日1剂，水煎服。

3. 尖锐湿疣

☆板蓝根、苦参、香附、木贼、露蜂房各250克，加水5000毫升，煎煮1小时，去渣得澄清液约2000毫升，再兑入陈醋500毫升，瓶装，外搽皮疹，每日3~5次。

☆板蓝根20克，土贝母12克，虎杖15克，紫菜15克，土茯苓20克，玄参15克，茵陈20克，莪术15克，赤芍12克，龙胆10克，薏苡仁20克，甘草5克，每日1剂，水煎服。外阴瘙痒明显者去薏苡仁、玄参，加白鲜皮12克，地肤子12克，利湿解毒。

☆黄芪20克，党参15克，白术15克，薏苡仁20克，茯苓12克，板蓝根15克，虎杖15克，紫草12克，刘寄奴15克，白花蛇舌草20克，莪术12克，甘草5克，每日1剂，水煎服。大便溏明显，去虎杖，紫草，加山药20克，炒白扁豆20克，以加强健脾化湿之功效。

☆黄连6克，黄柏、黄芩、栀子各10克，金银花、土茯苓各30克，甘草15克，水煎，先熏后洗，每日2次，连用10天。

☆黄柏、香附各50克，川黄连30克，白矾、莪术、苦参、川椒各20克，生甘草10克。将上药水煎去渣，浓缩至250毫升，外洗患处。每日1次，5次为1疗程。可连用2~3个疗程。

☆熟地黄、当归尾各10克，板蓝根、夏枯草各15克，白芍、赤芍、红花、桃仁各9克，川芎、白术、穿山甲、何首乌各6克，甘草4克，每日1剂，水煎服，分2次服，6~8剂为1疗程。

☆马齿苋60克，大青叶30克，明矾21克。煎水先熏后洗，每日2次，每次15分钟。熏洗后，外用六一散30克，枯矾粉9克，混合后撒疣体上。马齿苋30克，败酱草、土茯苓、板蓝根、萹蓄、芒硝各20克。上药加水煎，取药液500毫升，倒入干净盆中，搽洗患处，然后再坐浴10分钟。早、晚各1次，1周为1疗程。

☆板蓝根50克，土茯苓、玄参、黄连各30克，百部、地肤子、蛇床子、苦参各25克，龙胆、炒黄柏各15克，蝉蜕5克。将上药水煎2次，分3次口服。用第3、4次煎液熏洗患处，每日数次。

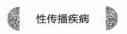

4. 软下疳

☆穿山甲、皂角刺各 12 克，金银花、天花粉、生地黄、赤芍、紫草、野菊花各 15 克，连翘、黄柏各 10 克，土茯苓 20 克，人参 6 克，每日 1 剂，连服 7 天为 1 个疗程。

☆当归、胡黄连、川芎、芜荑、白芍各 30 克，龙胆 20 克，芦荟 15 克，木香、甘草各 9 克。上药研为细末，配成蜜丸，每丸重 6 克，每次服 1 丸，每日 2 次。

☆土茯苓 30 克，水煎服，每日 1 剂，分 2 次服。适用于软下疳中医辨证属湿热或毒热者。

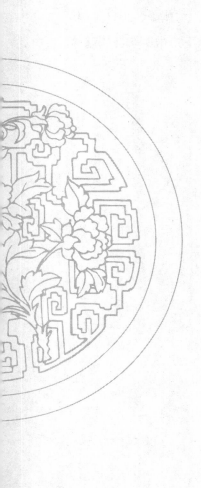

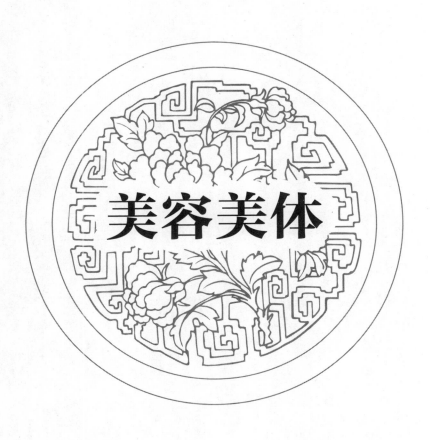

美容美体

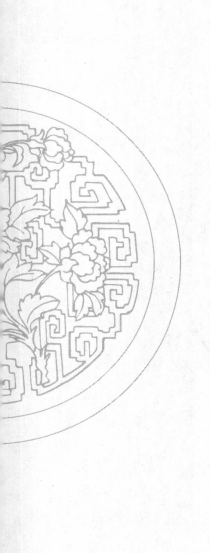

1. 青少年白发

☆补骨脂、仙茅、墨旱莲、覆盆子、枸杞子、菟丝子、桑椹各 10 克，熟地黄 30 克，莲须 5 克。每日 1 剂，每剂加水煎 3 次，每次加蜂蜜适量，餐前温服。一般服药 3 个月左右可以见效。

☆何首乌 20 克、熟地黄 30 克、当归 15 克、人参 10 克，浸泡在 2000 毫升白酒中，半个月后饮用，每日 50 克，分 2 次服用。一般连服半年至一年，头发即可由白变黑。

☆桑椹 20~30 克（鲜品 30~60 克），糯米 100 克，冰糖少许。先将桑椹浸泡片刻，洗净，与糯米同入砂锅内煮粥，粥熟时加入冰糖，调匀即可。

☆何首乌 30~60 克，大枣 5 枚，红糖 10 克，糯米 60 克。将何首乌放入砂锅内，煎取汁液，去渣后放入淘洗干净的粳米和大枣中，加水适量煮粥。粥熟后加红糖即可。此粥有养血益肝、固精补肾、乌亮须发之功效，特别适用于头发早白和头发枯黄的青少年。每天 1 剂，分两次食用，连食 7~10 天为 1 个疗程，间隔 5 天再进行下 1 个疗程。腹泻者不宜食用。

☆黑芝麻粉、何首乌各 250 克，加糖少许，煮成浆状，用滚水冲服，早晚各 1 碗，半年后，白发转灰，灰发转黑。

☆每天用淡菜 100 克，洗净后，加何首乌片 15 克，放入锅中煮，或隔水炖亦可，熟后趁热饮汁，连服一两个月，能使头发转黑。

☆石榴连皮核，捣烂去汁，涂于须发，能渐次变黑。也可用石榴花阴干研末，加何首乌末，煎汁饮服，皆有缓效。

☆熟地黄（制）、干桑叶、制何首乌（赤者）各 150 克，黑芝麻 50 克炒，生白果（去壳，取肉）30 个，桔梗 15 克，花椒 10 克，万年青 1000 克，生干并用，各为细末，勿经铁器，制成蜜丸如梧桐子大，每日早饭服下 50 克，白汤送下，发即变黑。

2. 老年白发

☆生地黄 2500 克，五加皮 250 克，牛膝 250 克，将牛膝去苗，地黄以白酒浸 1 宿，曝干后九蒸九晒，把药捣细，罗成散面，每日空腹以温酒调服 10 克（与羹粥共吃也可），忌生葱、萝卜、大蒜。

☆黑豆、黑芝麻、大枣、何首乌、熟地黄各 40 克，当归、川芎各 10 克，加入米酒 750 毫升浸泡 15~20 天，每次口服 10 毫升，每日 3 次。

☆鲜鸡、鸭各 1 只，宰完后将其内部的脂肪（3~4 两）取出，放入干净的碗中（加入 20 毫升的水），上锅蒸 10 分钟，过滤后，将新鲜的油汁留下来，放入 1 个瓶子中，早晚各服 1 汤匙。

3. 头皮屑

☆将干桑枝烧成灰，用温热水淋浇桑

枝灰，取其液过滤，洗头发，每日1次，多次可愈。

☆头用洗头剂洗后，再以清水加少许醋洗涮1次。如头皮屑过多，用醋抹头皮，每晚1次，数次即可。

☆用醋20~50毫升，加300~500毫升温水洗头，以手指轻轻揉搓发根部，10分钟后以清水洗净。每天1次，能治头发脱落、头皮发痒、头皮屑多。

☆桑白皮（桑树根皮）30克，水1000毫升，烧开洗头，1日1次，洗后勿用清水洗净，过一会儿再用温水冲洗，连用5天。

☆米泔1盆。淘米时取第2次淘米水，用以洗发，然后再用温水清洗1遍。

☆铜绿、胆矾各15克，轻粉、煅石膏各30克。共研细末，瓷瓶收贮，涂擦患处。

苍耳子、王不留行各30克，苦参15克，明矾9克。将药水煎洗发，每剂药可煎洗两次，隔3天洗1次。

☆丁香9克，加水500毫升，煎沸20~30分钟，将头发洗净，用毛笔蘸药水涂于患处，每晚睡前1次，也可每日早晚各1次。

☆新生乌鸡蛋3枚。以2500毫升沸水，打鸡蛋入内，搅匀，分3次洗发。

☆大胡麻、炒苍术、牛膝（酒洗）、石菖蒲、苦参、生何首乌、天花粉、威灵仙各60克，当归身、川芎、生甘草各30

克。共研为细末，陈酒煮揉成丸，如绿豆大，每服9克，白开水送下。

☆皂荚50~100克捣碎，加水500~1000毫升煎。先以温热水洗去头上灰尘、油脂，再以皂荚液洗2遍，后以清水冲洗干净，每周2次，连洗几周。

4. 脱发

☆黑豆500克，蒲公英60克。将黑豆、茯苓、蒲公英（纱布包）同入砂锅内，加水适量煮至糊状，去蒲公英渣，加入冰糖，文火收干，贮瓶冷藏备用。每日3次，每次20克，饭前空腹服食。

☆黑芝麻、女贞子、墨旱莲各30克，桑叶10克，白芍12克，生地黄、桑椹、何首乌各15克。水煎，每日早晚分服

☆柚子核25克，用开水浸泡24小时后，每天涂拭2~3次，可以加快毛发生长。

☆女贞子、墨旱莲、天冬、麦冬、虎杖各18克，熟地黄、柏子仁各20克，制何首乌60克，钩藤15克，桔梗、炒远志各9克，大黄6克，茯苓12克，甘草3克，水煎，每日早晚分服。

☆生芝麻30克榨取其油，用手蘸生芝麻油涂抹头皮，每次涂遍全头，多用手搓一会儿。5~10天即可见效。

☆菟丝子、熟地黄、肉苁蓉各60克，补骨脂、沙苑子、蒺藜、生地黄各30克，枸杞子、黑芝麻各45克，共研为细末，炼蜜为丸，每丸重9克。每日早晚各服1丸。

☆生姜皮（焙干）、人参各 30 克，研为细末，将生姜切面蘸药末于落发处擦之，隔日 1 次。

☆当归、菊花各 30 克，川芎、羌活、天麻各 24 克，木瓜 18 克，熟地黄、菟丝子各 60 克，共研为细末，炼蜜为丸，每丸重 9 克，饭后服下。

☆1 茶匙蜂蜜，1 枚生鸡蛋黄，1 茶匙植物油或蓖麻油，与两茶匙洗发水、适量葱头汁对在一起搅匀，涂抹在头皮上，戴上塑料薄膜的帽子，不断地用温毛巾热敷帽子上部。过一两个小时之后，再用洗发水洗干净头发。

☆芝麻花、鸡冠花各 60 克，樟脑 1.5 克，白酒 500 毫升。将芝麻花、鸡冠花撕碎，然后浸泡在白酒内密封，15 日后过滤，再将樟脑入药酒中，使之溶化，以药棉蘸药酒，涂擦脱发区，每日擦 3~4 次。

☆生地黄、熟地黄、侧柏叶各 15 克，当归、黑芝麻各 20 克，何首乌 25 克。每日 1 剂，水煎 2 次，分 2 次服。适用于风热血燥脱发。

☆熟地黄 24 克，山茱萸、山药各 12 克，牡丹皮、泽泻、茯苓各 9 克，五味子 30 克，共研为细末，炼蜜为丸，每丸重 9 克。每日早晚共服 1 丸。适用于女性血虚脱发。

☆血余炭、菟丝子、白芍、炒酸枣仁各 15 克，熟地黄、当归各 20 克，枸杞子、桑椹、山药、墨旱莲、桑寄生、女贞子各 30 克，鹿角胶 5 克，制何首乌 60 克，五味子 12 克，共研细末，制成蜜丸，每粒 3 克，每日 2 次，每次 3 粒，早晚用温水开水或米汤水送服。

☆脂溢性脱发可将芝麻梗、清明柳（清明节左右采的柳树嫩叶）各 150~200 克，煎汤洗发并按摩头皮，连续使用 1~2 个月，即会生效。

☆头皮痒细菌性脱发以冰醋加 1/3 或 1/2 的甘油，用药棉蘸此物擦患处，三五次即可治好。

☆头部生疮导致脱发，将新鲜的老姜用小刀切开，用姜汁在患处摩擦，等姜的水分干后，再切去一薄片，继续在患部擦，如此 2~3 遍，每天擦 2~3 次，只需 1 星期即会长出又细又黄的毫毛，久之，就会成为黑亮的头发，只是擦时要注意补充营养。

5. 斑秃

☆松香、铅丹各等分，共研为末，热菜油调匀，擦患处，每日 1 次。

☆生姜 6 克，生半夏（研末）15 克。先用生姜擦患处 1 分钟，稍等，再擦 1~2 分钟，然后用生半夏细末调香油擦患处，坚持应用。

☆芝麻花、鸡冠花各 60 克，加白酒 500 毫升，密封浸泡 5 天后，取滤液，加樟脑 15 克溶化，以药棉蘸擦患处，每日 2~3 次。

☆大蒜15克，鲜侧柏叶15克，捣烂，同加入75%酒精中浸泡，每日2~3次擦患处。

☆茯苓500克，研为细末，每日2次，每次6克，白开水冲服，或临睡前10克吞服，坚持服用。

☆苦参、明矾各100克，儿茶、白鲜皮各30克，地肤子20克，水煎，外洗患处，每日1剂。

☆生地黄、熟地黄、侧柏叶各15克，当归、黑芝麻、何首乌各20克，水煎服，每日1剂，早晚分服。

☆车前草200克，米醋适量。将车前草全草焙成炭，浸入米醋，1周后用该药涂患处，每日2~3次。

☆鸡内金（研末）10克，沸水冲泡当茶饮，每日2次，用15天可见新生毛发。

☆斑蝥5个，苦参20克，红花15克，加入50毫升白酒浸泡3周后，用酒搽患处，一般用20天见效。

6. 饮食美容

☆**牛奶炖鸡** 嫩母鸡1只（约500克），鲜牛奶500毫升，白糖50克，姜2片。将鸡开膛去内脏杂物，洗净切作块，放入大炖盅内，下姜片，注入牛奶，加盖隔水炖3个小时，加糖调味。吃肉饮汤。

☆**大豆猪肝** 大豆、猪肝各5克，盐少许。加适量水共煮，后下盐。吃肝饮汤，每日1次，连服2周。

☆**核桃仁炖蚕蛹** 核桃150克，蚕蛹50克。先将蚕蛹略炒，与核桃仁隔水炖服。每日吃1次，连吃半月。

☆**鸽蛋清** 鸽蛋数枚，富强粉少许。鸽蛋清加富强粉调搅如膏状，装入瓷瓶内备用。每日早晚洗脸后涂抹面部。

☆**当归芝麻** 当归、黑芝麻各250克，红糖少许。将当归、黑芝麻炒熟，研成细末，拌以红糖，搅匀。每次吃饭后吃1勺，日食3次，连续吃两个月。

☆**核桃韭子** 核桃仁1枚，韭菜子（炒）6克，黄酒适量。核桃仁与韭菜子加水煎，用黄酒送服。每服5天加1枚核桃，加至20枚为止。如此反复再服用。

☆醋泡黄豆新鲜黄豆250克，以醋浸泡15日。每日取10粒左右嚼食，可使皮肤柔嫩，色素变浅。

☆**香蕉奶糊** 香蕉6只，鲜奶250毫升，麦片200克，葡萄干100克，入锅中用文火煮好，再加点蜂蜜调味，早晚各吃100克，常吃能润肤去皱。

☆**苦瓜炒胡萝卜** 鲜苦瓜2个，去瓤后切片，胡萝卜取7~8根，切成薄片，调以盐、味精、葱等，急火快炒，熟食之。黑豆煮柠檬将黑豆用水煮熟变软后，加入酱油及柠檬片食用。

☆**奇异果肉果汁** 去皮后猕猴桃放入餐具中，捣碎即可食用。或者把猕猴桃放入榨汁机中，饮用其中的鲜果汁。

☆**莲实美容羹** 莲子30克、芡实30

克、薏苡仁 50 克、龙眼 10 克、蜂蜜适量。先将莲子、芡实、薏苡仁用清水浸泡 30 分钟，再将龙眼肉一同放入锅中，用文火煮至烂熟加蜂蜜调味食用。

☆**西红柿玫瑰汁** 西红柿去皮、籽，黄瓜洗净，鲜玫瑰花适量。将它们搅碎后过滤，加入柠檬汁、蜂蜜，每日饮用。

☆**栗子炖白菜** 栗子 200 克，去壳切成两半，鸭汤适量，煨栗熟透，再加白菜 200 克及适量调味料，炖熟即可。

☆**银耳炖木瓜** 银耳 15 克，木瓜（中等大，最好是自然成熟）1 个，北杏 10 克，南杏 12 克，冰糖适量。将银耳用清水浸透发开，漂洗干净；木瓜削好去籽，用清水洗净，切成小块；南北杏仁去衣，用清水洗净，连同银耳、冰糖一起放入炖煲中，放入适量开水炖煮 20 分钟后即可食用。

☆**姜汁饼** 鲜姜适量捣碎，绞去汁，澄去上层黄液，取下层的浓液阴干，收刮其粉。再以粉适量与面粉拌和，制成饼，蒸熟食用。

☆**阿胶羹** 阿胶 250 克，黄酒 450 毫升、核桃肉 150 克、黑芝麻 150 克、冰糖 250 克。将阿胶敲碎用黄酒浸泡 2~3 天，将黑芝麻放入锅中煸炒，煸出香味后装盘备用，把已经用黄酒泡化的阿胶搅拌均匀，倒进煮开的水里，放入冰糖煎熬；再将核桃仁和炒熟的黑芝麻一同切碎后放入阿胶锅里搅匀，熬成糊状起锅，并待阿胶冷却后形成冻状即可，每天早晚各吃

1 勺）。

☆**核桃大豆汤** 核桃仁 10 个，大豆 300 克，白及 10 克，大米 50 克，白糖 25 克。先将大豆、白及同炒熟磨成粉末。再把核桃仁放碗内，加开水浸泡 5 分钟。然后将核桃仁与泡过 1 夜的大米混在一起，用擀面杖将其擀碎，放入瓷盆中，加 5~6 杯水，经过充分浸泡后，用纱布过滤。将过滤好的汁倒入锅内，加入 3 杯水，再把磨成粉末的大豆、白及放入锅内，加白糖，煮成糊状即可，逐日食用。

☆**莲藕红豆汤** 莲藕 500 克，红豆 250 克，陈皮 50 克，牛肉 250 克，粗盐少许。用清水洗干净莲藕，去皮，切块，用刀背拍松；清水洗干净红豆、陈皮、牛肉；瓦煲内放入适量清水，用猛火煲滚，放入莲藕、红豆、陈皮和牛肉，改用中火继续煲两个小时左右，加入粗盐调味，取出牛肉切成块，即可食用。

☆**龙莲鸡蛋汤** 龙眼肉 15 克，莲子肉 50 克，鸡蛋 2 枚，生姜 3 片，大枣 4 枚，粗盐少许。将鸡蛋隔水蒸熟，去壳，用清水冲洗干净，洗净龙眼肉、莲子肉、生姜，莲子去心，保留红棕色莲子衣；生姜剥去皮，切成两片，大枣去核；瓦煲内放入适量清水，用猛火煲至水滚，然后放入以上食品，改用中火煲两个小时左右，加入精盐调味，以咸淡适中为宜，即可食用。

☆**黑豆苁蓉淡菜汤** 黑豆 25 克，肉

苁蓉 25 克，淡菜 200 克，生姜 3 片，盐适量。用铁锅不加油将黑豆炒至豆衣裂开，用清水洗净，晾干；用清水洗干净肉苁蓉、淡菜和生姜，刮去生姜皮，切片；煲内放入适量清水和姜片，用猛火煲滚，接着放入黑豆、肉苁蓉和淡菜，中火煲两个小时左右，加入食盐调味，即可食用。

☆**大枣枸杞粥**　大枣 30 克，枸杞子 15 克，大米 90 克，先将大枣、枸杞子洗净，用温水泡 20 分钟，与大米同煮，待米烂汤稠即可食用。

☆**萝卜粥**　大白萝卜 1 个，粳米 50 克，将萝卜丁和粳米一起煮成粥，随意食之。

☆**百合粥**　鲜百合 30 克（干品 15 克），粳米 50 克，冰糖适量。先将粳米煮粥，在粥八成熟时加入百合，再煮至熟即可，每晚食用时加冰糖少许。

☆**枣仁龙眼粥**　酸枣仁 30 克、龙眼肉 30 克、红糖 20 克、大米 120 克，将枣仁捣碎用纱布包好，龙眼肉切成小丁与洗净的大米一起入锅，加清水 1200 毫升，熬煮成粥，调入红糖即可。

7. 敷面洗面美容

☆**黄瓜汁**　鲜黄瓜 1 根。将黄瓜洗净，捣烂取汁。脸用温水洗净，将黄瓜汁涂于面部，每日 1 次。

☆**番茄蜜汁**　番茄、蜂蜜各适量。将番茄洗净，切碎捣烂，用纱布过滤取汁，

汁内加少许蜂蜜搅匀。涂于面部及皮肤上，每 2 日 1 次。

☆**玫瑰洁肤水**　1 把玫瑰花瓣，也可使用花朵蔫了的玫瑰，用 1 杯开水浸泡，放 2 周后过滤。用来洗面。

☆**玫瑰护肤液**　1 把玫瑰花瓣，最好是红玫瑰，用 1 杯白酒或按 1：1 用开水稀释的医用酒精浸泡。2 周后，用数层纱布过滤，用以洗面（适用于油性皮肤）。

☆**薄荷润肤水**　1 匙薄荷叶碎末，用 1 杯开水浸泡，30 分钟后过滤得到薄荷润肤水，适用于干性皮肤。还可用这种薄荷水制成冰块，每天早晨洗脸后来擦脸、脖子和胸部。

☆**桦树抗衰汁**　2 匙碎桦树叶，用半盆开水浸泡，再加入少量食用碱，放到暖和处 1 小时，过滤，用于洗面。

☆**海带陈皮液**　茶叶 50 克（最好用绿茶），海带 30 克，陈皮 10 克，大米 30 克，用纱布包成小包。将这几种原料用水煮 5~10 分钟，然后晾凉，用药液来清洗及外敷面部。

☆**樱桃蛋清汁**　樱桃榨成浓汁，再加入蛋清调拌均匀，增加其黏稠度，然后敷在脸部约 15 分钟即可。

☆**杏仁霜**　杏仁粉、滑石、轻粉等量调匀即成，涂面。

☆**养颜护肤**

（1）牡蛎 90 克（烧为粉），土瓜根 30 克，白蜜适量。先将牡蛎、土瓜根研

为细末，然后用蜂蜜调和。每晚用以涂面，早晨用温水洗去。

（2）白菊花50克，梨汁半碗，白果50克，白蜜50克，人乳半盅。先将白菊花、梨汁加好酒蒸浓汁，再将白果捣烂，并蜜、乳调在一处，卧时擦面，次日早上洗去。

（3）滑石500克（水飞过），轻粉15克，麝香少许。以上药物，共研极细末，以其粉如肉色为度。用以敷面。

（4）青木香、白附子、白蜡、白芷、零陵香、香附子各60克，白茯苓、甘松各30克，羊髓750克。将以上药物切碎，以酒、水各250毫升，浸药1宿，煎至酒水尽为度，滤去渣膏即成，瓷器贮备用。用以涂面。

（5）当归30克，白芷9克，姜黄90克，甘草30克，轻粉6克，冰片6克，蜂白蜡90~125克。先将前4种药浸泡麻油内3天，然后在炉上煎至枯黄，离火去渣，加入轻粉、冰片（预先研末），然后加蜂白醋溶化（夏天加125克，冬天加90克），调搅至冷成膏。用以润肤。

（6）牵牛花600克，皂荚（去皮烧）200克，天花粉、零陵香、甘松、白芷各100克。研为细末，洗面或洗澡时蘸药擦之。

（7）铅粉90克，白及、白蔹各15克，干胭脂15克，鸡蛋清适量。前4种药，共研细末，用鸡蛋清调和为丸，如枣或鸡

蛋大均可。用以洗面。

（8）猪蹄2只，白粱米500克，白茯苓、商陆各150克，白芷、藁本各60克，玉竹30克，桃仁250克，甘松、零陵香30克。先将猪蹄、白粱米用水煎煮，直至猪蹄熟烂，取汁1500毫升，然后加入白茯苓末、商陆末、白芷末、藁本末、玉竹末、桃仁泥，继续再煎，等汁减至一半时，过滤去渣，再兑入甘松、零陵香末，搅拌均匀，用瓷瓶贮用。每晚用以涂手面，第2天早晨洗去。

8. 美容茶方

☆**姜枣茶**　鲜姜500克，大枣250克，食盐100克，甘草150克，丁香、沉丁香各25克，茴香200克。以上7味共捣碎，调匀。每日晨开水冲泡当茶饮服1杯。

☆**芝麻核桃茶**　黑芝麻500克，核桃仁200克，白糖200克，茶适量，用法：黑芝麻、核桃仁拍碎，糖融化后拌入，放凉收贮。每次取芝麻核桃糖10克，用茶冲服，乌发美容。

☆**护眉茶**　隔夜茶取适量、蜂蜜少许。隔夜茶中加入蜂蜜少许调匀，洗灌眉面，润眉，长期使用使眉毛浓密光泽。

☆**何首乌茶**　绿茶、何首乌、泽泻、丹参各适量。加水共煎，去渣饮用。每日1剂，随意分次饮完。

☆**葡萄茶**　葡萄100克、白糖适量、绿茶5克。绿茶用沸水冲泡，葡萄与糖加

冷水 60 毫升，与绿茶汁混饮

☆**灵芝茶** 灵芝草 10 克，绿茶少许。灵芝草切薄片，用沸水冲泡，加绿茶饮用。

☆**雀舌茶** 雀舌茶、枸杞子各等分，用法：文火煎服。消食、化气、壮阳、减肥。

☆**珍珠茶** 珍珠、茶叶各适量。用法：珍珠研细粉，沸水冲泡茶叶，以茶汁送服珍珠粉。润肤，葆青春，养容颜，适用于开始衰老的皮肤。

☆**美肤茶** 绿茶末适量，软骨素 1 克，先用沸水冲泡浓绿茶 1 杯，然后将软骨素与茶水调和，经常饮用，美艳肌肤，使皮肤富有弹性。

☆**消脂茶** 茶叶、生姜、诃子皮等分。先将茶叶、诃子皮加水 1 碗，令其沸热后，再加生姜煎服，治宿滞，减肥。

9. 药酒美容

☆**桃花酒** 鲜桃花 20 朵，白酒（50 度左右）500 毫升，用酒浸泡桃花 3~5 日。每日饮 1 盅。

☆**猪胰杏红酒** 猪胰 5 个，芜菁子 100 克，杏仁 50 克，土瓜根 50 克。将以上 4 味用白酒浸泡 1 周。每晚睡前涂之。

☆**龙眼酒** 白酒 1 瓶，龙眼肉 100 克。将龙眼肉泡在酒瓶内封存 1 个月后可饮。

☆**却老酒** 甘菊花、麦冬（去心焙）、枸杞子、白术、石菖蒲、熟地黄、远志（去心）各 60 克，白茯苓（去黑皮）70 克，人参 30 克，肉桂 25 克，何首乌 50 克。将药捣为粗末，用醇酒 2 升浸之封口，7 日开取，去渣备用。每日饭前温饮 1 小杯。

☆**白鸽煮酒** 白鸽（去内脏 1 只，血竭 30 克。将血竭放入白鸽肚中，用小铁丝缝住，用好酒煮沸约 10 分钟熟后，取下候温备用。鸽肉分两次食用，酒徐徐饮完。

☆**红颜酒** 核桃肉（捣碎）、大枣（捣碎）各 120 克，杏仁 30 克，白蜜 100 克，酥油 70 克。用好酒 1000 毫升，先将蜜、油溶入酒中，随后将 3 药入酒内浸 7 日开取。每日早晚空腹服两盅。

☆**枸杞酒** 枸杞子 75 克，白酒 500 毫升。将枸杞子浸泡酒中，密封，3 日后即可饮用。每日 2 次，可根据饮酒量酌用。

☆**冬瓜子酒** 冬瓜子（去皮）500 克，白酒 1000 毫升。将冬瓜子仁装入纱布袋，扎紧，放入沸水中浸泡 10 分钟，捞出晒干，再浸入沸水中浸泡，晒干，如此共浸晒 3 次。将瓜子仁泡入酒中 3 天，捞出晒干，研成粉末。每日早晚 1 次，每次白水送服 6 克。

☆**酸枣仁酒** 酸枣仁、黄芪、茯苓、五加皮各 30 克，天门冬、防风、独活、肉桂各 20 克，干葡萄、牛膝各 50 克，火麻仁 100 克，羚羊角屑 6 克。将药捣碎，置于净器中，用醇酒 1.5 升浸泡，密封 7 天后开取，去渣。每日早晚于食前随量温饮。

☆**养颜酒**　白茯苓、甘菊花、石菖蒲、天门冬、白术、生姜精、生地黄各 50 克，人参、肉桂、牛膝各 30 克。共捣碎研末，用纱布包，置于净器中，用醇酒 1.5 升浸之，7 日开取，去渣备用。每日早晚空腹温饮 1 小盅。

10. 珍珠粉美容

☆临睡前彻底清洁皮肤，将 0.3 克珍珠粉与适量润肤水调和，轻拍于脸部。

☆将一根削了皮的香蕉捣烂，然后加入 2 匙奶油、2 匙浓茶水和 0.3 克珍珠粉，调匀后涂抹于面部，10~20 分钟后用清水洗净。

☆2 匙芦荟汁、2 匙面粉和 1.5 克珍珠粉搅和成糊状，然后均匀涂于脸上、颈部，当开始干燥时，再涂第 2 次，20 分钟后用清水洗净。

☆珍珠粉 4 克与鸡蛋清搅和均匀，涂于面部，尽量涂厚一点，15~20 分钟后洗掉，可治过敏，并可祛痘。

☆用 1 只小杯，先倒一些珍珠粉在杯里，再配以少许牛奶混和调匀。为了使敷在脸上的珍珠粉不至于脱落，可在其中加一点蜂蜜，量不要太多。然后用温水洗净面部，将调好的珍珠粉混合物均匀地敷在脸上，雀斑处多按摩一会儿。20 分钟后用温水洗掉，每晚临睡前做最好。

11. 五脏与美容

☆**心与美容**　若心气不足，心血少，面部供血不足，皮肤得不到滋养，脸色就会苍白晦滞或萎黄无华。心气虚、心血亏少者可将龙眼肉 30 克，糯米 100 克，加水烧沸后改为小火，慢慢煮至米粒烂透即可，常喝此粥，可养心补血、润肤红颜。

☆**肝与美容**　对肝脏失调者，中医提倡食用"银耳菊花粥"。银耳、菊花各 10 克，糯米 60 克。同放锅内，加水适量煮粥，粥熟后加适量蜂蜜服食。常服此粥有养肝、补血、祛斑、增白之功效。

☆**脾与美容**　脾运障碍者应服用"大枣茯苓粥"。大枣 20 枚，茯苓 30 克，粳米 100 克。将大枣洗净剖开去核，茯苓捣碎，与粳米共煮成粥，代早餐食。可滋润皮肤，增加皮肤弹性和光泽，起到养颜美容作用。

☆**肺与美容**　肺功能失调者需要补肺气、养肺阴，可食用"百合粥"。百合 40 克，粳米 100 克，冰糖适量，将百合、粳米加水适量煮粥。粥将成时加入冰糖，稍煮片刻即可，代早餐食。对于各种发热症治愈后遗留的面容憔悴，长期神经衰弱，失眠多梦，更年期妇女的面色无华，有较好的恢复容颜色泽的作用。

☆**肾与美容**　当肾气虚衰时，人的容颜变黑，鬓发斑白，齿摇发落，未老先衰。肾功能失调引起的容颜受损可服用

"芝麻核桃粥"。芝麻 30 克，核桃仁 30 克，糯米 100 克同放锅内，加水适量煮粥，代早餐食。常服可使皮肤洁白、丰润。

12. 宫廷美容秘方

☆**西施沐浴法** 威灵仙、藿香、香草、干荷叶各 100 克，甘草、白芷各 150 克，共研碎，然后装入白布袋中（纯棉布）扎紧口袋，放入锅内煎煮，水开后 30 分钟止。待水温适度时，用其沐浴洗澡（先淋浴后卧浸盆浴 10~15 分钟，双目微闭养神）。连用半个月后，不但芳体细腻白嫩，芳香四溢，而且专治妇女的各种疾病。

☆**杨贵妃美容方** ①金色密陀僧 25 克，研极细末，用蜜调或乳调成薄糊，每夜略蒸带热敷面，次早洗之，半月后，面如玉镜生光。传说此方为杨贵妃所制，为唐宫内第一奇方。②沉香、丁香、降香、乳香、藿香、茴香、砂仁、甘松、山奈、白芷、细辛、川芎、藁本、桂心、樟脑、当归、肉豆蔻、豆粉各 100 克，麝香 100 克，共研为末，再炼成蜜丸，形若弹珠，每天早上用水漱口，放 1 丸至舌根下，3 日口香，1 月后洗脸皆香，二三月后脸若童子，身软如绵，同时能滋阴壮阳，祛风去冷。③人乳、白蜜、藕汁熬成膏，加苏合香调匀，洗浴后全身涂抹，1 个月后遍体显得嫩滑香润。④去皮杏仁、滑石、轻粉等分，研为细末蒸过后，加入少许冰块

麝香，与鸡蛋清调合即成。于每日早晚洗脸后，取少许涂搽颜面。⑤防风、荆芥、细辛、当归、羌活、藁本、川芎、甘松、红花、茉莉花、丹桂各 25 克，共捣成末煎汤，滤其渣兑水沐浴。可促进细胞新陈代谢，除异味，治妇科病，连用 3 次身体散发香味，且持久不散，肌肤变得润滑、细腻。

☆**武则天美容方** 于端午日采益母草全草，去土晒干，研细过筛，加适量面粉与水调和，捏丸如鸡蛋大，再晒干；然后置药于黄泥炉灶（四壁各开一小孔）中间，炉顶灶底铺炭，先以武火烧，后改微火煨至药丸呈乳白色（约两个小时），取出凉透，放瓷钵内研筛多次，越细越好；再以此药末 300 克，加滑石粉 30 克，胭脂 3 克调匀，收贮干燥器皿中即可。每日早晚取少许药粉，擦洗脸面、双手。

☆**太平公主美容方** 农历三月三日采摘桃树东南枝向阳的含苞待放的桃花若干，晒干后研成极细粉末，调入新鲜的乌骨鸡血，立即用以涂面。每日早晚各 1 次，涂后半个小时后用清水洗去。据称，该面膜可使面白如雪，颜如桃花。

☆**宋代永和公主美容方** 白及、白蔹、白术、白茯苓、白附子、鹿角胶各 90 克，白芷 60 克，桃仁、杏仁（均去皮）各 50 克，沉香 30 克，皂荚 5 枚。先将米泔水 2000 毫升煎沸片刻，投入鹿角胶使融化，再加糯米 1200 克煮成粥；将此粥

薄摊晒后，同诸药共研为细末，与大豆粉500克和匀；另用蜂蜜、白酒各60毫升，加热后拌入药末中；晒后再加麝香1.5克拌匀，密封贮存。用时取少量溶于水中，洗脸、颈项、手等部位。

☆**南朝张贵妃美容方**　新鲜鸡蛋1枚，在壳上开一小孔，去掉蛋黄，留下蛋清，装入朱砂粉末约10克，然后用蜡封固小孔；将此药蛋与其他鸡蛋放在一起，让母鸡孵化，等到小鸡孵出，取出药蛋，用以涂面，可使面色白嫩红润，还能祛除黄褐斑、雀斑。

☆**金国宫女美容方**　白丁香、蒺藜、白僵蚕、白及、白丑各90克，白芷60克，白附子、白茯苓各15克，皂荚（去皮、弦）3个，绿豆少许，共研为细末备用。于每天洗脸时，取适量溶于水中，洗脸、手等。

☆**慈禧太后美容方**　①珍珠粉（或用轻粉）25克，滑石粉25克，杏仁20克，麝香2克，以上4味研末以鸡蛋清调匀，每晚睡前涂面部及皮肤，翌晨洗去，长久可使皮肤白嫩柔细。②沉香15克，丁香15克，茴香、乳香、藿香各15克，桃花片50克。上列诸味研末以蜂蜜搓拌成丸，每晨吞服7粒，49日后，面色娇艳，且发出阵阵幽香。③将四朵香菇用水泡开切碎，加入150克绞肉、姜汁、盐、酱油、砂糖等拌匀。将藕由节处切开，把拌好的肉馅用筷子塞入藕孔中，用藕节盖上，放

入蒸锅内，蒸至莲藕松软，藕皮呈粉红色即可。食素者可由米粉拌匀，放入油锅内，再放入大米一起炒熟即成。④1条500多克的活鲫鱼、瘦牛肉250克、猪蹄1个、生山楂50克、小红枣10个。先把鲫鱼洗净，去鱼鳞、内脏；将瘦牛肉洗净剁馅；猪蹄洗净去毛；生山楂和小枣去核。把以上食材一起放入锅中，加2升水，用小火熬1天或1夜时间。第2天早晨去掉汤上凝固的浮油，重新加热，早晚分别喝1碗。

☆**唐宫美容方**　肉苁蓉、菟丝子、桂心、蛇床子各900克，干漆90克，生地黄500克。选肥大的肉苁蓉用酒洗净后切片晒干，菟丝子酒浸后晒干，干漆熬化，生地黄用白酒2000毫升浸泡，一直泡至酒干，取出生地黄晒干；再将诸药共研为末，炼蜜拌和为丸如弹子大（约每丸重5克），收入瓷坛密封备用。每次服两丸，米汤送下，1日3次。服用，便能填髓驻颜，主要用于男子精髓亏耗，肾气虚衰之阳痿，精神困倦，面色无华；女子面无春色，性欲淡漠等症，宫冷不孕也可服用。

☆**宋宫美容方**　生姜500克，大枣250克，白盐碱15克，生甘草90克，丁香、沉香各15克，小茴香120克。将这些药共捣为粗末，混匀，贮于瓷坛中密封备用。每日晨起取10克左右，用白开水冲泡，连药渣一齐饮下。长年坚持，就可美容养颜。

☆**宫廷其他美容方** ①铅粉 500 克，密陀僧、寒水石各 100 克，白及 50 克，麝香 5 克。共研细末，鸡子白调贮瓷瓶内，蒸熟取出晒干，再研细末，水调敷面上，终日不落，皎然如玉。②鸽子蛋若干，取清调"真杭粉"，如搽粉状抹上，不可见风，如此 10 天后，肌肤莹白如玉。③朱砂 10 克，雄黄 2.5 克，轻粉 0.5 克，合研为细末，晚间用鸡蛋清调匀搽面，次早洗去，数天后，面上现桃花色。④白菊花、白果、白蜜各 5 克，梨汁半碗，人乳、米酒半杯。先将菊花、梨汁拌米酒蒸成浓汁，再捣烂白果，与蜜、乳一起混合，就寝前涂脸，次晨洗去可使面部白嫩。

13. 除皱

☆白醋、甘油（5∶1 用量）。混合后调匀。涂搽皮肤。润皮养肤，使皮肤逐渐细嫩。

☆鸡蛋 1 枚去清留黄，蜂蜜 1 汤匙，白面粉 1 汤匙半。上 3 味共放瓷皿内搅匀，涂敷在脸上皱纹处，15 分钟后用温水洗净，再涂上珍珠冷霜（化妆品），以双手拇指对皱纹成直角方向按摩 5 分钟，然后用纱布擦掉。每日 2 次，连用 1 个月即可。

☆用两大匙养乐多均匀抹在脸上，再轻轻覆上纱布，以免流失，1 刻钟左右用温水洗去，1 星期做 3 次，只要持续 3 个月，就会有很好的效果。

☆将蛋黄与 1 小勺蜂蜜和 1 小勺面

粉充分搅拌后，用来敷脸，如果是干性皮肤，则应多加入一些橄榄油，待一刻钟后再洗净，然后用冷霜按摩 5 分钟，再用纱布拭掉。蛋黄敷面与上法应同时进行，其方法是第 1 天蛋黄敷面，第 2 天休息，第 3 天蛋黄敷面，第 4 天休息，第 5 天蛋黄敷面，如此交替，6 个月后，可使所有的小皱纹消失。

☆白芷 9 克，党参 9 克，当归 9 克，川芎 9 克，龙眼肉 9 克，加水 1000 毫升煎煮，10 分钟之后关火。待药液温后服用，每天 1 剂，在月经后连服 3 天。

☆莲子、芡实各 30 克，薏米 50 克，龙眼肉 8 克，蜂蜜适量。各药加水煮 1 个小时后食用。

☆白芷、白蔹、白术各 30 克，白及 15 克，白附子、白茯苓（去皮）、细辛各 9 克。上药筛净，共为极细末，用鸡蛋清调和，揉为丸如弹子大或小指状，阴干，贮瓶备用。每晚洗脸后，用温开水在瓷瓶内磨汁，涂面。

☆丝瓜汁和酒精、蜂蜜各等分混合一起，搅拌均匀，洗净脸部，将配好的丝瓜汁擦在面部，待晾干后再用净水将其洗去，早晚各 1 次，连用月余，能有效地消除面部皱纹。

☆葡萄榨汁备用；芹菜、花椰菜、西红柿、柚子、橘子同时榨成汁，再将蜂蜜和牛奶加温水调均匀，将此 3 种汁混合饮用，每日 1~2 次。

☆鸡蛋 3 枚，酒浸密封 4~5 日即成，用时，取其蛋清敷面。

☆生姜 500 克，大枣 250 克，沉香、丁香各 25 克，茴香 200 克，盐 30 克，甘草 150 克。将上述几种食物放在一起捣成碎末，和匀备用。每日清晨开水泡 10 克，当早茶饮用。

☆鹌鹑蛋 12 枚，灵芝 60 克，大枣 12 个。将灵芝洗净，切成细块；大枣（去核）洗净，鹌鹑蛋煮熟，去壳。把全部用料放入锅内，加清水适量，大火煮沸后，文火煲至灵芝出味。加白糖适量，再煲沸即成。

☆百合 50 克，大枣 10 枚，白果 50 克，牛肉 300 克，生姜两片，盐少许。将新鲜牛肉用滚水洗干净后，切薄片，备用；白果去壳，用水浸去外层薄膜，再用清水洗净，备用；百合、大枣和生姜分别用清水洗干净。大枣去核；生姜去皮，切成两片备用。在煲内加入适量清水，先用猛火煲至水滚，放百合、大枣、白果和生姜片，改用中火煲百合至将熟，加入牛肉，继续煲至牛肉熟，即可放入盐少许，盛出即食。

☆熟地黄、枸杞子各 20 克，甘菊花 10 克，鸡脯肉 100 克，粳米 60 克，细盐、生姜末、味精、葱花各适量。将鸡脯肉洗净，剁肉泥，备用；将熟地黄等 3 味中药水煎 2 次，取汁，备用；粳米洗净，放砂锅内，加入药汁与鸡脯肉，文火煨粥，粥成时加入细盐、葱花、生姜末与味精调

匀，再煮片刻即成。每 1 剂，当早餐，1 次趁热吃完。每 20 剂为 1 个疗程，间隔 5 日后可用下 1 个疗程。

14. 眉毛不生

☆就寝前用蜂王浆涂抹眉毛的部位，于隔天早晨洗脸时洗去。

☆用毛笔蘸蛋清，如有眉毛般地涂抹，早晚各使用 1 次。

☆以芥菜籽 15 克，生半夏 15 克，共研为细末。生姜 1 大块，榨出姜汁来，用姜汁调细末，以新毛笔蘸细末往生长眉毛的地方涂擦，白天擦 2 次，晚上再擦 1 次，四五天后，就会长出眉毛来。

☆蔓荆子 200 克炒后，研为极细末，涂在眉毛脱落的地方，每天涂 4 次，连续几天，脱落的地方就会长出新的眉毛。

15. 黑眼圈

☆洗净马蹄莲、莲藕，马蹄莲刮皮，然后将莲藕、马蹄莲切碎，一起放榨汁机榨汁，加 2 杯水搅拌，用水滤渣，用渣敷眼 10 分钟。临睡前敷效果最好。

☆将苹果切片。紧闭眼睛将苹果片放到眼部。15 分钟后取下，用蘸水的棉花球轻拭眼部。

☆土豆中加少量牛奶，煮熟后捣成泥，敷在脸上 20 分钟，每周 1~2 次。

☆当归 10 克、川芎 3 克、黄芪 10 克、红花 3 克、鸡汤 1000 毫升、大米 100 克，

诸药加入纱布袋，加鸡汤和清水，煎取药汁，去布袋后加入大米，用旺火烧开后转用小火熬煮成稀粥服食。

☆陈皮 15 克，蜂胶 10 克，皂荚 20 克，加工成粉末。用时取适量用水调成糊状，外敷于黑眼圈周围，并用纱布或湿棉花覆盖。30 分钟后取下，清洗干净。每天 1 次，7 次为 1 个疗程。

16. 美唇护唇

☆**桑椹膏** 鲜桑椹适量，微研至碎，绞汁，文火熬至原量一半时，酌加蜂蜜，再熬为膏，瓶贮。每日 2 次涂口唇，并饮服 20 毫升，用温水或黄酒送下。

☆**银耳汤** 水发银耳 30 克洗净，入砂锅中加水炖熟，酌加冰糖调服。每日 2 次，适用于肺阴不足引起的唇裂。风寒咳嗽及感冒者忌用。

☆**鸭肉汤** 鸭 1 只取肉切块，按常法炖熟，调味后吃肉饮汤。每日 2 次，随量佐餐。腹、腰痛、痛经者暂不宜用。

☆**蜜酿白梨** 大白梨 1 个去核，放入蜂蜜 50 克，蒸熟食。每日 2 次，连服数日。

☆**山药炖鹅肉** 白鹅肉 250 克，山药 50 克，瘦猪肉 200 克洗净切块，按常法煮熟，调味服食。不宜过量食用，多食可致消化不良。

17. 洁齿

☆以温水溶化食盐为 20% 食盐水。

每日漱口 1 次。或早晚用盐末刷牙，其效更佳。

☆生杏仁 50 克，食盐 100 克。杏仁浸泡后去皮尖，食盐上锅炒至变色，共捣成膏状。刷牙时使用。

☆茶叶（红、绿、花茶均可）。开水冲泡，以浓为佳。漱口。

18. 痤疮

☆绿豆、薏苡仁各 25 克，山楂 10 克，洗净。上料加水 500 毫升，泡 30 分钟后煮开，滚几分钟后即停火，不要揭盖，闷 15 分钟即可，代茶饮。每日 3~5 次。适用于油性皮肤，有预防粉刺的作用。

☆普通蜂蜜 150~200 克溶于温水中，然后慢慢按摩脸部，洗 5 分钟，让皮肤吸收，最后再用清水洗 1 遍脸。坚持 1 个月。

☆薏苡仁 50 克，白糖适量。按常法煮粥服食。每日 1 剂，连服 30 日。

☆用菟丝子苗绞汁涂于患处，每日 3~5 次，连续涂抹至粉刺消失为止。

☆鲜槐叶、丝瓜叶各 30 克，捣烂，涂敷患处。

☆将杏仁去皮捣碎，研为细末，用鸡蛋清调成糊状，每晚睡前涂于洗净的患处，次晨洗掉。每晚 1 次，连用 7~10 日。

☆鲜马齿苋、蒲公英、菊花各 30 克，蜂房 10 克，水煎汤待温后清洗患处，每日 2 次。

☆大黄、硫黄各等分，共研末调入适

量甘草汁搽患处，每日 2~3 次。

☆党参、枇杷叶、桑白皮、黄柏、板蓝根各 10 克，黄连 3 克，连翘、菊花、生甘草各 15 克，水煎服，每日 1 剂。

☆仙人掌适量，捣烂，涂敷患处，每日 2 次。

☆白丑、牵牛花各等分浸酒，搽患处，每日 2~3 次。

☆野菊花 50 克加水煎成 200 毫升溶液，将溶液冷却后放入冰箱的冷冻室里冻成许多小冰块备用。每天用洗面奶洗过脸后，用 1 块冰块涂擦面部，每次涂擦 10 分钟左右，每日 2 次。

☆白花蛇舌草 15~30 克，加水煎汤内服，每日或隔日 1 剂，1 天 2 次。

☆苦参、生何首乌、当归各 50 克，白醋 500 毫升，共煮沸约 1 小时后取液，早晚 2 次外擦患处，20 日为 1 个疗程，连用 2~3 个疗程。

19. 雀斑

☆硼砂 20 克，冰片 2 克，加水 100 毫升，溶化后蘸涂患处。

☆白果 20 个、大枣 15 克、白芷 9 克、珍珠粉 15 克、菊花 9 克、猪胰 1 个，捣烂，加蜂蜜拌匀，入锅蒸。用此药每晚搽患部，第 2 天清早洗去。

☆僵蚕、白附子、白芷、硼砂各 10 克，冰片 2 克，研成极细粉，每晚睡前用水或牛乳调匀，搽面部。

☆糯米 30 粒，生石灰半酒杯，碱面 6 克。先将碱面用温水溶化，然后倒入石灰内拌匀成泥状，再倒入另一稍大的杯中，将糯米倒入石灰泥内 1/2，把石灰泥杯覆盖在潮湿地上，12 小时后，糯米已熟，将上半部熟米调匀成膏。用时以针挑此膏点涂在雀斑上。涂后有痒痛感，约 10 分钟可消失。

☆醋 500 毫升，白术 50 克。用醋浸泡白术 7 天。以醋涂擦面部，日数次，应连续使用。

☆香菜（即芫荽、胡荽带根的全草）适量。洗净后加水煎煮。用香菜汤洗脸，久用见效。

☆白僵蚕、白附子、白芷、山柰、硼砂各 5 克，石膏、滑石各 15 克，白丁香 5 克，冰片 1.5 克，共为细末，临睡前用水和少许细末涂擦。

☆桃花和冬瓜仁等分研末，和蜜涂之即可，或用捣烂芜菁之实，涂在脸上。

☆灰荬白 1 个，切开，将有汁水的横断面，轻擦患部。

☆冬瓜 1 个，刮去其皮，切成薄片，用半酒半水将冬瓜煮烂，待冬瓜烂时，搅烂滤去渣，再用文火将冬瓜汁煎成膏状（忌用铁器，可用砂锅），放入杯中，盖好。每晚洗脸后在睡前涂于患处，第 2 天清早洗去。

☆将新鲜胡萝卜研碎挤汁，取 10~30 毫升，每日早晚洗完脸后，用鲜汁拍脸，待干后用涂有植物油的手轻拍面部。

☆新鲜芦荟30~50克，加水适量煮沸，取沉淀后的澄清液涂抹患处。

☆冬瓜子、核桃仁、蜂蜜各适量。将冬瓜子剥皮，取出籽仁，与桃仁等量，共研细末，再用上等蜂蜜混匀使之成膏状，每晚临睡前涂斑点处，第2天清晨除去。

20. 黑斑

☆鸶鸶粪500克，猪油少许。将鸟粪晒干，研碎过筛，和猪油调匀。每晚睡前涂抹。

☆白茯苓、蜂蜜各适量。将茯苓研成细粉，加少许蜂蜜搅拌调成膏状。每晚洗脸后以膏涂面，次晨洗去。

☆杏仁，鸡蛋清，白酒。杏仁浸泡后去皮，捣烂如泥，加入蛋清和匀。每晚睡前涂擦，次晨用白酒洗去，直至斑褪。

☆桃花250克，白芷30克。农历3月3日或清明节前后，采集东南方向枝上含苞初放的桃花，同白芷共分装于1000毫升的两个酒瓶中，密封，1个月后即可用。每日早晚饮服桃花酒1小盅，同时倒少许于手掌中，双手对擦，待手热后来回揉擦面部，连用1个月黑斑渐消，面部变白净红润。

☆黑木耳30克，大枣20枚。将黑木耳洗净，大枣去核，加水适量，煮半个小时左右。每日早晚各1次。

☆两大匙黑砂糖及少许水放入锅中煮，冷却后，取来涂抹于面孔，经过五六分钟就可以洗掉。黑砂糖有漂白作用，持续几个月，就会产生效果。

☆甘松、山奈、香薷、白芷、白蔹、防风、藁本、白僵蚕、白附子、天花粉、零陵香、绿豆粉、肥皂各等分。共研为细末，每早洗面，黑斑点就会除去。

☆薏苡仁研成细末，1次服用10克，每天3次，在饭前半个小时至1个小时前服用，约几个月，即可治好。

☆熟石灰100克，与同量的木灰混合，加入少量的水调成泥状，其中放入20粒糯米，加热蒸至糯米成透明状时，以竹筷子盛出，放于木板上，并调成糊状贴于患处。

21. 黄褐斑

☆青嫩柿树叶50克，晒干，研为细末，和凡士林油一起调匀成雪花膏状，每天临睡时，搽于患处，起床前用清水洗去，连搽半个月至1个月。

☆秋天霜打后的柿子叶100克，晒干研成细末，加入煎好的猪油或凡士林150克，搅拌均匀，装入瓶内。洗脸后涂搽患处，每日1~2次，疗效很好。

☆干桑叶500克，去除杂质，经隔水蒸煮消毒、干燥处理后备用。每日15克，沸水浸泡后做茶饮用，连服1个月为1个疗程。一般患者服用半个月后，可见斑块部分消退，或色素变浅。

☆丝瓜络10克，僵蚕、白茯苓各10克，白菊花10克，珍珠母20克，玫瑰花3朵，大枣10枚。将上述各味加水煎煮浓汁2次，混合。分2次饭后服用，每日1份，连服10天见效。

☆生地黄、熟地黄、当归各12克，柴胡、香附、茯苓、川芎、白僵蚕、白术、白芷各9克，白附子、甘草各6克，水煎服，每日1剂，或为水丸，每次6克，每日3次。

☆紫草30克，茜草、白芷各10克，赤芍、苏木、红花、厚朴、丝瓜络、木通各15克，加水2000~2500毫升，煮沸15~20分钟，外洗湿敷。

☆白及、白附子、白芷各6克，白蔹、白丁香各4.5克，密陀僧3克。以上诸药共研细末，每次用少许药末放入鸡蛋清调成稀膏。晚睡前先用温水浴面，然后煎此膏涂于斑处，晨起洗净。

☆人参100克，黄芪200克，麦冬100克，白芷50克。将上药切碎，加适量清水煎汁。去渣取汁，以文火浓缩成膏，再加入与稠膏等量的蜂蜜收膏即成。每日早晚服1匙，用开水冲服。

☆紫草30克，白芷、炒白芍各10克，肉桂2克，共研为细末，每次取5克，用水或蜂蜜调为糊状敷于脐部，10天为1个疗程。

22. 老年斑

☆薏苡仁40~50克，煮熟或蒸熟，再加入适量白糖，1次吃完，每天1次。

☆鸡蛋清涂于斑点上，每日数次。1周后可见效。

☆鲜姜片放入杯内，加入200~300毫升新烧开的水，浸泡10分钟，加少许蜂蜜搅匀代茶饮，每天1杯。

☆黄豆、绿豆、赤豆各100克，白糖适量。将上述豆洗净浸泡至涨后混合捣汁，加入适量清水煮沸，用白糖调味饮服，1日3次。

☆银耳50克水发后，与3枚鹌鹑蛋共煮，文火煨烂，加少许调料食用。

☆杏仁适量，去皮尖捣成泥状，与鸡蛋清调匀，每晚睡前涂患处，晨起用温水洗净。

☆大蒜切成薄片，贴在老年斑处，反复摩擦，直到皮肤充血发红为止，每天3~5次。

☆用3年生的芦荟挤出汁液，涂抹在长有老年斑的地方，坚持早晚各1次，1个月左右老年斑便可由深变浅以至消失。

☆生姜300克，麻油200毫升。将生姜切成片，浸于麻油中。每日早晚各食用泡好生姜1片。

☆白术切片浸泡白醋内，密封于玻璃罐中，7天后用白术片涂擦老年斑。

23. 汗斑

☆灯心草1小撮，硼砂少许，同放入碗中，加一点水，放入锅中蒸20分钟，趁热用灯心草搅和硼砂揉患处，每日 1 次，1 星期后便好。

☆密陀僧、雄黄各等分，共研细末，用黄瓜蒂蘸涂患处，每日 1 次。

☆新鲜黄瓜 200 克、硼砂 100 克。先将黄瓜洗净切片装入容器，再将硼砂放入，稍搅拌后，放置三四个小时，过滤出黄瓜液装入瓶内，放到冰箱里或阴凉处备用。清洗皮肤后，用消毒纱布蘸黄瓜液每日三四次涂擦患处。一般连用 7~10 天即可治愈。

☆白及、白术各等分，用适量白酒浸泡 1 周，取液涂患处，每日 1 次。

☆生白附子、硫黄、轻粉、密陀僧各等分，共研细末，用生姜切片蘸涂患处，每日 1 次。

☆硫黄、密陀僧各等分，共研为末，过筛，装瓶备用或临时配制。将棉花入 75% 的酒精中浸湿，再蘸药末涂患处，至皮肤微红为止。每日早晚各涂擦 1 次，一般 7~15 天可愈，忌入口。

☆用西红柿汁涂搽患处，半小时后洗去，每天早晚各涂 1 次。

☆用白茄子捣烂取汁涂抹，每日 2~3 次或将白茄子切开，以切面蘸硫黄粉搽汗斑处。每次搽 3~5 分钟，15 天为 1 个疗程。3~5 个疗程见效。

☆紫皮独头蒜（其他蒜头亦可，但效果较差）10 个，硫黄 10 克，白酒 100 毫升。把蒜头去皮、捣烂，用纱布包好，挤出蒜汁，再把硫黄研为末、过筛，均倒进白酒中，摇匀，塞紧瓶盖，备用。使用时再摇匀，以棉签蘸药液涂于患处，每日 2~3 次，一般 3 天见效，5~7 天可愈。

24. 其他斑

☆白茅根 30 克，生地黄、白芍、代赭石各 12 克，牛膝、麦冬、头发灰、石膏各 9 克，甘草 3 克，三七末 2 克，日 1 剂，水煎，分 2 次服用，连服 5 剂。

☆当归 9 克，丹参 9 克，土贝母 9 克，白芍 9 克，赤芍 9 克，玄参 12 克，夏枯草 9 克，紫草 9 克，生地黄 12 克，黄柏 9 克，牛膝 9 克，茜草 9 克，用水煎服即可，每日 1 剂，日服 2 次。

25. 减肥瘦身

☆荷叶 1 张，生山楂、生薏苡仁各 10 克，橘皮 5 克，洗净切细，共放入杯中，开水冲沏，代茶饮用，连用 3 个月。

☆玉米须适量，以开水冲沏，代茶饮。

☆绿豆、海带各 100 克，煮食，每日 1 剂，连用见效。

☆海带 10 克，决明子 15 克，水煎，滤药，吃海带饮汤。

☆做豆腐剩下的渣滓，可以加些调味品或其他美味食物，如瘦肉、蘑菇、豆芽菜一起烹食，还可以做成豆腐渣包子等食用。

☆柏子仁、炒苍术、茯苓、生黄芪各20克，法半夏、薏苡仁、车前草、大腹皮、泽泻各10克，炙香附、炒白术、麦芽、神曲各15克，夏枯草12克，冬瓜皮、陈皮、甘草各8克，每日1剂，水煎，分2~3次口服。半个月为1个疗程。

☆枸杞子100克，车前子30克，水煎后1日内分3次服完。3个月为1个疗程，并减少甜腻食品的摄入，适当锻炼身体。

☆决明子、荷叶各10克，红参8克，蜈蚣2条，生甘草5克。将上药水煎成150毫升，每次50毫升，分3次口服。半个月为1个疗程。1个疗程结束，可续服2~3个疗程，直至体重恢复正常为止。

☆山楂30克，荷叶20克，陈皮6克，白茅根20克。早上将药装入热水瓶内沸水冲泡15分钟当茶饮。

☆绞股蓝，以中国广西所产的品种为最佳。1次用量为5~10克，煎服，每日2次。

☆何首乌1次用量为10~30克，水煎服，每日2次。

☆菊花1次用量为10~15克，泡茶饮。

☆灵芝草研细末，内服，每次1.5~3克。

☆薏苡仁1次用量为10~30克，煎服，每日2次。

☆川芎1次用量为3~10克，煎服，每日2次。

☆**慈菇山楂羹** 慈菇100克，鲜山楂100克，琼脂适量，冰糖适量。将慈菇洗净去皮，山楂洗净去核，同入锅内煮熟，然后加入少量冰糖，化开后，加入适量琼脂，再煮几分钟，然后倒入碗内晾凉。放入冰箱冷藏室内，可随时食用。

☆**茯苓包子** 茯苓10克，面粉300克，瘦猪肉100~150克。作料：生姜、胡椒、香油、料酒、食盐、酱油、大葱各适量。将茯苓放入锅内，加水100毫升，加热煮沸3次，每次煮1小时（以沸计时），提取3次汁液，滤净待用。将面粉放入盆内，加茯苓水，加鲜酵母发面。将瘦猪肉剁馅，加拌各种调料。按常规做包子，上笼蒸15分钟即成。分2次或3次食用，每餐再加食一些豆制品或蔬菜。

☆**豆蔻馒头** 白豆蔻15克，面粉1000克。将白豆蔻除去杂质，打成细末。将面粉加鲜酵母5~8克，撒入白豆蔻粉末，加水揉匀，发面。然后做成馒头，入笼用武火蒸15分钟即成。作主食用，但要控制每餐食量，再配以豆制品、蔬菜等副食。

☆**赤豆鲤鱼** 赤小豆50克，陈皮6克（不吃辛辣食物者，辣椒可不用），草果6克，活鲤鱼1尾（约1000克），生姜、葱、胡椒、食盐等各适量。将活鲤鱼去鳞、鳃和内脏，洗净待用。将赤小豆、陈皮、辣椒、草果洗净后塞入鲤鱼腹内，再将鱼放入盆内，另加适量生姜、葱、胡椒、食盐，灌入鸡汤，上笼蒸1小时30分钟，待鲤鱼出笼。作为一道菜食用，每餐食量自酌。

26. 香体爽身

☆铅粉300克，密陀僧、白檀香各30克，黄连15克，冰片、麝香各3克，蛤粉150克，轻粉、朱砂各6克，金箔5个。诸药研为细末和匀，晨起或沐浴后，将香粉均匀地涂于面部及全身皮肤上，过一段时间后洗去。

☆紫石英粉、青木香、附子、甘松、藿香、零陵香各等分。后六味药同捣筛为细末，与石英粉同用夹绢袋盛，沐浴之后，取适量均匀地涂于身上。

☆白芷、薰草、杜若、杜衡、藁本各等分。做蜜丸，朝服3丸，暮服4丸。

☆冰片3克，麝香1.5克，硼砂9克，薄荷6克。研为极细末，熬甘草膏为丸，如梧桐子大，朱砂为衣，每日1丸噙化。

☆零陵香、甘松、白檀各15克，木香、麝香、冰片各0.3克。药共为细末，袋装，置衣箱内。本方可以香衣。

☆牡丹30克，甘松1克。将药捣碎为细末，每次洗衣时，在水中加入药末3克。本方用于香衣。

☆松树皮（取第2层白皮）500克，大枣（去核）100克，肉桂50克，冬瓜子（去皮）100克，蜂蜜600克。先将枣捣成泥，再将松树皮、肉桂、冬瓜仁研成细末，过筛，与枣泥拌匀，加蜂蜜调作蜜丸，如枣般大。每日早晚各服3~5丸，坚持服用。

☆鲜竹叶、桃树皮（取第2层白皮）2∶1用量。以清水煮至剩余一半汤。用此汤沐浴。

27. 腋臭

☆胡椒50克，龙眼核12粒，共研细末。腋下有汗时，将药粉扑上。

☆龙眼肉30克，白胡椒30克，捣成碎末或研粉，趁汗出时涂擦，几次立效。

☆艾叶20克晒干搓碎，明矾20克（为末），食盐200克，将上物搅匀后放锅内加热，取出，用布包好夹在腋下即可。

☆雄黄、密陀僧各30克，轻粉、冰片各5克，共研极细末，浸泡于250毫升75%的酒精中，密封1周后备用。用前剃去腋毛，腋窝用肥皂水清洗后，擦干，用棉花蘸取上述药液，每天3~5次涂患处，至腋臭完全消失。

☆新鲜西红柿500克，榨汁。患者洗浴后在1小盆清水中（约1000毫升），加入西红柿汁，以纱布湿敷患处15分钟，隔日1次。

☆萝卜半个，切成薄片放在锅内，然后加水炖5分钟，再用文火炖5分钟，待水凉后反复洗患处。

☆石菖蒲15克，公丁香、母丁香各3克。加水200毫升，煮沸后待温即成"除臭洗剂"，每晚睡前洗患部，每日1次，7天为1个疗程。

☆桃叶 50 克，南瓜叶 50 克，捣烂后敷患处，每日 2~4 次。

☆桃仁 9 克，丁香 18 克，川椒 10 克。将上药研成细末，加用氟轻松软膏适量调敷患处，每日 2 次，7 天为 1 个疗程。

☆辣椒 2~3 个，切成小段，加入瓶内，加 2%~2.5% 碘酊 10 毫升，密封摇荡。3 日后用棉球蘸药液，涂擦腋窝，每日 1~3 次。

☆大田螺 1 个，放在清水中养至盖张开后，立即用针头将 1 粒巴豆放进田螺腔内，再将其置于杯中。约 1 个小时后，田螺即化成水，用此水涂腋部多次。

☆甘松 10 克，白芷 12 克，佩兰 6 克。加水 600 毫升，煎煮后去渣取汁，待温频洗腋下，每日 1 次，10 日为 1 个疗程。

☆冰片 3 克，置于 50% 酒精 20 毫升中，装瓶浸泡，密封，让其自行溶解。用时，先将局部用皂水洗净，拭干，再将"冰片酊"擦于腋部，10 天为 1 个疗程。

☆碘酒 300 毫升，尖头红干辣椒切成碎片或研成粗末，泡在碘酒内 15 天即可。使用时，用棉签蘸此液外涂腋窝，每日 1 次，涂第 1 天后就无臭味，10 天为 1 个疗程。

☆公丁香 15 克、白芷 20 克、冰片 3 克、尖头小红辣椒 15 克（烘干切碎），放入 50% 酒精 300 毫升内密封浸泡 10 天后，涂擦腋窝，每天 2 次，10 天为 1 个疗程，3 个疗程基本治愈。

☆生姜 30 克，切碎，浸于一般的医用酒精中，封瓶 1 周后提取滤液，装瓶备用。每日 2 次，用棉签或棉球蘸滤液涂擦于腋窝部，连涂 1 周即可见效。

28. 脚臭

☆在水中加入米醋 10~15 毫升调匀，将双脚浸泡 10 分钟，每日 1 次。水杨酸 40 克加水 60 毫升搅拌均匀，用棉签蘸药液涂抹脚底部，每天 1 次，每次 10 分钟左右，重点涂前脚掌，连续 3~5 天，可愈。

☆葛根 20 克研成细末，加白酒 200 毫升及适量水煎后洗脚，每日 1 次，1 周后可愈。

☆苦参 100 克，花椒 30 克，陈醋 300 毫升（山西老陈醋最佳）。先将苦参、花椒用水冲洗干净后，放入陈醋浸泡 5~10 天即可。涂药前，先用热水泡洗双脚 10~15 分钟，然后用消毒棉球蘸药液，搽脚掌，每日临睡前进行 1 次，一般搽药 2~3 天见效。

☆苍耳子、蛇床子、甘草、枯矾各 15 克，用水煎后取液汁温浸双足，每日 2~3 次，每次 10~30 分钟，连续 5~7 天。

☆白酒 250~300 毫升加冰糖 50 克冲热水 2000 毫升，调匀之后适温洗脚，每晚 1 次，3~5 次即愈。

☆鲜莱菔（俗称白萝卜）60 克、明矾 15 克，将莱菔切片，与明矾一起加水 2500 毫升，煎煮 30~40 分钟，去渣取汁，足浴 20 分钟，每日 2 次，每日 1 剂，连续 3~5 天。

☆白矾、葛根各 25 克，加水 1500 毫升，水煎取汁，置盆中浴脚，每日 3 次，每次 30 分钟（浴前可先将药液加温，2 日 1 剂，6 天为 1 个疗程，连续两个疗程。用药时禁食蒜、姜等辛辣之物。

☆枯矾 10 克、苦杏仁 30 克、白萝卜 100 克。用水煎取汁，待温度适宜时足疗，先熏双足，待温度适宜时足疗，每次 15 分，每日 1 次。

☆黄柏、煅龙骨各 30 克，白矾 10 克，槐花、五倍子、郁金香各 15 克。将上药煎煮 25 分钟后，先熏双足，水温 45℃左右，再浴双足 15 分钟，每日早晚各 1 次，每日 1 剂。

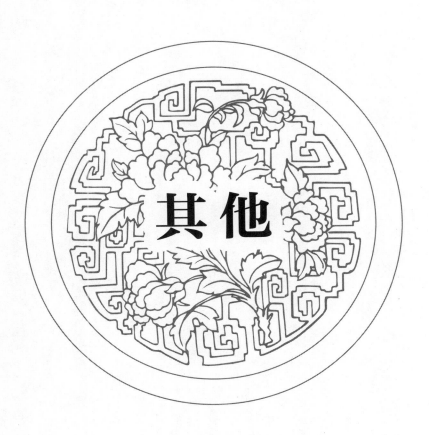

其他

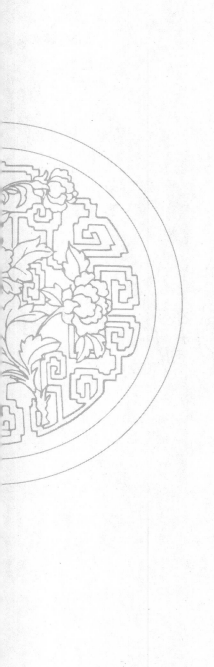

1. 蛲虫病

☆米醋 50 毫升，兑入适量热水，每晚睡前涂擦肛门。

☆紫草 30 克，百部 20 克，共研细末，加食油调成糊状，每晚临睡前涂肛门。

☆大蒜 60 克，捣碎，冷开水浸泡 24 小时，过滤取汁，每晚睡前洗浴肛门，1 天为 1 疗程。

☆生白果 5~10 粒，捣成糊状，涂擦肛门及其周围，每晚 1 次，连用 4~6 日。

☆雄黄粉适量，晚上临睡前撒在肛门深部及肛门周围。

☆韭菜汁若干，每晚睡前将肛门擦洗干净后，把韭菜汁滴入肛门内。

☆成熟苦楝子 1 个洗净，温水泡软，去皮后塞入肛门，每晚睡前用药 1 次，连用 5 天。塞后卧床休息，第 2 天早上排出即可。治疗期间，每天用开水烫洗内裤，以绝传染源。

☆萹蓄草 30 克，8~10 岁小儿早晚各服 1 煎，连服 2 日。

☆晚间入睡前清洗肛门周围，拭干后取六神丸 5~15 粒纳入肛门内，另取 10~20 粒用温开水少量化开，以消毒干棉签蘸湿后涂搽肛门周围即可。一般需连续用药 2~4 天。

☆百部 20 克，加水 200 毫升，煎煮 100 毫升，去渣，加敌百虫 1 克，待温摇匀，用棉签蘸药水，涂敷肛内及肛周，每晚 1 次，一般 5~7 次可愈。

☆苦楝根皮 9 克，槟榔、鹤虱各 12 克，水煎日 1 剂，早晚分服，连服 1 周。

2. 蛔虫病

☆每次用 1~2 个酸石榴煮水，怕酸者可适当地加些糖，每天 3 次，每次 1 碗即可。

☆将鲜青梅洗净，去核，捣烂，绞出汁不用，将其残渣晒干，研末。小儿每服 5 克，成人每服 10~15 克，早晚各服 1 次。

☆乌梅 15~30 克，川椒 6 克，生姜 3 片，水煎，腹痛时服。

☆生丝瓜子 20~30 粒（以色黑者有效），去壳，每日 1 次，空腹嚼烂咽下，连服 3~5 次。

☆鲜草莓，每日 150~500 克，生吃。

☆食醋 60 毫升中入花椒少许，加水煮开，除掉花椒后顿服。

☆石榴皮 15 克，槟榔 9 克，水煎服。

☆用白茅根 20 克，芹菜根 15 克，水煎服用。

☆荷叶 4 张，加水 1000 毫升，煎至 200 毫升，加红糖适量。5 岁以上儿童可 1 次喝完。

☆以川楝肉浸酒，棉裹塞肛门，每日 1 粒。

☆使君子、苦楝根皮、陈皮各 9 克，槟榔 15 克，木香、枳壳各 6 克，大黄 3~6 克，甘草 3 克，日 1 剂，早晚分服，连服 2 天。

☆**胆道蛔虫** 取芝麻油（或用生菜油）500 克，花椒 30 克，将油煮沸，入花椒搅拌，待花椒变棕黑色，去花椒，成人每次服 50 毫升，每日 3 次。8~15 岁儿童减半。

☆**蛔虫性肠梗阻** ①豆油和葱，3~4 岁各 45 克；5~7 岁各 60 克；8~9 岁各 75 克；10 岁以上各 90 克。先将葱捣烂用纱布挤汁，和油服下（生、熟油均可）。服后不能躺卧，约 15 分钟后，用手推摩腹部，促使结聚之虫散开，2 小时后腹痛可止，8 小时后即见排虫。②葱白数节，洗净，捣烂取汁，加入菜油 2 汤匙，搅匀，空腹服下，每日 2 次，连服 3 天。

☆**蛔虫腹痛** ①白鳝 150 克。将白鳝浸在水中泡 2 天，锅内加水烧开，把活鳝下锅煮熟，不加盐及调料。吃肉饮汤，日分 2 次吃完。可经常服食。②大葱 30 克，菜油 15 克。将油锅置于旺火上，待油热冒烟，倒入葱段爆炒翻滚即成，不加任何调料。每日清晨空腹顿服，连用 3 天，服后 2 小时再进饮食。

3. 钩虫病

☆无花果果实及根茎 100~150 克。煎浓汤。早晨空腹顿服。

☆生南瓜子 60~120 克，捣碎，水煎代茶空腹服，连续服 5 天。或炒熟吃亦可。

☆鲜马齿苋 100 克，慢火浓煎，去渣后加醋 15 毫升，白糖 10 克，每晚睡前服，连服 3~5 次为 1 个疗程。

4. 绦虫病

☆槟榔 60 克，南瓜子仁 60 克（炒熟研末）。将槟榔浓煎，于早晨空腹时先吃南瓜子仁粉末，过 2 小时后温服槟榔汤，连用 7 天。

☆槟榔 9 克，雷丸 3 克共研细末为 1 次量，每小时服 1 次，连服 4 次。

☆石榴皮 45 克，加水 1000 毫升，浸泡 12 小时，煎成 250 毫升，早晨空腹分 2 次服下，每隔半小时服 1 次，1 次服 1 半。服完后半小时再吃 1 剂硫酸镁，即可将虫打下。

☆榧子 10~30 克，炒香，每日早晨空腹时嚼食，连服 7 天为 1 个疗程。

5. 姜片虫病

☆生大蒜适量，去皮，切细末，空腹吞服。

☆槟榔 50 克，捣碎，清水浸泡 1 夜，浓煎，空腹 1 次服完，连服 5 天。榧子炒熟，取仁服用。榧子可按年龄每增加 1 岁榧子增加 2 枚，量增加到 50 枚止。空腹服用 7 天。

☆南瓜子适量，将南瓜子干炒至熟食。儿童每日空腹吃 50 克，连吃 5 天。

☆椰子 1/3~1/2 个，早晨空腹时，先饮椰水后细嚼椰肉，隔 3 小时后再进饮食。

6. 其他虫病

☆**鞭虫病** 苦参 10 克。水煎服，每日 1 剂，连服 7 天。

☆**丝虫病** 香椿叶、枫树叶各 100 克。水煎去渣，当茶饮。30 天 1 疗程。

7. 血吸虫病

☆**湿阻血瘀** 腹大坚硬，腹壁静脉曲张，胸胁胀痛，形体消瘦，面色黯黑，食欲减退，大便溏薄，舌质暗红，苔薄白，脉细涩。白术、茯苓、泽泻、猪苓各 15 克，青皮、陈皮、厚朴、广木香、丹参、神曲、鸡内金各 10 克，桂枝 6 克，白茅根 30 克，日 1 剂，分 3 次服。

☆**邪阻脾胃** 发热、脘痞纳呆，恶心欲吐，大便稀薄，腹痛腹泻，苔黄腻，脉滑数。治宜清热化湿，用连朴饮加减：黄连、石菖蒲各 6 克，栀子、牛蒡子、厚朴、法半夏、陈皮、竹茹、茯苓各 10 克，芦根 30 克，日 1 剂，分 3 次服。

☆**邪郁肺卫** 发热，微恶寒，咳嗽，或身布风疹，苔白脉浮。荆芥、柴胡、羌活、防风、前胡、桔梗、竹茹各 10 克，金银花、连翘各 15 克，甘草 6 克，日 1 剂，分 3 次服。

8. 疑难杂症

☆**老年口干症** ①太子参、黄芪、山药各 20 克，沙参、玄参、玉竹、乌梅、茯苓各 15 克，麦冬 12 克，五味子 10 克，水煎，每日 1 剂，分早晚两次服。一般服药 7 剂左右可见效。②枸杞子 40 克，每晚嚼烂吞服，连服 20~30 天。③枸杞子 30 克，麦冬 10 克，甘草 3 克，水煎服，每日 1 剂，分早晚 2 次服，连服 5 剂。

☆**成年人多涎** 茯苓、桂枝、白术、生姜各 12 克，党参、黄芪各 15 克，升麻、甘草各 5 克。水煎服，每日 1 剂，5 天为 1 个疗程。

☆**老年手颤头摇** 丹参 50 克煎汁，每日 1 剂，或用丹参开水泡饮代茶。也可取琥珀粉 20 克，用蜂蜜水调服，每日 2 次。

☆**老寒腿** 川乌 50 克，艾叶、透骨草各 9 克，研为细末。把药末用纸包后，外用纱布再包一层，用线缝好，垫在脚心上。从初伏开始使用，二伏换 1 次药，三伏再换 1 次药。

☆**老年不寐** 三七捣碎，睡前 10 分钟含服 0.1~0.2 克，也可用温开水送服。

☆**女性怕冷** 羊肉切成大块，在开水锅中汆出血水备用。大枣 5 枚、枸杞子 15 克洗净备用。锅内加水，放入羊肉、葱、姜、大料同煮。煮至半熟时，加入大枣、枸杞子、盐，煮熟即可。放大枣时加入 1~2 片橘子皮可减轻膻味。

☆**风疙瘩** 淘米的第 1 遍水（1000 毫升左右），加 3 大匙盐，置于铁锅中烧沸，烧沸后不要急于倒出，再继续置火上沸腾1刻钟，取出待其温度适合皮肤时，用来沐浴擦洗全身。经数次后即可治愈。

☆**鱼鳞痣** 艾叶揉成1小艾炷，放置赘生物顶部点燃，燃之将尽则弃之，灸完再效前法，一般连续灸2~3次，以感觉疼痛为佳，以能忍受为度，务求使热力透达根部，3~5天自然结痂脱落。

☆**闪辉性暗点** 柴胡、黄芩、夏枯草、香附各20克，荆芥、防风、半夏各10克，甘草5克，水煎服，每日1剂，10剂为1疗程。

☆**黏膜白斑** 淫羊藿、补骨脂各20克，当归、赤芍、生地黄、何首乌各15克，川芎10克，益母草25克。水煎服。用于治疗白色病变脾肾阳虚证。

☆**缺钙抽搐** 白胡椒20粒，鸡蛋壳2个，共焙黄研末，分成14包，每日1包，开水冲服。

☆**膑骨软化** 红花50克，生川乌50克，当归50克，桃仁50克，甘草50克，自然铜50克，草乌50克，马钱子50克。上药用500毫升白酒浸泡7天，过滤备用。用时将药酒倒于6层纱布上，浸透为止，患者睡前敷于患膝前方，用塑料布包扎，次日起床时取下。

☆**疮疡溃后久不收口** 用白及粉加少许白糖和匀，涂于伤口处，并以黄芪40克，白及20克，煎汤分2次服，连服10~15日。

☆**急性蜂窝组织炎** 生黄豆适量，浸泡于水中至豆涨满，捣成泥状，敷患处，每日换药1~2次。

☆**感染性休克** 红参15克，麦冬30克，五味子9克，1日1剂，水煎3次混合，早中晚分服。

☆**病后神经症** 百合7个浸1夜，次日清晨用清水煮。取1碗去渣冲入1枚生鸡蛋黄，早晚各服半碗，病后神经症、坐卧不安或妇女癔症。

☆**白塞综合征** 熟地黄15克，山茱萸10克，山药10克，茯苓12克，泽泻8克，牡丹皮10克，麦冬8克，白芍10克，当归12克，菊花6克，菟丝子8克，女贞子10克，枸杞子10克。本方主治肝肾阴虚型白塞综合征。

☆**膈肌痉挛** 柿蒂20克、酸枣仁20克、白芍10克、白及10克、远志10克、青皮10克、陈皮10克、黄精15克、太子参10克、石斛10克、蒲公英20克、大枣10枚，水煎内服，1日2次。

☆**腕管综合征** 苏木10克，乳香10克，红花10克，当归15克，川芎10克，郁金10克，延胡索10克，鸡血藤15克，桑寄生15克，续断12克，骨碎补10克。水煎服，每天1剂，连服10~14天。

☆**全身性硬皮病内脏受损** 党参、黄芪各40克，桂枝、赤芍、红花、陈皮、香附各15克，何首乌、熟地黄、鸡血藤各50克，丹参25克，鹿角胶15克（烊化服），甘草 10 克。每日 1 剂或隔日 1 剂，水煎温服。每半年为 1 个疗程，一般需连服 3~5 个疗程。

☆**网球肘** 伸筋草、当归、皂角刺、刘寄奴、川芎、延胡索、苏木、乳香、没药各 30 克，红花 15 克。上药醋、水各半煎至约 1500 毫升，趁温热以能耐受为度，熏洗浸泡患肘关节，每次 30 分钟，每日 2 次。每剂药可连用 3 天。洗后骨碎补、没药、赤芍、续断各 9 克，共研细粉，入凡士林或蜂蜜 100 克中调匀成膏，外敷痛处，纱布包扎，胶布固定，直至疼痛症状消失，活动自如。

☆**肌注后硬结** 鲜嫩生姜洗净去皮，切成厚约 0.5 厘米的小片。在患处轻轻用姜片擦拭或做环状按摩，每次 1~2 分钟，每日 2 次，7 次为 1 个疗程。此法在再次注射后即可使用，停止注射后亦可继续使用，外搽时用力要适度，以免擦破皮肤，不可与热敷同用，以免硬结质地变硬难以消失。

9. 食物中毒

一般食物中毒

☆甜瓜蒂 5 克研成细末，用开水冲服后灌饮，每隔 15 分钟用鸡毛扫喉咙催吐 1 次。

☆食盐 100 克炒焦，泡汤，尽量灌饮，并用鸡毛扫喉咙催吐，吐后再灌饮，吐尽为止。生甘草 100 克，绿豆 100 克，

水煎，每日 1 剂，分两次服，至愈。

☆生白萝卜 500 克，捣汁每次服 100 克，每日 2 次。

☆绿豆 1000 克，生甘草 60 克。用水煎煮至豆烂。尽量饮用。

☆食盐 1 匙。将食盐炒焦黄色，用开水冲泡。温服，吐出黏液则解。

肉类中毒

☆**驴、马肉中毒** 淡豆豉 40 克，杏仁 15 克，水煎，温服。

☆**狗肉中毒** 空心菜（又叫通心菜）5 千克，水 8 碗煎至 3~4 碗，温服，尽量多饮。

☆**鸟肉中毒** 生白扁豆 10 克，晒干研粉，凉开水冲服，可解一切鸟肉中毒。

变质肉类中毒

☆藿香正气水热水冲服，也可用少许生姜、葱白和红糖加水 200 毫升，小火煎煮 5 分钟，取汁送服藿香正气丸。

☆鲜马齿苋 60 克，大蒜 30 克，加水 500 毫升，煎煮 15 分钟，取汁服用。

☆赤小豆 30 克烧成炭末，用水冲服。

鱼、鳖、蟹中毒

☆紫苏叶 100 克，煎浓汁当茶饮或加姜汁 10 滴调服。

☆红曲 15 克，水煎服，可治鱼肉积滞。

☆无花果鲜嫩叶，洗净捣烂绞汁，每次温开水服半杯。

☆生扁豆荚 30 个，捣汁，用凉开水冲服。

☆生姜、紫苏叶各 50 克，水煎，加红糖适量，1 日 2 次分服。

☆鲜生姜 10 克。将姜洗净，捣烂取汁。顿服。

☆无花果叶（采新嫩叶）适量。将叶洗净捣烂绞汁。顿服半杯。

☆鲜冬瓜。将瓜洗净切碎，捣烂如泥，绞取其汁。大量饮服。

河豚中毒

☆南瓜根 1 千克。煎浓汁饮。

☆番薯嫩叶。将嫩叶捣烂，冲入开水。大量灌服催吐，不吐再灌，俟吐出黏液即奏效。

☆生橄榄 20 枚。橄榄洗净，去核捣烂，加少量水调匀绞汁。顿服。

☆鲜活芦根 150~200 克，鲜姜 25 克，紫苏叶 25 克，水煎服。

发芽马铃薯（土豆）中毒

☆用番泻叶 30 克开水泡后代茶饮，可以泻下排毒。

☆白萝卜 1000~1500 克，洗净，切碎捣烂，取汁频服。

☆绿豆 60 克，甘草 60 克，加水 500 毫升煎煮 10 分钟，取汁频服。

霉变食物中毒

☆大黄粉 10~15 克，用温开水冲服。

☆马齿苋 90 克，绿豆 90 克，加水 500 毫升煎服。

☆独头蒜 1 个，加食盐少许捣烂，用温水冲服。

其他食物中毒

☆**苍耳中毒** ①甘草 30 克，绿豆 120 克，煎汤内服。②芦根 60 克，绿豆 30 克，金银花 15 克，葛花 9 克，甘草 9 克，水煎 2 次，合并一起。每日早晚分饮，连服 3~6 剂。

☆**野菌中毒** 蕹菜（别名空心菜、瓮菜、藤藤菜）。将蕹菜洗净，捣烂取汁，大量灌服。

☆**白果中毒** 麻油 50 克灌服，并用鸡毛扫喉咙催吐。

☆**菱角积滞** 生姜 6~10 克，煎水，冷却后频服，有健胃消积导滞作用。

☆**杏仁中毒** 杏树皮 60 克。将杏树外表皮削去不用，取中间纤维部分，加水 200 毫升，煮沸 20 分钟，去渣。饮汁温服。

☆**木薯中毒** ①鲜萝卜、白菜各 1500 克，用凉开水洗净，切碎捣烂绞汁，加红糖适量，分数次服。②空心菜 150 克，猪肉末 50 克，荸荠 50 克，猪油 25 克，精盐 7 克，味精 2 克，籼米 100 克。将空心菜洗净切碎，荸荠去皮洗净。另将粳米淘洗干净入锅，加水 1000 毫升，先用大火烧开，待米粒快开花时加入空心菜、猪肉末、荸荠、猪油、精盐、味精等，再转用小火熬煮成稀粥。日服1剂，分数次食用。

野草中毒

☆白萝卜、红糖各适量，水煎服。

☆鲜红薯叶捣烂，冲水，大量灌服催吐。

☆鱼脑石（即黄花鱼头中两颗坚硬的石头）10克，煎浓汤，加空心菜汁同服，或与甘草、黑豆煎水去渣，大量灌服。

☆空心菜200克，捣汁服。芫荽籽适量，煎水服，毒轻少服，毒重多服。

砒霜中毒

☆胡萝卜缨。开水浸泡，尽量饮服。生鸡血（1只全用）。鸡血加1碗温开水，调匀。1次服，服后约20分钟呕吐。

☆老茄子5个，萝卜4克，枯矾末9克，白矾24克，鸡蛋7枚。先把萝卜洗净吃光，再将枯矾末用冷水送服，顷刻必呕吐不止。待呕吐后，停2小时，再用白矾24克研末和鸡蛋清搅匀，分7次服下，约3小时服完。此时患者心中发热，再用茄子5个，以新汲凉水5升，上锅熬煮，待水凉透时，给患者频频饮之，直至心里不热为止。

白矾中毒

☆陈皮9克，清半夏9克，云茯苓9克，甘草6克，白及15克。水煎后分早晚服。

☆地榆炭15克，白及30克，藕节15克，黄连9克。共研为细末，每4小时冲服6克。

☆绿豆30克，甘草9克，清半夏9克，牡蛎25克，龙骨25克，水煎后分早晚服。

农药、石油中毒

☆**农药中毒**　绿豆洗净，浸泡，用小磨加水碾制成绿豆浆汁。灌服，每次120~500克，连服数次。

☆**石油中毒**　①明矾30克，植物油60克，白茶3克。将白茶用沸水冲泡，再加入明矾和植物油搅匀，顿服。②白菜半棵，白矾15克，豆油60克。先将白菜加水熬煮至烂，取白菜水加白矾及豆油搅匀饮服。

10. 醒酒

☆绿豆100克，加水煮熟后饮，连汤带豆。

☆生白萝卜，洗净榨汁，稍加热服下，每次1茶杯，10分钟1次，3次可解去酒气。

☆鲜橘皮100克加500毫升水煮沸，再加入少量食盐摇匀后当茶喝，1次1茶杯，5分钟再饮，3次见效。

☆柑皮焙干为末，入盐1.5克，点汤

服之。

☆松花蛋 1 枚，蘸醋徐徐吃下。需醋 1 小杯，徐徐饮下。

☆绿茶浓煎，镇冷后多量饮服。

☆鲜橙 1 个，榨汁饮之。或吃鲜橙（橘、柑亦有效果）。

☆鲜藕洗净，捣碎，绞汁饮服。红茶菌 1 大杯，1 次饮下，醒酒、止呕、催吐之效极佳。

☆生石膏 12 克，葛根 10 克，干姜 6 克煎服。用于酒精中毒后烦渴泄泻。

☆枳椇子 10 克，砂仁 10 克，干姜 2 克煎服。用于饮酒后小便不利，心烦口渴。

☆用白茅根 30 克，葛根 15 克，水煎频饮。酒后头痛呕吐

☆竹茹 10~15 克，水煎饮服。

☆鲜芹菜洗净切碎榨汁，当茶喝，连续喝 3 次（隔 5 分钟）。

☆葛花 20 克，连翘 12 克，虎杖 9 克，石菖蒲 5 克，砂仁 3 克，甘草 24 克煎服。

☆猪苓 9 克，泽泻 15 克，白术 9 克，茯苓 9 克，桂枝 6 克煎服。

☆葛花 10~15 克水煎服。

☆萝卜 1 个，红糖适量。萝卜洗净后捣成泥状，加适量红糖混合，冷服。

11. 戒除酒瘾

☆瓜蒂 0.3~0.5 克浸泡在 500 毫升白酒中，1~2 周后饮用。若酒量无明显减小的，瓜蒂剂量可增加至 0.5~0.7 克。

☆猪乳汁煮沸半小时后，每日 3 次饮用。

☆葛根、赤芍、白芍各 20 克，黄芪、龙骨、牡蛎各 40 克，全蝎、钩藤、天麻各 5 克，牛膝、桂枝、羌活、白术、泽泻、猪苓、茯苓各 15 克，地龙 10 克，每日 1 剂，水煎至 200 毫升，分两次口服，疗效佳，一般 1 周起效。

☆活鳗鱼 1 条泡入 250 毫升白酒中，1 天后取出鳗鱼。分数次把酒喝光。

☆白酒 500 毫升浸泡活黄鳝 3 条，4 天后早晚各服用 50 毫升此酒，连服 5 天即不想喝酒。

12. 戒除烟瘾

☆鱼腥草 250 克，水煎当茶饮，每日早晚各煎 1 剂服用。

☆鱼腥草 30 克，地龙、远志各 15 克，藿香、薄荷、甘草各 10 克，人参 5 克，水煎服，每日 1 剂，分 5 次饮服。

☆鱼腥草 60 克，远志、甘草各 20 克，地龙、薄荷、藿香各 15 克研碎浸于 1000 毫升 60 度的酒中，然后加盖密封半月后饮用。戒烟时，每次服 10~15 毫升，每日 8~12 次。

☆藿香 60 克，薄荷、甘草各 30 克，研粉末状，调入葡萄糖粉 20 克，白砂糖 15 克，混匀备用，有烟瘾时吃 15 克即可。

☆白萝卜，白糖。白萝卜洗净，切成

细丝，用纱布挤出苦涩的汁液不用。每天清晨吃1小盘加糖的萝卜丝，吃后吸烟就觉得淡而无味，或不再想吸烟，从而慢慢克服烟瘾，达到戒烟的目的。

☆白人参15克，远志45克，地龙45克，鱼腥草50克，白砂糖100克。先将白人参等4味中药放入锅中，加水适量，煎煮。每20分钟取煎液1次，加水再煎，共煎取液3次。然后合并煎液，再以小火煎煮浓缩，待煎液较稠厚时加糖，调匀。再煎至用铲挑起成丝状而不粘手时，停火。趁热将糖倒在涂有食油的大搪瓷盘中，待晾凉，将糖分割成块即可。经常含食，或想吸烟时吃。

☆生豆腐200克，戳数孔，加入红糖，一起蒸熟，每当思烟时，就吃上几匙，以后一闻到烟味就不想吸了。

☆槟榔，钻上1个小孔，把烟油放进去，再把槟榔放进1杯热开水中，泡1小时后取出，想吸烟时闻几下。3天后，一般烟瘾大减。

☆烟瘾来之前1小时，吃柿饼1个，1月内不间断，可将烟戒掉。烟瘾特别重者可适当多吃柿饼。

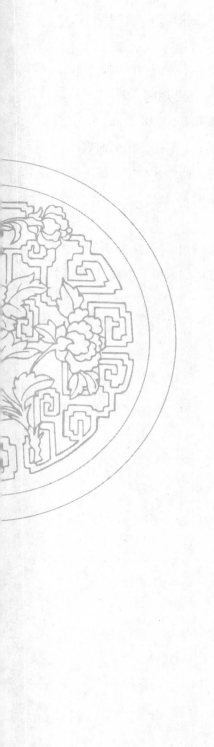

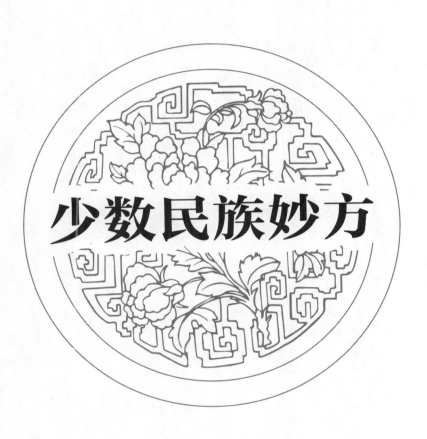

少数民族妙方

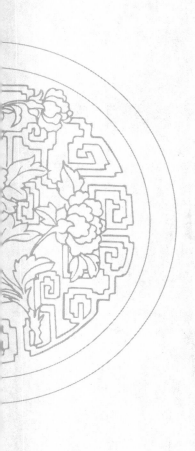

1. 维吾尔族妙方

☆**哮喘** 王吾热给（曼陀罗）3克，捣碎过筛，和阿热发（青稞面）7克混合，加白迪亚尼苏衣（小菌香水）调成泥状，每发病时服用2克。

☆**丹毒** 他提力克阿娜尔吾依（甜面榴汁）80毫升，再将他把茜（天竺黄）5克捣碎，一起混匀，服用。

☆**咽喉疼痛** 阿克叶尔叶力尼（白花蛇）15克，恰热怕克（黑斑蛙）20克，磨子（没食子）8克，一起捣碎混合，制成粉状，喷于咽喉部。

☆**溃疡** 小羊羔肠子适量。将小羊羔肠浸泡，洗净翻开，用玉米粉外撒。翻转羊肠，放适量油盐煮食。每天3次，连食1个月。

2. 土家族妙方

☆**风湿** 龙须藤、路路通、大血藤各50克，水菖蒲30克，川乌15克，海风藤50克，独活20克，羌活15克，桂枝15克，柚子皮50克，洋桃根50克，姜皮20克。利用一个床架，铺上稀疏的竹条板，病人睡在上面，身上盖塑料薄膜，保留头部在外，床下放电炉，药物用搪瓷盆装好，放水浸泡15分钟，打开电炉，用药物蒸汽熏蒸身体，大约20分钟后，病人开始出汗，这时要随时观察病人，经常询问病人感觉，以防发汗太过产

生不适。病人无异常反应可在出汗10分钟后终止治疗，病人起床后继续用药汁按摩患处10分钟，每天1次，10次为1疗程。当症状基本控制后，停熏蒸法，配合服中药巩固疗效。

☆**溃疡** 重楼10克，鲜猪肚1个。在猪肚内塞入已用水浸透的重楼，扎紧猪肚两端，再加水及盐，用文火慢煲，最后倒出药渣，喝汤食肉。每隔4天用1剂，连用1个月左右。

3. 壮族妙方

☆**头痛** 新鲜鸡蛋2枚，川芎20克，清水适量，武火煮沸，文火再煮，煮至鸡蛋蛋白变黑为止，候温，去壳，空腹吃蛋，每次1蛋，每日两次。一般连吃8~10枚蛋可以取效。

☆**肺炎高热** 生香蕉根（芭蕉根也可）250克，生鱼腥草150克（干品50克）。香蕉根洗净，捣烂，绞汁备用。鱼腥草水煎取汁，待凉，冲入香蕉根汁，1次服完。1日可服2剂，热退后减半量，逐渐停药。儿童用量酌减。

4. 彝族妙方

☆**溃疡** 韭菜白300克、鲜蜂蜜250克、鲜猪油200克。将前1味药烤干研粉，后两味拌匀成蜜油。每次服蜜油9克，加韭菜白6克，每日3次，连用1~3周。

5. 瑶族妙方

☆**溃疡** 野荞麦根 90 克，猪骨头适量。炖服，每天 1 剂，连服 7 天，此后每隔两天服 1 剂，连服 1~3 周。此方为一位瑶医祖传而来，治疗胃溃疡疗效颇佳。

☆**解菌（有毒蘑菇）毒** 深黄泥土 2~3 千克，加水 3~5 升，搅拌、沉淀，澄清后用纱布过滤，瓶装备用。用甘草水和黄泥水各半兑服或黄泥水磨生石膏内服。

☆**脾虚泄泻不止** 深黄土适量，加水捏成泥团，鲜臭牡丹叶 2~3 片，鲜鸡蛋 1 枚，先用叶包蛋，再外加黄泥裹成圆球状，投炉火中烧烤，以鸡蛋熟为度。用时，根据人的年龄和病情的缓急选择用量，一般每次服用 1~3 枚鸡蛋。

☆**黄疸型肝炎** 深黄土数千克，加水适量沉淀后取过滤液待用。柴胡、当归、白芍、郁金、栀子各 10 克，板蓝根、夏枯草各 12 克，枳壳 9 克，用以上药与适量的黄土液水煎，冷却后服下，每日 1 剂。

☆**呕吐不止** 深黄土适量，加水捏成泥团，放火炉中猛烧，至红透为度，趁热取出放碗内，立即加井水适量，沉淀、过滤，取滤液与鲜井水各半兑服，此为阴阳水，适用于阴阳失调，呕吐不止者。也可用深黄土适量，与食盐适量同炒，放杯中趁热加井水，沉淀后热服，适用于胃寒呕吐者。

☆**胃脘痛** 深黄土 3~5 千克，加水搅拌过滤，瓶装备用。鸡内金 9~10 个，鸡蛋壳 3 个（醋浸），金钱草 5 克，木香 5 克。共炒研为细末，每天早晚空腹时取 3~5 克，兑黄泥水送服。

☆**急性胃肠炎** 葛根、黄芩、姜半夏、藿香各 10 克，黄连、厚朴各 9 克，用深黄泥水煎服。热证烦渴用黄泥水煎葛根、知母各 6 克，生石膏、苦竹叶各 9 克，甘草 5 克，冷服。